Hippokrates

Deutscher Hebammenverband

Schwangerenvorsorge durch Hebammen

Unter Mitarbeit von

Gertrud M. Ayerle, Renate Egelkraut,
Angelica Ensel, Daniela Erdmann,
Sabine Friese-Berg, Regine Knobloch,
Denize Krauspenhaar, Ute Lange,
Susanne Lohmann, Alexandra Paulus,
Oda von Rahden, Rainhild Schäfers,
Christiane Schwarz, Peggy Seehafer,
Katja Stahl, Susanne Teuerle,
Anne Wallheinke

3., überarbeitete und erweiterte Auflage

50 Abbildungen

Hippokrates Verlag · Stuttgart

Bibliografische Information der Deutschen Nationalbibliothek
Die Deutsche Nationalbibliothek verzeichnet diese Publikation in der Deutschen Nationalbibliografie; detaillierte bibliografische Daten sind im Internet über http://dnb.d-nb.de abrufbar.

Ihre Meinung ist uns wichtig! Bitte schreiben Sie uns unter:
www.thieme.de/service/feedback.html

MVS Medizinverlage Stuttgart GmbH & Co. KG
Oswald-Hesse-Str. 50
70469 Stuttgart
Deutschland

www.hippokrates.de

Printed in Germany
1. Auflage 2005
2. Auflage 2010

Lektorat: Renate Reutter, Christine Allgeier
Umschlaggestaltung: Thieme Verlagsgruppe
Umschlagfoto: Fotolia©WavebreakMediaMicro
Satz: L42 Media Solutions, Berlin
Druck: Westermann Druck Zwickau GmbH, Zwickau

ISBN 978-3-8304-5585-1 2 3 4 5 6

Auch erhältlich als E-Book:
eISBN (PDF) 978-3-8304-5586-8
eISBN (epub) 978-3-8304-5587-5

Wichtiger Hinweis: Wie jede Wissenschaft ist die Medizin ständigen Entwicklungen unterworfen. Forschung und klinische Erfahrung erweitern unsere Erkenntnisse, insbesondere was Behandlung und medikamentöse Therapie anbelangt. Soweit in diesem Werk eine Dosierung oder eine Applikation erwähnt wird, darf der Leser zwar darauf vertrauen, dass Autoren, Herausgeber und Verlag große Sorgfalt darauf verwandt haben, dass diese Angabe **dem Wissensstand bei Fertigstellung des Werkes** entspricht.

Für Angaben über Dosierungsanweisungen und Applikationsformen kann vom Verlag jedoch keine Gewähr übernommen werden. **Jeder Benutzer ist angehalten**, durch sorgfältige Prüfung der Beipackzettel der verwendeten Präparate und gegebenenfalls nach Konsultation eines Spezialisten festzustellen, ob die dort gegebene Empfehlung für Dosierungen oder die Beachtung von Kontraindikationen gegenüber der Angabe in diesem Buch abweicht. Eine solche Prüfung ist besonders wichtig bei selten verwendeten Präparaten oder solchen, die neu auf den Markt gebracht worden sind. **Jede Dosierung oder Applikation erfolgt auf eigene Gefahr des Benutzers.** Autoren und Verlag appellieren an jeden Benutzer, ihm etwa auffallende Ungenauigkeiten dem Verlag mitzuteilen.

Geschützte Warennamen (Warenzeichen ®) werden nicht immer besonders kenntlich gemacht. Aus dem Fehlen eines solchen Hinweises kann also nicht geschlossen werden, dass es sich um einen freien Warennamen handelt.

Vorwort zur 1. Auflage

Was für ein Werk! Unspektakulär im Titel, zeigt es sich schon auf den ersten Seiten als genau das richtige Buch zur richtigen Zeit, das Standardwerk zur Schwangerenvorsorge durch Hebammen, von Hebammen geschrieben, auf das wir schon lange sehnlich gewartet haben. Ein langwieriger Prozess war nötig, um dieses Buch hervorzubringen, passend zum Thema „Schwangerenvorsorge durch Hebammen", die ja auch nicht einfach rutscht, sondern eher Mühe hat, sich zu etablieren. Umso mehr macht sein Erscheinen Hoffnung, dass mit ihm auch diese zentrale Thematik in der Hebammenarbeit einen Schub bekommt.

Was ist nun so bemerkenswert an diesem Buch? Zum ersten Mal in der Geschichte verständigen sich Hebammen, öffentlich und evidenzbasiert, über die Grundlagen ihrer Arbeit in der Schwangerenvorsorge und schaffen damit Möglichkeiten für alle, das eigene Handeln zu überprüfen und weiterzuentwickeln. Neben harten Fakten und Zahlen steht die reiche Erfahrung von Hebammen, die wissen, wovon sie reden. Die sensible Beschreibung der verletzbaren Beziehungsgeflechte von Mutter und Kind und ihre Implikationen für unser Handeln stehen der Beziehungsarbeit von Hebamme und schwangerer Frau als tragender Kraft gegenüber. Ein großer Fundus an Wissen, nicht nur über Grundlagen und das Handwerkszeug für den Alltag, sondern auch die Bedürfnisse, Ängste und Erwartungen der schwangeren Frauen und ihrer Familien, wird vor uns aufgefächert. Informationsblätter für Schwangere zu bestimmten Aspekten der Schwangerschaft laden ein, sofort Nägel mit Köpfen zu machen, loszulegen mit der praktischen Schwangerenvorsorge.

Dieses Buch macht Lust auf Vorsorge, Lust auf mehr, indem es nichts auslässt, um Hebammen für die Vorsorge exzellent auszustatten mit dem nötigen Wissen und der kritischen Distanz, um sich mit Mut und Sachverstand in dieses zentrale Feld unserer Tätigkeit zu wagen oder sich dort weiter zu etablieren. Das richtige Buch in Zeiten von Präventionsgesetz, integrierter Versorgung, Sicherung von Pfründen, geplanter Entlassung der Hebammen in die Selbstverwaltung einerseits und der Dominanz ökonomischer Wertvorstellungen über den gesunden Menschenverstand und wissenschaftliche Erkenntnisse auf der anderen Seite. Dieses Werk unterstützt Hebammen darin zu zeigen, welch differenzierten und gesundheitspolitisch bedeutsamen Beitrag Hebammen heute leisten für die gesundheitliche Entwicklung von Frauen und ihren Kindern und damit für die ganze Gesellschaft.

Ich bin glücklich über dieses kraftvolle Buch und bedanke mich ganz herzlich bei den 15 Kolleginnen, die als Autorinnen für den reichen Inhalt des Buches stehen. Danke, dass Ihr Euer Wissen zur Verfügung stellt und mutig vorausgeht! Mein Dank gilt auch Sabine Krauss und Frau Dr. Reutter, die für die Kooperation von BDH und Hippokrates-Verlag stehen, die hartnäckig und begeistert, zutiefst von der Sache überzeugt, den langen Weg dieses Projektes begleitet haben!

Ein starkes, ermutigendes Buch, dem ich wünsche, dass es seinen Siegeszug antritt und der Schwangerenvorsorge durch Hebammen auch in Deutschland zum Durchbruch verhilft!

Tübingen, im Mai 2005
Magdalene Weiß
Präsidentin des DHV

Inhaltsverzeichnis

Teil 3
Organisation

Teil 4
Anhang

Anschriften

Herausgeber

Deutscher Hebammenverband e. V.
Gartenstr. 26
76133 Karlsruhe

Projektleitung

Ursula **Jahn-Zöhrens**
Alte Doblerstr. 2
75323 Bad Wildbad

Mitarbeiterinnen

Dr. Gertrud M. **Ayerle**
Institut für Gesundheits- und Pflegewissenschaft
Magdeburger Str. 8
06112 Halle

Renate **Egelkraut**
Mommsenstr. 68
50935 Köln

Dr. Angelica **Ensel**
Zeißstr. 51 Haus 1
22765 Hamburg

Daniela **Erdmann**
Rotdornweg 65
50827 Köln

Sabine **Friese-Berg**
Mainaustr. 207b
78464 Konstanz

Regine **Knobloch**
Ina-Seidel-Str. 6
76149 Karlsruhe

Denize **Krauspenhaar**
Eiserne Hand
65195 Wiesbaden

Ute **Lange**
Händelerstr. 25
42349 Wuppertal

Susanne **Lohmann**
Gryphiusstr. 3
22299 Hamburg

Alexandra **Paulus**
Schäferstr. 46
01067 Dresden

Dr. Oda **von Rahden**
Weißenburger Str. 35
28211 Bremen

Prof. Dr. Rainhild **Schäfers**
Janningsweg 4
48159 Münster

Christiane **Schwarz**
Feldkamp 5
31174 Schellerten

Peggy **Seehafer**
Deichstr. 39
20459 Hamburg

Dr. Katja **Stahl**
Rögenfeld 20
22359 Hamburg

Susanne **Teuerle**
Thielenstr. 15
50825 Köln

Anne **Wallheinke**
Geburthaus Bremen
Sommerstr. 20
28215 Bremen

Die Autorinnen

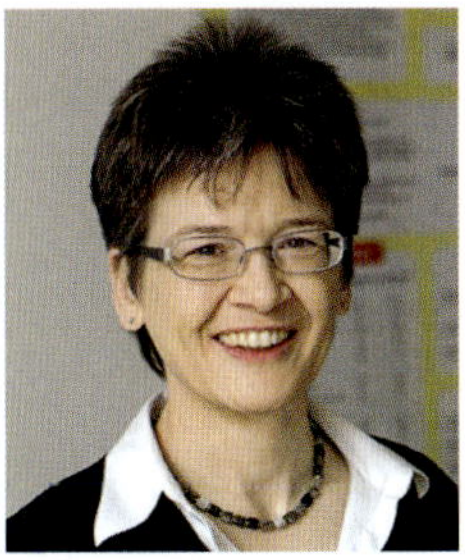

Dr. Gertrud M. Ayerle

Hebamme, Krankenschwester, Master of Science in Nursing, Hochschullehrerin und Forscherin

1980 Hebammenexamen in München

1985 Krankenpflegeexamen in Essen

1986–1990 Arbeit im Basisgesundheitsdienst als Hebamme und Krankenschwester im Slum „Soweto" von Nairobi, Kenia

1991–1994 Studium der Pflegewissenschaften an der Katholischen Universität Amerikas in Washington, USA

1994–1996 Dozentin an der Katholischen Universität Amerikas in Washington für den Bereich Geburtshilfe

1997–2003 Lehrerin für Hebammenwesen an der Hebammenschule Koblenz

seit 2004 Wissenschaftliche Mitarbeiterin am Institut für Gesundheits- und Pflegewissenschaft der Martin-Luther-Universität Halle-Wittenberg

seit 2008 Vorstandsmitglied der Deutschen Gesellschaft für Hebammenwissenschaft e. V.

2009 Promotion zur Erfassung des Subjektiven Wohlbefindens in der Schwangerschaft

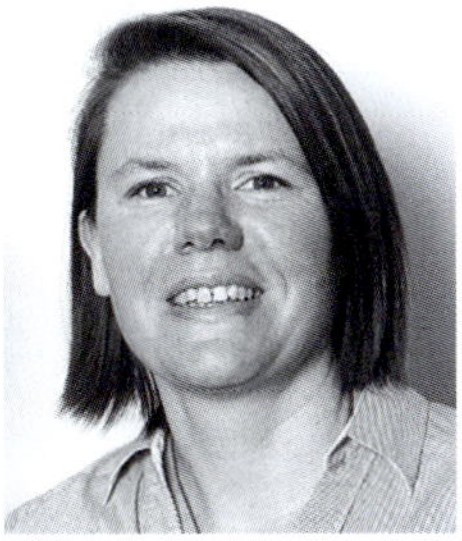

Renate Egelkraut

Hebamme

1992 Hebammenexamen in Würzburg

seit 1993 freiberufliche Tätigkeit in der Hausgeburtshilfe, Geburtsvorbereitung, Geburtsbegleitung, Schwangeren- und Wochenbettbetreuung in Köln

1993 Berufspolitische Arbeit (auf Kreis-/Landes- und Bundesebene)

1996 Mitgründerin des Hebammen-Netzwerks Köln e. V., 4 Jahre Vorsitzende

2001 Eröffnung einer Hebammenpraxis in Köln

seit 2000 Fortbildung zum Thema „Schwangerenvorsorge durch die Hebamme"

seit 2005 Landesvorsitzende des Hebammen-Landesverbandes Nordrhein-Westfalen

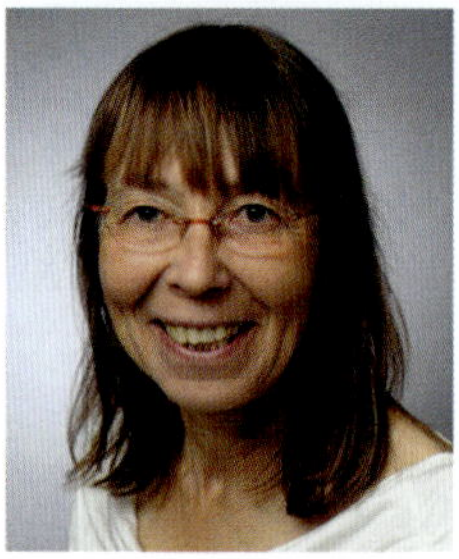

Dr. Angelica Ensel
Hebamme, Ethnologin, Journalistin
1979 Hebammenexamen in Oldenburg
1979–1995 Tätigkeit als angestellte und freiberufliche Hebamme
1986–1993 Studium der Ethnologie, Deutschen Volkskunde und Sportwissenschaft in Hamburg, Dissertation über „Schönheitschirurgie und Schöpfungsphantasien in der wesentlichen Medizin“
1995–1996 Ausbildung zur Fachzeitschriftenredakteurin bei Klett WBS, Hamburg
1998–1999 „Pränataldiagnostik und Hebammenarbeit“ – Unterrichtsmaterialien für die Ausbildung von Hebammen und Angehörigen medizinischer Fachberufe
2000– 2001 Forschungs- und Buchprojekt „Hebammen im Konfliktfeld der Pränatalen Diagnostik“
2002–2003 Presse- und Öffentlichkeitsarbeit im Geburtshaus Hamburg e. V.
seit 2003 freiberufliche Tätigkeit als Redakteurin, Dozentin, Hebamme und Beraterin zu Fragen und Problemen im Umgang mit Pränataler Diagnostik
seit 2007 Redakteurin der Deutschen Hebammen Zeitschrift
seit 2011 Lehre im Studiengang Gesundheitswissenschaften der HAW Hamburg

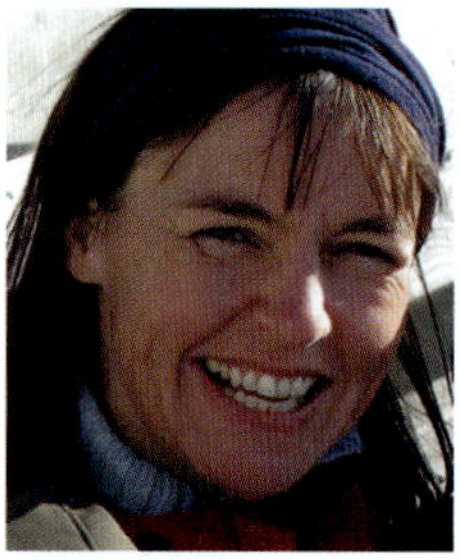

Daniela Erdmann
Hebamme
1992 Hebammenexamen in Homburg/Saar
1992–1994 angestellte Hebamme in Zürich/Schweiz
1995 Pränataldiagnostik Universitätsklink Bonn
seit 1995 freiberufliche Tätigkeit im Kölner Geburtshaus mit Schwangerenvorsorge, Hausgeburten, Geburten im Geburtshaus, Wochenbettbetreuung und Kurse
2004–2013 2. Qualitätsbeauftragte Kölner Geburtshaus
2002 –2013 Geschäftsführung Kölner Geburtshaus
seit 2013 QM-Multiplikatorin für den Landesverband NRW

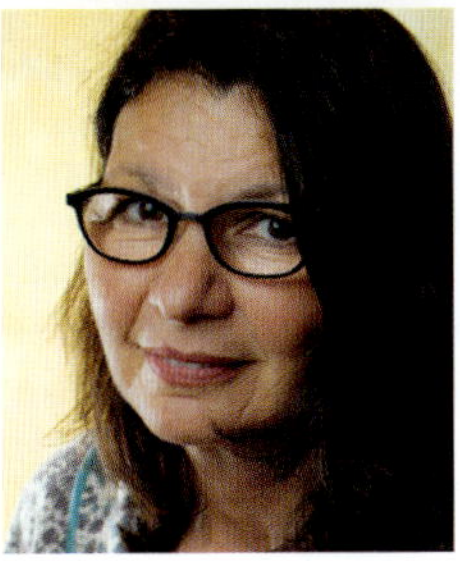

Sabine Friese-Berg MSc

Hebamme, Lehrerin für Hebammenwesen, psychologische Beraterin, haptonomische Therapeutin, Stillberaterin IBLCE, Beckenbodenbewegungstherapeutin

1980 Hebammenexamen in Bochum

1980–1989 Tätigkeit als angestellte Hebamme, Kreißsaalleitung am Vinzenz-Pallotti-Hospital Bensberg

1989 Mitgründerin der Hebammenschule am Vinzenz-Pallotti-Hospital in Bensberg

1989–1993 Leitung der Hebammenschule am Vinzenz-Pallotti-Hospital

1993 Mitgründerin des Fortbildungszentrums Bensberg (FBZ)

ab 1994 bundesweite Fortbildungstätigkeit; im Leitungsteam des FBZ

1994–2000 Stillbeauftragte für das Land Baden-Württemberg

1993 Eröffnung einer Hebammenpraxis in Konstanz und Entwicklung eines kooperativen, familienorientierten Modells

1998 Erweiterung der Praxis als Praxis für angewandte Beckenbodenarbeit

1998–2002 Ausbildung zur psychologischen Beraterin am Zentrum für Form und Wandlung (OIP) in Zürich

2002 Erweiterung der Praxis zur psychologischen Beratungspraxis

seit 2008 Mitarbeiterin am Zentrum für Form und Wandlung, Ausbildung zum Master of Acupuncture

2010–2013 Masterstudiengang Angewandte Physiologie für Hebammen an der Fachhochschule Salzburg mit Abschluss MSc midwifery

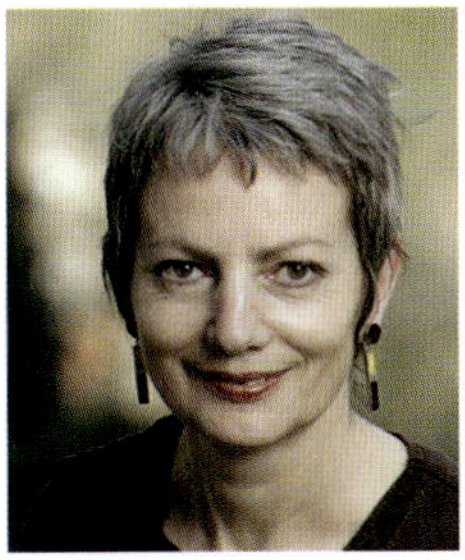

Regine Knobloch

Hebamme und Sachverständige

1979 Hebammenexamen in Karlsruhe

1979– 1984 Tätigkeit als angestellte Hebamme im Kreißsaal

ab 1982 Arbeit als freiberufliche Hebamme in Karlsruhe, ab 1992 auch in der Schwangerenvorsorge

1985–2001 Mitbegründerin und Mitarbeit in einer Hebammenpraxis und einem Elternverein

seit 2003 Beratende Hebamme in der Geschäftsstelle des Deutschen Hebammenverbandes in Karlsruhe

seit 2008 Unabhängige Sachverständige im Hebammenwesen

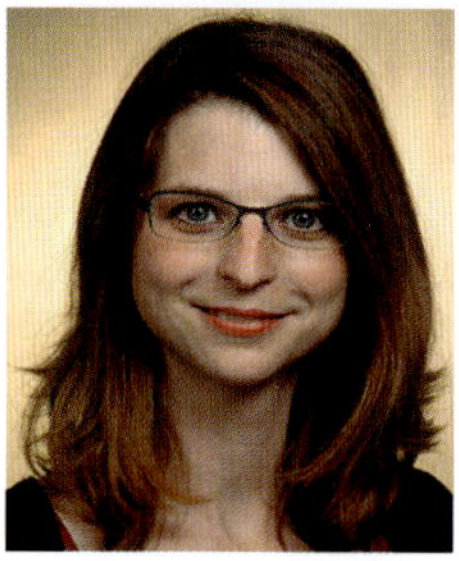

Denize Krauspenhaar

Hebamme, Referentin für die hebammengeleiteten Einrichtungen im DHV, Dip. Gesundheitsmanagerin VWA, QM-Systemauditorin
1999 Hebammenexamen in Wuppertal
1999 Freiberufliche Hebamme
2004 Hebamme im Geburtshaus Idstein
2008 Vorstandsmitglied bei Geburtshaus Idstein e.V.
2008 QM-Beauftragte Geburtshaus Idstein
2011 Referentin für die HgE im DHV
2012 Dip. Gesundheitsmanagerin VWA
2012 Vorstandsmitglied bei Fälle für Alle e.V.
2013 QM-Systemauditorin

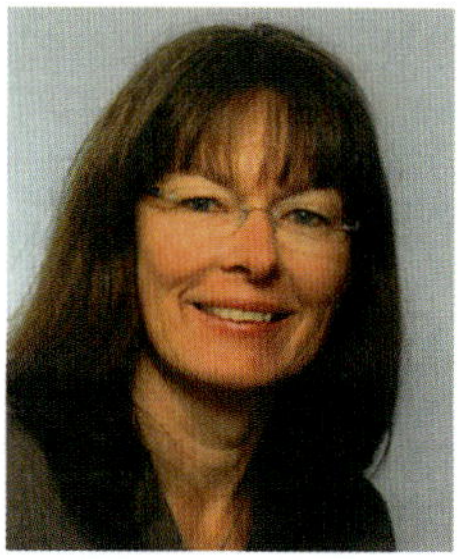

Ute Lange

Hebamme, Soziologin und Erziehungswissenschaftlerin (M.A.)
1983 Hebammenexamen in Göttingen
1983–2011 Hebamme in Wuppertal, klinische und außerklinische Geburtshilfe, Schwangeren- und Wöchnerinnenbetreuung
1990–1993 Mitbegründerin der 1. Wuppertaler Hebammenpraxis, Beginn der Vorsorgetätigkeit
1993–2011 Aufbau eines Kooperationsmodells von Frauenärztinnen und Hebammen mit dem Schwerpunkt „Schwangerenvorsorge", Praxisgemeinschaften
seit 2000 Fortbildungstätigkeit u.a. zum Thema „Schwangerenvorsorge durch Hebammen"
2000–2007 Studium der Soziologie und der Erziehungswissenschaften/Fernuniversität Hagen
2005–2011 Beauftragte für Internationale Hebammenarbeit im Deutschen Hebammenverband e.V.
2009–2011 Wissenschaftliche Mitarbeiterin im Verbund Hebammenforschung/Hochschule Osnabrück
2011 Wissenschaftliche Referentin im Nationalen Zentrum Frühe Hilfen/BZgA
2012–2014 Stipendiatin in der Graduiertenförderung der Hochschule Osnabrück in Kooperation mit der Universität Witten/Herdecke

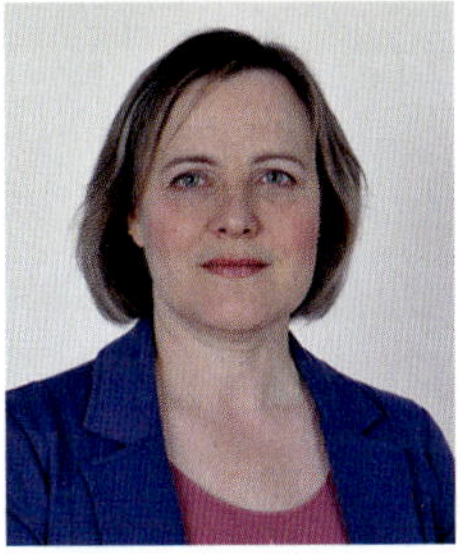

Susanne Lohmann
Hebamme, Diplom-Psychologin
1983 Hebammenexamen in Hamburg
1983–1999 Tätigkeit als angestellte Hebamme (Kreißsaal und Wochenstation)
seit 1989 freiberufliche Tätigkeit in der Wochenbettbetreuung
1986–1999 Studium der Psychologie, Ethnologie und Sexualwissenschaft; Diplomarbeit über Veränderungen im Leben von Frauen nach der Geburt ihres ersten Kindes
1999–2001 Lehrerin in der Hebammenschule Hamburg
seit 2003 Doktorandin zum Thema „Geburtserleben von Frauen"
seit 2006 Vorsitzende des Hebammen-Verbands Hamburg e. V.

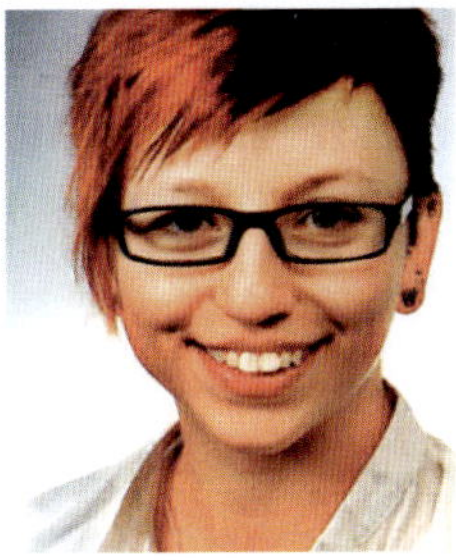

Alexandra Paulus
Gesundheits- und Krankenpflegerin, BSc „Gesundheits- und Pflegewissenschaften"
2011 Examen Gesundheits- und Krankenpflege in Nürnberg
2011–2012 Gesundheits- und Krankenpflegerin auf der Onkologie/Hämatologie am Klinikum Nürnberg
2012–2014 Studium der Gesundheits- und Pflegewissenschaften an der Martin-Luther-Universität Halle-Wittenberg
2012–2013 studentische Aushilfe als Gesundheits- und Krankenpflegerin in der Kardiologie am St. Elisabeth Krankenhaus Halle
seit September 2013 wissenschaftliche Hilfskraft am Institut für Gesundheits- und Pflegewissenschaften der Martin-Luther-Universität Halle-Wittenberg

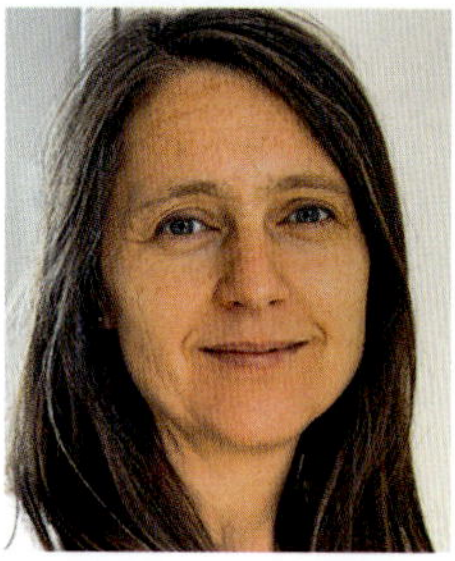

Dr. Oda von Rahden

Hebamme, Diplom-Psychologin

1991 Hebammenexamen in Marburg

1991–2004 Tätigkeit als angestellte Hebamme in einer Klinik, freiberufliche Tätigkeit in der Vor- und Nachsorge, Mitbegründerin einer Elternschule

1995–2002 Studium der Psychologie an der Universität Bremen, Diplomarbeit zum Thema: „Erwartungen von Erstschwangeren an die Betreuung während Schwangerschaft und Geburt"

1998–2003 Mitglied der Bremer Arbeitsgruppe Hebammenkreißsaal

2004–2007 Wissenschaftliche Mitarbeiterin im Verbund Hebammenforschung am Bremer Institut für Präventionsforschung und Sozialmedizin (BIPS)

2007–2011 Wissenschaftliche Mitarbeiterin am Institut für Public Health und Pflegeforschung (IPP) an der Universität Bremen

2011 Promotion zum Dr. Public Health. Thema der Dissertation: „Die Wahl des Geburtsorts – Eine Analyse der Entscheidungskriterien schwangerer Frauen am Beispiel des Hebammenkreißsaals"

Seit 2011 Psychologin in der Neonatologie des Zentrums für Kinder- und Jugendmedizin am Klinikum Oldenburg. Forschungsprojekt „VOLLFRÜHWEIT" zu den Belastungen der Eltern Frühgeborener bei weit entferntem Heimatort.

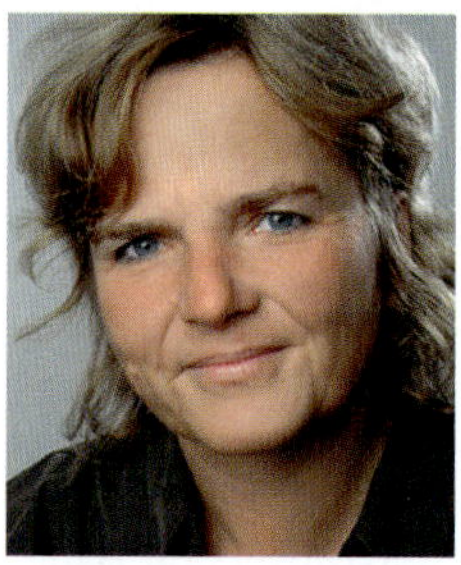

Prof. Dr. Rainhild Schäfers

Hebamme, Diplom-Pflegewirtin (FH)

1984 Hebammenexamen in Marburg

1984–2005 Arbeit als Hebamme in der klinischen und außerklinischen Geburtshilfe, Vor- und Nachsorge in Münster

1996–2003 Leitung einer Hebammenpraxis als eine von zwei Gesellschafterinnen

2000–2004 Studium der Pflegewissenschaften an der Fachhochschule Osnabrück mit Themenschwerpunkt Schwangerenvorsorge, u. a. Konzeption einer hebammengeleiteten Einheit mit dem Schwerpunkt Schwangerenvorsorge in einem Krankenhaus

2004–2011 Mitarbeit im Verbund Hebammenforschung an der Fachhochschule Osnabrück

2011 Promotion im Fachbereich Humanwissenschaften der Universität Osnabrück zum Thema subjektive Gesundheitseinschätzung von Frauen nach der Geburt eines Kindes

Seit 2011 Professorin für Hebammenwissenschaft an der Hochschule für Gesundheit Bochum

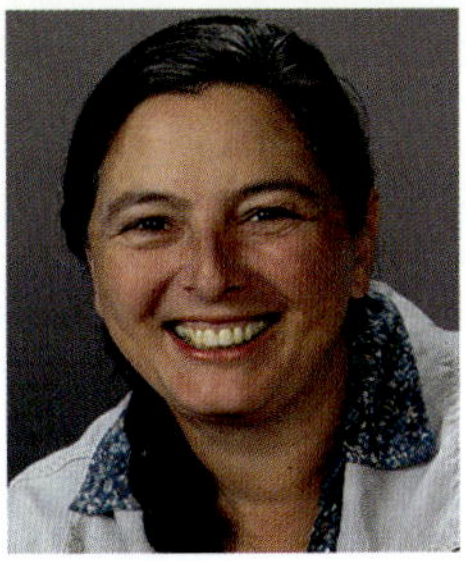

Christiane Schwarz

Hebamme, Heilpraktikerin, Bachelor of Science angewandte Gesundheitswissenschaften, Master of Science in Public Health

1987 Hebammenexamen in Hannover

seit 1987 Arbeit als Hebamme in der klinischen und außerklinischen Geburtshilfe, Vor- und Nachsorge

1992 Gründungsmitglied des Geburtshauses Hildesheim

1993 Heilpraktikerexamen in Coesfeld

1997–1999 Arbeit als Hebamme in einem Hebammenkreißsaal in Großbritannien, wo die Schwangerenvorsorge ausschließlich von Hebammen durchgeführt wurde

2000–2004 Studium der angewandten Gesundheitswissenschaften in Bielefeld und Magdeburg, Abschlussarbeit über die Effizienz und Effektivität der Schwangerenvorsorge (B Sc)

2007 Master of Science in Public Health, Abschlussarbeit über evidenzbasiertes und empirisches Hebammenwissen

2007–2008 Arbeit im Hebammen-Kreißsaal und Projektarbeit in der Schwangerenvorsorge in Neuseeland

12/2008–1/2010 Bundesfortbildungsbeauftragte im Deutschen Hebammenverband

1/2010–1/2012 wissenschaftliche Mitarbeiterin an der Hochschule für Gesundheit Bochum

1/2012–10/2013 Dozentin an der Hebammenschule Hannover

seit 11/2013 wissenschaftliche Mitarbeiterin an der Medizinischen Hochschule Hannover, AG Hebammenwissenschaft

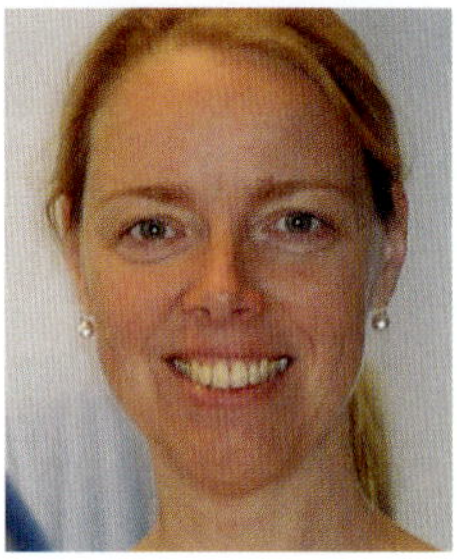

Peggy Seehafer
Hebamme, Anthropologin
1986 Hebammenexamen in Cottbus
1986–2004 Tätigkeit als angestellte Kreißsaal-Hebamme in Berlin, Heidelberg und Reinbek
seit 1994 zusätzliche freiberufliche Tätigkeit als Hebamme
1994–2000 Studium der Anthropologie mit den Schwerpunkten Humanbiologie, Psychologie und Ethnologie an den Universitäten Hamburg und Zürich
seit 1998 Schwangerenvorsorge in einer gynäkologischen Praxis
seit 2000 Dozentin für Gynäkologie und Geburtshilfe zur Ausbildung von Seenotrettern und Rettungssanitätern an der DRK-Schule in Hamburg
2009–2010 Lehrerin für Hebammenwesen am Bildungszentrum für Gesundheitsberufe in Hamburg
seit 2010 wiss. Mitarbeiterin zum Thema Geburtsverletzungen bei GynZone in Dänemark
seit 2013 zusätzliche Tätigkeit als Kreißsaal-Hebamme in Hamburg und in Norwegen

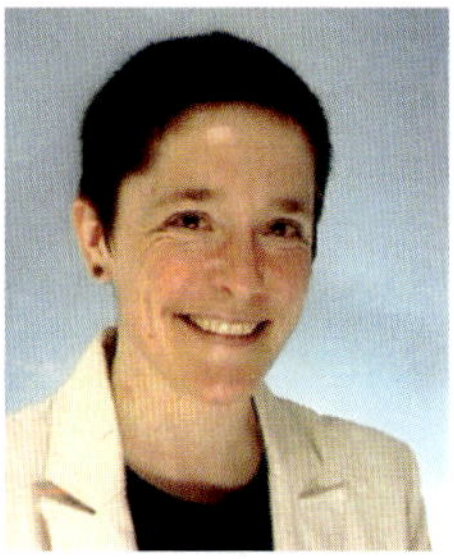

Dr. Katja Stahl
Hebamme, Master of Science in Midwifery, Diplom-Pflegepädagogin
1992 Hebammenexamen in Tübingen
seit 1992 Tätigkeit als angestellte und freiberufliche Hebamme in Berlin, Bremen und Hamburg
seit 1998 Mitherausgeberin des Hebammenliteraturdienstes
1998–2004 Studium der Pflegewissenschaften in Bremen
2001–2002 Studium zum Master of Science in Midwifery in Schottland, u. a. Arbeiten zu den Themen Schwangerenvorsorge und evidenzbasiertes Arbeiten
2003–2006 Trainerin am German Center for Evidence-Bases Nursing „sapere aude“
seit 2005 Fortbildungen zu den Themen Schwangerenvorsorge durch Hebammen sowie zum wissenschaftlichen Arbeiten durch Hebammen
seit 2006 Studienleitung am Picker Institut Deutschland gGmbH
seit 2012 Leiterin Produktentwicklung und Forschung am Picker Institut Deutschland gGmbH

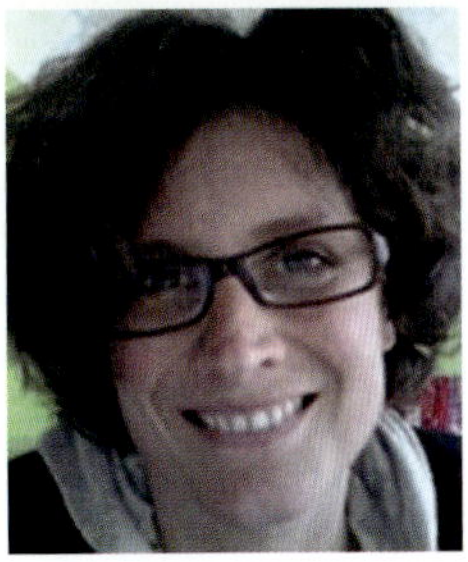

Susanne Teuerle

Hebamme

1994 Hebammenexamen in Bensberg

1995–1996 Teilzeitanstellung im Kreißsaal des Vinzenz-Palloti-Hospitals in Bensberg, freiberufliche Beratung und Hilfe bei Schwangerschaftsbeschwerden, Wochenbettbetreuung und Stillberatung

seit 1996 ausschließlich freiberuflich tätig

seit 1998 Schwangerenvorsorge in eigener Praxis, Hausgeburten und Beleggeburten

1998–2008 Vorstand Hebammennetzwerk Köln e. V.

seit 2000 ausschließlich im außerklinischen Rahmen tätig

seit 2008 Studium Mentoring im Gesundheits- und Sozialwesen B.A.

seit 2009 Fortbildungsbeauftragte im Landesverband der Hebammen NRW

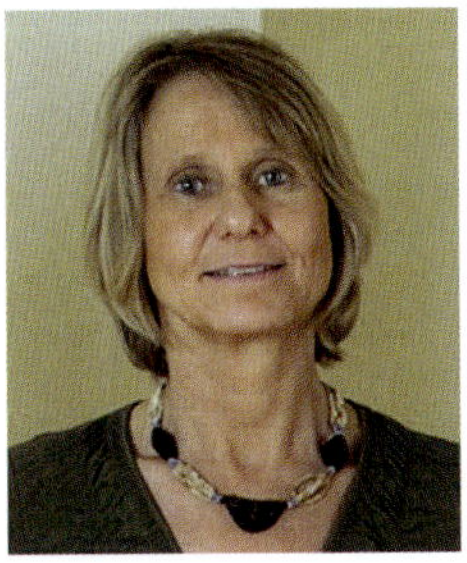

Anne Wallheinke

Hebamme

1979 Hebammenexamen in Hannover

1980 Mitarbeit in einer holländischen Hebammenpraxis mit kompletter Schwangerenvorsorge und Hausgeburtshilfe

1981 Arbeit als angestellte Hebamme im Kreißsaal

seit 1982 Tätigkeit als freiberufliche Hebamme in Bremen, Hausgeburtshilfe ohne Schwangerenvorsorge

1988 Mitbegründerin der Hebammenpraxis Bremen mit eigenem Konzept für die Schwangerenvorsorge auf der Grundlage der ärztlichen Mutterschaftslinien

2002 Mitbegründerin des Geburtshauses Bremen Sommerstraße

2008 Weiterbildung zur Peripartaltrainerin

2009–2010 Ausbildung zur Systemischen Familienberaterin

Teil 1
Grundlagen

1 Bedürfnisse und Wünsche der schwangeren Frauen

Oda von Rahden, Gertrud M. Ayerle, Alexandra Paulus, Susanne Lohmann

1.1 Eltern-Werden heute

Susanne Lohmann

Schwanger zu sein ist für die meisten Frauen in Deutschland keine häufig wiederkehrende Erfahrung mehr. Im Laufe des 20. Jahrhunderts ist die durchschnittliche Kinderzahl je Frau von über 4 in den Jahren vor dem Ersten Weltkrieg auf 2,5 in den frühen 1960er Jahren gefallen. Mittlerweile bringen Frauen in Deutschland **durchschnittlich nur noch je 1,4 Kinder** zur Welt.

Die **Erklärung für den Rückgang der Geburtenziffer** seit etwa 1970 liegt in dem zunehmenden Anteil kinderloser Frauen – etwa 30 % der Frauen eines jeden Jahrganges bleiben kinderlos – und dem steigenden Erstgeburtsalter. Im Durchschnitt sind Frauen bei der Geburt ihres ersten Kindes zwischen 28 und 29 Jahre alt (Bundesinstitut für Bevölkerungsforschung).

Diese Phänomene lassen sich durch den **gesellschaftlichen Wandel der Familienformen** im Laufe des letzten Jahrhunderts erklären. An seinem Beginn war das Ideal der bürgerlichen Familie, mit einem außer Haus arbeitenden Ehemann und Vater und einer auf die Sphäre des Hauses und der Kindererziehung beschränkten Mutter, das gültige Lebensmodell für nahezu alle Schichten der Bevölkerung. Es setzte voraus, dass sich alle Familienmitglieder den Entscheidungen des Familienoberhauptes beugten und ihm keine häuslichen Pflichten aufluden, da er nur so ausgeruht und frei von anderen Verpflichtungen voll für seine Berufsarbeit oder Geschäftstätigkeit zur Verfügung stand. Dies schlug sich auch in den gesetzlichen Regelungen nieder. Erst 1977 wurde die im Eherecht festgeschriebene Verpflichtung der Ehefrau zur Führung des Haushalts aufgehoben.

Heute erhalten auch Frauen eine ebenso gute **schulische und berufliche Ausbildung** wie Männer. Mehr als die Hälfte aller Abiturienten und 50 % aller Studenten sind weiblich. Damit haben sie die Möglichkeit, aber auch die Pflicht, ihren Lebenslauf jenseits einer Heirat und Familiengründung zu planen. Sie fällen rationale Entscheidungen, richten ihr Leben nach den Erfordernissen der Arbeitswelt ein und verdienen selbst ihren Unterhalt. Dennoch müssen sie die Erfahrung machen, dass sich die Türen, die sich durch ihre gute Ausbildung öffneten, auf dem Arbeitsmarkt wieder schließen. Spätestens dann, wenn sie ihre Berufstätigkeit nach der Geburt ihres ersten Kindes in der Elternzeit vorübergehend aufgeben, verliert ein Großteil der ehemals berufstätigen Frauen den Anschluss in ihrer Berufslaufbahn und erreicht keine ihrer Ausbildung angemessenen, höheren Positionen mehr.

1.1.1 Kinderwunsch und Kinderzahl

Während die Kinderzahl in den letzten Jahrzehnten immer weiter gesunken ist, blieb der Kinderwunsch bei den Paaren erstaunlicherweise recht konstant.

! Seit Jahrzehnten wünschen sich nur etwa 5 % der jüngeren Frauen und Männer keine Kinder. Das heißt, dass immer mehr Elternpaare nicht mehr so viele Kinder bekommen, wie sie sich ursprünglich gewünscht hatten.

Dies betrifft besonders die besser gebildeten Eltern. **Mit steigender Schulbildung** wünschen sich Männer und Frauen mehr Kinder, sie realisieren diesen Wunsch aber immer weniger. Zugleich ist in dieser Gruppe der Anteil kinderloser Paare besonders hoch. Es findet also eine Polarisierung statt, die sich mit zunehmendem Bildungsniveau in der Gesamtbevölkerung in Zukunft vermutlich noch stärker auswirken wird. Auffällig ist, dass ein hohes Bildungsniveau der Frau die Wahrscheinlichkeit verringert, ein erstes Kind zu bekommen. Dies gilt besonders für die nach 1950 geborenen Frauen, die von der Bildungsexpansion der 1960er- und 1970er Jahre profitiert haben. Eine hohe Bedeutung für die Realisierung der Elternschaft hat auch die **Qualität der Paarbeziehung**. Nimmt die Ehezufriedenheit ab, wird der (weitere) Kinderwunsch aufgeschoben [73].

1.1.2 Die Entscheidung für ein Kind

In einer Zeit, in der den Paaren relativ sichere Kontrazeptiva zur Verfügung stehen, scheint die Frage des Kinderhabens zu einer **individuellen Entscheidung** geworden zu sein. Zwar wägen Paare die positiven und negativen Aspekte gegeneinander ab, von einer rationalen Kalkulation kann aber kaum die Rede sein. Biografische Entscheidungen wie diese sind außerordentlich folgenreich, in ihren Konsequenzen kaum vollständig zu überblicken und werden insofern eher offen gelassen.

! Bei vielen Paaren ereignet sich der Übergang zur Elternschaft ohne eine klare Entscheidung. Dies spiegelt sich auch in der Tatsache wider, dass nur etwa die Hälfte der Schwangerschaften zum jeweiligen Zeitpunkt gewollt und geplant sind [20].

In den anderen Fällen treffen die Paare ihre Entscheidung für oder gegen ein Kind erst, wenn die Schwangerschaft bereits eingetreten ist [16]. Heute versteht man mehr und mehr, dass die **Ambivalenz in der Frühschwangerschaft** kein psychopathologisches Symptom ist, sondern zum Kinderwunsch gehört. Spätestens jetzt muss sich die schwangere Frau mit ihren widerstreitenden Gefühlen und Strebungen auseinandersetzen. Die Entscheidung wird ihr auch dadurch erschwert, dass es reale Widersprüche zwischen ihrem bisherigen Selbstbild als unabhängiger Frau und ihrer neuen Rolle als Mutter gibt, abgesehen von vielen intrapsychischen und zum Teil auch unbewussten Einflüssen [20].

Die **Übernahme der Mutterrolle** stellt zwar eine Chance zum persönlichen Wachstum und somit eine Bereicherung dar, ist aber auch mit vielfältigen neuen Belastungen (rund um die Uhr für die Versorgung und Erziehung eines Kindes verantwortlich zu sein) und gesellschaftlichen Nachteilen (Unterbrechung der Berufstätigkeit, finanzielle Abhängigkeit, soziale Isolation) verbunden.

1.1.3 Das gemeinsame Projekt „Kind"

Die Beziehung zwischen Eltern und Kindern ist von deren Hoffnungen und Wünschen, aber auch von Zwängen und Pflichten bestimmt. Beide Komponenten unterliegen auch gesellschaftlichen Veränderungen. Anders als vor 100 Jahren bringt es keine wirtschaftlichen Vorteile mehr, Kinder zu haben.

! Kinder haben heute einen „psychologischen Nutzen": In und mit ihnen wird der Anspruch auf Lebensglück und das Bedürfnis nach (lebenslang) stabilen Beziehungen erlebt.

Das Leben mit Kindern bildet einen **Gegenpol zum zweckrationalen Handeln der Erwachsenen** in der hochindustrialisierten Gesellschaft. Hier sind ganz andere Fähigkeiten gefragt als im Erwerbsalltag: Geduld, Gelassenheit, Fürsorglichkeit, Einfühlungsvermögen, Zärtlichkeit, Offenheit und Nähe. In ihren Kindern wiederum sehen Eltern oftmals Eigenschaften verkörpert, die sie sich selbst wünschen, aber nicht (mehr) ausleben können: Spontaneität, Sinnlichkeit, Unbefangenheit und Kreativität. Besonders Eltern mit einer geringen Ausbildung empfinden das Elternsein als Lebenssinn und Lebensaufgabe, wie in Studien bereits in den 1980er Jahren ermittelt wurde [8].

Elternschaft ist in der modernen Gesellschaft zu einer **verantwortungsvollen Aufgabe** geworden: Es gilt, das (kommende) Kind optimal zu fördern. Die wachsende Verantwortung wirkt oftmals als **Belastung** und im Entscheidungsprozess für oder gegen Kinder als Barriere: Erst wenn die materiellen Voraussetzungen gegeben, eine kindgerechte Umgebung geschaffen, eine stabile Partnerschaft aufgebaut und die notwendige Reife der eigenen Persönlichkeit erreicht wurde, kann das erste Kind kommen.

Traditionelles Elternwissen, das noch zwei bis drei Generationen zuvor als Richtschnur des Verhaltens in der Schwangerschaft und später bei der Erziehung des Kindes dienen konnte, ist heute durch die Ausbreitung pädagogisch-psychologischer Theorien und pränataler Diagnostik entwertet oder verfallen. Auch verfügen die meisten Männer und Frauen vor der Geburt kaum über Erfahrungen in der Betreuung von Kindern und sind insofern Laien auf diesem Gebiet.

Notgedrungen suchen sie **Informationen und Rat bei Fachleuten**, in der Ratgeberliteratur und im Internet. Dabei verstricken sie sich in den oftmals dramatisierenden Erfahrungsberichten anderer Eltern oder in den konkurrierenden Ratschlägen von Experten und Gegenexperten, da ihnen kaum Kriterien zur Verfügung stehen, um eine rationale Entscheidung zu treffen. Die Tatsache, dass sie heute oft wissenschaftlich fundierten Rat bekommen, macht die Sache für sie nicht einfacher. Denn Wissenschaft bedeutet prinzipiell, dass Erkenntnis revidierbar ist. So kann das, was heute als bestmögliche Praxis gilt, morgen durch neue, unter Umständen gegenteilige Empfehlungen ersetzt werden. Es ist leicht nachvollziehbar, dass die (werdenden) Eltern zunehmend verunsichert sind und sich darum sorgen, ob sie wohl die richtigen Entscheidungen getroffen haben.

Zugleich wird das kommende **Kind** als **zart und verletzlich** angesehen. Der Impuls, es schützen zu wollen, ist sehr stark. Die Eltern empfinden diese Verantwortung, die aus der Liebe zu ihrem Kind erwächst, umso drängender, je schlechter ihnen die Bedingungen erscheinen. Je mehr Gefahren sie für ihr Kind wahrnehmen, desto mehr Aktivitäten werden sie entfalten, um es zu schützen und entgegen allen Widrigkeiten zu fördern.

Diese Dynamik ist **schon in der Schwangerschaft** zu spüren. Viele Eltern sehen die Gefahren für das ungeborene Kind durchaus auch in der vermuteten Unzulänglichkeit des weiblichen Körpers und befürchten, das Kind könne nicht ausreichend versorgt oder durch irgendein anderes Geschehen im Mutterleib gefährdet werden. Mit diesen Befürchtungen wenden sie sich überwiegend an die medizinisch orientierte Schwangerenvorsorge und Geburtshilfe.

Andere Eltern, die zurzeit noch in der Minderzahl sind, sehen die Gefahren gerade dort, bei den durch möglicherweise **unnötige medizinische Kontrollen oder Eingriffe** bewirkten Schäden. Beispiele sind mögliche Gefahren des Ultraschalls oder der medikamentösen Geburtseinleitung am errechneten Geburtstermin. Diese Eltern, die von der medizinisch orientierten Geburtshilfe unabhängig sein wollen, brauchen eine Fachperson und finden sie in der Hebamme, die ihnen hilft, ihren vom Üblichen abweichenden Weg zu gehen.

Die **schwangeren Frauen** verfügen prinzipiell über die Fähigkeit, ein Kind in ihrer Gebärmutter geschützt wachsen zu lassen, es spontan zu gebären, die nötige Milch zu seiner Ernährung zu bilden und gemeinsam mit ihrem Partner im Umgang mit dem Neugeborenen und Säugling intuitiv die Signale des Kindes zu erkennen und adäquat zu beantworten. Ob sie sich das alles zutrauen, steht auf einem anderen Blatt. Auch diese Frauen und Männer sind nicht unbeeinflusst von der Medikalisierung von Schwangerschaft und Geburt und von der Pädagogisierung des Lebens mit Kindern. Auch sie kommen nicht mehr ohne Experten aus.

! Die Frauen brauchen Hebammen z. B. als Expertinnen für Körpergefühl und Vertrauen in weibliche Fähigkeiten, als Begleiterinnen in unsicheren Entscheidungssituationen und nicht zuletzt als geduldige, zuversichtliche und einfühlsame Betreuerinnen in schweren Stunden während Schwangerschaft, Geburt und Wochenbett.

1.2 Das Erleben der Schwangerschaft

Gertrud M. Ayerle und Alexandra Paulus

In diesem Überblick über die Forschungsarbeiten zum Erleben der Schwangerschaft werden wesentliche psychosoziale Aspekte dargestellt, die in den vergangenen Jahren untersucht wurden. Da die Methoden der Studien sehr unterschiedlich sind und jede Studie, je nach ihrem Forschungsansatz, kleinere oder größere Mängel aufweist, können die berichteten Ergebnisse jedoch nicht ungeprüft für allgemeingültig erklärt werden. Außerdem stammen viele Studien aus englischsprachigen Ländern, in denen zu psychosozialen Aspekten der Schwangerschaft weit mehr geforscht wird als in Deutschland.

Trotz dieser Einschränkungen können die Studienergebnisse zu einer reflektierten Betreuung von schwangeren Frauen anregen. Sie stellen die Schwangerenvorsorge durch Hebammen auf ein solideres, da umfassender informiertes Fundament.

1.2.1 Schwangerschaft als Übergang

! Die Schwangerschaft wird aus sozioanthropologischer Sicht als eine Übergangsphase betrachtet. Das heißt, die schwangere Frau ändert (besonders bei der ersten Schwangerschaft) ihren sozialen Status.

Die kinderlose Frau wird zur Mutter mit Kind; eine Frau, die bisher nur ein Kind hatte, wird zur Mutter mehrerer Kinder. Da diese Übergangsphase zugleich mit dem Verlust einer vertrauten sozialen Lebensposition einhergeht, kann diese Zeit die Herausforderung darstellen, neue soziale Rollen und Lebensaufgaben zu meistern. Da eine erfolgreiche Bewältigung dieser Übergangsphase Voraussetzung für die weitere Entwicklung ist, betrachten einige Autorinnen und Autoren sie als **kritischen Lebensübergang** [7] [27].

Die **psychoanalytische Perspektive** sieht die Schwangerschaft als Teil der Entwicklungsphase „Generativität oder Stagnation", die sowohl als Krise, aber auch als Chance verstanden werden kann [21]. In diesem Abschnitt ihres Lebenslaufes bewältigt die Frau die Aufgabe der Fortpflanzung, die besondere Bedürfnisse und in gewisser Weise auch eine „Verletzlichkeit" mit sich bringt [69]. Dabei akzeptiert die Frau (optimalerweise) ihre Schwangerschaft und das Kind in ihrem Körper. Die Frau löst sich insbesondere in der ersten Schwangerschaft von ihrer eigenen Mutter ab. Die Schwangerschaft bedeutet somit das Ende des Tochter-Seins, für den Vater des Kindes das Ende des Sohn-Seins [21]. Nun übernimmt die Frau selbst Verantwortung für ein Kind und lässt zu, dass sich die Beziehung zu ihrem Partner von einer Zweier- zu einer Dreierbeziehung verändert [95] [98].

Die Schwangerschaft bringt es also mit sich, dass die Schwangere sich auf eine **neue, unbekannte Situation** einlassen muss. Aufgrund einer qualitativen Tagebuch-Studie zum Schwangerschaftserleben beschreiben Lundgren und Wahlberg [54] diese Veränderung sehr treffend mit den Titeln „Übergang zum Unbekannten", „der eigenen Lebenssituation begegnen", „etwas Unausweichlichem begegnen" und „sich auf das Unbekannte vorbereiten".

1.2.2 Veränderung des Körperbildes

Die starken Veränderungen dieses Übergangs werden durch die **Zunahme des Gewichts und Umfangs** der Frau mit durchschnittlich 12–18 kg deutlich. Manche schwangere Frau mag dies als eine starke „Verzerrung" ihres Körperbildes erleben, die Anpassungsleistungen in der inneren Lebenswelt (Gedanken, Vorstellungen etc.) und äußeren Lebenswelt (z. B. Kleidung) erforderlich macht [74].

Reva Rubin, die die Erforschung der Mutter-Kind-Bindung maßgeblich vorangetrieben hat, untersuchte, wie diese Körperveränderungen in den Gedanken der Frau eng mit dem neu entstehenden Leben verknüpft sind (zitiert nach [79]). So dienen die Körperveränderungen des ersten Trimenons häufig als Beweis für die Schwangerschaft. Im zweiten Trimenon wird die Zunahme an Appetit und Gewicht wiederum als positives Zeichen dafür gewertet, dass das Kind wächst und es ihm gut geht. Im dritten Trimenon trägt der große Bauch dazu bei, dass es der Frau bewusst wird, wie „verletzlich" sie ist. Angesichts der Geburt wächst die Ängstlichkeit hinsichtlich ihrer eigenen „Unversehrtheit" und sie macht sich Gedanken darüber, ob und wie sie die Geburt ohne Probleme und Verletzungen überstehen wird.

Mithilfe von strukturierten Interviews, die das **Körperbild und Körperveränderungen** während der Schwangerschaft zum Thema hatten, stellte Richardson [79] fest, dass im Durchschnitt 76 % der befragten Schwangeren diese als zufriedenstellend und 24 % als besorgniserregend erlebten. Etwa die Hälfte (51 %) der Körperveränderungen wurden als positiv und 49 % als negativ bewertet. Die befragten Frauen sahen Veränderungen bzgl. des Gewichts als eher positiv an, während Veränderungen, die ihre körperliche Beweglichkeit und ihre emotionale Stimmung betrafen, eher negativ eingestuft werden. Veränderungen ihres Appetits empfanden sie sowohl positiv als auch negativ.

Peggy Richardson [79] stellte in ihrer Studie vier Phasen fest, in denen sich Köperveränderungen der schwangeren Frau deutlich in die eine oder andere Richtung abzeichnen. Demnach nehmen **bis zur 20. SSW** (Abnahmephase) das Gewicht und die körperliche Beweglichkeit der Frauen durchschnittlich mehr ab und ihr Appetit zu. Von der **21. bis 26. SSW** (Zunahmephase) nehmen die Frauen sowohl an Gewicht und Appetit als auch in ihrer körperlichen Beweglichkeit zu. Allerdings erleben viele Frauen diese Veränderungen **emotional** als eher negativ. Dieser Trend setzt sich in der **27. bis 32. SSW** (Spannungsphase) fort: Die Frauen nehmen erwartungsgemäß gewichtsmäßig weiter zu und ihre körperliche Beweglichkeit wird zunehmend eingeschränkt. Ihr Erleben dieser Körperveränderungen ist aber weiterhin eher negativ gefärbt.

Richardson diskutiert, welche Ursachen diese eher negativ gefärbte Stimmung haben könnte. Während sie in der Zunahmephase u. a. durch Probleme in Beziehungen mit nahestehenden Personen bedingt sein könnte, scheint sie in der Spannungsphase eher damit zusammenzuhängen, dass der Bauch deutlich mehr als erwartet wächst und die schwangere Frau durch die beginnende Bewegungseinschränkung und ihr körperliches Unwohlsein zunehmend frustriert ist [79].

Erst **ab der 33. SSW** (Stabilisierungsphase) beschrieben die befragten Frauen neben der typischen Gewichtszunahme und einer weiteren Bewegungseinschränkung auch eine durchschnittlich bessere emotionale Stimmung.

In einer qualitativen Studie von Ayerle, Kethler, Krapp und Lohmann [4] berichteten einige der Frauen, die sich in einem ausführlichen Gespräch zu ihrem Wohlbefinden in der Schwangerschaft äußerten, über verschiedene – und manchmal auch zahlreiche – Schwangerschaftsbeschwerden. Überraschenderweise stellten die Autorinnen jedoch fest, dass das **subjektive Wohlbefinden der Frauen** dadurch häufig nicht oder nur zu einem geringen Grad beeinträchtigt wurde. Die Aussagen der schwangeren Frauen zu ihrer positiven emotionalen Verfassung können so interpretiert werden, dass sie ihre Körperveränderungen und Beschwerden deshalb tolerieren, weil sie sie als vorübergehend und zur (zeitlich begrenzten) Schwangerschaft gehörend erleben. Die Frauen wissen zumindest theoretisch, wie sich ihr Körper bekanntermaßen während der Schwangerschaft verändern wird, und erachten dies als „normal". Dabei werden negative Bewertungen durch positive ausgeglichen. Außerdem berichteten die befragten schwangeren Frauen über eine breite Palette von **Bewältigungsstrategien**, die von Hausmitteln bis hin zu psychosozialen Maßnahmen reichen. Manch eine Frau zeigte eine große Toleranz für äußerst unangenehme Beschwerden.

Inwieweit das subjektive Erleben der Schwangerschaft in einem direkten Zusammenhang mit den – letztlich nicht abschließend untersuchten – hormonellen Veränderungen im Verlauf der Schwangerschaft steht, die ihrerseits eine notwendige Anpassung für eine erfolgreiche Schwangerschaft darstellen [13], ist noch weitgehend unbekannt.

1.2.3 Besorgnis und Ängstlichkeit

Traditionell gilt bzw. galt die Zeit der Schwangerschaft als eine Phase des „Glücklichseins" und des Wohlbefindens einer Frau. Es ist zu vermuten, dass diese Vorstellung und dieses implizite Ziel als Schutz vor psychischen Erkrankungen, z. B. einer Depression, diente oder dienen sollte [30]. In einer Literaturübersicht von Ledermann [50] wird jedoch deutlich, dass die Anpassungsleistungen einer Frau während der Schwangerschaft – von der Feststellung der Schwangerschaft bis zur Geburt – oftmals mit emotionaler Besorgnis und Ängstlichkeit einhergehen.

! Ängste, die sich auf das Kind und eine mögliche Beeinträchtigung seiner Gesundheit richten, können als Teil der beschützenden Mutter-Kind-Beziehung gesehen werden. Sie scheinen somit indirekt eine hilfreiche psychische Vorbereitung auf die Geburt und das Kind darzustellen.

Wenn eine Schwangerschaft festgestellt ist, reagieren viele Frauen nicht nur freudig, sondern mit **Besorgnis**. Ihre Sorge richtet sich beispielsweise auf die sehr großen Veränderungen in ihrem Leben, die durch die Schwangerschaft nun anstehen und oft unvermeidlich sind. Sie erwägen die Vor- und Nachteile und lernen langsam, die Schwangerschaft, ihr Kind und sich selbst als werdende Mutter anzunehmen. Zum Ende des ersten Trimenons nimmt die Ängstlichkeit dann vielfach ab [42].

Mit den **ersten Kindsbewegungen** verlagert sich im zweiten Trimenon der Schwerpunkt im emotionalen Erleben der Frau immer mehr von sich selbst weg und hin zum Kind. Die Lebenszeichen des Kindes, sein Wohlbefinden, ihre Beziehung zu ihm und die Akzeptanz durch die Familie rücken allmählich immer mehr in den Mittelpunkt ihrer Aufmerksamkeit. In dieser Zeit scheint die schwangere Frau eher zuversichtlich zu sein, dass die Schwangerschaft gut verläuft, und ist weniger über deren aktuellen oder zukünftigen Verlauf besorgt. Sie scheint ein klareres Bild von sich selbst als zukünftige Mutter und den gemeinsamen Aufgaben mit ihrem Partner zu haben [3] [50].

Laut Moore und Delieu [63] können schwangere Frauen die **normalen Ängste** gut bewältigen. Ganz besonders hilfreich scheint dabei die Unterstützung des Partners, der Familien und des Freundes- und Bekanntenkreises zu sein [91]. Weitere positive Einflussfaktoren auf das Wohlbefinden der Schwangeren sind eine positive Mutter-Tochter-Beziehung und die Erfahrung, dass ihre Mutter sie unterstützt. Außerdem wird die Schwangere durch das Gefühl der Selbstbestimmung, eine positive Einstellung zur Schwangerschaft und ihre Zufriedenheit mit ihrer Berufstätigkeit bestärkt [45] [61] [101].

! Ängste können sich als Anzeichen von Stress und Beeinträchtigungen im alltäglichen Leben manifestieren, wobei sich die Parität der Frau und die Geburtsvorbereitung als wichtigste Einflussgrößen auf die Angst der Frauen erwiesen [60].

Da eine Schwangerschaft laut Gawlik und Reck oftmals eine große psychische und physische Anstrengung für die Frau darstellt, kann sie mit einer **übermäßig großen Angst und Sorge** reagieren. Ihr gesamtes emotionales Befinden wird beeinträchtigt und kann die Form einer Stressreaktion annehmen [50].

Unter Umständen können die Anforderungen durch die Schwangerschaft, die die schwangere Frau überfordern, in eine klinisch relevante **Depression** münden, die zu den häufigsten Störungen während einer Schwangerschaft zählt. In diesem Fall sind rechtzeitige Erkennung, Diagnose und Behandlung wichtig [30].

Schwangerschaftszentrierte Ängste können – ähnlich wie negative Lebensereignisse (z. B. die Erkrankung oder der Tod einer nahestehenden Person) – große Auswirkungen auf die Wahrscheinlichkeit einer Frühgeburt haben [22].

1.2.4 Soziale Unterstützung

Aufgrund einer Literaturübersicht, die die soziale Unterstützung in Form einer emotionalen, praktischen und informativen Unterstützung in der Schwangerschaft untersucht, kommen Gjerdingen und Mitarbeiterinnen [32] zu der Erkenntnis, dass die **emotionale und praktische Unterstützung** in der Schwangerschaft das psychische Wohlbefinden der Schwangeren positiv zu beeinflussen scheint. Dabei verstehen sie unter emotionaler Unterstützung das Erleben von Intimität in einer vertrauten Beziehung, eine sichere und wohltuende Bindung zu einer anderen Person, die Bestärkung und positive Rückmeldung durch andere, Vertrauen und ein Sich-verlassen-Können. Die praktische Unterstützung zeigt sich in direkter Hilfe (z. B. wohlwollende Taten, Unterstützung durch nützliche Gegenstände und Geld) und in entlastenden Hilfeleistungen im Haushalt.

! Einer schwangeren Frau scheint es im Durchschnitt emotional gut bzw. besser zu gehen, wenn ihr soziales Netz (Familie, Freunde, Kolleginnen, Nachbarschaft und Vereine) ausreichend groß ist und sie häufige Kontakte zu ihrem Umfeld hat [51].

In einer skandinavischen Untersuchung von Tarkka und Paunonen [89] berichteten schwangere Frauen von durchschnittlich je 7 Personen, durch die sie sich unterstützt fühlen. Vorrangig ist dabei der Partner bzw. die Partnerin der Frau. Dabei ist besonders die anfängliche **positive Reaktion des Partners** auf die Schwangerschaft von Bedeutung. Auch durch eine sich entwickelnde Beziehung des Vaters zu seinem Kind und sein Interesse am Wohlbefinden der Mutter des Kindes kann eine schwangere Frau seine emotionale und praktische Unterstützung erleben. Das Gleiche gilt für sein Bemühen, für sie da zu sein, sich aktiv in das Geschehen mit einzubringen und ihr im Haushalt zu helfen, was in der heutigen Zeit eher als Selbstverständlichkeit zu gelten scheint. Je mehr die schwangere Frau davon bekommt und je zufriedener sie mit ihrer Partnerschaft ist, umso besser scheint es ihr während der Schwangerschaft und nach der Geburt zu gehen [4].

Es wird diskutiert, ob sich in den letzten 30 Jahren eine verstärkte Teilnahme des Kindsvaters an der Entwicklung des Kindes und an innerfamilialen Aufgaben beobachten lässt, was sich allerdings nicht allein quantitativ an „Tätigkeiten" festmachen lässt [29]. Die praktische Unterstützung fehlt denjenigen schwangeren Frauen, die sich vom Vater des Kindes getrennt haben oder **alleinerziehend** sind. Sie können emotionalen und psychischen Stress und große Unsicherheiten bezüglich ihrer Zukunft erleben und sind häufig ganz auf ihr weiteres soziales Netz angewiesen. Viele versuchen sich darauf vorzubereiten, indem sie beizeiten Informationen über finanzielle und andere Hilfen einholen und ihr Leben frühzeitig so weit wie möglich organisieren [4].

Neben dem Partner bzw. der Partnerin gehören **Eltern, Freundinnen, Freunde und Verwandte** zum engeren sozialen Netz [89]. Viele schwangere Frauen berichten von einer positiven Bestärkung durch ihre Eltern und/oder Schwiegereltern. Wenn Eltern freudig auf die Nachricht der Schwangerschaft reagieren, kann dadurch das Selbstwertgefühl der schwangeren Frau bekräftigt werden. Bleibt dies jedoch aus, bedeutet es oft eine zusätzliche emotionale Belastung für die Schwangere [4].

Eine wichtige Rolle scheinen **Freundinnen** zu spielen, die gleichzeitig schwanger sind oder bereits ein Kind haben. Sie können die Frau mit Informationen und eigenen Erfahrungen unterstützen. Weitere Quellen sind häufig Bücher und Zeitschriften. Allerdings tragen sie aufgrund ihrer unterschiedlichen Inhalte auch zur Verunsicherung der Schwangeren bei [4].

1.2.5 Sexualität

Es gibt nur wenige aktuelle Studien zur Sexualität in der Schwangerschaft.

! Eine qualitative Studie [5] mit drei unterschiedlichen Untersuchungsmethoden zeigte, dass das sexuelle Interesse von vielen der befragten Frauen im Verlauf der Schwangerschaft insgesamt abnahm.

Dies traf besonders auf das erste und dritte Trimenon zu, im zweiten Trimenon stieg es leicht an. Dagegen blieb das sexuelle Interesse bei anderen Frauen im Verlauf der Schwangerschaft relativ gleich oder nahm zu. Relativ viele schwangere Frauen berichteten über eine erhöhte sexuelle Bereitschaft ihres Körpers (z. B. verstärkte Befeuchtung ihrer Scheide), welche durch eine stärkere Durchblutung der Sexualorgane und des kleinen Beckens in der Schwangerschaft zu erklären ist.

Ähnliche Aussagen fanden Pauleta und Mitarbeiter in einer quantitativen Studie: Knapp 45 % der befragten Frauen hatten im ersten Trimenon am häufigsten Sex und 36 % im zweiten Trimenon. Im dritten Trimenon berichteten 55 % der Frauen von einer geringeren sexuellen Aktivität. Das sexuelle Interesse in der Schwangerschaft blieb für 39 % der Frauen relativ unverändert und nahm bei 33 % der Frauen ab [72].

Allerdings berichten 23 % der befragten Frauen über Ängstlichkeit während des Geschlechtsverkehrs, die sich darauf bezog, das Baby zu beeinträchtigen oder eine Fehlgeburt bzw. frühzeitige Wehen auszulösen [72]. Nach Haselbacher fürchteten 25–50 % der Frauen sowie ein Viertel der Männer, dem Kind zu schaden. Ursachen dafür scheinen mit psychischen und psychosozialen Faktoren zusammenzuhängen [38]. Manche Frauen sorgten sich auch darum, dass es ihnen selbst wehtun könnte oder dass der Partner aufgrund seiner Besorgnis über die Schwangerschaft zu zurückhaltend ist. Knapp 50 % der Frauen fühlten sich sexuell erfüllt, während 28 % der Frauen über eine geringere sexuelle Zufriedenheit berichteten. Insgesamt scheinen sich das Sexualverhalten und die Formen der sexuellen Begegnung während der Schwangerschaft nicht wesentlich zu ändern, auch wenn die Häufigkeit von Sex im dritten Trimenon abnimmt [72].

Liebevolle Berührungen und nichtgenitaler Kontakt in der Partnerschaft blieben im Verlauf der Schwangerschaft nach Haselbacher unverändert [38]. Laut Barcley und MitarbeiterInnen [5] erlebten die an der Studie teilnehmenden Paare während der Schwangerschaft alle möglichen Varianten der **Berührung als lustvoll**. Für drei Viertel aller Befragten gehörte die gegenseitige orale Stimulation ihrer Geschlechtsteile zu ihrer Erotik und Liebe. Manche bezogen auch einen Vibrator mit ein.

Etwa die Hälfte aller schwangeren Frauen gaben an, vergleichbare **Orgasmen** wie vor der Schwangerschaft zu haben; je ein Viertel erlebte sie entweder intensiver oder aber schwächer. Überraschenderweise hatte etwa ein Viertel aller männlichen Partner nicht immer einen Orgasmus während der Schwangerschaft der Frau. Es bleibt zu spekulieren, ob die Sorge um das Kind hierbei eine Rolle spielt. Die genauen Gründe sind noch nicht näher untersucht worden.

Bei Schwangeren kann das eigene **abnehmende sexuelle Interesse** die Besorgnis auslösen, dass sie für ihren Partner nicht mehr attraktiv sein könnten. Jedoch gibt es in der Studie von Barcley und MitarbeiterInnen [5] auch Hinweise darauf, dass viele Paare gemeinsam darauf bedacht sind, dass es zu möglichst wenigen Beeinträchtigungen für die schwangere Frau und ihr Kind kommt. Dies ist unter anderem wahrscheinlich der Grund, warum verschiedene Stellungen beim Sex nicht mehr eingenommen werden und etwa ein Drittel der befragten Frauen während der Schwangerschaft eine andere Position während des Geschlechtsverkehrs einnimmt.

In einer Fragebogenstudie zu **Beschwerden im Zusammenhang mit ihrer Sexualität** von Bartellas und Mitarbeiterinnen [6] berichtete eine beträchtliche Anzahl der Frauen darüber, dass sie sich von Beginn der Schwangerschaft an Sorgen machten, dass Geschlechtsverkehr zu einer Blutung, Wehen, einer Verletzung der Fruchtblase oder einer Infektion führen könnte. Im Zusammenhang mit Geschlechtsverkehr klagten einige der befragten Frauen über Brustschmerzen, Veränderungen der vaginalen Befeuchtung, Schmerzen in der Scheide, vaginale Schmierblutungen und Krämpfe der Gebärmutter. Einige gaben auch vaginale Infektionen und Harnverlust an (Bartellas, 2000). Dies könnte eine Erklärung dafür sein, dass sie immer weniger Geschlechtsverkehr mit ihrem Partner bzw. ihrer Partnerin haben, auch wenn ihr sexuelles Interesse keineswegs während der Schwangerschaft abnimmt.

Vor dem Hintergrund der benannten Ängste und Belastungen der werdenden Eltern ist eine **offene Kommunikation** in der Partnerschaft sehr wichtig, um Missverständnisse zu vermeiden, die zusätzlichen Stress auslösen und das Wohl von Mutter und Kind gefährden könnten.

! Hebammen können unnötige Ängste minimieren, wenn sie gezielte Informationen geben und mögliche Sorgen und Beeinträchtigungen der schwangeren Frauen thematisieren [38].

1.2.6 Arbeit und Berufstätigkeit

! Insgesamt scheint die Berufstätigkeit, besonders in der Mitte der Schwangerschaft, einen positiven Einfluss auf das psychische Wohlbefinden der schwangeren Frau zu haben [45].

Bei einer Befragung in der 18. und 34. SSW fühlten sich besonders diejenigen Frauen wohler und hatten weniger körperliche Beschwerden, die mit ihrer Arbeit auch zufrieden waren. Andere, die auch in ihrer Schwangerschaft unter großem Zeitdruck oder in Vollzeit arbeiten, fühlten sich ängstlicher. In der Studie hatten schwangere Frauen, die im Vergleich zu anderen später bzw. kurz vor der Geburt aufhörten zu arbeiten, verhältnismäßig häufiger depressive Symptome.

In einer Literaturübersicht zur Berufstätigkeit in der Schwangerschaft von Pattison und Gross [71] berichteten viele Schwangere, durch die Arbeit zwar zu ermüden, aber sie trotzdem gut zu bewältigen. Sie gingen lieber zur Arbeit, anstatt zu Hause zu bleiben. Einige gaben an, durch die Schwangerschaft ruhiger geworden zu sein und sich auf das zu konzentrieren, was für sie am wichtigsten war.

Andere erlebten ihre Schwangerschaft als **emotionalen Schutz gegen Stress an der Arbeitsstelle**. Um dem Stress zu begegnen, griffen sie auf verschiedene Bewältigungsformen zurück. Sie sahen ihre Situation durch die Schwangerschaft anders und legten größeren Wert darauf, dass es ihrem Kind gut geht. Oftmals gaben sie sich ihren Tagträumen hin und nahmen verstärkt die Unterstützung ihrer Familie, Freundinnen und Freunde sowie Bekannten in Anspruch.

Auch die Unterstützung durch **Vorgesetzte oder Kolleginnen** und Kollegen kann eine enorme Entlastung für schwangere Frauen darstellen [4]. Larsen und ihr Team fanden in ihrer bevölkerungsbezogenen dänischen Studie keinen signifikanten Zusammenhang zwischen der Belastung einer schwangeren Frau am Arbeitsplatz – sowohl hinsichtlich der Anforderungen an sie als auch ihre mangelnde Einflussnahme auf die Arbeitsgestaltung – und einer Frühgeburt oder einem Neugeborenen mit zu geringem Geburtsgewicht [59]. Demgegenüber zeigt eine niederländische Studie, dass eine hohe Belastung durch die Arbeit in der frühen Schwangerschaft zu einem niedrigen Geburtsgewicht führen kann, wenn die Mutter mehr als 32 Stunden pro Woche arbeitet [49].

Um schwangeren Frauen die Arbeit zu erleichtern und ihren Stresslevel herabzusetzen, empfehlen Salihu und Myers eine ausreichende Unterstützung, die Überwachung des Arbeitsplatzes bzw. der Tätigkeit und eine frühzeitige Erkennung von Risiken für die Schwangere. Bei beeinträchtigenden oder nicht tolerierbaren Tätigkeiten ist der Wechsel der Tätigkeit innerhalb der Institution bzw. des Betriebs des Arbeitgebers oder gegebenenfalls ein Berufsverbot vonseiten der betreuenden Hebamme bzw. Frauenärztin angezeigt [81]. Insgesamt ist die dürftige Forschungslage zu bemängeln, die keine Ableitung von allgemeingültigen Empfehlungen zulässt.

1.2.7 Gedanken an die bevorstehende Geburt

Wenn die Geburt im letzten Trimenon zeitlich immer näher rückt, wird der schwangeren Frau zunehmend bewusst, dass sie sich körperlich von ihrem Kind trennen muss. Die Möglichkeit, dass sie oder ihr Kind bei der Geburt Schaden nehmen könnte, löst in vielen Frauen Besorgnis aus [3]. In der Literaturübersicht von Ledermann [50] gibt es jedoch keine Hinweise darauf, dass **Erstgebärende** generell mehr Angst und Sorge zeigen als Mehrgebärende.

! Erstgebärende scheinen mehr Angst vor ihrer neuen Verantwortung, dem Wehenschmerz und der Geburt zu haben.
Mehrgebärende hingegen scheinen sich vor allem um die Familie als Ganzes zu sorgen.

Da **Erstgebärende** über keine Erfahrung verfügen, was während der Geburt auf sie zukommt, erwarten sie diese ganz aufgeregt oder machen sich darüber Sorgen. Sie sind häufig neugierig auf die Geburt und wollen sich ihr stellen. Auch Mehrgebärende können verunsichert sein, wenn sie aufgrund eines Kaiserschnitts noch keine Eröffnungs- und/oder Presswehen erlebt haben. Die meisten Ängste scheinen sich auf **bestimmte Maßnahmen oder Komplikationen** zu konzentrieren oder auf die Befürchtung, dass sie sich bei der Geburt nicht angemessen verhalten könnten. Manche verlassen sich darauf, dass sie im Geburtsvorbereitungskurs bereits verschiedene Gebärhaltungen und Atemübungen kennengelernt und den Kreißsaal besichtigt haben [4].

In der Interview- und Fragebogen-Studie von Areskog und MitarbeiterInnen [3] ließen sich drei Gruppen von Schwangeren nach der **Intensität ihrer Gefühle** unterscheiden. Die erste Gruppe mit 77 % aller Frauen spürte beim Gedanken an die bevorstehende Geburt eine normale Unruhe. Die zweite Gruppe mit 17 % hatte eine mäßig starke Angst, die sich aber nicht negativ auf ihr tägliches Leben auswirkte. Im Gegensatz dazu hatten 6 % der Schwangeren eine so **extreme Angst** vor der Geburt, dass ihr subjektives Wohlbefinden außerordentlich beeinträchtigt wurde. Sie hatten Angst, dass ihr Kind nicht gesund sein könnte und sie sich bei der Geburt Verletzungen zuziehen würden. Außerdem fürchteten sie, sich selbst nicht unter Kontrolle halten zu können und ihre Integrität zu verlieren. Viele dieser Frauen, die diese extremen Ängste berichteten, hatten zuvor schon einmal eine traumatische Geburt erlebt [61]. Eine andere Studie zeigt außerdem, dass ein subjektiv negativ empfundenes Geburtserlebnis die Intensität der Angst vor der Geburt deutlich mehr verstärkt, als eine vorher erlebte Geburtskomplikation [88].

Die an einer Fragebogen-Studie teilnehmenden Frauen berichteten, dass sie **Angst vor dem Personal** haben, von dem sie während der Schwangerschaft und Geburt betreut werden [61]. Dies traf besonders für Erstgebärende ohne Geburtsvorbereitung zu. Weiterhin fürchteten sie, einen Kaiserschnitt zu bekommen und das zukünftige Familienleben nicht meistern zu können. Als Ursache für ihre Ängste gaben sie eine negative Stimmung an, Informationen und Erzählungen anderer Personen, die sie erschreckten, oder auch bestehende Erkrankungen. Von Mehrgebärenden wurden traumatische Erfahrungen in einer vorhergehenden Schwangerschaft oder Geburt genannt oder negative Ereignisse, die sich auf das damalige Neugeborene bezogen. Vor allem Frauen mit geringer Ausbildung und Industriearbeiterinnen hatten Angstsymptome, die einer negativen Stressreaktion ähnelten.

1.2.8 Soziale Risiken

! Es gibt Hinweise darauf, dass das emotionale Wohlbefinden einer schwangeren Frau stark beeinträchtigt sein kann, wenn die Schwangerschaft unerwünscht ist oder die Frau in Situationen lebt, die mit schwierigen sozialen und ökonomischen Bedingungen und somit hohen psychischen Belastungen einhergehen.

Auch im Falle von Lebenskrisen und traumatischen Ereignissen können Schwangerschaftskonflikte, Aggressivität und psychosomatische Beschwerden zum Vorschein kommen. In den betreffenden Studien zeigten die schwangeren Frauen zum Teil stark erhöhte Stress- und Depressionswerte und eine geringere Nutzung der Schwangerenvorsorge [11] [18] [70].

Die **Armut der schwangeren Frau** und ihrer Familie kann nicht nur nachteilige Folgen für ihre eigene Gesundheit, sondern auch für die ihres Kindes haben. So fällt nicht nur die Ernährung insgesamt schlechter aus, sie leiden auch häufiger unter Erkrankungen und stressbedingten gesundheitlichen Beschwerden. Sozialökonomisch benachteiligte schwangere Frauen trinken eher Alkohol, rauchen mehr und konsumieren eher illegale Drogen. Aufseiten des Kindes können sich die schlechten Lebensbedingungen der Mutter u. a. in einem verminderten fetalen Wachstum auswirken oder einen Zusammenhang mit der Erkrankung oder dem Tod des Kindes haben.

! Es gibt Hinweise, dass Frauen, die sich in sozialökonomisch benachteiligten Lebenssituationen befinden, später und seltener eine Schwangerenvorsorge nutzen [34].

Dies erklärt jedoch nicht die Tatsache, dass die **Angaben zu sozialen Belastungen im Mutterpass** weit unter dem erwarteten Anteil von etwa 10 % liegen, die auf der Grundlage des Kinderarmutsberichts Deutschland [15] geschätzt werden. So wurde in den Perinataldaten der Jahrgänge 2003–2007 für den Berliner Stadtbezirk Neukölln nur bei 0,5 % der schwangeren Frauen eine „besondere soziale Belastung" laut Risikokatalog A und B dokumentiert [34].

Laut MacDonald und Mitarbeitern [59] bestand in ihrer quantitativen Studie mit über 1400 Schwangeren ein erhöhtes Risiko für Mutter und Kind, wenn die **Schwangere jugendlich oder alleinerziehend** war, sie oder ihr Partner geistig behindert war, die Familie keinen festen Wohnsitz hatte oder es sich um eine Großfamilie mit gestörten familiären Beziehungen handelte. Im Durchschnitt hatten schwangere Frauen, die unverheiratet waren, ihre Schwangerschaft häufiger nicht geplant. Sie begannen die Schwangerenvorsorge später, nahmen weniger Vorsorgetermine wahr und zeigten eher Risikoverhalten, z. B. Rauchen oder Trinken von Alkohol.

In einer repräsentativen Befragung von Frauen in Schweden lag der geschätzte Anteil von Frauen mit **körperlicher oder sexualisierter Gewalterfahrung** bei etwa 28 % [96], welcher auch für schwangere Frauen in Deutschland zutreffen könnte. Die Prävalenzraten für die verschiedenen Formen der Gewalt betrugen in Schweden 19,4 % (körperliche Gewalt), 9,2 % (sexualisierte Gewalt) und 18,2 % (emotionale Gewalt). Bedeutend sind die Erkenntnisse, dass Frauen mit Gewalterfahrungen im Durchschnitt weniger gesund und häufiger sozial benachteiligt sind. Auch wenn ein direkter und hochsignifikanter Zusammenhang zwischen der Häufigkeit der Gewalterfahrung und gesundheitlichen Problemen besteht, so ist dieser auch bei selteneren Gewalterfahrungen und einer eingeschränkten Gesundheit nachzuweisen, die sich durch erhöhte Ängstlichkeit, Schlafprobleme, das Vorliegen einer Depression sowie medizinisch unerklärte Symptome auszeichnet [96].

! Bei häuslicher Gewalt ist möglicherweise damit zu rechnen, dass diese während der Schwangerschaft eher zu- als abnimmt [14].

Zu weiteren **Risikofaktoren für die Entwicklung einer Depression** in der Schwangerschaft, aber auch einer postpartalen Depression, zählen multiple soziale Faktoren, insbesondere eine fehlende soziale Unterstützung, eine krisenhafte Paarbeziehung, die Tatsache, alleinerziehend zu sein, sowie ein Migrationshintergrund, welcher häufig mit sozialer Diskriminierung einhergeht. Da jedoch nicht jede Frau, welche diese oder weitere soziale Risikofaktoren aufweist, an einer Depression oder sonstigen gesundheitlichen Beeinträchtigung leidet, ist die zukünftige Erforschung von genaueren Zusammenhängen zwischen Risikofaktoren und Auswirkungen – auch im Hinblick auf präventive Maßnahmen – dringend erforderlich [36].

1.2.9 Genussmittel

In den repräsentativen Erhebungen des Kinder- und Jugendgesundheitssurveys (KiGGS) zwischen 2003 und 2006 war auch die perinatale Gesundheit von Interesse. Im Rahmen dieser Befragung gaben 17–18 % der Frauen an, während der Schwangerschaft geraucht zu haben. Wurde diese Prozentzahl nach Sozialstatusgruppen untersucht, waren in der niedrigen Sozialstatusgruppe etwa 4-mal so viele Raucherinnen wie in der hohen Sozialstatusgruppe [9]. Auch in einer Studie in Bayern hatten alleinerziehende Mütter ohne Partner einen höheren Zigarettenkonsum. Außerdem rauchten in Deutschland geborene Schwangere 3,4 % mehr als nicht in Deutschland geborene Frauen [77].

Es gibt zahlreiche Hinweise in der Literatur, dass Rauchen während der Schwangerschaft wesentlich häufiger zu folgenden **Problemen in der Schwangerschaft und bei der Geburt** führt: geringere mütterliche Gewichtszunahme, niedrigerer Folsäurespiegel im Serum, vorzeitiger Blasensprung, vorzeitige Wehen, Placenta praevia und vorzeitige Plazentalösung. Neben diesen Folgen, die auch die mütterliche Gesundheit beeinträchtigen können, stehen aufseiten des Kindes eine intrauterine Wachstumsretardierung und eine erhöhte perinatale Mortalität. Spätere Folgen sind neurologische und soziale Auffälligkeiten des Kindes [59] [65] [77] [82] [86] [90] [93].

In einer groß angelegten, mehrjährigen Studie wurde durch Schmidt und Laucht [85] nachgewiesen, dass Kinder rauchender Schwangerer viermal so häufig unter dem **Zappelphilipp-Syndrom** (mit Unaufmerksamkeit, Impulsivität und Hyperaktivität) leiden als Kinder nicht rauchender Frauen. Außerdem weisen die Kinder einen niedrigeren Intelligenzquotienten auf.

! Das Risiko, ein untergewichtiges Neugeborenes zu gebären, scheint abhängig von der Anzahl der Zigaretten zu sein. Bei mehr als 20 Zigaretten am Tag ist das Risiko etwa 2,5-mal so groß.

Die Studie von Lackmann et al. [47] weist darauf hin, dass auch **karzinogene Stoffe des Zigarettenrauchs** die Plazenta passieren und das Kind erreichen können. Diese Erkenntnis könnte – neben der Wirkung des Passivrauchs – erklären, dass in den letzten Jahren auch Belege über den Zusammenhang zwischen dem Zigarettenkonsum der Mutter und der Entwicklung einer kindlichen Krebserkrankung auftauchten [90]. Es ist davon auszugehen, dass nicht nur das aktive Rauchen eine schädliche Wirkung auf den Fötus hat, sondern auch das **Passivrauchen**. Leider ist zu diesem Einflussfaktor noch zu wenig bekannt, da die rauchenden Partner in Untersuchungen oft nicht mit einbezogen werden.

Problematisch ist die Tatsache, dass schwangere **Frauen**, die aus **schwierigen sozialen Lebensverhältnissen** kommen, das Rauchen nicht so leicht aufgeben können wie sozial besser gestellte Schwangere. Es gibt Vermutungen, dass das Rauchen sozial schlechter gestellten Frauen hilft, Stresssituationen zu bewältigen [57].

In der Studie von England und MitarbeiterInnen [24] mit über 1500 schwangeren Frauen wurde neben der von den Frauen angegebenen täglichen Zigarettenzahl auch der Urin auf ein Abbauprodukt des Nikotins untersucht. Es fanden sich Hinweise darauf, dass erst bei einer **Reduzierung der Zigarettenzahl auf unter 8 Stück pro Tag** eine leichte Verbesserung bezüglich des Geburtsgewichts des Kindes erzielt werden konnte. Der negative Effekt des Nikotins konnte anscheinend nur dann ganz vermieden werden, wenn die schwangere Frau das Rauchen völlig aufgab.

Zwei weitere groß angelegte Vergleichsstudien kamen zu dem Ergebnis, dass eine **Verminderung der Zigarettenzahl** oder ein Umsteigen auf eine leichtere Sorte eine Minderentwicklung des Kindes aller Wahrscheinlichkeit nach nicht vermeiden kann [62] [82]. Dagegen stellten Davies und MitarbeiterInnen [19] fest, dass bereits nach 48 Stunden der Sauerstoffgehalt im Blut um 8 % ansteigt. Das bedeutet, dass auch im dritten Trimenon die Versorgung des Kindes noch wesentlich verbessert werden kann, wenn die Mutter in diesem letzten Abschnitt der Schwangerschaft das Rauchen einstellt. Auf diese Weise kann das Kind auch während der Geburt von einer optimaleren Sauerstoffversorgung profitieren.

Das britische National Institute for Health and Care Excellence (NICE) änderte 2008 seine Richtlinien für die Schwangerenvorsorge dahin gehend, dass Hebammen und ÄrztInnen **bereits beim Erstkontakt** die schwangere Frau über die Risiken des Rauchens in der Schwangerschaft aufklären und ihr Informationen, Rat und Unterstützung zur Rauchentwöhnung geben sollen. Außerdem werden die im nationalen Gesundheitssystem Angestellten dazu aufgefordert, mit den schwangeren Frauen die Option der Nikotinersatzprodukte zu besprechen und sie dazu einzuladen, die Rauchentwöhnungsangebote des nationalen Gesundheitsdienstes zu nutzen [66].

Die bundesweiten Gesundheitsziele in Deutschland befassen sich neben dem bereits bestehenden Ziel „Tabakkonsum reduzieren" zukünftig auch mit dem Ziel „Alkoholkonsum reduzieren", da die Prävalenz von „riskantem und missbräuchlichem Alkoholkonsum" einen dringenden Handlungsbedarf indiziert (58). Über die Verbreitung des **Alkoholkonsums in der Schwangerschaft** ist bisher noch zu wenig bekannt. Die repräsentativen Erhebungen des Kinder- und Jugendgesundheitssurveys (KiGGS) zwischen 2003 und 2006 dokumentierten etwa 14 % schwangere Frauen, die gelegentlich alkoholhaltige Getränke zu sich nahmen, und weniger als 1 % der Frauen, die sie regelmäßig tranken. Beim Vergleich der Mütter von Kindern mit und ohne Migrationshintergrund zeigte sich eine dreifach erhöhte Prävalenz in der Gruppe „**ohne** Migrationshintergrund", deren Frauen in der Schwangerschaft alkoholhaltige Getränke tranken. Beim Vergleich von sozialen Schichten fiel auf, dass 2,5-mal so viele schwangere Frauen in der sozialen Oberschicht Alkohol konsumierten wie in der Unterschicht [97].

! Es gibt Hinweise darauf, dass das Bewusstsein für die Schädlichkeit von Alkohol in der Schwangerschaft noch gering ist.

Nach einer Studie der Charité trinken 58 % der schwangeren Frauen gelegentlich alkoholhaltige Getränke. Von diesen gaben 20 % eine Häufigkeit von 1- bis 3-mal im Monat an und knapp 1 % der Frauen einen täglichen Konsum [14].

In einer anderen Studie der Charité mit 125 Frauen, welche die allgemeine Schwangerenberatung besuchten, ergab sich bei 7 % ein im Labor festgestellter Hinweis auf Alkoholkonsum in den vergangenen 14 Stunden, während nur knapp 1 % der betreuten Frauen im Rahmen der Anamnese angegeben hatte, ein alkoholhaltiges Getränk getrunken zu haben [87]. Einerseits liegen aufseiten der schwangeren Frauen möglicherweise Ängste vor einer Stigmatisierung durch Hebammen und ÄrztInnen vor, wenn sie nach Alkoholkonsum gefragt werden, andererseits ist zu vermuten, dass die Befragungstechnik nicht effektiv und zielführend ist, um den tatsächlichen Konsum zu erfassen.

In der Literatur gibt es unterschiedliche Aussagen zum **Risiko des Alkoholkonsums** in der Schwangerschaft. So wird in den USA generell davon abgeraten: Auch in Deutschland rät die Nationale Stillkommission deutlich vom Alkoholkonsum in der Schwangerschaft ab [77].

Die britischen Behörden dagegen raten zwar von einem Alkoholkonsum in den ersten drei Schwangerschaftsmonaten ab. Wenn Frauen im zweiten und dritten Trimenon jedoch nicht auf alkoholische Getränke verzichten können, werden sie entsprechend den nationalen Richtlinien für die Schwangerenvorsorge des National Institute for Health and Care Excellence dahin gehend beraten, nicht mehr als ein bis zwei „UK-Einheiten" pro Tag „1- bis 2-mal pro Woche" zu trinken. Dies entspricht etwa 0,3–0,5 Liter eines normal starken Biers, einem kleinen Glas (125 ml) Wein oder 25 ml eines hochprozentigen Getränks. Sie warnen jedoch vor einem Alkoholkonsum, der über diese Menge hinausgeht, wie etwa beim „Rauschtrinken" [66].

Nach der Literaturübersicht von Dunkley [23] ist davon auszugehen, dass der Alkoholgehalt des fetalen Blutes dem der Mutter gleicht, aber das Kind aufgrund seiner Unreife doppelt so lange braucht, um den Alkohol abzubauen.

Folglich kann zu jeder Zeit eine Einschränkung des Alkoholkonsums während der Schwangerschaft die negativen Folgen eines sich ausbildenden fetalen Alkoholsyndroms abschwächen.

Zu den **Risikofaktoren für die Entwicklung eines fetalen Alkoholsyndroms** zählen in Europa, den USA und Kanada ein hoher oder chronischer Alkoholkonsum in der Schwangerschaft, insbesondere im ersten und zweiten Trimenon, sowie der zusätzliche Konsum von Amphetaminen oder anderen illegalen Drogen. Mütterliche Risikofaktoren sind außerdem ein Alter über 30 Jahre, ein geringer sozioökonomischer Status oder eine höhere Bildung, eine suboptimale Ernährung (Unterernährung oder Mangel an Zink oder Folsäure), Stress der Mutter sowie ein Geschwisterkind mit fetalem Alkoholsyndrom [48] [77].

1.2.10 Stress

Stress kann als positiv wirkende Energie (= **Eustress**) betrachtet werden, durch die vorhandene Kräfte mobilisiert werden. Bei negativem Stress wird die Funktionstüchtigkeit des Körpers und der Seele jedoch beeinträchtigt.

Durch eine experimentelle Studie wurde von Glover [33] gezeigt, dass Stress den Gefäßwiderstand der Arteriae uterinae erhöht (wahrscheinlich durch Noradrenalin) und somit die **Blutzufuhr zur Gebärmutter** drosselt. Außerdem gelangen mütterliche Stresshormone (z. B. Cortisol) in einer beachtlichen Konzentration in den fetalen Kreislauf und beeinflussen auch so das Kind. Das könnte bedeuten: Je mehr negativen Stress eine schwangere Frau hat, desto gravierender könnten die Auswirkungen auf das Kind sein. Allerdings ist bislang unbekannt, ob diese Folgen überwiegend von akutem oder chronischem negativem Stress oder beidem abhängen und ab welcher Intensität Stress schädlich ist.

Weitere Auswirkungen können darin bestehen, dass in einer Stresssituation die **Schwangerschaft nicht mehr im Mittelpunkt der Aufmerksamkeit** steht. Das könnte dazu führen, dass Gesundheitsrisiken oder -probleme nicht erkannt werden oder die schwangere Frau erst verspätet darauf reagiert. Somit können Beeinträchtigungen, die anfangs nur ein geringes Ausmaß haben, später zu ernsthaften Folgen für Mutter und Kind führen.

Übermäßige Arbeit kann einen Mangel an Freizeit und eine nicht ausreichende körperliche und emotionale Erholung zur Folge haben. Auch das Selbstwertgefühl der Schwangeren kann durch negativen Stress erheblich in Mitleidenschaft gezogen werden. Stress kann sich in Angst äußern und einen Anstieg der Stresshormone (Katecholamine) verursachen, welche wiederum die Immunabwehr der schwangeren Frau beeinträchtigen. In ihrer Literaturübersicht stellten Levin und DeFrank [52] fest, dass psychischer Stress aufgrund von **Angst oder negativen Lebensereignissen**, die von der Frau als belastend empfunden wurden, zu Schwangerschaftskomplikationen, einer verkürzten Schwangerschaftsdauer oder einem verringerten Geburtsgewicht führen kann.

Negativer Stress zieht nicht selten die sozialen Beziehungen der schwangeren Frau in Mitleidenschaft [18], so dass sie letztlich nicht mehr im gleichen Maße wie früher auf soziale Unterstützung zählen kann. So kommt ein sogenannter **Teufelskreislauf** in Gang, welcher sowohl die körperliche als auch emotionale Gesundheit der Frau selbst beeinträchtigt. Später folgen möglicherweise Auswirkungen auf die Schwangerschaft und auf ihr soziales Netz, das der schwangeren Frau die von ihr benötigte Unterstützung versagt. Letztlich greift sie auf risikoreiche und gesundheitsschädigende Verhaltens- und Bewältigungsweisen (Coping) zurück, wie Rauchen, Alkohol- und Drogengebrauch, welche ihre Gesundheit zusätzlich gefährden und wiederum die Gefahr für Komplikationen während der Schwangerschaft und ihr Kind erhöhen [34].

Norbeck und Tilden [68] erhielten in ihrer Untersuchung Hinweise darauf, dass **erhöhter Lebensstress** im Jahreszeitraum vor und während der Schwangerschaft im Zusammenhang mit Komplikationen wie Anämie, SIH/Präeklampsie und Frühgeburt steht. Die Störung des emotionalen Gleichgewichts scheint zusätzlich negativ beeinflusst zu sein, wenn die Frau zur gleichen Zeit keine soziale Unterstützung erfährt. Diese Erkenntnisse wurden vor einigen Jahren durch weitere Studien bestätigt.

! Akuter oder chronischer Stress kann mit hoher Wahrscheinlichkeit zu Frühgeburten und/oder intrauteriner Wachstumsretardierung führen. Dies gilt auch für Naturkatastrophen oder Kriegssituationen [41] [99].

Auch durch eine Forschungsarbeit in Brasilien mit über 800 Schwangeren und Befragungen zu drei Zeitpunkten im Verlauf der Schwangerschaft werden diese Ergebnisse mit wenigen Ausnahmen bestätigt [80]. Es scheint zwar keinen Zusammenhang zwischen psychischem Stress in der 16. SSW und einer erhöhten **Frühgeburtsrate** zu geben, wohl aber für die Zeit um die 30. SSW – und zwar abhängig von der Stärke des negativen Stresses. Das heißt, je mehr eine schwangere Frau in dieser Zeit negativen Stress erleidet, umso wahrscheinlicher hat sie z. B. vorzeitige Wehen. Frauen, die an der Studie teilnahmen und ein oder mehrere **belastende Lebensereignisse** (wie Tod in der näheren Familie, schwere Krankheit/Unfall, Trennung/Scheidung vom Partner oder Feuer, Gewalt und Ähnliches) während der Schwangerschaft erleben mussten, hatten ein beinahe doppelt so großes Risiko, eine Frühgeburt zu bekommen, wie Frauen ohne diese Stressoren [80].

Zu ähnlichen Ergebnissen kamen zwei dänische Studien mit je einer zweimaligen Befragung von über 5000 und 8000 erstmalig schwangeren Frauen. Interessanterweise konnten Hedegaard und Mitarbeiterinnen [39] [40] nur dann Folgen auf den Schwangerschaftsverlauf nachweisen, wenn die belastenden Lebensereignisse **von der Person selbst auch subjektiv so eingeschätzt** wurden. Das bedeutet, dass außenstehende Personen anscheinend die Art und Anzahl von belastenden Lebensereignissen nicht immer genau einschätzen können.

1.2.11 Schwangerschaft und Sport

Im Jahr 1985 verabschiedete das American College of Obstetricians and Gynecologists (ACOG) erste Empfehlungen zum Thema Sport und Schwangerschaft, die 2002 aktualisiert und 2009 bestätigt wurden [1] und seither die Grundlage für die meisten nationalen Leitlinien bilden. Sie enthält die **Empfehlung für eine sportliche Betätigung in der Schwangerschaft** als präventive Maßnahme, die positive Auswirkungen auf das Wohlfinden der Schwangeren hat. Allerdings sollte die individuelle Situation jeder Schwangeren hinsichtlich eines medizinischen oder geburtshilflichen Risikos sowie der Sportart und -intensität betrachtet werden. Insbesondere sollten Frauen, die erst in der Schwangerschaft die Ausübung eines Sports beginnen wollen, untersucht und individuell beraten werden [1].

In Deutschland hat Hutter [43] abgestufte Empfehlungen veröffentlicht, die die Fitness der schwangeren Frauen, die Sport treiben wollen, berücksichtigen. So können untrainierte Frauen mit 3 Trainingseinheiten pro Woche von 15 Minuten Dauer und leichter bis mäßiger Intensität beginnen und sich langsam auf 4 Einheiten pro Woche von 30 Minuten Dauer steigern. Trainierte schwangere Frauen können ihre sportliche Aktivität viermal pro Woche bei mäßiger bis starker Intensität über jeweils eine halbe Stunde ausüben. Weitere Faktoren, die Einfluss auf die Beratung der schwangeren Frau nehmen sollten, sind ihr Alter und ggf. eine bestehende Adipositas.

Empfohlene Sportarten sind Gehen, Schwimmen, Aerobic, Joggen, Fahrradfahren, Pilates und einige Yoga-Übungen (außer Positionen in Rückenlage). Krafttraining in Maßen kann die körperliche Fitness steigern und für einen Aufbau der Muskelmasse, eine verbesserte Körperkontrolle sowie eine kontrollierte Gewichtszunahme sorgen.

! In der Schwangerschaft kontraindizierte Sportarten sind Extremsportarten auf Bergen oder im Wasser und Sport mit hohem Körperkontakt bzw. Verletzungsgefahr (Mannschafts- oder Kampfsport) [43].

Eine sportliche Aktivität während der Schwangerschaft weist **positive Effekte** auf, die wissenschaftlich belegt sind [43] [74]. Dies gilt auch bei Gestationsdiabetes (ist jedoch noch nicht gesichert auf die Entwicklung oder die Ausprägung einer Präeklampsie). So haben bewegungsgeübte oder trainierte schwangere Frauen keine oder verbesserte Rückenschmerzen, eine bessere Körperkontrolle und weniger körperliche Verletzungen [43]. Auf das Geburtsgewicht oder den Geburtsmodus scheint die körperliche Aktivität aber keinen Einfluss zu haben [31].

1.3 Was erwarten schwangere Frauen von der Schwangerenvorsorge?

Oda von Rahden

! Eine gute Kenntnis der Bedürfnisse und Wünsche, die schwangere Frauen an die Betreuung während der Schwangerschaft haben, ist eine Voraussetzung, um eine hohe Zufriedenheit und Wohlbefinden der Frauen zu erreichen.

Diese Aspekte wurden bisher bei der gängigen ärztlichen Schwangerenvorsorge stark vernachlässigt. Hier steht vielmehr das Sammeln von diversen medizinischen Daten über die Schwangere und ihr ungeborenes Kind im Vordergrund, um möglichst gute Schwangerschaftsoutcomes, z. B. Schwangerschaftsdauer, Geburtsgewicht, Apgar- und pH-Werte, zu erreichen. Soziale und emotionale Aspekte der Schwangeren bleiben dabei meist unberücksichtigt.

Neben den medizinischen Aspekten der Vorsorge sollte jedoch die **soziale und psychische Unterstützung** der Schwangeren einen ebenso großen, wenn nicht gar einen größeren Raum einnehmen, da hierdurch die Eigenkompetenzen der Frau gestärkt werden. Dies könnte langfristig einen positiven Effekt auf den Verlauf weiterer Schwangerschaften haben [25].

Frauen müssen sich heute mit **zwei Strömungen in der Geburtshilfe** auseinandersetzen: Zum einen sind dies die Angebote der Medizintechnik, die ein gesundes Kind zu versprechen scheinen, und zum anderen das Bestreben, Schwangerschaft und Geburt möglichst bewusst und selbstbestimmt zu erleben. Beiden Aspekten wird gesellschaftlich ein sehr hoher Stellenwert eingeräumt. Hierbei wird jedoch verkannt, dass die Inanspruchnahme von medizintechnischen Maßnahmen im Rahmen der Schwangerenvorsorge ein bewusstes Schwangerschaftserleben stark einschränkt und zudem weitreichende Auswirkungen auf die Möglichkeiten zur Selbstbestimmung hat.

Es handelt sich vielmehr um zwei Strömungen, die in ihrer Gegensätzlichkeit fast konträr zueinander stehen, so dass man von zwei Polen sprechen kann. Die Auseinandersetzung mit diesen beiden Polen bedeutet für viele Schwangere ein **Dilemma**, da sich ein starker Technikeinsatz nicht oder nur sehr schwer mit einem bewussten Erleben und gutem Körpergefühl verbinden lässt.

! Jede Schwangere muss letztlich ihren eigenen individuellen Weg finden, welche Angebote der Medizintechnik sie in welchem Umfang in Anspruch nehmen möchte.

Um dazu in der Lage zu sein, ist sie auf **umfassende Informationen** und eine Unterstützung, die auf einer vertrauensvollen Beziehung beruht, angewiesen. Nur wenn diese Voraussetzungen gegeben sind, ist es der Schwangeren möglich, eigenständig Entscheidungen bezüglich ihrer Schwangerschaft und Geburt zu treffen, die auch im Nachhinein für sie noch Bestand haben und somit zu einer hohen Zufriedenheit führen.

! Die Schwangerenbetreuung durch Hebammen ist optimal dazu geeignet, sowohl diese sozialen und psychischen Aspekte zu berücksichtigen als auch die medizinischen Bereiche der Vorsorge zu erbringen.

Somit können neben guten Schwangerschaftsoutcomes auch eine hohe Zufriedenheit der Schwangeren erreicht werden. Natürlich sind die Wünsche und Bedürfnisse der Schwangeren individuell sehr verschieden, trotzdem lassen sich **Themenbereiche** erkennen, die für die meisten Schwangeren eine Rolle spielen.

1.3.1 Strukturierung und Bestätigung

Die Einbindung in ein soziales und familiäres Netz gab schwangeren Frauen früher Bestätigung und einen schützenden Rahmen. Heute werden diese Bedürfnisse weitgehend an die Schwangerenvorsorge gerichtet, da in der Regel das familiäre und soziale Netz diese Funktion nicht mehr erfüllt.

Das Wahrnehmen der Schwangerenvorsorge hat so für viele Schwangere eine die Schwangerschaft strukturierende und bestätigende Funktion gewonnen und dient der Rückversicherung [78]. Dieser Umstand verleiht der Vorsorgeuntersuchung einen **rituellen Charakter** [12]. Dies kann erklären, warum es für schwangere Frauen wichtig ist, möglichst früh in der Schwangerschaft den Kontakt zu ihrer Betreuungsperson herzustellen, auch wenn aus rein medizinischer Sicht zu diesem Zeitpunkt noch kein Betreuungsbedarf vorliegt.

1.3.2 Unterstützung

Was für eine Art von Unterstützung sich schwangere Frauen wünschen, ist sehr unterschiedlich und hängt in sehr starkem Maß von ihrer Lebenssituation und ihrem Bildungsniveau ab. Grundsätzlich scheinen Schwangere mit dem Wahrnehmen der Schwangerenvorsorge verschiedene Aspekte zu verbinden, die sie in ihrer Schwangerschaft als unterstützend empfinden.

In einer Untersuchung von von Rahden [76] fiel auf, dass es eine sehr **unterschiedliche Aufgabenzuweisung zwischen Arzt/Ärztin und Hebamme** zu geben scheint, die sich nicht objektiv begründen lässt. So wurden den Hebammen grundsätzlich eher die psychosozialen Bereiche der Schwangerenvorsorge zugeschrieben und den Ärzten/Ärztinnen die rein medizinischen Bereiche.

! Vielen Frauen ist es wichtig, dass es im Verlauf des Schwangerenvorsorgetermins die Möglichkeit zum Gespräch und zum Fragenstellen gibt.

Eine **gute Gesprächsatmosphäre** entsteht, wenn die Betreuungsperson signalisiert, dass genügend Zeit dafür und die Bereitschaft zum Zuhören da ist, sowie dass die Schwangere sich „auf Augenhöhe" mit der Hebamme fühlt [12]. In der gängigen ärztlichen Schwangerenvorsorge bleibt dieses Gesprächsbedürfnis, aufgrund des Zeitmangels, meist unberücksichtigt. Daher erstaunt es nicht, dass dieses in sehr starkem Maße mit der Hebammenvorsorge assoziiert wird [76].

! Diese Gesprächsbereitschaft ist der Grundstein für eine vertrauensvolle Beziehung zwischen Hebamme und Schwangerer.

Die Hebamme hat sehr gute Möglichkeiten, die **Lebensumstände der Schwangeren** kennenzulernen, was bei der Begleitung von Komplikationen während der Schwangerschaft von großem Nutzen ist. Da die Vorsorgetermine in der Wohnung der Schwangeren stattfinden können, wird der vertrauensvolle und intime Charakter der Untersuchung verstärkt. Einen vergleichbar positiven Effekt hat es, wenn der Vorsorgetermin in ansprechenden und wohnlichen Räumen einer Praxis stattfindet. Der Schwangeren wiederum erleichtert diese Vorsorgeatmosphäre, sich bei Sorgen und Problemen an die Hebamme zu wenden [12] [44]. Des Weiteren ermöglicht die häusliche Schwangerenvorsorge der Hebamme ein **Einbeziehen des Partners und der Familie**.

! Die kontinuierliche Betreuung durch (im Idealfall) eine Hebamme oder ein der Schwangeren bekanntes Hebammenteam, das nach einheitlichen Kriterien arbeitet, ist eine Grundvoraussetzung für das Entstehen einer vertrauensvollen Beziehung zwischen schwangerer Frau und Hebamme [94] [97].

Gelingt es nicht, eine gute Beziehung zwischen der Frau und ihrer Betreuungsperson herzustellen, wird die Schwangere dazu tendieren, den Erwartungen der Betreuungsperson entsprechen zu wollen und ihre eigenen Bedürfnisse zurückzustellen [12] [53]. Eine Stärkung der Eigenkompetenzen der Schwangeren und eine an den Bedürfnissen der Frau orientierte Betreuung sind somit unmöglich.

1.3.3 Medizinische Betreuung

Ein weiteres Bedürfnis, das Schwangere an die Schwangerenvorsorge knüpfen, ist die medizinische Begleitung. Hier wünschen sie sich eine **hohe Kompetenz der Betreuungsperson**. Dieser Bereich wird überraschenderweise kaum von den Hebammen, sondern sehr stark von der ärztlichen Vorsorge erwartet [76].

! Das Inanspruchnehmen der medizinischen Kontrollen dient in erster Linie als Rückversicherung und Bestätigung des eigenen Körpergefühls.

Wichtig ist, dass die Schwangere bei körperlichen Untersuchungen als Individuum gesehen wird und ihre Würde gewahrt bleibt [12] [97]. Fühlt sich die Schwangere nicht einbezogen und als Persönlichkeit wahrgenommen, kann sich dies sehr negativ auf ihr Erleben der Vorsorge auswirken.

Die Durchführung einzelner Untersuchungen muss in jedem Falle mit der Schwangeren **ausführlich besprochen** werden, so dass sie selbst entscheiden kann, ob und zu welchem Zeitpunkt sie einzelne Untersuchungen in Anspruch nehmen möchte. Dies gilt in besonderem Maße für alle pränataldiagnostischen Maßnahmen.

Bei einem Vergleich verschiedener Vorsorgemodelle in Großbritannien kamen die Autoren zu dem Ergebnis, dass **individuelle Vorsorgemodelle** wesentlich geeigneter seien als starre Konzepte, um den Bedürfnissen der Frauen gerecht zu werden [17].

! Ein starres Vorsorgekonzept, welches vorschreibt, in welcher Schwangerschaftswoche welche Untersuchung stattfindet, ist daher nur schwer mit den unterschiedlichen Bedürfnissen schwangerer Frauen in Einklang zu bringen.

In Deutschland scheinen schwangere Frauen diesen medizinischen Bereich der Vorsorge dem Aufgabenbereich ihres Gynäkologen/ihrer Gynäkologin zuzuweisen und kaum oder nur selten von Hebammen zu erwarten. Obwohl Hebammen qualifiziert und berechtigt sind, alle medizinischen Untersuchungen (außer Ultraschall) der Vorsorge durchzuführen, wird dies von den Schwangeren derzeit nicht oder kaum wahrgenommen und daher auch nur in sehr geringem Umfang als Erwartung an die Betreuung durch die Hebamme geäußert [76].

1.3.4 Information

! Das Bedürfnis nach guter Informationsvermittlung spielt grundsätzlich eine große Rolle, und zwar unabhängig davon, ob die Frau das erste Kind bekommt oder bereits eine oder mehrere Schwangerschaften erlebt hat.

Bondas [12] stellt hierzu fest, dass es ein „Zuviel" an Information nicht gebe. Im Gegenteil, vielen Schwangeren scheint es bisher an einem Zugang zu guten Informationen zu fehlen. Dies legt auch eine Untersuchung aus Österreich [2] nahe, die feststellte, dass 20 % der befragten Schwangeren **große Informationslücken** hatten.

Neben Hebammen und Ärzten/Ärztinnen beziehen Schwangere ihre Informationen über Freunde, Verwandte, Bücher, Internet und Fernsehen [100]. In Anbetracht des zunehmenden Stellenwertes, den das **Internet** und **Fernsehen** heute einnehmen, verwundert es nicht, dass viele Frauen Schwangerschaft und Geburt als risikoreiche Lebensphase wahrnehmen. Das Bild, das die Medien von Schwangerschaft und Geburt zeichnen, ist häufig verzerrt und nicht evidenzbasiert. So wird in Reality-TV-Shows die Geburt als unvorhersehbares und potenziell gefährliches Ereignis dargestellt und hauptsächlich gezeigt, was falsch laufen kann. Der weibliche Körper erscheint unfähig, ohne medizintechnische Eingriffe ein Kind zu gebären [64]. In der Folge fürchten Frauen sich zunehmend vor der Geburt [100]. Es kann davon ausgegangen werden, dass, je nach Informationsquelle, die von schwangeren Frauen genutzt wird, eine bestimmte Vorstellung und Grundhaltung zu Schwangerschaft und Geburt geprägt wird bzw. dass die Auswahl der Ratgeber bereits durch die eigene Grundeinstellung beeinflusst wird.

! Trotz der Vielzahl an Informationsquellen ist der Kenntnisstand schwangerer Frauen häufig lückenhaft.

Dies hat zur Folge, dass sie nur schwer eigenständig Entscheidungen bezüglich ihrer Schwangerschaft und der Geburt treffen können. Die Schwangere muss den Entscheidungen des Arztes/der Ärztin oder Hebamme vertrauen, ohne diese nachvollziehen zu können. Vor diesem Hintergrund überrascht es nicht, dass in einer von Neuhaus und Scharkus [67] durchgeführten Untersuchung zu den präpartalen Wünschen und Erwartungen Schwangerer das Bedürfnis nach der Berücksichtigung eigener Vorstellungen und ein Mitspracherecht postpartal sogar revidiert wurden.

Um den Kenntnisstand der Frauen zu verbessern, erscheint also nicht die Menge der Informationen bedeutsam. Es kommt vielmehr auf die hohe **Qualität der Information** an. In einer Befragung [76] äußerten die Schwangeren den Wunsch, weniger allgemeine Informationen zu Schwangerschaft und Geburt zu bekommen als vielmehr individuelle Informationen, die sich an dem persönlichen Informationsstand und den Bedürfnissen der Schwangeren orientieren, zu erhalten.

! Schwangere Frauen benötigen verständliche, individuell auf ihre Lebenssituation zugeschnittene Erklärungen [97].

1.3.5 Sicherheitsgefühl

Dem Bedürfnis nach Sicherheit kommt in der Schwangerschaft eine besondere Rolle zu.

! Woraus schwangere Frauen ihr Sicherheitsgefühl schöpfen, ist individuell sehr verschieden. Sie haben deshalb unterschiedliche Bedürfnisse bezüglich der Schwangerenvorsorge.

Verschiedene Untersuchungen kamen zu dem Ergebnis, dass Schwangere eine **hohe fachliche Qualität** bei der Vorsorge erwarten bzw. diese als selbstverständlich erachten und damit ein hohes Maß an Sicherheit verbinden [2] [12] [97]. Ein weiterer, Sicherheit vermittelnder Aspekt ist es, neben einer guten Beziehung, Vertrauen in die fachliche Kompetenz der Betreuungsperson haben zu können [28].

Ebenso können ein **gutes Körpergefühl** und das **Wahrnehmen von Kindsbewegungen** den Frauen Sicherheit vermitteln [76]. Ob Schwangere in der Lage sind, ihr eigenes Körpergefühl als Sicherheitsquelle zu nutzen, hängt jedoch sehr stark davon ab, wie ausgeprägt ihr **Vertrauen in die Fähigkeiten ihres eigenen Körpers** ist. Leider ist dieses Vertrauen durch die starke medizinische Ausrichtung der gängigen Vorsorge oft kaum entwickelt oder stark beeinträchtigt.

Hierin scheint ein **großes Dilemma** für die heutige Generation der schwangeren Frauen zu liegen. Sie haben den Wunsch, die modernen medizintechnischen Möglichkeiten zu nutzen, da sie sich davon ein Maximum an Sicherheit versprechen und damit die Hoffnung auf ein gesundes Kind verbinden, wollen aber ebenso ein bewusstes Geburtserlebnis.

In einer Untersuchung zu den **Erwartungen junger Eltern an die Geburtsklinik** [10] äußerten Schwangere das Bedürfnis nach einer technisch perfektionierten Geburt und einem frühen Mutter-Kind-Kontakt. Dies drückt das Bedürfnis aus, nichts ungenutzt zu lassen, um ein gesundes Kind zu bekommen, auf der anderen Seite sich aber durchaus der körperlich-seelischen Komponente von Schwangerschaft und Geburt bewusst zu sein. Auch Ahner et al. [2] stellten fest, dass neben einem Maximum an Sicherheit, welches den medizinischen Möglichkeiten zugeschrieben wird, das Bedürfnis nach einem positiven Erleben von Schwangerschaft und Geburt vorhanden ist.

Sehr deutlich wird diese **Gratwanderung** zwischen der Inanspruchnahme von Medizintechnik und dem Entwickeln bzw. Erhalten des Körpergefühls der Schwangeren beim Ultraschall.

! Die Ultraschalluntersuchungen haben eindeutig einen sehr hohen Stellenwert im Rahmen der Schwangerenvorsorge [37].

Kaum eine Schwangere in Deutschland hat zum Zeitpunkt der Geburt lediglich die drei Ultraschalluntersuchungen, die laut Schwangerschaftsrichtlinien vorgesehen sind, erhalten [92]. Die darüber hinaus durchgeführten Untersuchungen dienen in der Regel lediglich dem sogenannten **„Babywatching"**. Die meisten Schwangeren genießen es, ihr Baby auf dem Bildschirm zu sehen, und empfinden, besonders in der Frühschwangerschaft, dadurch ihre Schwangerschaft „realer".

Viele schwangere Frauen nehmen dabei durchaus wahr, dass dieser übertriebene Ultraschalleinsatz ihr Körpergefühl massiv untergräbt [76]. So verlieren sie das Zutrauen in ihren Körper als beständige Sicherheitsquelle und geraten in die **Abhängigkeit des Ultraschalls**, das lediglich punktuell, zu den Vorsorgeterminen, ihr Sicherheitsbedürfnis befriedigt. Die Technik tritt so an die Stelle des eigenen Körpergefühls der Schwangeren. Regelmäßige ärztliche Kontrollen und der Einsatz moderner medizinischer Möglichkeiten sind erforderlich, um der Schwangeren Sicherheit zu vermitteln. Das Grundvertrauen in den eigenen Körper und dessen Fähigkeiten geht den Schwangeren dabei mehr und mehr verloren. Als beispielhaft hierfür kann der Verlust des Fantasiebildes vom ungeborenen Kind durch den Einsatz von Ultraschall betrachtet werden [27].

Der **Nutzen der Technik** wird von Schwangeren kontrovers beurteilt. Die Gefahren der Technisierung werden zwar erkannt, aber trotzdem entziehen sich dem nur sehr wenige Schwangere. Es scheint, dass schwangere Frauen bei ihrem Wunsch nach einem gesunden Kind leicht den Machbarkeitsfantasien der Geburtsmediziner erliegen, selbst wenn sie den modernen medizinischen Methoden gegenüber kritisch eingestellt sind.

Der starke **Einsatz von Ultraschall** in der Schwangerenvorsorge sollte vor diesem Hintergrund diskutiert werden. Darüber hinaus wären eine kritische Auseinandersetzung und eine bessere Aufklärung seitens der Frauenärzte/-ärztinnen, die auf die Grenzen und Nachteile des Ultraschalls hinweist, wünschenswert.

1.3.6 Selbstbestimmung

Schwangere Frauen möchten ihre Schwangerschaft aktiv gestalten [2], fühlen sich selbst verantwortlich für ihre Schwangerschaft und möchten eigenständige Entscheidungen treffen. Die Entscheidungsgewalt sehen die Frauen bei sich selbst und nicht bei ihren Betreuungspersonen. Durch den Mangel an Körpergefühl und Zutrauen fühlen sie sich jedoch nicht mehr oder nur begrenzt in der Lage, eigenständig Entscheidungen bezüglich ihrer Schwangerschaft zu treffen [76].

! Die Entscheidungsfähigkeit hängt entscheidend davon ab, wie gut die Schwangere sich informiert fühlt, ob ihr verschiedene Wahlmöglichkeiten aufgezeigt werden und ob sie Vertrauen in die Aussagen und Ratschläge ihrer Betreuungsperson hat.

Green, Coupland und Kitzinger [35] fanden bei einer Studie zu den psychologischen Outcomes heraus, dass Information und das Gefühl der Kontrolle über das, was passiert bzw. was mit einem gemacht wird (feeling in control), mit hoher Zufriedenheit assoziiert ist.

1.3.7 Fazit

Die Schwangerschaft stellt für eine Frau eine **Zeit des Übergangs** dar. Insbesondere wenn eine Frau ihr erstes Kind bekommt, sind mit der Schwangerschaft und der Geburt des Kindes große Veränderungen verbunden. Diese Lebensphase ist deshalb nicht als rein medizinisches, sondern ebenso als ein **soziales Ereignis** zu betrachten, das mit einem Reifungsprozess für die Frau verbunden ist. In dieser Zeit bedarf es einer vertrauensvollen und kundigen Betreuung, die der Schwangeren Orientierung und Unterstützung anbietet.

Nur wenigen Schwangeren gelingt es heute, ihre Schwangerschaft **selbstbestimmt und eigenständig** zu gestalten. Dies verwundert auf den ersten Blick, da doch die heutige Generation gebärfähiger Frauen durchaus selbstbewusst und souverän in anderen Lebensfragen ihren Weg zu gehen scheint. Auffallend ist, dass Frauen, die sonst selbstsicher im Leben stehen, bei Fragen bezüglich ihrer Schwangerschaft fast hilflos erscheinen. Viele Frauen erfahren heute vom Thema Schwangerschaft und Geburt erst dann etwas, wenn sie selbst ihr erstes Kind erwarten. Sie können nicht auf Erfahrungswissen aus dem Umfeld zurückgreifen und finden kaum Vorbilder in ihrem direkten Umfeld. Schindele [83] beschreibt dies als kulturelles Vakuum und stellt weiter fest, dass die Gynäkologie dieses Vakuum besetzt hat.

Die **Gynäkologie** wurde zu einer Instanz, die den Schwangeren Struktur und Orientierung anbot und medizinische Interpretationen für die der Frau unbekannten körperlichen und seelischen Veränderungen lieferte. Eine Versachlichung und Strukturierung der Wahrnehmung dieses weiblichen Lebensereignisses war die Folge. Dies wiederum führte zu einer **zunehmenden Verunsicherung und Entfremdung** bei schwangeren Frauen. Die so entstandene Angst verstärkte die Abhängigkeit der Frauen von dem Expertenwissen. Schwangere Frauen wurden zu unmündigen Patientinnen und die Geburt zu einem medizinischen Ereignis, das mit medizinischen Mitteln kontrolliert und gesteuert wird. Der Risikoblick auf die Schwangerschaft hat zur Folge, dass das an sich natürliche Lebensereignis überwacht und kontrolliert wird und einer zunehmenden Medikalisierung unterliegt [83].

! Die jetzige Generation Schwangerer ist jedoch nicht lediglich das Opfer dieses Medikalisierungsprozesses, sondern hat ihn zum Teil selbst hervorgerufen.

Schwangere wollen individuelle und überlegte Entscheidungen treffen und aus dem vielfältigen Repertoire angebotener medizinischer Serviceleistungen das für sie Passende auswählen. Ensel [27] vergleicht diese Einstellung mit der auch in anderen Lebensbereichen heute üblichen **Konsumhaltung**. Der Umgang mit dem eigenen Körper hat sich verändert, und Frauen erwarten, dass er reibungslos funktioniert. Die Verantwortung dafür legen sie bereitwillig in die Hände der Medizin. Die Frauen selbst sind es demzufolge, die die Medikalisierung einfordern [46]. **Medizintechnologische Maßnahmen** in der Schwangerschaft sind für die meisten Frauen zur Normalität geworden. Die Basis dieser Einstellung zur Technik ist das grundlegende Vertrauen in die technischen Möglichkeiten, das der heutigen Gesellschaft eigen ist [56].

Dennoch ist in vielen Frauen ein **Bewusstsein für das verlorene Körpergefühl** entstanden, so dass sie dem entgegensteuern wollen. Von der Betreuung durch eine Hebamme versprechen sie sich eine Stärkung ihrer Eigenkompetenz und ihres Körpergefühls. Der Wunsch vieler Schwangerer, die Vorsorgen im Wechsel von Arzt/Ärztin und Hebamme durchführen zu lassen, weist darauf hin, dass sie bestrebt sind, sowohl die moderne Medizintechnik zu nutzen als auch ein bewusstes Verhältnis zu ihrem Körper und dessen Fähigkeiten zu entwickeln, welches die Frauen in stärkerem Maße mit der Vorsorge durch eine Hebamme assoziieren [76].

Die **Schwangerenvorsorge durch eine Hebamme** greift die Bedürfnisse der Schwangeren auf, die in der ärztlichen Vorsorge derzeit unerfüllt bleiben. So suchen Schwangere bei der Hebammenvorsorge in erster Linie eine psychosoziale Unterstützung. Hebammen sollen Zeit für Gespräche haben, Fragen beantworten und Ratschläge bei Beschwerden geben. Als fachkompetente Betreuerin für medizinische Belange werden Hebammen gegenwärtig von den Frauen kaum wahrgenommen, so dass ein großer Teil der Schwangeren sich ein Vorsorgemodell wünscht, bei dem im Wechsel Arzt/Ärztin und Hebamme konsultiert werden.

! Die Schwangerenvorsorge durch Hebammen gewährleistet jedoch sowohl den medizinischen Bereich der Vorsorge als auch die psychosoziale Betreuung von Schwangeren in optimaler Weise.

Hebammen haben die Möglichkeit, eine **vertrauensvolle Beziehung** zu der Schwangeren herzustellen, bei der beide als gleichwertige Partner auf einer Ebene stehen. Das klassische Gefälle zwischen Arzt/Ärztin und Patientin gibt es nicht. Da die Hebamme in der Regel die Lebensumstände der Frau gut kennt, kann sie die Schwangere **individuell beraten** und ihr die Informationen liefern, die sie braucht, um eigenständig und verantwortlich Entscheidungen bezüglich der Schwangerschaft und etwaiger Untersuchungen zu treffen. Ein an die Hebammenvorsorge zu stellender Anspruch ist daher, dass Hebammen Frauen während des Entscheidungsprozesses kompetent beraten und ihnen **Wahlmöglichkeiten aufzeigen**. Dies stärkt die Eigenkompetenz und das Zutrauen der Schwangeren in ihren Körper.

Hat die schwangere Frau dieses Zutrauen gewonnen, wird sie in ihrem Sicherheitsbedürfnis vielleicht wieder **unabhängiger von der Medizintechnik**. Denn dass die alleinige Hebammenvorsorge derzeit von Schwangeren nur in sehr geringem Umfang in Anspruch genommen wird, ist u. a. auf die starke Verunsicherung und das geringe Zutrauen in die Fähigkeiten des eigenen Körpers zurückzuführen, welche durch die oben beschriebene Technisierung der Schwangerschaft hervorgerufen wurde.

Sowohl Gynäkologen/Gynäkologinnen als auch Hebammen bieten Betreuungsaspekte, die den Wünschen und Bedürfnissen der Schwangeren entsprechen.

Im Interesse der schwangeren Frauen sollte daher eine Polarisierung und Konkurrenz zwischen beiden Berufsgruppen vermieden und vielmehr eine partnerschaftliche interdisziplinäre Zusammenarbeit angestrebt werden.

Dies gäbe schwangeren Frauen die Möglichkeit, ein Betreuungsmodell zu wählen, das ihren persönlichen Bedürfnissen entspricht. Darüber hinaus wäre ein **Beratungs- und Betreuungskonzept** erstrebenswert, das individuelle Bedürfnisse, Bildungsstand und Schichtzugehörigkeit der Schwangeren berücksichtigt und flexibel zugeschnitten werden kann. Dadurch würde einer Überversorgung des Gesunden, und somit der Medikalisierung, entgegengewirkt und eine Unterversorgung sozial Schwächerer, wie sie am gängigen Vorsorgemodell kritisiert wird [92], vermieden werden.

1.4 Literatur

[1] ACOG (American College of Obstetricians and Gynecologists) (2002). Exercise during Pregnancy and the Postpartum Period. ACOG Committee Opinions No. 267. Obstetrics & Gynecology; 99: 171–173

[2] Ahner R, Stokreiter C, Bikas D, Kubista E, Husslein P (1996). Ansprüche an die Geburtshilfe in der Großstadt: Präpartale Erhebung. Geburtshilfe und Frauenheilkunde; 56: 50–54

[3] Areskog B, Kjessler B, Uddenberg N (1982). Identification of women with significant fear of childbirth in late pregnancy. Gynecological and Obstetrical Investigation; 13 (2): 98–107

[4] Ayerle GM, Kethler U, Krapp C, Laupichler K, Lohmann S (2004). Erleben und Bedeutung von subjektivem Wohlbefinden in der Schwangerschaft: Eine qualitative Studie. Zwickau: Wissenschaftliche Skripten

[5] Barcley L, McDonald P, O'Loughlin JA (1994). Sexuality and pregnancy: An interview study. Australian and New Zealand Journal of Obstetrics and Gynaecology; 34 (1): 1–7

[6] Bartellas E, Crane JM, Daley M, Bennett KA, Hutchens D (2000). Sexuality and sexual activity in pregnancy. BJOG: An International Journal of Obstetrics and Gynaecology; 107 (8): 964–968

[7] Behrens J, Voges W, Hrsg. (1996). Kritische Übergänge: Statuspassagen und sozialpolitische Institutionalisierung. Frankfurt/Main, New York: Campus

[8] Beck U, Beck-Gernsheim E. (1990). Das ganz normale Chaos der Liebe. Frankfurt am Main: Suhrkamp

[9] Bergmann K, Bergmann R, Ellert U, Dudenhausen J (2007). Perinatale Einflussfaktoren auf die spätere Gesundheit. Ergebnisse des Kinder- und Jugendgesundheitssurveys (KIGGS). Bundesgesundheitsblatt – Gesundheitsforschung – Gesundheitsschutz; 50 (5–6): 670–676

[10] Bergmann R, Kamtsiucis P, Bergmann KE, Huber M, Dudenhausen JW (2000). Kompetente Eltern. Welche Beratung wünschen junge Eltern in der Schwangerschaft, und was erwarten sie von der Entbindungsklinik ihrer Wahl? Deutsche Hebammenzeitschrift; 9: 577–581

[11] Bier-Fleiter C (1985). Konflikte in der Schwangerschaft: Eine empirische Untersuchung über das Schwangerschaftserleben werdender Mütter in einem Mütter- und Kleinkinderheim. Frankfurt: Johann Wolfgang Goethe-Universität

[12] Bondas (2002). Finnish women's experiences of antenatal care. Midwifery; 18: 61–71

[13] Brunton PJ, Russell JA (2010). Endocrine induced changes in brain function during pregnancy. Brain research; 1364: 198–215

[14] Bühring P (2008). Fetales Alkoholsyndrom: Zu hundert Prozent vermeidbar. Deutsches Ärzteblatt; 11: 512

[15] Bundesministerium für Familie, Senioren, Frauen und Jugend (Hrsg.) (2008). Dossier: Armutsrisiken von Kindern und Jugendlichen in Deutschland. www.bmfsfj.de/bmfsfj/generator/RedaktionBMFSFJ/Internetredaktion/Pdf-Anlagen/kinderarmut-dossier,property

[16] Burkart G. (1996). Grenzen biographischer Planbarkeit und die Entscheidung zur Elternschaft. In: Bundeszentrale für gesundheitliche Aufklärung (Hrsg.). Kontrazeption, Konzeption, Kinder oder keine. Dokumentation einer Expertentagung. Bd. 6, Köln

[17] Clement S, Sikorski J, Wilson J, Das S, Smeeton N (1996). Women's satisfaction with traditional and reduced antenatal visit schedules. Midwifery; 12: 120–128

[18] Culpepper L, Jack B (1993). Psychosocial issues in pregnancy. Primary Care; 20: 599–619

[19] Davies JM, Latto IP, Jones JG, Veale A, Wardrop CA (1979). Effects of stopping smoking for 48 hours on oxygen availability from the blood: A study on pregnant women. British Medical Journal; 2 (6186): 355–356

[20] Davies-Osterkamp S (1991). Psychologie und Gynäkologie. Weinheim: VCH, Edition Medizin

[21] Diem-Wille G (2004). Psychoanalytische Aspekte der Schwangerschaft als Umgestaltung der inneren Welt der werdenden Eltern. Psychotherapie Forum; 12: 130–139

[22] Dole N, Savitz DA, Hertz-Picciotto I et al. (2003). Maternal stress and preterm birth. American Journal of Epidemiology; 157: 14–24

[23] Dunkley J (2003). Gesundheitsförderung und Hebammenpraxis. Göttingen: Hans Huber

[24] England LJ, Kendrick JS, Wilson HG, Merritt RK, Gargiullo PM, Zahniser SC (2001). Effects of smoking reduction during pregnancy on the birth weight of term infants. American Journal of Epidemiology; 154 (8): 694–701

[25] Enkin M, Keirse M, Neilson J, Crowther C, Duley L, Hodnett E, Hofmeyr J (2000). A guide to effective care in pregnancy and childbirth. Oxford: Oxford University Press

[26] Ensel A (2002). Zwischen Selbstbestimmung und Gefährdung: Rituale in der Schwangerenvorsorge. Hebammenforum; 3: 149–154

[27] Ensel A (1994). Bedeutung und Wandel des „Geburtsterritoriums“. Zur Veränderung der Einstellung zu Geburt und Schwangerschaft in unserer Kultur – Aspekte aus einer medizinethnologischen Analyse. Deutsche Hebammenzeitschrift; 6: 233–241

[28] Friedrichs H, Stemann-Acheampong S (1998). Eine unmögliche Entscheidung. Pränataldiagnostik: Ihre psychosozialen Voraussetzungen und Folgen. Berlin: Verlag für Wissenschaft und Bildung

[29] Fthenakis WE (2002). Mehr als Geld? Zur (Neu-)Konzeptualisierung väterlichen Engagements. In: WE Fthenakis, MR Textor, Hrsg. Mutterschaft, Vaterschaft. Weinheim/Basel: Beltz: 82–109

[30] Gawlik S, Reck C (2011). Erschöpfung und Depression in der Schwangerschaft: Hintergrund und therapeutische Behandlung. Physiotherapeut; 56 (3): 224–230

[31] Genest DS, Falcao S, Gutkowska J, Lavoie JL (2012). Impact of Exercise Training on Preeclampsie: Potential Preventive Mechanisms. Hypertension. Journal of the American Heart Association; 60: 1104–1109

[32] Gjerdingen DK, Froberg DG, Fontaine P (1991). The effects of social support on women's health during pregnancy, labor and delivery, and the post-partum period. Family Medicine; 23: 370–375

[33] Glover V (1999). Maternal stress or anxiety during pregnancy and the development of the baby. Practising Midwife; 2 (5): 20–22

[34] Goeckenjan M, Ramsauer B, Hänel M, Unkels R, Vetter K (2009). Soziales Risiko – geburtshilfliches Risiko? Der Gynäkologe; 42 (2): 102–110

[35] Green JM, Coupland VA, Kitzinger JV (1990). Expectations, experiences, and psychological outcomes of childbirth: A prospective study of 825 women. Birth; 17: 15–24

[36] Halbreich U (2005). The association between pregnancy processes, preterm delivery, low birth weight and postpartum depressions – The need for interdisciplinary integration. American journal of obstetrics and gynecology; 193 (4): 1312–1322

[37] Handler A, Raube K, Kelley M, Giachello A (1996). Women's satisfaction with prenatal care settings: A focus group study. Birth; 23: 31–37

[38] Haselbacher G (2013). Sexualität in der Schwangerschaft. „Mythen und Unsicherheiten". Der Gynäkologe; 5 (46): 325–330

[39] Hedegaard M, Henriksen TB, Sabroe S, Secher NJ (1993). Psychological distress in pregnancy and preterm delivery. British Medical Journal; 307 (6898): 234–239

[40] Hedegaard M, Henriksen TB, Secher NJ, Hatch MC, Sabroe S (1996). Do stressful life events affect duration of gestation and risk of preterm delivery? Epidemiology; 7 (4): 339–345

[41] Hobel CJ, Goldstein A, Barrett E (2008). Psychosocial stress and pregnancy outcome. Clinical Obstetrics and Gynecology; 51: 333–348

[42] Holmgreen K, Uddenberg N (1993). Ambivalence during early pregnancy among expectant mothers. Gynaecologic and Obstetric Investigation; 36 (1): 15–20

[43] Hutter S (2013). Sport und Schwangerschaft. Der Gynäkologe; 5 (46): 320–324

[44] Jewell D, Sanders, J, Sharp D (2000). The views and anticipated needs of women in early pregnancy. British Journal of Obstetrics and Gynaecology; 107: 1237–1240

[45] Kleiverda G, Steen AM, Andersen I, Everaerd W, Treffers PE (1990). Physical and psychological well-being in working nulliparous women during pregnancy. Journal of Psychosomatic Obstetrics and Gynaecology; 11 (3): 165–184

[46] Kolip P (2000). Frauenleben in Ärztehand. In: Kolip P, Hrsg. Weiblichkeit ist keine Krankheit. Weinheim: Juventa: 9–13

[47] Lackmann GM, Salzberger U, Tollner U, Chen M, Carmella SG, Hecht SS (1999). Metabolites of a tobacco-specific carcinogen in urine from newborns. Journal of the National Cancer Institute; 91 (5): 459–465

[48] Landgraf M, Heinen F (2012). S 3-Leitlinie Diagnostik des Fetalen Alkoholsyndroms. Langfassung. AWMF-Registernr.: 022–025. www.awmf.org/uploads/tx_szleitlinien/022-025l_S 3_Fetales_Alkohol-Syndrom_Diagnostik_Langfassung_2012-12.pdf [Stand: 7.12.2013]

[49] Larsen AD, Hannerz H, Juhl M, Obel C, Thulstrup AM, Bonde JP, Hougaard KS (2013). Psychosocial job strain and risk of adverse birth outcomes: a study within the Danish national birth cohort. Occupational and Environmental Medicine, 70: 845–851

[50] Ledermann RP (1984). Anxiety and conflict in pregnancy: Relationship to maternal health status. Annual Review of Nursing Research; 2: 27–61

[51] Lettner K, Sölva M, Baumann U (1996). Die Bedeutung positiver und negativer Aspekte sozialer Beziehungen für das Wohlbefinden. Zeitschrift für Differentielle und Diagnostische Psychologie; 3: 170–186

[52] Levin JS, DeFrank RS (1988). Maternal stress and pregnancy outcomes: Review of the psychosocial literature. Journal of Psychosomatic Obstetrics and Gynaecology; 9: 3–16

[53] Levy V (1999). Maintaining equilibrium: a grounded theory study of the processes involved when women make informed choices during pregnancy. Midwifery; 15 (2): 109–119

[54] Lundgren I, Wahlberg V (1999). The experience of pregnancy: A hermeneutical/phenomenological study. Journal of Perinatal Education; 8 (3): 12–20

[55] MacDonald LD, Peacock JL, Anderson HR (1992). Marital status: Association with social and economic circumstances, psychological state and outcomes of pregnancy. Journal of Public Health Medicine; 14 (1): 26–34

[56] Marraffa T (2003). Die Technisierung des Gebärens. Die Hebamme; 16: 149–151

[57] Marsh A, Mackay S (1994). Poor smokers. Report No. 771. Policy Studies Institute. London

[58] Maschewsky-Schneider U, Gocke M, Hölscher U, Kolip P, Kuhn A, Sewöster D, Zeeb H (2013). Gesundheitsziele.de: Die Auswahl eines neuen Gesundheitsziels für Deutschland. Bundesgesundheitsblatt; 56: 1329–1334

[59] McDonald SD, Perkins SL, Jodouin CA, Walker MC (2002). Folate levels in pregnant women who smoke: An important gene/environment interaction. American Journal of Obstetrics and Gynecology; 187 (3): 620–625

[60] Melender HL (2002). Experiences of fears associated with pregnancy and childbirth: A study of 329 women. Birth; 29 (2): 101–111

[61] Melender HL, Lauri S (2001). Security associated with pregnancy and childbirth – experiences of pregnant women. Journal of Psychosomatic Obstetrics and Gynecology; 22 (4): 229–239

[62] Mitchell EA, Thompson JMD, Robinson E, Wild CJ, Becroft DM, Clark PM, Glavish N, Pattison NS, Pryor JE (2002). Smoking, nicotine and tar and risk of small for gestational age babies. Acta Paediatrica; 91 (3): 323–328

[63] Moore S, Delieu J (1997). Adaptation to pregnancy. In Henderson CK, Jones K, Eds. Essential Midwifery. London: Mosby: 67–98

[64] Morris T, McInerney K (2010). Media representations of pregnancy and childbirth: an analysis of reality television programs in the Unites States. Birth; 37 (2): 134–140

[65] Mortensen JT, Thulstrup AM, Larsen H, Moller M, Sorensen HT (2001). Smoking, sex of the offspring, and risk of placental abruption, placenta prévia, and preeclampsia: A population-based cohort study. Acta Obstetrica et Gynecologica Scandinavica; 80 (10): 894–898

[66] National Institute for Health and Care Excellence (2008). Antenatal care: routine care for the healthy pregnant woman. Clinical guidelines, CG62. www.nice.org.uk/nicemedia/live/11 947/40 110/40 110.pdf

[67] Neuhaus W, Scharkus S (1994). Wünsche, Erwartungen, Ängste – Schwangere Frauen vor der Geburt. Zeitschrift für Geburtshilfe und Perinatologie; 198: 27–32

[68] Norbeck J, Tilden V (1983). Life stress, social support and emotional complications of pregnancy. Journal of Health and Social Behavior; 24 (1): 30–46

[69] Oates M (1989). Normal emotional changes in pregnancy and the puerperium. Baillières Clinical Obstetrics and Gynaecology; 3 (4): 791–804

[70] Orr ST, Miller CA (1997). Unintended pregnancy and the psychosocial well-being of pregnant women. Women's Health Issues; 7 (1): 38–46

[71] Pattison H, Gross H (1996). Pregnancy, work and women's well-being: A review. Work and Stress; 10 (1): 72–87

[72] Pauleta JR, Pereira NM, Graça LM (2010). Sexuality during Pregnancy. International Society for Sexual Medicine; 7: 136–142

[73] Peuckert R (1996). Familienformen im sozialen Wandel. Opladen: Leske + Budrich

[74] Price A (1993). Altered body image in pregnancy and beyond. British Journal of Midwifery; 1 (3): 142–146

[75] Price BB, Amini SB, Kappeler K (2012). Exercise in Pregnancy: Effect on Fitness and Obstetric Outcomes – A Randomized Trial. Medicine & Sience in Sports & Exercise; 12 (44): 2263–2269

[76] Rahden O. von (2003). Was erwarten Erstgebärende von der Betreuung während Schwangerschaft und Geburt? Die Hebamme; 16: 90–95

[77] Rebhan B, Kohlhuber M, Schwegler U, Koletzko B, Fromme H (2009). Rauchen, Alkoholkonsum und koffeinhaltige Getränke vor, während und nach der Schwangerschaft – Ergebnisse aus der Studie „Stillverhalten in Bayern". Gesundheitswesen; 71: 391–398

[78] Reid M, Garcia J (1989). Women's views of care during pregnancy and childbirth. 131–142. In I. Chalmers M, Enkin MJN, Keirse C (Hrsg.). Effective Care in Pregnancy and Childbirth. Oxford: Oxford University Press

[79] Richardson P (1990). Women's experiences of body change during normal pregnancy. Maternal Child Nursing Journal; 19 (2): 93–111

[80] Rondo PH, Ferreira RF, Nogueira F, Ribeiro MC, Lobert H, Artes R (2003). Maternal psychological stress and distress as predictors of low birth weight, prematurity and intrauterine growth retardation. European Journal of Clinical Nutrition; 57 (2): 266–272

[81] Salihu HM, Myers J, August EM (2012). Pregnancy in the workplace. Occupational Medicine; 62: 88–97

[82] Savitz DA, Dole N, Terry JW, Zhou H, Thorp JM (2001). Smoking and pregnancy outcome among African-American and white women in central North Carolina. Epidemiology; 12 (6): 636–642

[83] Schindele E (1995). Schwangerschaft. Zwischen guter Hoffnung und medizinischem Risiko. Hamburg: Rasch und Röhring

[84] Schmidt M, Laucht M (2004). Zappelphilipp-Syndrom durch Rauchen in der Schwangerschaft. Redaktion Gallileus

[85] Schmidt M, Laucht M (2004). Mütterliches Rauchen in der Schwangerschaft: Risikofaktor für eine ADHS des Kindes? Zeitschrift für Kinder- und Jugendpsychiatrie und Psychotherapie; 32 (3): 177–185

[86] Secker-Walker RH, Vacek PM (2003). Relationships between cigarette smoking during pregnancy, gestational age, maternal weight gain, and infant birthweight. Addictive Behaviors; 28 (1): 55 –66

[87] Siedentopf J-P, Nagel M, Büscher U, Dudenhausen JW (2004). Alkohol konsumierende Schwangere in der Schwangerenberatung: Prospektive, anonymisierte Reihenuntersuchung zur Abschätzung der Prävalenz. Deutsches Ärzteblatt; 101 (39): 2623–2626

[88] Storksen HT, Garthus-Niegel S, Vangen S, Eberhard-Gran M (2013). The impact of previous birth experiences on maternal fear of childbirth. Acta Obstetricia et Gynecologica Scandinavica; 92 (3): 318–324

[89] Tarkka M-T, Paunonen M (1996). Social support and its impact on mothers' experience of childbirth. Journal of Advanced Nursing; 23: 70–75

[90] Thäle V, Schlitt A (2011). Folgen von Alkohol und Rauchen in der Schwangerschaft. Der Internist; 10 (52): 1185–1190

[91] Thorpe KJ, Dragonas T, Golding J (1992). The effects of psychosocial factors on the emotional well-being of women during pregnancy: A cross-cultural study of Britain and Greece. Journal of Reproductive and Infant Psychology; 10 (4): 191–204

[92] Urbschat, I (2001). Die Medikalisierung schwangerer Frauen. Eine Auswertung der niedersächsischen Perinataldaten von 1992 bis 1996. Hebammenforum; 3: 155–162

[93] Wakschlag LS, Pickett KE, Cook E, Benowitz NL, Leventhal BL (2002). Maternal smoking during pregnancy and severe antisocial behavior in offspring: A review. American Journal of Public Health; 92 (6): 966–974

[94] Waldenström U (1998). Continuity of carer and satisfaction. Midwifery; 14: 207–213

[95] Waldenström U (1997). Das Geburtserleben der Frau – ein verheimlichtes Ergebnis. Deutsche Hebammenzeitschrift; 8: 378–383

[96] Wijma K., Samelius L, Wingren G, Wijma B (2007). The association between ill-health and abuse: a cross-sectional population based study. Scandinavian journal of psychology; 48: 567–575

[97] Wimmer-Puchinger B (1994). Erwartungen an die Geburtshilfe aus Sicht der Frauen. Gynäkologisches Geburtshilfliches Rundschreiben 1994: 117–122

[98] Wimmer-Puchinger B (1992). Schwangerschaft als Krise: psychosoziale Bedingungen von Schwangerschaftskomplikationen. Berlin: Springer

[99] Xiong X, Harville EW, Mattison DR et al. (2008). Exposure to hurricane Katrina, post-traumatic stress disorder and birth outcomes. The American Journal of Medical Sciences; 336: 111–115

[100] Young D (2010). Childbirth Education, the Internet and Reality Television: Challenges Ahead. Birth; 37 (2): 87–89

[101] Zachariah R (1994). Mother-daughter and husband-wife attachment as predictors of psychological well-being during pregnancy. Clinical Nursing Research; 3 (4): 371–92

2 Evidenzbasiertes Arbeiten in der Schwangerenvorsorge

Katja Stahl

2.1 Das Konzept des evidenzbasierten Arbeitens

Das Konzept des evidenzbasierten Arbeitens ist Teil der Philosophie, die diesem Buch zugrunde liegt. Evidenzen stellen eine der Grundlagen dar, mit deren Hilfe Entscheidungen im Rahmen der Betreuung von schwangeren Frauen getroffen werden.

Im engeren Sinne handelt es sich bei Evidenzen um **Ergebnisse aus wissenschaftlichen Studien**, weshalb hier auch von wissenschaftlicher Evidenz gesprochen wird. Sie geben mehr oder weniger gute Antworten auf Fragen aus der klinischen Praxis. Wie gut sie sind, hängt sehr stark von der Qualität der Studie ab. So gibt es z. B. gute wissenschaftliche Evidenzen dafür, dass die Gabe von Acetylsalicylsäure an Frauen mit einem erhöhten Risiko für eine Präeklampsie nach der 20. SSW das Auftreten dieser Erkrankung verringert [3].

Darüber hinaus werden jedoch immer noch **weitere Kriterien** bei Entscheidungen für oder gegen bestimmte Betreuungsmaßnahmen herangezogen. Hierzu zählen die eigene klinische Erfahrung, die klinische Untersuchung, die Anamnese, die persönlichen Ansichten und Wertvorstellungen der Hebamme und der Frau sowie die Wünsche und Ansichten der Frau. Auch hier wird von Evidenzen gesprochen, allerdings nicht von wissenschaftlichen Evidenzen.

! Das Ziel des evidenzbasierten Arbeitens ist es, eine Betreuung zu ermöglichen, die für die Frau und ihre Familie mehr positive als negative Auswirkungen hat.

In diesem Zusammenhang geht es nicht nur um "harte" medizinische Kennzahlen wie perinatale Mortalität und Morbidität, Apgar-Score oder pH-Wert im Nabelschnurblut. Vielmehr sind das emotionale Wohlbefinden sowie die persönliche Würde und Integrität der Frau gleichermaßen Kriterien, an denen der Nutzen bzw. Schaden einer Betreuungsmaßnahme gemessen wird. Erreicht werden soll dieses Ziel, indem bei Entscheidungen im Rahmen der Betreuung die **verschiedenen Evidenzen** (wissenschaftliche und andere) sorgfältig gegeneinander abgewogen und zusammengeführt werden.

! Im Mittelpunkt der Entscheidungen stehen drei Aspekte:

- **der klinische Sachverstand und das Erfahrungswissen der Hebamme**
- **die besten verfügbaren wissenschaftlichen Evidenzen**
- **die Wünsche und Ansichten der Frau.**

Beim evidenzbasierten Arbeiten geht es immer um eine **Integration dieser Aspekte**. Bei der Entscheidung sollen nicht nur die besten verfügbaren wissenschaftlichen Evidenzen, sondern gleichermaßen das Erfahrungswissen der Hebamme sowie die individuelle Situation der Frau und ihrer Familie Berücksichtigung finden.

Erfahrung, die in der täglichen Arbeit mit Schwangeren, Gebärenden und Wöchnerinnen gewonnen wird, ist eine wichtige Quelle, aus der Hebammen Wissen erlangen. Die Fähigkeit, bestimmte Regelmäßigkeiten und Muster zu erkennen, auf andere Situationen zu übertragen und Vorhersagen aufgrund von Beobachtungen zu machen, ist eine der zentralen Fähigkeiten des menschlichen Gehirns. Im Rahmen des evidenzbasierten Arbeitens sind das Erfahrungswissen und auch der klinische Sachverstand unverzichtbar. Gleichzeitig ist dieses Wissen z. B. dadurch begrenzt, dass eine Hebamme überwiegend in einem bestimmten Bereich wie der klinischen oder außerklinischen Geburtshilfe, der Geburtsvorbereitung, der Schwangerenvorsorge, der Wochenbettbetreuung etc. tätig ist, oder auch einfach dadurch, dass sie noch nicht lange im Beruf ist. Das Erfahrungswissen wird darüber hinaus durch andere Faktoren, z. B. die persönliche Lebenserfahrung oder den kulturellen Kontext, beeinflusst.

Erfahrung wird nicht in systematischer Form gewonnen und ist selten umfassend genug, um auf ihrer Grundlage fundierte Aussagen über die Auswirkungen einer bestimmten Betreuungsmaßnahme machen zu können. Aus diesem Grund ist das Erfahrungswissen der Hebamme als alleinige Grundlage für eine evidenzbasierte Entscheidung nicht ausreichend.

Wissenschaftliche Evidenzen stellen ein Wissen dar, das durch wissenschaftliche Studien in systematischer Form gewonnen wird. Bei diesen Studien wird versucht, Fehlerquellen, die die Ergebnisse beeinflussen können, auszuschalten. Die Kenntnis relevanter Studien ist für eine qualitativ hochwertige Betreuung ebenfalls unverzichtbar.

Ein **berühmtes Beispiel** ist die Kortikoidgabe bei Frühgeburtsbestrebungen. Bereits 1972 war durch eine gute randomisierte, kontrollierte Studie belegt worden, dass ein solches Vorgehen effektiv zur Senkung der perinatalen Mortalität beitragen kann [8]. Weitere vergleichbare Studien folgten und dennoch wurde die Kortikoidgabe 20 Jahre nach der ersten Studie lediglich bei etwa einem Drittel der Frauen und ihren ungeborenen Kindern angewandt, die davon hätten profitieren können, weil sich das Wissen um den Nutzen nicht ausreichend verbreitet hatte [11].

Nicht immer hat das Wissen (bzw. Nicht-Wissen) um wissenschaftliche Evidenzen so gravierende Auswirkungen wie im Falle der Kortikoidgabe bei Frühgeburtsbestrebungen. Das bedeutet jedoch nicht, dass dieses Wissen für die Betreuung der Frauen nicht wichtig ist. Die Empfehlungen, die routinemäßige Rückenlage zur Geburt, den routinemäßigen Dammschnitt oder auch die Vorbereitung der Brust in der Schwangerschaft auf das Stillen aufzugeben, sind hier nur drei Beispiele [4] [5].

Die besten verfügbaren wissenschaftlichen Evidenzen zu kennen und sie als **alleiniges Kriterium** für eine Entscheidung heranzuziehen wird dennoch in den seltensten Fällen zu einer Entscheidung führen, die den im Allgemeinen komplexen Anforderungen in der Realität sowie den Wünschen und Bedürfnissen der Frauen und ihrer Familien Rechnung trägt.

Selbst die beste verfügbare wissenschaftliche Evidenz ist unter Umständen bei einer bestimmten Frau nicht umsetzbar oder möglicherweise einfach ungeeignet. Das heißt, dass auch die besten verfügbaren wissenschaftlichen Evidenzen allein für ein evidenzbasiertes Arbeiten nicht ausreichen.

Dass sich die „Begründer" des Konzepts darüber sehr wohl im Klaren waren, kommt in ihrer Forderung nach einer **„überlegten und gewissenhaften" Anwendung** der besten verfügbaren wissenschaftlichen Evidenzen zum Ausdruck [14].

Evidenzbasiertes Arbeiten beginnt in der Praxis bei der **individuellen Frau und ihrer Familie**. Die Interaktion zwischen ihr und der Hebamme sowie die zu treffenden Entscheidungen werden nicht von den besten verfügbaren wissenschaftlichen Evidenzen diktiert. Sie werden vielmehr bestimmt durch die Integration dieser Evidenzen mit dem Erfahrungswissen der Hebamme und den Wünschen und Ansichten der Frau in ihrer jeweiligen Situation.

Fallbeispiel
Vaginale Untersuchung

Anhand der verfügbaren wissenschaftlichen Evidenzen wird von einer routinemäßigen vaginalen Untersuchung (bzw. sonografischen Zervixlängenmessung) als Screening auf Frühgeburtsbestrebungen abgeraten [1] [2]. Nun ist es aber vorstellbar, dass eine Schwangere große Angst vor einer vorzeitigen Öffnung des Muttermundes hat, z. B. weil sie dies gerade bei einer Freundin erlebt hat. Sie bittet die Hebamme deswegen um eine vaginale Untersuchung, obwohl sie vielleicht selbst gar keine Kontraktionen gespürt hat und auch sonst kein erhöhtes Risiko für eine Frühgeburt aufweist.

Kann der Frau die Angst durch ein Gespräch nicht wirklich genommen werden, kann es durchaus sinnvoll sein, in diesem Fall eine vaginale Untersuchung vorzunehmen, auch wenn die wissenschaftlichen Evidenzen in eine andere Richtung weisen. In diesem Fall werden die Erfahrung der Hebamme sowie der Wunsch der Frau den Ausschlag für die Entscheidung geben.

2.2 Evidenzbasiertes Arbeiten in der Hebammenarbeit

Für die einzelne Hebamme bedeutet evidenzbasiertes Arbeiten zunächst einmal anzuerkennen, dass ihre Ansichten falsch sein können. Es bedeutet zu akzeptieren, dass die Betreuung, ungeachtet der zugrunde liegenden guten Absicht, für die Frau nicht nur positive, sondern auch negative Folgen haben kann. Es kann sein, dass lieb gewonnene Überzeugungen und Gewohnheiten durch wissenschaftliche Evidenzen widerlegt werden.

! Evidenzbasiertes Arbeiten fordert möglicherweise von der einzelnen Hebamme ein grundlegendes Überdenken ihrer eigenen Haltung, denn es bedeutet, die Frau aktiv an den Entscheidungen über ihre Betreuung zu beteiligen und sie gemeinsam mit ihr zu treffen. Dabei werden die verfügbaren wissenschaftlichen Evidenzen, die Erfahrung der Hebamme sowie die Wünsche der Frau und ihrer Familie berücksichtigt.

Bei einer solchen Form der Entscheidungsfindung liegen Macht und Kontrolle über Struktur und Inhalt der Betreuung nicht mehr allein in der Hand der Hebamme [13]. Möglicherweise werden Betreuungsmaßnahmen von den Frauen hinterfragt oder abgelehnt. Für die einzelne Hebamme heißt dies, ihre Vorgehensweise **in verständlicher Form fundiert begründen** zu können und möglicherweise auch Entscheidungen der Frau zu akzeptieren, die ihren eigenen Ansichten nicht entsprechen. Es kann auch sein, dass eine Frau nicht an der Entscheidungsfindung beteiligt werden möchte – dies sollte dann aber eine aktive Entscheidung der Frau sein.

Evidenzbasiertes Arbeiten bedeutet für die einzelne Hebamme darüber hinaus, **mit Unsicherheiten umzugehen**, da es längst nicht auf alle Fragen in der beruflichen Praxis Antworten aus wissenschaftlichen Studien gibt. Entsprechend wird es immer wieder zu Situationen kommen, in denen andere Evidenzen, die weniger verlässlich sind als wissenschaftliche Evidenzen aus qualitativ guten Studien, herangezogen werden müssen.

! Schließlich erfordert evidenzbasiertes Arbeiten die Bereitschaft der einzelnen Hebamme, sich kontinuierlich weiterzubilden und sich über den aktuellen Stand der Forschung auf dem Laufenden zu halten.

Angesichts der Entstehungsgeschwindigkeit und Anzahl neuer Studien ist es offensichtlich, dass keine Hebamme im Rahmen ihres Arbeitsalltages im Hinblick auf die einzelnen Studien auf dem Laufenden bleiben kann. Mittlerweile gibt es aber zunehmend **Quellen**, die es sich zur Aufgabe gemacht haben, die Sichtung, Bewertung und Zusammenfassung der aktuellen Entwicklungen zu übernehmen und der Öffentlichkeit zugänglich zu machen. Hierzu gehören z. B.

- die über das Internet zugängliche **Cochrane Library**, die neben anderen eine Datenbank ausschließlich mit qualitativ guten Zusammenfassungen von Studien zu einem Thema anbietet und deren Abstracts frei zugänglich sind (www.cochrane.de)
- die Informationsseite des Instituts für Qualität und Wirtschaftlichkeit im Gesundheitswesen (**IQWIG**) (www.gesundheitsinformation.de)
- die vierteljährlich erscheinende Fachzeitschrift **MIDIRS** (in Englisch)
- die von MIDIRS herausgegebenen **Informed Choice Leaflets** (www.infochoice.org)
- der **Hebammenliteraturdienst**, der halbjährlich in allen deutschsprachigen Hebammenzeitschriften erscheint.

Und nicht zuletzt will auch dieses Buch auf dem Gebiet der Schwangerenvorsorge hierzu einen Beitrag leisten.

Schließlich erfordert evidenzbasiertes Arbeiten von der einzelnen Hebamme die Bereitschaft, ihr **eigenes Tun und Wissen** und das anderer **kritisch zu hinterfragen** und zu reflektieren. Das bedeutet nicht, dass jede Hebamme in der Lage sein muss, bei Zweifeln oder Fragen selbst eine Studie durchzuführen. Es bedeutet jedoch durchaus, dass sie über ein gewisses Grundwissen verfügen muss, wie wissenschaftliche Evidenzen zu finden und zu beurteilen sind. Dafür können die Arbeiten von Sackett et al. [14], Kunz et al. [7], Greenhalgh [6] oder Schwarz et al. [15] empfohlen werden. Ein Kurzeinstieg in das Thema findet sich in Fachzeitschriften [9] [16] [17]. Das German Center for Evidence-Based Nursing (www.ebn-zentrum.de) bietet jährlich einen Workshop an, in dessen Rahmen die Literaturrecherche sowie die kritische Beurteilung von Studien in Kleingruppen unter erfahrener Anleitung erlernt werden können.

Praxis

Das **konkrete Vorgehen** bei evidenzbasiertem Arbeiten lässt sich in 5 Schritte unterteilen [12]:

1. Abklären der Präferenzen und Wünsche der Frau und ihrer Familie
2. Anamneseerhebung und körperliche Untersuchung
3. Suche nach verfügbaren wissenschaftlichen Evidenzen, Beurteilung der Evidenzen
4. Diskussion der verfügbaren Informationen mit der Frau und ihrer Familie
5. Entscheidungsfindung unter Berücksichtigung der verfügbaren wissenschaftlichen Evidenzen, der Erfahrung der Hebamme und der Präferenzen der Frau und ihrer Familie

Es werden also für die jeweilige Fragestellung zunächst grundlegende Informationen zu der Situation der Frau zusammengetragen. Anschließend wird nach den entsprechenden verfügbaren Evidenzen gesucht und diese, falls vorhanden, kritisch beurteilt. Die Ergebnisse werden dann mit der Frau und ihrer Familie besprochen. Hierbei gilt es zu berücksichtigen, wie genau die Frau informiert werden möchte, und darauf zu achten, die Informationen in verständlicher Form darzustellen. Im letzten Schritt wird dann unter Berücksichtigung aller relevanten Kriterien eine Entscheidung getroffen.

Es ist offensichtlich, dass diese Schritte **im Alltag** nicht immer in der geeigneten Ruhe und Ausführlichkeit durchlaufen werden können. Dennoch bietet gerade die **Schwangerenvorsorge**, in der im Allgemeinen Zeit für Gespräche vorhanden ist und Entscheidungen nicht so häufig ad hoc getroffen werden müssen, einen guten Rahmen für dieses Vorgehen. Darüber hinaus werden sich Fragestellungen wiederholen, so dass der (wahrscheinlich zeitaufwendigste) dritte Schritt nicht bei jeder Frau erneut durchlaufen werden muss bzw. es ab einem bestimmten Punkt nur noch darum geht, vorhandenes Wissen zu aktualisieren.

Die **Begründung der eigenen Handlungen** anhand des aktuellen Kenntnisstandes ist ein zentrales Erfordernis des selbstständigen und verantwortlichen Arbeitens.

! Das bedeutet, dass evidenzbasiertes Arbeiten nicht nur einen Weg zur bestmöglichen Betreuung der Frauen und ihrer Familien anbieten kann. Es kann darüber hinaus dazu beitragen, die Entwicklung des Berufsstandes der Hebammen voranzubringen und in der Schwangerenvorsorge ein eigenständiges, wissenschaftlich fundiertes Modell anzubieten, das sich nicht länger in Abgrenzung zur ärztlichen Schwangerenvorsorge definieren muss.

2.3 Literatur

[1] Alexander S, Boulvain M, Ceysens G, Haelterman E, Zhang WH. Repeat digital cervical assessment in pregnancy for identifying women at risk of preterm labour. Cochrane Database of Systematic Reviews 2010; Issue 6. Art No. CD005 940

[2] Berghella V, Baxter JK, Hendrix NW. Cervical assessment by ultrasound for preventing preterm delivery. Cochrane Database of Systematic Reviews 2013; Issue 1, Art No CD007 235

[3] Duley L, Henderson-Smart DJ, Meher S, King JF (2010). Antiplatelet agents for preventing preeclampsia and its complications. Cochrane Database of Systematic Reviews 2007; Issue 2, Art No CD004 659

[4] Enkin M, Keirse MJNC, Neilson J, Crowther C, Duley L, Hodnett E, Hofmeyr J. A guide to effective care in pregnancy and childbirth. 3 rd ed. Oxford: Oxford University Press; 2000

[5] Enkin M, Keirse MJNC, Neilson J, Crowther C, Duley L, Hodnett E, Hofmeyr J. Effektive Betreuung während Schwangerschaft und Geburt. Ein evidenzbasiertes Handbuch für Hebammen und GeburtshelferInnen. 2. Aufl. Dtsch. Ausgabe herausgegeben von M. Groß und J. Dudenhausen. Bern: Hans Huber; 2000

[6] Greenhalgh T. Einführung in die Evidence-Based Medicine. Kritische Beurteilung klinischer Studien als Basis einer rationalen Medizin. Bern: Hans Huber; 2003

[7] Kunz R, Ollenschläger G, Raspe H, Jonitz G, Kolkmann FW. Lehrbuch Evidenzbasierte Medizin in Klinik und Praxis. Köln: Deutscher Ärzte-Verlag; 2001

[8] Liggins GC, Howie RN (1972). A controlled trial of antepartum glucocorticoid treatment for prevention of the respiratory distress syndrome in premature infants. Pediatrics; 50: 515–525

[9] Loytved C (2004). Literaturrecherche im Internet: Anleitung und Praxistipps. Die Hebamme; 17: 123–128

[10] Ollenschläger G, Bucher HC, Donner-Banzhoff N, Forster J, Gaebel W, Kunz R, Müller OA, Steurer J, Hrsg. Kompendium evidenzbasierte Medizin. Bern: Hans Huber; 2002

[11] Osiris Collaborative Group (1992). Early versus delayed neonatal administration of a synthetic surfactant. Lancet; 340: 1363–1369

[12] Page LA. The New Midwifery. Science and sensitivity in practice. New York: Churchill Livingstone; 2000

[13] Page LA (1997). Evidence-based maternity care: science and sensitivity in practice. MIDIRS; 8: 144–146

[14] Sackett D, Richardson W, Rosenberg W, Haynes R. Evidenzbasierte Medizin. EBM-Umsetzung und Vermittlung. Deutsche Ausgabe: Kunz R, Fritsche L. München: W. Zuckschwerdt; 1997

[15] Schwarz C, Stahl K. Grundlagen der evidenzbasierten Betreuung. Hannover: Elwin Staude; 2013

[16] Stahl K (2004). Die eigene Arbeit voranbringen: Recherchieren in einer Datenbank. Hebammenforum; 3: 170–176

[17] Stahl K (2004). Die eigene Arbeit voranbringen: Kritische Beurteilung von Studien. Hebammenforum; 3: 240–247

3 Grundsätze der Schwangerenvorsorge durch Hebammen

Oda von Rahden und Gertrud M. Ayerle

3.1 Schwangerschaft ist ein wichtiger Lebensabschnitt

Die Schwangerschaft ist ein „besonderer Abschnitt im Leben einer Frau, der mit körperlichen, psychischen und sozialen Veränderungen einhergeht. In dieser sensiblen Phase brauchen Frauen, Paare und Familien einfühlsame und professionelle Begleitung" [3].

Die Hebamme begleitet Schwangere, die das erste Kind erwarten, während des Übergangs von der Kinderlosigkeit zur Elternschaft. Für die Frau bzw. das Paar bedeutet diese Lebensphase starke Veränderungen bezogen auf ihr Selbstverständnis, ihre Paarbeziehung und ihr Rollenverständnis. Auch für Frauen, die bereits ein oder mehrere Kinder haben, bedeutet eine weitere Schwangerschaft eine erneute Umstellung. Die fachkundige Begleitung durch die Hebamme kann diese Umbruchphase unterstützen.

3.2 Schwangerschaft ist ein natürlicher und gesunder Vorgang

Die Schwangerenvorsorge durch Hebammen basiert auf der Erkenntnis, dass Schwangerschaft ein natürlicher und gesunder Lebensvorgang ist, der zugleich fachkundiger Begleitung bedarf [1].

Grundlage der Arbeit der Hebamme ist eine Philosophie, die der Medikalisierung und Pathologisierung von Schwangerschaft und Geburt entgegenwirkt, da die Arbeit der Hebamme ganzheitlich ausgerichtet ist und sich an den Kriterien für evidenzbasiertes Arbeiten orientiert. Hebammen begleiten schwangere Frauen, um optimale Bedingungen für die Schwangerschaft zu fördern und die Anpassung des Körpers effektiv zu unterstützen.

3.3 Förderung der Gesundheit von Mutter und Kind

Die Gesundheit und das Wohlergehen von Frauen und Kindern sowie die Förderung der Mutter-Kind-Beziehung sind die wesentlichen Ziele der Hebammenarbeit. So kommen Hebammen einem gesellschaftlichen Auftrag nach [1], der gesundheitsförderndes und präventives Handeln umfasst. Dabei führen sie alle notwendigen Vorsorgemaßnahmen durch, die der Begleitung der Schwangerschaft, der Überprüfung der physiologischen Vorgänge und der Erkennung von möglichen Problemen dienen, und unterstützen die Schwangere mit fachkundigem Rat und Maßnahmen.

Die **Förderung der Mutter-Kind-Beziehung** beginnt bereits in der Schwangerschaft und bildet die Grundlage für die Beziehung zwischen Mutter und Kind nach der Geburt.

3.4 Beachtung der Menschenwürde und der Rechte der schwangeren Frau

Die Achtung der Menschenwürde und der Rechte der Frau ist ein wesentlicher Maßstab des Handelns von Hebammen [1]. In der fachlichen Begleitung während der Schwangerschaft achtet die Hebamme insbesondere das **Selbstbestimmungsrecht der schwangeren Frau** [1]. Durch umfassende Informationen und ausreichend Zeit soll der Schwangeren ermöglicht werden, nach eigenem Abwägen Entscheidungen zu treffen, die ihren Werten, Neigungen und ihrer individuellen Situation entsprechen. Die schwangere Frau soll so befähigt werden, eigenständige Entscheidungen zu fällen, die auch im Nachhinein Bestand haben [5].

Darüber hinaus schützt die Hebamme die ihr anvertrauten Informationen und im Rahmen der Betreuung erlangten personenbezogenen Kenntnisse (**Schweigepflicht**) und gibt sie ohne Zustimmung der Frau nicht an Dritte weiter [6]. Eine Ausnahme bilden die im Rahmen der gesetzlich erlaubten und vorgeschriebenen Verarbeitung und Nutzung von Sozialdaten (§§ 35, 37 SGB I, § 284 SGB V sowie §§ 67 bis 85 SGB X) und die auf der Grundlage des Vertrags über die Versorgung mit Hebammenhilfe [6] anzugebenden Informationen.

3.5 Evidenzbasierte Betreuung

Die Schwangerenvorsorge der Hebamme orientiert sich an den Kriterien der evidenzbasierten Betreuung. Dabei stehen „die Integration von professioneller Erfahrung, Sensibilität und Sachverstand der Hebamme, die besten verfügbaren wissenschaftlichen Evidenzen sowie die Wünsche und Bedürfnisse der Frau" im Mittelpunkt der Entscheidungen [3]. Auf dieser Grundlage wird die Arbeit der Hebamme der Frau und ihrem Kind den bestmöglichen Nutzen bringen und sie vor körperlichem und seelischem Schaden bewahren.

Untersuchungen, naturheilkundliche Maßnahmen oder Überweisungen an Fachärzte/-ärztinnen sind vorbeugender oder gesundheitsfördernder Natur. Außerdem führt die Hebamme alle notwendigen Vorsorgemaßnahmen zur Überprüfung der physiologischen Vorgänge und zur Erkennung von Risiken durch. Hierbei werden die Empfehlungen des Berufsverbandes berücksichtigt.

3.6 Partnerschaftliche Beziehung zwischen schwangerer Frau und Hebamme

Eine **positive, vertrauensvolle Beziehung** zwischen der Frau und der Hebamme bildet die Basis für eine gesundheitsförderliche Schwangerenbegleitung. Die Beziehung sollte „auf Augenhöhe" und durch gegenseitiges Vertrauen gekennzeichnet sein. Die Entwicklung einer vertrauensvollen Beziehung wird durch eine personelle und inhaltliche Kontinuität begünstigt. Daher ist es anzustreben, dass die Schwangere kontinuierlich von einer Hebamme oder einem kleinen bekannten Hebammenteam betreut wird [4].

Im Falle eines Hebammenteams sollte darauf geachtet werden, dass alle Hebammen **nach den gleichen Richtlinien** arbeiten, so dass im Falle von Vertretungen oder einem Hebammenwechsel sichergestellt ist, dass die Schwangere, bezogen auf die Inhalte der Vorsorge, die gleiche Betreuung erhält.

3.7 Interdisziplinäre Zusammenarbeit

Zur Förderung des Wohlbefindens und zur Vermeidung von psychosozialen und gesundheitlichen Beeinträchtigungen der Frau bemüht sich die Hebamme um eine gute interdisziplinäre Zusammenarbeit, sowohl mit Kolleginnen als auch mit anderen Berufsgruppen.

Dies bedeutet zum einen, dass Hebammen sich gegenseitig unterstützen, und zum anderen, dass sie mit anderen Berufsgruppen zusammenarbeiten bzw. diese beratend hinzuziehen. Sie überweisen die Schwangere an die jeweils zuständige Berufsgruppe, so wie es die Situation erfordert [2].

3.8 Qualitätssicherung

Im Fokus der Hebammentätigkeit (vgl. Berufsverordnungen) stehen die Gesundheit und das Wohlbefinden der schwangeren Frau bzw. Mutter sowie die Gesundheit und die Versorgung und Entwicklung des/der Neugeborenen [7]. Davon leitet sich nicht nur ein Mindeststandard einer Leistungserbringung ab, sondern die berechtigte Erwartung der Frau und die gesetzlich [8] bzw. vertraglich [6] verankerte Forderung, „**qualitativ hochwertige Leistungen**" zu erbringen.

Um diese Qualität zu gewährleisten, bezieht die Hebamme die aufgrund von Forschung und Erfahrung gewonnenen aktuellen Erkenntnisse in ihre

Tätigkeit ein. Sie bildet sich kontinuierlich – mindestens im Umfang der in den Berufsordnungen geforderten Zeit und Inhalte – fort und beteiligt sich an Qualitätssicherungsmaßnahmen, die die Struktur-, die Prozess- und die Ergebnisqualität ihrer Tätigkeit betreffen.

3.9 Literatur

[1] Bund Deutscher Hebammen (1992). Grundsätze einer Ethik für Hebammen. Karlsruhe: Bund Deutscher Hebammen e. V.

[2] Bund Deutscher Hebammen (Hrsg.) (1998). Informiert Entscheiden. Informationsreihe. Karlsruhe: Bund Deutscher Hebammen e. V.

[3] Bund Deutscher Hebammen (2003). Hebammenstandpunkt Schwangerenvorsorge. Karlsruhe: Bund Deutscher Hebammen e. V.

[4] Hodnett ED (2003). Continuity of caregivers for care during pregnancy and childbirth (Cochrane Review). In The Cochrane Library, Issue 4. Chichester, UK: John Wiley & Sons

[5] MIDIRS (2003). The Informed Choice Initiative. Bristol: MIDIRS

[6] Bund Deutscher Hebammen e. V. (BDH), Bund freiberuflicher Hebammen Deutschlands e. V. (BfHD) und Spitzenverbände der Krankenkassen (2010). Vertrag über die Versorgung mit Hebammenhilfe nach § 134a SGB V. www.hebammengesetz.de/vertrag.pdf

[7] HebG (1985). Gesetz über den Beruf der Hebamme und des Entbindungspflegers (Hebammengesetz – HebG). „Hebammengesetz vom 4. Juni 1985 (BGBl. I S. 902), das zuletzt durch Artikel 8 des Gesetzes vom 24. Juli 2010 (BGBl. I S. 983) geändert worden ist". Zuletzt geändert durch Art. 8 G v. 24.7.2010 I 983. www.gesetze-im-internet.de/bundesrecht/hebg_1985/gesamt.pdf

[8] Sozialgesetzbuch (SGB V). Fünftes Buch: Gesetzliche Krankenversicherung. § 134a SGB V Versorgung mit Hebammenhilfe. Zuletzt geändert durch Art. 1 G v. 22.12.2013 I 4382. www.sozialgesetzbuch-sgb.de/sgbv/134a.html

Teil 2
Praxis

4 Anamneseerhebung

Peggy Seehafer

Die Erhebung einer ausführlichen Anamnese (griech. Erinnerung) ist eines der zentralen Elemente in der Schwangerenvorsorge.

! Das Erfassen der Vorgeschichte mit ihren Ressourcen und Belastungen ist kein Selbstzweck, sondern dient dazu, sich ein Bild von der Situation der Frau zu verschaffen und frühzeitig Risiken zu erkennen, die zu einer Belastung der Schwangerschaft führen können (sekundäre Prävention in der Vorsorge).

Die Anamneseerhebung versorgt die Hebamme nicht nur mit Informationen zur Krankengeschichte einer Schwangeren, sondern ist zugleich ein **Einstieg in ein Gespräch**, welches eine ausführliche Betreuung der Schwangeren nach sich ziehen kann (Kooperationsaspekt).

Die **gezielt erfragten Informationen** bilden die Grundlage für die Auswahl der notwendigen diagnostischen und therapeutischen Maßnahmen (Informationsaspekt). Für den Fall einer Abweichung vom normalen Schwangerschaftsverlauf muss die Frau auf die auftretenden Komplikationen und die damit verbundenen Risiken hingewiesen werden. Dies geschieht auch, wenn sich die Abweichung nicht mit der Selbstwahrnehmung der Frau deckt. Dafür ist es nötig, dass die Hebamme versteht, welche Folgen die erhobenen Befunde nach sich ziehen können und wie diese zu managen sind. Die Konsequenz kann eine intensivere Überwachung des Verlaufs, eine Behandlung oder, beim Auftreten von Pathologien, eine Überweisung an den Gynäkologen bzw. einen anderen Spezialisten sein.

Das Erfragen und damit **Fördern von stützenden Faktoren** (z. B. soziales Umfeld oder sportliche Aktivitäten) kann dem Auftreten neuer Krankheiten möglicherweise entgegenwirken und beinhaltet die Chance, mögliche Krisensituationen gut und mit eigener Kraft zu meistern.

Letztlich hat die Anamneseerhebung auch eine mehr oder weniger deutliche **therapeutische Funktion**, indem die Schwangere mit der Hebamme über ein ihr möglicherweise rätselhaftes, unbekanntes körperliches und/oder seelisches Geschehen spricht, für das die Hebamme Erklärungen anbieten kann (therapeutischer Aspekt).

Alle diese Aspekte sind eng miteinander verflochten. Inwieweit die Erarbeitung der Anamnese eine tragfähige Kooperation begründen und therapeutische Wirkung entfalten kann, wird zu großen Teilen davon abhängen, welche Fragen die Hebamme der Schwangeren stellt und wie sie dies tut. Vieles hängt dabei von einer **guten Gesprächsführung** ab, einer Fertigkeit, die man als Hebamme genauso erlernen kann/muss wie das Tasten der Kindslage in utero.

! Die Anamnese unterliegt stärker als andere Methoden zahlreichen subjektiven Einflüssen, sowohl aufseiten der Schwangeren als auch aufseiten der Hebamme.

Aufseiten der Hebamme ist hier neben allgemeinen Beobachtungsfehlern vor allem an eine systematisch verzerrte Wahrnehmung aufgrund der eigenen Erfahrung oder Spezialisierung zu denken. Problematisch ist eine solche déformation professionnelle dann, wenn sie dazu führt, dass bereits zu einem sehr frühen Zeitpunkt, z. B. bereits im Anamnesegespräch, die Hypothese der Hebamme über die vermuteten Ursachen der Beschwerden das weitere Vorgehen (weitere Fragen, weitere Maßnahmen) bestimmt. So wird möglicherweise zu lange ein falscher Weg verfolgt, weil der Hebamme alternative Ursachen weniger präsent sind.

Ganz vermeiden lässt sich dieses Problem vermutlich nicht, aber man sollte versuchen, durch ein **quasi standardisiertes Vorgehen** eine zu frühe Einengung des eigenen Blickwinkels zu vermeiden. Mit standardisiertem Vorgehen ist jedoch nicht gemeint, ausschließlich vorformulierte Fragenkataloge oder Anamnesebögen zu verwenden. Zu einer ausführlichen Anamnese gehört auch ein Überblick über die psychosoziale Situation der Schwangeren.

Vonseiten der Schwangeren gibt es verschiedene Gründe, Teile der eigenen Vorgeschichte zu betonen bzw. wegzulassen. Sie sind einerseits von emotionalen und kognitiven Einflüssen und andererseits von dem eigenen Wissen um Gesundheit und Krankheit, dem subjektiven Befinden und Erleben innerhalb ihres Kontextes abhängig. Dazu gehören z. B.

- Wohlbefinden, Handlungsvermögen, Symptomwahrnehmung
- die eigene Körperwahrnehmung (Wahrnehmung des Körpers im Raum, der inneren Organe und Schmerzwahrnehmung)
- gesundheitsbezogene Lebensqualität, implizite Krankheitstheorien (subjektives Wissen um Gesundheit und Krankheit)
- persönliche Vorgeschichte der Partnerbeziehung (u. a. Adoptionsfreigabe eines früher geborenen Kindes aus sozialer Indikation, Suizidversuch, Schwangerschaftsabbruch aus einer anderen Beziehung etc.)
- Anwesenheit von Familienangehörigen und/oder dem Partner bei der Anamneseerhebung
- Angst vor einer Stigmatisierung
- Wünsche und Hoffnungen an das reaktive Verhalten des Gegenübers (wenn ich nicht erzähle, dass ich schon einige Aborte hatte, bin ich keine Risikoschwangere, bzw. wenn ich sage, dass ich schon viele Aborte wegen meiner schweren Arbeit hatte, werde ich krankgeschrieben.)

Die Ergebnisse der Anamnese müssen wie die erhobenen **Befunde genau dokumentiert** werden (Kap. 15). Eine Anamnese muss so lange als unvollständig betrachtet werden, solange ein bestimmter Standard an Information noch nicht erreicht und dokumentiert ist. Dennoch wird es immer ein falscher Anspruch sein, eine vollständige Anamnese erheben zu können [15].

! Der erste Hebamme-Frau-Kontakt sollte gerade bei Schwangeren mit einem Gespräch beginnen und nicht mit einer Untersuchung.

Ein so wichtiges Gespräch wie die Anamnese erfordert einen **störungsfreien und diskreten Rahmen**. Eine entspannte Atmosphäre schafft das Gefühl der gleichberechtigten Gesprächspartnerschaft als Voraussetzung für eine optimale Betreuung.

Praxistipp

Um die Schwangere möglichst aktiv am Gespräch zu beteiligen und Vertrauen zu schaffen, hat sich ein **„klientengeleitetes Vorgehen“** bewährt, das bedeutet, die Gesprächsinitiative möglichst lange der Schwangeren zu überlassen, Nachfragen an ihren Äußerungen zu orientieren und sich mit eigenen Hypothesen zunächst zurückzuhalten.

Da die Schwangerschaft per se keine krankhafte Veränderung des menschlichen Organismus darstellt, empfiehlt es sich, mit gezielten Fragen die Tradition der sozialen Schwangerenfürsorge wiederaufzunehmen. Neben Krankheiten und deren Verläufen spielt bei Schwangeren vor allem das **soziale Umfeld** (Partnerschaft, Familie, Arbeitsplatz) eine nicht zu unterschätzende Rolle für die Akzeptanz der eigenen Rolle als werdende Mutter.

Für den Verlauf des Gesprächs ist neben situativen, krankheitsspezifischen und persönlichkeitsbezogenen Faktoren der Schwangeren die **Fragetechnik der Hebamme** von entscheidender Bedeutung. Formal können offene und geschlossene Fragen unterschieden werden.

Bei **offenen Fragen** kann die Antwort frei gestaltet werden. Sie regen die Schwangere zur selbstständigen Schilderung an, motivieren sie, sich aktiv am Gespräch zu beteiligen, geben ihr Gelegenheit, ihr persönliches Erleben zu schildern und können in kurzer Zeit viele Daten liefern. Aber sie verführen die Schwangere evtl. auch dazu, vom Hundertsten ins Tausendste zu kommen.

Geschlossene Fragen sind nur mit Ja oder Nein zu beantworten. Sie liefern der Hebamme gezielt benötigte Informationen und hindern die Schwangere daran, ausschweifend zu antworten, aber sie schränken sie in ihren Antwortmöglichkeiten stark ein. Sie können zur Passivität der Schwangeren führen und nötigen die Hebamme somit zu immer neuen Fragen. Geschlossene Fragen können erwünschte oder pseudopräzise Antworten liefern und bei der Frau das Gefühl hervorrufen, dass sie ausgefragt und bewertet wird. Es empfiehlt sich in solchen Fällen, den Frauen kurz zu erklären, warum diese oder jene Frage relevant für die weitere Betreuung ist.

Zu Beginn des Gespräches kommen vor allem offene Fragen sowie „klientengeleitetes“ Nachfragen zum Einsatz, gegen Ende wird man ohne geschlossene Fragen und gezielte, wissensgeleitete Exploration vermutlich nicht auskommen.

Eine Schwangerschaft ist ein Entwicklungsprozess, der den weiblichen Organismus anatomisch und funktionell stark verändert, was sich auch auf das physische und psychische Leistungsvermögen auswirkt. Eine Reihe von anamnestischen Belastungen kann den physiologischen Schwangerschaftsverlauf beeinträchtigen. Deren Erhebung ist daher für die **Risikoabschätzung** unabdingbar (Kap. 10).

Der **Umfang der Anamnese** hängt von verschiedenen Faktoren ab. Zeitdruck darf keiner davon sein! In der Frühschwangerschaft ist eine ausführlichere Anamnese als im letzten Trimenon nötig. Vorausgegangene Laboruntersuchungen mit Nachweisen, z. B. von Röteln- oder Toxoplasmoseimmunität, erübrigen die Fragen danach. Die Erhebung der Anamnese in einem fortgeschrittenen Schwangerschaftsstadium muss den bisherigen Verlauf beinhalten (z. B. Hyperemesis gravidarum).

Bei **Sprachbarrieren** muss das Minimum an verbalen Informationen besonders gut durch sichtbare oder tastbare Befunde ergänzt werden (alte Striae gravidarum, Sectionarben etc.).

4.1 Familienanamnese

Die Vorgeschichte der Familie bezieht sich auf die schwangere Frau und den Kindsvater sowie deren Eltern. Besonders wichtig sind bekannte **Erbkrankheiten** und **Fehlbildungen** für die Abklärung eines evtl. bestehenden genetischen Risikos. Daneben können **Nervenleiden**, **Krebserkrankungen**, **Tuberkulose**, **chronische Erkrankungen** wie **Hypertonie** und **Diabetes mellitus**, aber auch das Auftreten von Mehrlingsgeburten in der Familie für diese Schwangerschaft bedeutungsvoll sein. Auch für den Schwangerschaftsverlauf **relevante Infektionskrankheiten** (HIV, Hepatitis, Röteln, Windpocken etc.) im näheren Umkreis sollten wegen der Ansteckungsgefahr erfragt werden.

Es gibt bisher nur wenig wissenschaftliche Literatur über Ähnlichkeiten in Geburtsverläufen bei Schwestern bzw. Mutter und Tochter. Einer Studie von Baghestan et al. [4] zufolge gibt es eine überproportionale Häufung von Sphinkterverletzungen während der Geburt entlang der mütterlichen Vererbungslinie (Mutter-Tochter, Schwestern), was zu der Annahme einer genetischen Disposition führt.

4.2 Eigenanamnese

Die Eigenanamnese soll über **präexistente Erkrankungen**, insbesondere über vorausgegangene Operationen und Klinikaufenthalte, informieren. Frühere Krankheiten können entweder eine lebenslange Immunität (Infektions-/Kinderkrankheiten), aber auch Restschäden hinterlassen haben, die zu einer eingeschränkten Belastbarkeit führen. Zu ihnen gehören

- **Skelett- und Gelenkerkrankungen** (Beckenfrakturen, Skoliose) und **-fehlbildungen** (plattrachitisches Becken, Hüftdysplasie): Degenerative Veränderungen an der Wirbelsäule, Wachstums- oder Heilungsstörungen am Knochensystem oder anlagebedingte Beckenanomalien können zu Verformungen des Beckens führen, wodurch der Geburtsvorgang erschwert oder auf vaginalem Wege unmöglich ist.
- **Krebserkrankungen**
- **Thrombosen/Embolien**
- Bauchoperationen, z. B. **Appendektomie**
- **Chronische Erkrankungen** wie **Asthma**, **Morbus Crohn, Rheuma** oder **Struma** bedürfen häufig einer Dauermedikation, die möglicherweise in der Schwangerschaft neu eingestellt werden muss (Nichtzulassung bestimmter Medikamente, höhere oder geringere Dosierung).
- Frauen mit präexistenten Krankheiten wie **Herz-Kreislauf-** und **Nierenerkrankungen** (Pyelonephritis), **Lebererkrankungen** (Hepatitis) und **Diabetes mellitus** sind besonders gefährdet, im Verlauf der Schwangerschaft eine Präeklampsie oder ein HELLP-Syndrom zu entwickeln. Sie bedürfen der besonderen Überwachung in der Schwangerschaft (Kap. 10).
- Psychische Vorerkrankungen, z. B. Depressionen und Traumaerfahrungen, bergen ein hohes Risiko für eine postpartale Depression oder eine posttraumatische Belastungsstörung im Wochenbett [17].

- Entzündliche **Zahnerkrankungen** führen zu einer vermehrten Produktion von Prostaglandin und dem sogenannten Tumornekrosefaktor. Studienergebnisse [18] deuten darauf hin, dass diese beiden Substanzen Frühgeburten auslösen können. Eine rechtzeitige Behandlung der Zahnerkrankung vermindert diese Gefährdung.
- Die zunehmende Zahl **plastischer Operationen**, z. B. Brustimplantate oder Fettreduktionen, erfordert eine neue Auseinandersetzung mit der Selbstwahrnehmung der Frauen und den daraus resultierenden Befindlichkeiten. Trotz der möglichen Probleme im Zusammenhang mit Silikon-Brustimplantaten überwiegen die erwiesenen Vorteile des Stillens [56].
- Bekannte allergene Stoffe (z. B. bestimmte Medikamente, Kosmetika, Nahrungsmittel), die bei der Schwangeren, dem Kindsvater oder eigenen Kindern **Allergien** auslösen, sollten vermieden werden, um einen eventuellen Allergieschub oder eine mögliche intrauterine Sensibilisierung des ungeborenen Kindes zu vermeiden [50].

! Bei der Eigenanamnese geht es vor allem um die wechselseitige Beeinflussung von früheren oder aktuellen Erkrankungen der Schwangeren mit der derzeitigen Schwangerschaft/Geburt.

Die regelmäßige oder spontane **Einnahme von Medikamenten** ist unbedingt zu erfragen, da sie unterschiedlich starke toxische Wirkungen zeigen können. Das Ungeborene reagiert sensibler auf viele Medikamente, die für Erwachsene kaum unerwünschte Nebenwirkungen haben. Durch Medikamente und Chemikalien können Aborte ausgelöst werden (z. B. starke Abführmittel, Wehenmittel, Acetylsalicylsäure, bestimmte Entzündungshemmer) oder es kann zu Embryo- bzw. Fetopathien kommen (z. B. durch Marcumar, Zytostatika, Thyreostatika, Androgene, bestimmte Antibiotika) [18]. Dabei ist neben der Art und dem Ausmaß der Noxe der Zeitpunkt der Einwirkung entscheidend.

Eine norwegische Studie kam zu dem Ergebnis, dass etwa ein Drittel aller chronisch kranken Schwangeren ihre ärztlicherseits verordnete Medikation vernachlässigt (bei Rheuma 56 %, Epilepsie 40 %, Darmerkrankungen 36 %, Herzerkrankungen 33 %, Diabetes 17 %). Die Gründe dafür liegen in dem Wunsch der Frauen, die höchstmögliche Kontrolle über ihre Krankheit im Verlauf der Schwangerschaft zu haben, und in der Angst vor einer schädigenden Nebenwirkung auf das Kind [29]. Die Betreuenden sollten daher einen besonderen Fokus auf eine ausführliche Beratung und Aufklärung in Bezug auf die Medikation legen.

4.3 Geburtshilflich-gynäkologische Anamnese

Für die prognostische Beurteilung der bestehenden Schwangerschaft ist vor allem die geburtshilflich-gynäkologische Anamnese von Bedeutung.

- Dazu werden der Regelzyklus, die letzte Menstruation, Aborte/Abbrüche und Geburten mit Verlauf erfragt.
- Zu den Risiken, die den Schwangerschafts- oder Geburtsverlauf negativ beeinflussen können, zählen vorausgegangene Laparotomien, insbesondere **Operationen am Uterus** (z. B. Myome, Sectio, Konisation) [9] [36] und **sexuell übertragbare Erkrankungen** wie Lues, Gonorrhö und HIV.

Cave
Immer Laborscreening! Nach sexuell übertragbaren Krankheiten fragen genügt nicht!

Infektionen des Genitaltraktes und vorzeitiger Blasensprung sind ursächlich für 20–25 % aller Frühgeburten verantwortlich [14] [37].

Wenn der jetzigen Schwangerschaft eine **ungewollte Kinderlosigkeit vorausging**, die durch operative Eingriffe am Uterus oder an den Eileitern behoben wurde, ist die Gefahr einer Fehlgeburt oder Extrauterinschwangerschaft erhöht [36]. Nach hormonellen Sterilitätsbehandlungen treten gehäuft Mehrlingsschwangerschaften auf.

! Die Anzahl und der Verlauf früherer Schwangerschaften, Fehlgeburten, Geburten und Wochenbetten liefern vielfältige Informationen, die für den Verlauf der jetzigen Schwangerschaft und Geburt relevant werden können.

- **Abortneigung** (ursächlich evtl. Uterus bicornis, Zervixinsuffizienz, Myome, Infektionen u. a.) [36]
- (Drohende) **Frühgeburt** (hohes Wiederholungsrisiko, Kap. 10) [37].
- **Juckreiz** während einer früheren Schwangerschaft kann das Anzeichen eines idiopathischen Schwangerschaftsikterus oder eines schweren Schwangerschaftspruritus sein.
- Schwangerschaftsinduzierter **Hypertonus/Präeklampsie** (5–40 % Wiederholungsrisiko, Kap. 10) [30].
- **Wehenschwäche** (Wiederholungsrisiko für den Schwangerschaftsverlauf nicht relevant, aber vielleicht für die Entscheidung Hausgeburt versus Klinikgeburt)
- **Operative Eingriffe** (z. B. Vakuumextraktion, Forceps, Sectio, manuelle Plazentalösung)
- **Blutungen** (z. B. vorzeitige Lösung, Placenta praevia), auch in der Nachgeburtsperiode (Plazentaretention, Atonie, Rissverletzungen etc.)
- **Geburtsverletzungen** (Dammriss, Episiotomie – daraus resultierende Beschwerden z. B. beim Sex)
- **Seelische Erschütterungen** (posttraumatisches Stresssyndrom p. p., Wochenbettdepression etc.) [34]
- **Schwangerschaftsfolge**: Frauen, die ihr Kind im Abstand von unter einem Jahr bekommen, sind oft im Stress. Daraus können Probleme für die Schwangerschaft resultieren.
- Außerdem ist es wesentlich, ob die Kinder gesund sind und gestillt wurden. **Kranke Kinder** können z. B. ein Hinweis auf Erbkrankheiten und/oder eine große psychische Belastung sein.

4.3.1 Zustand nach Kürettage nach Abort/Abruptio/ Plazentaretention

Eine Kürettage am schwangeren Uterus kann unter Umständen Verletzungen an der Decidua basalis (Endometrium) verursachen [36]. Mögliche **Folgekomplikationen** sind:

- mangelhafter Aufbau der Decidua functionalis für nachfolgende Schwangerschaften (sekundäre Sterilität)
- Durchblutungsprobleme der richtig sitzenden Plazenta mit Mangelversorgung des Feten
- Abortneigung
- Placenta praevia
- Placenta accreta/increta mit der Gefahr einer verstärkten Nachblutung

4.3.2 Zustand nach Sectio

Die Sectio-Rate hat sich in den letzten Jahren vervielfacht. Das führt dazu, dass Hebammen zunehmend mit Schwangeren konfrontiert werden, die bereits einmal oder mehrfach durch Sectio entbunden wurden. Unbestritten hat die Schnittentbindung heute eine sehr niedrige Komplikations- und Müttersterberate erreicht. Dennoch ist die Sectiomortalität gegenüber der bei Spontangeburten um den Faktor 4 höher [14].

Der Zustand nach Sectio birgt einige **Risiken für die Folgeschwangerschaften**:

- Gefahr der **Uterusruptur** an der alten Naht; Narbendehiszenz in 0,06–2,2 % der Fälle [9] [14]
- Placenta praevia totalis/partialis. Dieses Risiko steigt exponentiell mit jeder weiteren Schnittentbindung [37]
- Placenta percreta [22]
- vorzeitige Plazentalösung [37]
- häufiger Extrauteringravidität [37]

4.4 Jetzige Schwangerschaft

Bei Fragen zum Verlauf der Schwangerschaft bis zum Zeitpunkt des Erstkontaktes mit der Hebamme ist der zeitnahe Blick in den **Mutterpass** der Schwangeren unbedingt vonnöten. Einerseits erübrigen sich einige Fragen und Untersuchungen, z. B. wenn schon Laborbefunde vorliegen, auch um das Budget der Krankenkassen nicht unnötig zu strapazieren. Andererseits tauchen nicht selten von den Schwangeren „vergessene" anamnestische Befunde auf, die für die weitere Betreuung bedeutsam sein können.

Aus dem Bericht der Schwangeren über den **bisherigen Verlauf** kann die Hebamme neben den körperlichen vor allem die mentalen Veränderungen verfolgen (z. B. Gedanken über Pränataldiagnostik), die nicht selten Auskünfte über die psychosoziale Situation der Frau und ihre Erwartungshaltungen gegenüber der Geburt, dem Kind und ihrer Familiensituation geben.

4.4.1 Alter der Mutter

Das **optimale Gebäralter** wird zwischen dem 25. und 29. Lebensjahr der Mutter angegeben [36] [38]. Diese Lebensphase ist mit dem geringsten körperlichen Risiko für Mutter und Kind belastet. Eine Aussage über die seelische Verarbeitung einer Schwangerschaft ist darin nicht enthalten.

Bei **stärkeren Abweichungen** vom idealen Gebäralter nach oben (> 35 Jahre) und unten (< 20 Jahre) nimmt die Gefährdung für die Kinder zu (z. B. Chromosomenanomalien, Dystrophie) [20] [32]. Eine Disposition zu Komplikationen, welche die Mutter in der Schwangerschaft durch Unreife oder Alterung der Reproduktionsorgane beeinträchtigen (z. B. HELLP-Syndrom), ist aber nicht definitiv nachgewiesen.

Das Alter einer Schwangeren ist eine fixe Größe, deren Einfluss auf den Schwangerschafts- und Geburtsverlauf nicht isoliert, sondern im Zusammenhang mit dem sozioökonomischen Status betrachtet werden muss.

Nach den Mutterschafts-Richtlinien gelten **Schwangere über 35 Jahre** als Risikoschwangere. Die Grundlage dafür bilden Untersuchungen, die sich auf das fetal outcome beziehen. Die meisten Arbeiten belegen jedoch, dass das Schwangerschafts- und Geburtsrisiko in der Gruppe der Frauen über 35 kaum erhöht ist. Die Wahrscheinlichkeit, dass das Kind eine Chromosomenstörung hat, ist jedoch höher [20] [32].

Auch das Alter von **Schwangeren über 40 Jahre** stellt nicht primär einen Risikofaktor dar. Der Parität kommt in diesem Zusammenhang die größere Bedeutung zu. Ältere Mehrgebärende unterscheiden sich nicht signifikant in Verlauf, Ausgang der Schwangerschaft und fetal outcome [25].

Erstgebärende über 40 Jahre hingegen zeigen trotz höherer Sectiofrequenz ein insgesamt schlechteres fetal outcome. Das ist bedingt durch eine höhere Rate an Mehrlingsschwangerschaften, Placenta praevia und internistischen oder chirurgischen Erkrankungen [48]. Hinzu kommt das erhöhte Sicherheitsbedürfnis dieser Frauen als psychische Belastung, die den geburtshilflichen Spielraum deutlich einschränken [20].

Wie häufig ist es aber **multifaktoriell bedingt**, wenn eine Schwangerschaft in eine Risikogruppe eingeordnet wird. So finden sich z. B. unter den älteren Frauen deutlich mehr adipöse Frauen mit Hypertonus, mit Zustand nach Sterilitätsbehandlung, so dass diese Frauen primär nicht durch das Alter, sondern durch die Begleitumstände in die Risikogruppen fallen [20].

Auch **Teenager** zählen nach den Mutterschafts-Richtlinien zu einer Risikogruppe. 2012 bekamen in Deutschland 3870 minderjährige Frauen ihr Baby [2]. Schwangerschaft und Geburt stellen nicht per se durch die Jugend der Mutter eine Gefährdung dar. Die meisten Frauen gebären problemlos, gehäufte Geburtskomplikationen sind nicht beschrieben. Probleme entstehen möglicherweise erst dadurch, dass junge Mädchen ihre Schwangerschaft häufig sehr lange verdrängen oder verheimlichen, wodurch sie erst spät in die Schwangerenvorsorge eingebettet und mit sozialen Hilfsangeboten versorgt werden können [52]. Sehr junge Frauen sind häufiger untergewichtig und haben teilweise eine verzerrte Selbstwahrnehmung.

Info

Weitere Infos gibt es z. B. unter www.schwanger-unter-20.de

Zehn Prozent aller **Schwangerschaftsabbrüche** in der Welt werden bei 15- bis 19-jährigen vorgenommen. Abruptiones sind bei Jugendlichen besonders gefährlich, da der Abbruch häufig erst vorgenommen wird, wenn die Schwangerschaft bereits weit fortgeschritten ist. Oft müssen sie dann auch zu gefährlichen Methoden oder illegalen Abtreibungen greifen [53].

Die **Gründe für die frühe Mutterschaft** sind vielschichtig. Perspektivlosigkeit, mangelndes Selbstwertgefühl, das fehlende Wissen um Verhütung und die Konsequenzen durch die Mutterschaft scheinen Hauptrisiken für Teenagerschwangerschaften zu sein. Es ist auffällig, dass viele Teenager-Mütter selbst unter schwierigen sozialen Bedingungen groß geworden sind.

Sehr junge Mütter brauchen **besonders viel Zuwendung**. Sie sind einem besonderen psychosozialen Druck ausgesetzt, weil sie gar keine elterliche Fürsorge im Sinne des Gesetzes für das eigene Kind haben. Für die Kinder minderjähriger Eltern muss ein **Vormund** bestimmt werden. Das können erwachsene Angehörige oder ein Vertreter des Jugendamtes sein. Auf der einen Seite verhindert dies das tatsächliche Verantwortungsgefühl. Auf der anderen Seite baut sich bei Schwierigkeiten schnell eine Angst vor Eingriffen von außen auf, die dazu führt, dass diese Frauen bestehende Hilfsangebote zu wenig oder gar nicht nutzen. An dieser Stelle muss dann auch die sekundäre Präventionsarbeit der Hebamme ansetzen.

4.4.2 Parität

! Die geringste Gefährdung für Mutter und Kind besteht in der zweiten Schwangerschaft.

Eine vorausgegangene normale Geburt eines reifen Kindes schließt Beckenanomalien ernsteren Ausmaßes aus. Die Häufigkeit von Spontangeburten nimmt deutlich mit der Geburtenfolge zu [45]. Erstgebärende können in 63,9 %, Zweitgebärende in 79,9 % und Mehrgebärende in 84 % mit einer Spontangeburt rechnen.

Mit zunehmender Parität steigt das Risiko von
- Wehenschwäche
- atonischen Nachblutungen
- Placenta praevia
- regelwidrigen Lagen des Kindes
- SIH (schwangerschaftsinduzierter Hypertonus)
- Pyelonephritis gravidarum

Die niedrigste perinatale Mortalität ist nach Geburtenabständen von 2–3 Jahren zu erwarten. Zeitintervalle > 7 Jahre oder < 2 Jahre stellen eine Belastung für die körperlichen Veränderungen bei der schwangeren Frau dar.

4.5 Psychosoziale Situation

Die Anpassung an eine Schwangerschaft erfordert eine **körperliche und seelische Entwicklungsarbeit**, die individuell sehr verschieden erfahren wird. Dazu gehören z. B. das Erleben der Schwangerschaft, körperliche Veränderungen, Befindlichkeiten, Familie und Partnerschaft, Sexualität, soziales Umfeld, Rollenerwartungen, Körperpflege, Belastung und Entlastung, Lebensführung, Beruf, Finanzen, Ernährung, Religiosität und Ängste (Kap. 11).

Entscheidend für die seelische Verarbeitung psychischer Stressoren ist auch die **Einstellung zum Kind**. Ein Wunschkind wird erwartungsgemäß weniger subjektive Beschwerden hervorrufen als eine abgelehnte Schwangerschaft. Ambivalente Gefühle gegenüber der Schwangerschaft und dem Kind sind nicht verwerflich, sondern normal. Allerdings gibt es Hinweise, dass mit ihnen auch das Risiko für Spontanaborte steigen kann [19].

Unter den Faktoren, die den Reifeprozess einer Schwangerschaft störend beeinflussen können, unterscheidet man zwischen **subjektiven, persönlichkeitsbedingten Faktoren** (z. B. Ängstlichkeit, Selbstunsicherheit, Erwartung von Problemen) und **objektiven Faktoren** (z. B. gestörte Partnerschaft, ungünstige Wohnverhältnisse, dogmatische Religiosität [41].

Die Erwartung der Schwangeren hinsichtlich der Veränderungen oder Erkrankungen spielen eine sehr große Rolle. Frauen mit komplizierten Schwangerschaften schätzen ihre Gefährdung ungleich höher ein als die anderen Frauen. Der wirkliche Risikostatus, ihre Ängste und der Stress können nachfolgend tatsächlich zu einem niedrigeren Geburtsgewicht und zu vermehrten Frühgeburten führen. Daher sollten die **Befürchtungen der Frau** elementarer Bestandteil des Beratungsgespräches sein [19].

! Das Erleben der Schwangerschaft ist ein individuelles Geschehen. Schon intrauterin besteht eine psychosomatische Wechselwirkung zwischen Mutter und Fetus. Schwangerschaften, die durch sozialen oder psychischen Stress und Ängste belastet sind, stellen ein deutliches somatisches Risiko für Mutter und Kind dar.

4.5.1 Sozialstatus/Berufstätigkeit

Der Einfluss der **sozialen Schicht** auf den Schwangerschafts- und Geburtsverlauf ist trotz der allgemein verbesserten Lebensbedingungen bis heute nicht aufgehoben.

Die perinatale Mortalität steigt mit der Abnahme des Sozialstatus fast auf das Doppelte an, die Neugeborenentodesfälle sogar auf das Dreifache [37].

Ursache der erhöhten Sterblichkeit sind die deutlich höhere Frühgeburtenrate und der größere Anteil an hypotrophen Neugeborenen. Diese mit dem Sozialstatus gekoppelten Unterschiede sind in allen Nationalitätsgruppen unabhängig vom Familienstand nachweisbar (Kap. 11) [7].

Statt des **Familienstandes** bietet sich die Frage nach der **partnerschaftlichen Situation** an, so dass z. B. auch Frauen mit einer homosexuellen Partnerschaft eingeschlossen sind. Der Familienstand spiegelt nicht in jedem Fall die Lebensumstände wider. Zum Verständnis der Einflüsse auf die Schwangerschaft ist vor allem die reell existierende Lebenssituation der Frauen von Bedeutung und nicht ihr juristischer Status, der aber auch durchaus ein psychosomatischer Problemfaktor sein kann (z. B. schwangere, unverheiratete Muslimin). Obwohl der Einfluss des Ehestatus in den letzten 30 Jahren zunehmend geringer wurde, haben alleinstehende Mütter und ihre nichtehelich geborenen Kinder auch heute noch eine vergleichsweise schlechtere Geburtsprognose. Die Ursache für die höhere mütterliche und kindliche Mortalität ist die höhere Frühgeburtenrate [5] [8].

Die gewohnte **berufliche Tätigkeit** kann während der Schwangerschaft weiter ausgeführt werden, außer wenn sie durch das Mutterschutzgesetz untersagt ist. Allerdings ist die Frühgeburtenrate bei Berufstätigen signifikant erhöht, besonders bei Frauen mit schwerer körperlicher Arbeit im Stehen und bei besonderer seelischer Anspannung (Kap. 11) [14] [21]. Die Bedeutung der **Mehrfachbelastung** durch Beruf, Haushalt und Familie ist nicht eindeutig belegt.

Die Erhebung des sozioökonomischen Status im Rahmen der Anamnese ist vor allem für die Beratung über die entsprechenden sozialen Hilfsangebote relevant.

4.5.2 Verdrängte Schwangerschaft

Gar nicht so selten kommen Frauen in die Vorsorge, die den Beginn ihrer Schwangerschaft nicht wahrgenommen haben. Etwa jede 400. Schwangere kontaktiert erst nach der 20. SSW einen Gynäkologen oder eine Hebamme. Bei jeder 2500. Geburt werden die Frauen von der Tatsache der Schwangerschaft überrascht. Dabei muss zwischen Verheimlichung, Nichtwahrnehmung und iatrogener Mitbeteiligung durch behandelnde Ärzte, Heilpraktiker usw. unterschieden werden.

Früher vermutete prädisponierende **Risikofaktoren** wie soziale Isolierung, niedrige Intelligenz, fehlende Partnerschaft, geringer sozialer Status, junges Alter, voreheliche Konzeption und Unwissenheit über Fortpflanzung sind nach ausführlichen Studien nicht länger haltbar [52].

Es gibt keinen fest umrissenen Typus der „Schwangerschaftsverdrängerin“. Zu 40 % beschreiben diese Frauen weiterhin menstruationsähnliche Blutungen, fehlende Gewichtszunahme und keine Veränderungen der äußeren Körperform. Der verdrängten Schwangerschaft liegt zumeist eine **spezifische Psychodynamik** zugrunde, die unter Umständen betreuungsbedürftig ist („Ich hatte viele gute Gründe, nicht schwanger zu sein!“). Die Frauen sind praktisch immer schwer verunsichert und machen sich größte Vorwürfe hinsichtlich ihres bisherigen Lebenswandels (Rauchen, Ernährung, Medikamentenkonsum) und dass sie nicht alles für ihr Kind getan haben (fehlende Vorbereitungen, keine Liebe zum Kind gefühlt zu haben).

Das neonatale Outcome ist bei Kindern nach einer **spät begonnenen oder fehlenden Schwangerenvorsorge** deutlich schlechter als bei betreuten Vergleichsgruppen. Die **Risiken** sind:
- hohe neonatale Mortalität (7–11 %)
- hohe Frühgeburtenrate (10–26 %)
- dystrophe Neugeborene

Wichtig für die Betreuung solcher Schwangeren ist eine verständnisvolle und **vorwurfsfreie Annahme der Situation** durch die Hebamme und die anderen BetreuerInnen. Die Vermittlung von psychotherapeutischer Begleitung oder sozialpädagogischer Begleitung (z. B. Familienhilfe, Familienberatung, Familienhebammen) kann im Einzelfall sinnvoll sein [19].

4.6 Ernährungsgewohnheiten

Der Ernährungszustand der werdenden Mutter hat nicht nur Auswirkungen auf ihre eigene Gesundheit, sondern auch auf die des Kindes. Er wird durch die aktuelle und die prägravide Versorgung mit Makro- und Mikronährstoffen beeinflusst [49]. Ein normales Ausgangsgewicht für Schwangere liegt bei einem BMI zwischen 20 und 25 kg/m².

Mehr als 8 % aller Schwangeren sind **adipös**, Tendenz steigend [2]. Sie bedürfen einer erhöhten Aufmerksamkeit, u. a. in Bezug auf Gestationsdiabetes, Präeklampsie und Geburtsplanung (Kap. 10).

Das **Ernährungsverhalten** und der -zustand sind durch externe Faktoren bedingt:

- Alter der Mutter
- Parität der Mutter
- soziale Situation
- körperliche Aktivität
- Raucherstatus
- Konsum von Genussmitteln und Drogen
- Vor- und Begleiterkrankungen

Kulturelle Unterschiede und Essgewohnheiten spielen eine nicht zu unterschätzende Rolle. Deshalb ist bei der Anamneseerhebung auch auf Besonderheiten wie vegane, vegetarische oder makrobiotische Ernährung zu achten. Einseitige Ernährung, z. B. ohne tierisches Eiweiß, birgt die Gefahr einer Eisenmangelanämie (Kap. 11) [6].

4.7 Besonderheiten bei Migrantinnen und in der Entwicklungshilfe

In Deutschland leben derzeit etwa 16,3 **Millionen Menschen mit Migrationshintergrund (20,2 %)**, der Anteil an AusländerInnen liegt bei 8,2 %, Frauen und Männer etwa zu gleichen Teilen. Der Anteil an Geburten von ausländischen Müttern liegt bei 16,5 % [44]. Geburten von Müttern mit Migrationshintergrund werden nicht gesondert erfasst.

Familien mit Migrationshintergrund leben überdurchschnittlich oft in Ballungsgebieten. Ihr Anteil in Großstädten ab 500 000 Einwohnern liegt bei 43 %. In kleinen Gemeinden mit weniger als 5000 Einwohnern hat nur jede 8. Familie (12 %) einen Migrationshintergrund.

Die größte Gruppe der MigrantInnen kommen mit 22 % aus der Türkei. 39 % sind aus den verschiedenen EU-Mitgliedsstaaten (Polen und Italien je 7,3 %); aus Asien kommen 12 %, aus den weiteren europäischen Staaten 8 %.

Der Anteil an MigrantInnen aus **afrikanischen Staaten** liegt offiziell bei 4,0 %. Zusätzlich lebt eine nicht zu unterschätzende Zahl an Frauen mit ungesichertem Aufenthaltsstatus in Deutschland. Dieses Leben in der Illegalität ist geprägt von unsicheren, meist schlechten Arbeits- und Lebensbedingungen und der Angst, entdeckt zu werden.

> **! Sowohl die Säuglingssterblichkeit als auch die perinatale Mortalität ist bei Migrantinnen, unabhängig vom Alter der Mutter und von ihrer Parität, erhöht [16].**

Ausschlaggebend dafür dürften die **höhere Frühgeburtenrate** und der **niedrigere soziale Status** sein. Es herrschen besonders unter Migrantinnen ohne gesicherten Aufenthalt sprachliche Verständigungsschwierigkeiten und demzufolge Unkenntnis über spezifische Angebote.

Werdenden Müttern mit Aufenthaltsgenehmigung werden ärztliche Hilfe und Betreuung, Hebammenhilfe, Arznei-, Verband- und Heilmittel gemäß dem Asylbewerberleistungsgesetz gewährt [3]. Besonders schwierig ist die Situation für **schwangere Frauen in der Illegalität**. Sie haben weder einen Anspruch auf Mutterschutz noch Zugang zu regelmäßigen Vorsorgeuntersuchungen und Kliniken für die Geburt. Selbst wenn sie adäquat behandelt werden, bleiben das Problem der Kostenübernahme und die drohende Gefahr der Abschiebung [16].

Außerhalb Deutschlands führt die mangelnde Versorgung von Schwangeren durch kompetente Helferinnen, Hebammen oder ÄrztInnen in vielen Ländern der Welt zu einer hohen mütterlichen und kindlichen Morbidität und Mortalität. Nur bei der Hälfte der Geburten in Entwicklungsländern sind ausgebildete Geburtshelferinnen anwesend. In einigen Ländern Asiens und Afrikas gibt es nur eine Hebamme für 300 000 Menschen, das bedeutet durchschnittlich eine Hebamme für 15 000 Geburten. Nur 65 % der Frauen in Entwicklungsländern erhalten eine Geburtsvorsorge, weniger als 30 % eine Geburtsnachsorge [32].

Weltweit sterben jeden Tag 820 Frauen durch Komplikationen während der Schwangerschaft oder bei der Geburt ihres Kindes, das sind jährlich rund 300 000 Frauen [16]. 99 % dieser Sterbefälle treten in den **Entwicklungsländern** auf. Damit gehören Schwangerschaft und Geburt in den Entwicklungsländern weiterhin zu den Haupttodesursachen bei Frauen im gebärfähigen Alter. Zusätzlich leiden über 50 Millionen Frauen unter chronischen Beschwerden nach der Schwangerschaft oder Geburt [37].

Hebammen, die in Schwellenländern oder mit Migrantinnen arbeiten, müssen zusätzlich zu dem medizinischen Wissen ein hohes Maß an interkulturellem Verständnis erwerben.

- Dazu gehört auch das Wissen um Unterschiede bei endemischen und epidemischen Krankheiten, z. B. die häufigere Belastung mit **Infektionskrankheiten** wie Tuberkulose, Hepatitis, Malaria und HIV.
- **Hepatitis:** In Südostasien und im tropischen Afrika sind bis zu 20 % der Bevölkerung Träger der Hepatitis-B-Viren (Industrieländer 0,1 %).
- **Tuberkulose** steht mit **AIDS** und **Malaria** an der Spitze der tödlichen Infektionskrankheiten. Besonders dramatisch ist die Entwicklung in Osteuropa, wo sich die Todes- und Ansteckungsrate seit 1995 verdoppelt hat.
- An der Tropenkrankheit Malaria erkranken jährlich 300 bis 500 Millionen Menschen; 1,5 bis 2,7 Millionen Menschen sterben.
- Wie auch in Deutschland findet sich ein signifikanter Zusammenhang zwischen einem **niedrigen sozioökonomischen Status und Frühgeburten.** Die Frühgeburtenrate in Schwellenländern liegt bei 11–18 %. Die höchste Rate ist bei Teenagern zu verzeichnen [47] [53].
- In vielen Kulturen werden junge Mädchen schon sehr früh verheiratet, häufig ohne einen Schulabschluss oder eine Berufsausbildung abzuwarten. Zu ihren ehelichen Pflichten gehört von Anfang an das Austragen von Schwangerschaften, damit erklärt sich die hohe Rate an **Teenagerschwangerschaften**.
- **Vergewaltigung und sexueller Missbrauch:** In vielen Ländern Lateinamerikas, Asiens und Afrikas arbeiten Tausende von Mädchen schon in jungen Jahren mehrere Stunden täglich in fremden Haushalten. Dienstmädchen sind oftmals auch sexuellen Übergriffen ihrer „Herren" ausgesetzt. Werden sie dann schwanger, setzen ihre Arbeitgeber sie meist vor die Tür. Außerdem werden Tausende von Mädchen jedes Jahr gegen ihren Willen aus ihren Dörfern in Bordelle gebracht. Wenn diese Mädchen schwanger werden, leiden sie überdurchschnittlich häufig an vorgeburtlichen Krankheiten und Beschwerden. Die Müttersterblichkeit ist in dieser Bevölkerungsgruppe besonders hoch [47].
- Traumatisierung von **Frauen in Kriegsgebieten:** Sexualisierte Gewalt ist ein häufiger Bestandteil von Folter und Kriegshandlungen. Neben den tiefen Spuren in der Persönlichkeit der Betroffenen entstehen überdurchschnittlich häufig Schwangerschaften aus Vergewaltigungen. Der adäquate Umgang mit Frauen und deren Scham, die mit den Gewalterlebnissen gekoppelt ist, erfordert eine besondere Sensibilität [51] [60].
- **Hunger führt zu Frühgeburten.** Ein schlechter Gesundheits- und Ernährungszustand der Mütter führt häufig zu Fehl- oder Frühgeburten bzw. zu einem niedrigen Geburtsgewicht der Kinder. Jedes Jahr werden 15 Millionen Babys mit Untergewicht geboren und durch kurze Stillzeiten sind diese Kinder besonders anfällig für Krankheiten und Infektionen [54] [60].
- **Sehr frühe bzw. sehr späte und zu rasch aufeinanderfolgende Geburten** erhöhen erheblich die Gesundheitsgefährdung für Mütter und Kinder. Häufige Schwangerschaften zehren nicht nur an den Kräften einer Frau, auch der Gesundheitszustand ihrer anderen Kinder verschlechtert sich erfahrungsgemäß mit wachsender Kinderzahl. Wenn eine Mutter bei der Geburt stirbt, ist das Sterblichkeitsrisiko für ihre überlebenden Kinder 10-mal höher als bei Kindern, die mit ihrer Mutter aufwachsen [53].
- Die ungleiche Behandlung von Mädchen und Jungen hat zur Folge, dass viele **Mädchen** in Entwicklungsländern mangelernährt und in **einer schlechten gesundheitlichen Verfassung** sind. Eine Schwangerschaft belastet ihren ohnehin geschwächten Körper, zumal meist mehrere Schwangerschaften in kurzen Abständen aufeinanderfolgen.
- In den Entwicklungsländern leiden über 50 % der Schwangeren an **Eisenmangel**. Die darauf folgende **Anämie** ist für Schwangere und Neu-

geborene oft lebensbedrohlich. Sie erhöht die Müttersterblichkeit bei der Geburt und hemmt Wachstum und Entwicklung der Kinder. Eisenmangel ist ein Hauptgrund dafür, dass nach Schätzungen von UNICEF jährlich über 24 Millionen Babys mit einem Geburtsgewicht unter 2500 g geboren werden, 95 % davon in Entwicklungsländern [47].

- Rituale sind in allen Bereichen jeder Gesellschaft – und nicht nur in der Religion – zu finden. Rituale sind stereotype und häufig wiederholte Verhaltensweisen, die für alle Betroffenen eine bestimmte Bedeutung haben. **Machtvolle Rituale** finden sich vor allem bei den in vielen Kulturen als problematisch eingeschätzten Statusübergängen im Verlauf eines menschlichen Lebens, z. B. bei Schwangerschaft und Geburt und Beschneidung. Die meist als Feiern inszenierten Rituale kanalisieren die Gefühle, indem sie die Ängste mindern und Sicherheit geben. Körperliche Missempfindungen während der Schwangerschaft, aber auch moralische Konflikte können durch Zwänge und Rituale religiös überlagert sein. Nicht alle Praktiken sind für unsere westlichen Vorstellungen akzeptabel, aber es ist dringend notwendig, sie zu respektieren, solange sie nicht gegen die Menschenrechte verstoßen.

Eine Hebamme sollte allen Schwangeren, Gebärenden, Wöchnerinnen und Neugeborenen, für die ihr Beistand gefordert wird, ohne Unterschied des Standes, des Vermögens und der Herkunft Hilfe leisten. Die Kenntnis der jeweiligen Kultur einer Migrantin kann sich vorteilhaft auf den Verlauf der Schwangerschaft und Geburt auswirken.

4.7.1 Genitale Beschneidung von Frauen

Weltweit sind etwa 130 Millionen Frauen beschnitten und jährlich kommen 2 Millionen hinzu. FGM (female genital mutilation) wird in 28 afrikanischen Ländern, auf der arabischen Halbinsel und in Teilen Asiens praktiziert. Ausführende sind zumeist Hebammen, Geburtshelferinnen und Heilerinnen [58].

Mit der zunehmenden Migration afrikanischer Frauen breitet sich die Beschneidung auch nach Europa aus. Die Beschneidung der weiblichen Genitalien ist eine körperliche, seelische und sexuelle Verletzung, die ihre Opfer für den Rest des Lebens belastet. Zusätzlich ist sie mit dem Tabu des Schweigens belegt.

Die Personalunion von „Beschneiderin“ und Hebamme in der Heimat überschattet **unsere Arbeit als Hebammen** hier in Deutschland. Zusätzlich führt das Unwissen des hiesigen medizinischen Personals nicht unbedingt zu einem vertrauensvollen und sensiblen Umgang mit den Frauen, wodurch den bestehenden Verletzungen ungewollt weitere hinzugefügt werden.

Der Grad der Zirkumzision beeinflusst das Ausmaß der zu erwartenden **geburtshilflichen Komplikationen**:

- Rissverletzungen
- verstärkte Blutungen
- Wunddehiszenzen (klaffende Wunden)
- protrahierte Geburtsverläufe
- extreme Belastung des Beckenbodens
- Belastung des Kindes unter der Geburt
- vesikovaginale und rektovaginale Fistelbildung

! Für die betreuende Hebamme sind eine ausführliche Information über den soziokulturellen Hintergrund, die Beachtung der sprachlichen Termini (weibliche Beschneidung, nicht Verstümmelung) und äußerste Vorsicht bei vaginalen Untersuchungen unerlässlich.

4.8 Mütterliche Erkrankungen und ihre Bedeutung für die Schwangerenvorsorge

4.8.1 Erbkrankheiten

! Eine kausale Behandlung und damit Heilung genetischer Krankheiten ist bisher nicht, eine symptomatische Therapie nur bei einigen Störungen möglich.

In diesem Fall können die Familien daran interessiert sein, die Höhe des Risikos für das Auftreten weiterer Krankheitsfälle zu erfahren, um sich so gut wie möglich auf die Behinderung des betroffenen Familienmitgliedes einzustellen.

Für einige Erbleiden lässt sich das **Wiederholungsrisiko** genau berechnen (monogene Erbleiden, chromosomale Störungen), für andere (polygene Erbleiden) sind derartige Angaben nicht möglich. Das Risiko muss aus Erfahrungswerten ermittelt werden, die aus statistischen Untersuchungen in ganzen Bevölkerungsgruppen gewonnen wurden. Die Häufigkeit polygen oder multifaktoriell bedingter Leiden (> 15 % der Lebendgeborenen) ist deutlich höher als bei monogenen Erbleiden [31].

Neumutationen können auch in Abhängigkeit vom Geschlecht der Eltern auftreten. Während bei Vätern über 40 Jahren das Risiko für eine Achondroplasie (Zwergwuchs) in der Folgegeneration um das Fünffache ansteigt, findet sich bei Müttern über 35 Jahre ein exponentieller Anstieg im Risiko für ein Down-Syndrom (Trisomie 21) bei ihren Kindern [31].

Schwangeren mit einem anamnestischen Risiko sollte eine genetische Familienberatung und evtl. eine pränatale Diagnostik (Kap. 9) empfohlen werden. Voraussetzung dafür sind die freiwillige Inanspruchnahme und eine konkrete Belastungssituation (erhöhtes Alter der Eltern, bekannte Erbkrankheiten in der Familie, Verwandtenehe).

4.8.2 Kinderkrankheiten

! Alle Infektionen während der Schwangerschaft können, unabhängig vom Erreger, entweder zur Erkrankung der Mutter, zur Erkrankung des Feten oder zur Erkrankung beider führen.

Infektionskrankheiten nehmen wegen der veränderten Immunreaktionslage und der verminderten Abwehrkräfte der Schwangeren oft einen schwereren Verlauf und gefährden in einigen Fällen das Leben des Feten.

Röteln

Bei einer im ersten Trimenon sicher festgestellten Rötelninfektion der Mutter muss mit einer **Infektion des Feten** gerechnet werden. In 25–30 % der Fälle treten Embryopathien auf, die als Röteln-(Gregg-)Syndrom bezeichnet werden. Dazu gehören:

- Herzfehler
- Schwerhörigkeit bis Innenohrtaubheit
- schwere Augenfehler
- psychische Störungen

! Wegen der hohen kindlichen Fehlbildungsrate wird immer eine serologische Kontrolle des Immunstatus der Schwangeren empfohlen.

Das **Fehlbildungsrisiko** von Lebendimpfungen in der Frühschwangerschaft oder in den drei Monaten vor einer Schwangerschaft ist vernachlässigbar gering [35] [37].

Für alle anderen Virusinfektionen wie **Masern**, **Windpocken**, **Mumps**, **Hepatitis**, **Grippe**, **Herpes**, **Poliomyelitis**, **Pocken** etc. ist kein erhöhtes Fehlbildungsrisiko bekannt [35].

Ringelröteln

Diese seltene, vom Parvovirus B19 verursachte Kinderkrankheit gilt als wenig ansteckend und verläuft in der Regel harmlos. 40–60 % aller Erwachsenen sind Virusträger und damit nicht mehr gefährdet. Eine Infektion in der Schwangerschaft führt in einem Drittel der Fälle zu einer Ansteckung des Feten. Als Folge der Infektion werden bei 10 % der Kinder eine fetale Anämie, Aszites, ein Hydrops, Herzprobleme bis hin zum Kindstod beschrieben [35].

Windpocken

Eine Infektion mit dem Varizellen-Zoster-Virus tritt in der Schwangerschaft selten auf, weil bis zur Pubertät 90–95 % der Bevölkerung eine Infektion durchgemacht haben. Bei einer **Erstinfektion in der Frühschwangerschaft** kann es zu einem Abort oder vereinzelt zu einem „kongenitalen Varizellensyndrom" mit Hautdefekten, Extremitätenhypoplasien, Augen- und Hirnschäden und psychosomatischen Retardierungen kommen.

Zwischen der 24. und 38. SSW sind keine kindlichen Schäden zu erwarten. Eine peripartale Infektion der Mutter hat in 25–30 % eine Infektion des Kindes zur Folge, die für das Neugeborene lebensbedrohlich ist. Bis zu einem Drittel der Kinder stirbt innerhalb weniger Tage an den Folgen der Infektion [24] [50].

Mumps

Wegen der hohen Rate an Mumpsinfektionen in der frühen Kindheit sind 96 % aller schwangeren Frauen immun. Im seltenen Fall einer Infektion in der Schwangerschaft kann es zu einem Spontanabort oder intrauterinen Fruchttod kommen [36] [50].

Masern

Bei 98 % aller Frauen im gebärfähigen Alter besteht eine Immunität infolge einer Infektion oder Impfung. Damit ist eine Infektion in der Schwangerschaft ein ausgesprochen seltenes Ereignis. Im Fall der Infektion wird ein häufigeres Auftreten des intrauterinen Fruchttods beschrieben [36] [50].

Scharlach

Scharlach gehört zu den bakteriellen Kinderkrankheiten, die keine lebenslange Immunität hinterlassen und somit auch Schwangere betreffen können. Spezifische Störungen oder Komplikationen bei einer Infektion während der Schwangerschaft und Auswirkungen auf das Neugeborene sind nicht beschrieben [36] [50].

Keuchhusten (Pertussis)

Pertussis ist eine bakterielle Infektionskrankheit, die mit z. T. lang anhaltenden, erschöpfenden Hustenanfällen einhergeht. Sie hinterlässt eine Immunität, die mit den Jahrzehnten abnimmt, so dass es zu einer Neuinfektion im Erwachsenenalter kommen kann. Für die Schwangerschaft ist Keuchhusten unbedenklich, Beeinträchtigungen des Feten sind nicht zu erwarten.

Gefährlich ist jedoch eine Infektion um den Entbindungstermin wegen der Ansteckungsgefahr des Kindes. Pertussis verläuft bei **Neugeborenen** sehr schwer und kann bei 1–2 % der erkrankten Kinder zum Tod führen [36] [50].

! Durchgemachte Infektionskrankheiten der Mutter, die eine lebenslange Immunität hervorrufen, mindern die Gefahr von Fehl-, Früh- und Totgeburten und entfallen als potenzielle Schwangerschaftskomplikation.

4.8.3 Andere Infektionskrankheiten

Toxoplasmose

Eine Toxoplasmose ist nur dann bedeutsam, wenn die Infektion während der Schwangerschaft erfolgt und zur Ansteckung des Feten führt. Im ersten und zweiten Trimenon führt eine Infektion zumeist zum Absterben des Kindes. Im letzten Trimenon werden bis zu 80 % schwere Gehirn- und Augenschädigungen beobachtet.

Ist die Infektionszeit lang genug vor der Geburt des Kindes, bildet die Mutter Antikörper aus, die ebenfalls auf den Feten übergehen und in ihm eine Infektion verhindern können [36] [50].

Zytomegalie

Das Zytomegalie-Virus (CMV) gehört in die Gruppe der Herpes-Viren. Nach einer Erstinfektion bleiben die Viren lebenslang im Körper und können bei einer reduzierten Körperabwehr ein Rezidiv hervorrufen [26].

In Deutschland erkranken 400 Schwangere jährlich an einer CMV-Infektion. Eine **Erstinfektion in der Schwangerschaft** führt in 40 % der Fälle zur Infektion, aber nicht zwingend zur Erkrankung des Feten. Eine Rezidivinfektion wird nur in 2 % der Fälle auf den Feten übertragen.

Ist eine Erstinfektion **vor** der Schwangerschaft erfolgt (IgA positiv, IgM nicht nachweisbar), ist eine Reaktivierung in der Schwangerschaft selten.

! Wird eine CMV-Erstinfektion bei der Schwangeren diagnostiziert, wird die Frau vorsorglich mit einer Immunglobulingabe behandelt.

Zytomegalieinfektionen können mit einer Vielzahl von **Symptomen am Neugeborenen** einhergehen:

- Hypotrophie
- Hepatosplenomegalie
- Ikterus
- Lungenentzündung
- neurologische Störungen
- Anämie
- Thrombozytopenie
- Mikrozephalie
- geistige Retardierung
- Schädigung an Auge und Gehör

Mehr als 90 % der erkrankten Neugeborenen entwickeln anhaltende **Folgeschäden**. Die Sterblichkeit liegt bei 10 %. 18,5 % der trotz CMV-Infektion in der Schwangerschaft gesund geborenen Kinder entwickeln im Verlauf der ersten drei Lebensjahre Spätschäden, vor allem Schwerhörigkeit, des weiteren Krampfanfälle, Sprachstörungen und Lähmungserscheinungen.

Herpes simplex

Eine Infektion mit **Lippen- bzw. Gesichtsherpes** (HSV 1) führt in der Schwangerschaft nicht zu einer Virusausbreitung im Körper und stellt somit keine Gefahr für den Feten dar. Eine Ansteckung kann aber für ein Neugeborenes lebensbedrohlich werden [36] [50].

Die Abort- und Frühgeburtenrate ist bei einem **aktiven Genitalherpes** (HSV 2) signifikant erhöht. Bei der vaginalen Geburt besteht die Gefahr der Ansteckung des Kindes. Die Ansteckungsrate liegt bei 50 % bei einer Erstinfektion, bei Rezidiven bei 5–10 %. Die Infektion verursacht beim Neugeborenen neben den typischen Bläschen Schäden an Augen, Lunge, Leber, ZNS und anderen Organen bis hin zu einer generalisierten Sepsis.

! Für 60 % der infizierten Neugeborenen endet diese Infektion tödlich, so dass der Geburtsmodus der Wahl bei einem aktiven Genitalherpes die primäre Sectio sein muss [36].

Tuberkulose

Die Tuberkulose (Schwindsucht) ist eine weltweit verbreitete bakterielle Infektionskrankheit mit chronischem Verlauf. Sie wird durch Mangelernährung, schlechte soziale und hygienische Verhältnisse und ein geschwächtes Immunsystem begünstigt. In Deutschland gibt es immer weniger Neuerkrankungen (jährlich 0,3 ‰). In einigen sogenannten Schwellenländern (Asien, Ozeanien und Afrika) schwankt die jährliche Neuerkrankungsrate um 2 ‰. Daher ist vor allem bei **Migrantinnen** aus diesen Ländern bzw. bei Auslandeinsätzen in diesen Gebieten an eine Tuberkulose zu denken.

Die Schwangerschaft wird durch das Auftreten der Tuberkulose nicht negativ beeinflusst, wenn die Mutter ausreichend mit Tuberkulostatika behandelt wird. Liegt eine **aktive Tuberkulose** vor, darf das Kind nicht gestillt werden, es muss ein Mundschutz getragen werden und unter Umständen ist neben der Antibiotikagabe die Trennung von Mutter und Kind sinnvoll. Eine Indikation zum Abbruch der Schwangerschaft liegt nur bei einer schweren Einschränkung der mütterlichen Lungenfunktion vor [36].

Malaria

Malaria (Sumpffieber) ist eine der am weitesten verbreiteten Infektionskrankheiten in warmen, vor allem tropischen Ländern. Sie geht mit charakteristischen Fieberanfällen einher. Jährlich erkranken 100 Millionen Menschen, 3000 Menschen sterben täglich an Malaria. Durch die verstärkte Migration wird diese Krankheit zunehmend nach Europa importiert (1000 Fälle jährlich in Deutschland) [13].

Malaria hat in der Schwangerschaft ein **hohes Gefährdungspotenzial** für Mutter und Kind! Die Plazenta ist ein bevorzugter Ort für die von Plasmodien befallenen Erythrozyten. Für die therapeutischen Entscheidungen muss zwischen einer akuten und der chronischen Situation unterschieden werden [13] [36].

Malariabedingte Komplikationen während der Schwangerschaft sind:

- Abort
- Totgeburt
- hohe postnatale Mortalität
- intrauterine Wachstumsretardierung
- konnatale Malaria
- zerebrale Malaria
- massive Hämolyse
- akutes Nierenversagen

Hepatitis B

Die virusbedingte Hepatitis B ist bei Weitem die häufigste Ursache eines Ikterus in der Schwangerschaft. 50 % der Hepatitisfälle verlaufen ohne Ikterus und werden durch das serologische Screening bestätigt. Jährlich werden in Deutschland 850 infizierte Kinder geboren, wobei der Anteil deutscher Kinder mit Hepatitis B < 20 % beträgt. Das Verhältnis von schwangeren Migrantinnen zu deutschen

Schwangeren mit Hepatitis B liegt bei 14 : 1 (0,8 % aller Schwangeren).

Die **mütterliche Prognose** ist relativ günstig, wenn sich die Schwangere in einem guten Ernährungszustand befindet. Das Neugeborene muss bei einer HBs-Ag-positiven Mutter oder anderen erkrankten, engen Angehörigen kurz nach der Geburt geimpft werden. Es braucht nicht isoliert und kann voll gestillt werden.

Gefahren für die Schwangerschaft:

- Fehlbildungen
- Abort
- Meningitis, Enzephalitis
- Frühgeburt
- dystrophes Neugeborenes
- konnatale Hepatitis

Cave

Wegen der enorm großen Ansteckungsgefahr sind beim Umgang mit Körperflüssigkeiten Hepatitis-B-infizierter Frauen besondere hygienische Richtlinien bindend.

HIV und AIDS

Die durch neuro- und lymphotrope Viren (HIV 1 und HIV 2) ausgelöste Erkrankung geht mit der Entwicklung eines Immundefekts, der Verminderung der zellulären Immunität und einer Verringerung der T-Helferzellen einher. Bis heute gibt es noch keine Impfung. AIDS (Acquired Immunodeficiency Syndrome) ist nicht heilbar, durch die verbesserte medikamentöse Therapie in den Industrieländern konnten die Sterbefälle aber deutlich reduziert werden. Von den rund 50 000 HIV-positiven Menschen in Deutschland sind rund 75 % in einem fortpflanzungsfähigen Alter.

! Unterbleibt jede HIV-Therapie bei einer Schwangeren, trägt das Kind ein Risiko zwischen 15 und 30 %, das Virus von der Mutter zu übernehmen.

In den westlichen Ländern erhält die **HIV-infizierte Schwangere** in aller Regel eine Kombinationstherapie gegen den Erreger [57]. Eine invasive pränatale Diagnostik ist wie alle anderen invasiven Maßnahmen wegen der hohen Ansteckungsgefahr des Feten zu vermeiden. Den Frauen sollte die **Entbindung in einer Schwerpunktklinik** angeraten werden. Ob eine vaginale Geburt oder eine Sectio möglich bzw. nötig ist, hängt vom Verlauf der Schwangerschaft und von den Laborparametern ab. Bei einer niedrigen Viruslast rät man heute weitgehend zu einer vaginalen Geburt.

Damit das Virus später nicht mit der Muttermilch während des Stillens übertragen wird, sollte künstliche Nahrung gefüttert werden. Die **Neugeborenen** bekommen nach der Geburt eine antiretrovirale Therapie zur Infektionsprophylaxe. Durch diese Maßnahme ist in Deutschland die Übertragungsrate von der Mutter zum Kind auf unter 2 % gesunken.

Ganz anders liegt der Fall in **Schwellenländern**. Wird hier nicht gegen eine Infektion interveniert, liegt das Übertragungsrisiko für die Kinder mit 25–35 % besonders hoch. Das bedeutet, dass jedes Jahr rund 800 000 HIV-infizierte Babys auf die Welt kommen. Bei der Umsetzung der Geburt per Kaiserschnitt bestehen ernste Defizite, da die Operation nur in Krankenhäusern durchgeführt werden kann, in denen entsprechende hygienische Bedingungen herrschen – was in jenen Ländern die Ausnahme ist.

Neben der schlechteren Versorgung spielt der **Mangel an Medikamenten** und Kombinationstherapien eine erhebliche Rolle. Wird das Kind vaginal geboren, erhält es eine Kleinstdosis des bei der Mutter verwendeten Medikaments, wodurch das Infektionsrisiko halbiert werden kann. Weil die Ansteckung zu einem Drittel der Fälle im letzten Monat vor der Geburt, zu einem weiteren Drittel während der Geburt und bei dem Rest immer noch über das Stillen geschieht, wird der so erzielte Erfolg durch das mütterliche Stillen oft wieder zunichte gemacht. Allerdings steht sauberes Wasser in vielen Gegenden Afrikas nicht zur Verfügung und die Alternative der künstlichen Babynahrung entfällt aufgrund drohender, ebenfalls lebensgefährlicher Durchfallerkrankungen.

! Wegen der Ansteckungsgefahr sind beim Umgang mit Körperflüssigkeiten HIV-positiver Frauen besondere hygienische Richtlinien, ähnlich wie bei der Hepatitis B, bindend.

Pyelonephritis

Die bakterielle Infektion der oberen Harnwege ist die häufigste Nierenerkrankung und betrifft 2–3-mal häufiger Frauen als Männer. In der Schwangerschaft sind 3–8 % der Frauen betroffen [14], 70 % davon erst in der zweiten Schwangerschaftshälfte [28]. Durch die Schwangerschaftshormone (Gestagen) kommt es zu einer Weitstellung der Urethra und zu einem herabgesetzten Tonus von Nierenbecken und Ureteren.

Mögliche **Komplikationen** in der Schwangerschaft sind:

- vorzeitige Wehen
- Propfgestose in 50 % der Fälle
- Übergang in eine chronische Form (30 % der Fälle)

Bei rechtzeitiger und gezielter Therapie entsteht keine Gefährdung von Mutter und Kind.

4.8.4 Internistische Erkrankungen

Hypothyreose

2,5 % aller Schwangeren in Deutschland sind von einer Hypothyreose betroffen. Ursache dafür ist häufig ein Jodmangel oder eine Autoimmunerkrankung (Hashimoto-Thyreoiditis) [12].

Eine bestehende **unbehandelte Hypothyreose** ist häufig Ursache für Infertilität und kann in der Schwangerschaft ursächlich für Aborte, intrauterinen Fruchttod oder Frühgeburten verantwortlich sein. Außerdem belegen Studien, dass die Unterfunktion der mütterlichen Schilddrüse die Entwicklung kognitiver und motorischer Fähigkeiten bei den Kindern langfristig beeinträchtigt.

Eine Schilddrüsenunterfunktion muss in der Schwangerschaft behandelt und möglicherweise medikamentös neu eingestellt werden, um die Auswirkungen auf das Kind zu vermeiden.

Asthma bronchiale

Asthma kommt bei 0,5–1,5 % aller Schwangeren vor und ist damit eine der häufigeren internistischen Krankheiten. Die Zahlen steigen weltweit an. Die Erkrankung kann erstmalig in der Schwangerschaft auftreten [10] [27].

Ausgeprägtes Asthma kann zu **Atemproblemen** während der Wehen und unter der Geburt führen. Die beschriebenen **Risiken** sind:

- akute Plazentainsuffizienz durch Störungen der Atmung
- Präeklampsie
- erhöhte Frühgeburtenrate
- dystrophe Kinder
- erhöhte perinatale Mortalität

Morbus Crohn und Colitis ulcerosa

Die Häufigkeit chronisch-entzündlicher Darmerkrankungen hat in den letzten 30 Jahren in Europa deutlich zugenommen. In Deutschland leiden etwa 0,4 % der Bevölkerung an Morbus Crohn oder Colitis ulcerosa. Am häufigsten treten diese Darmerkrankungen im 3. Lebensjahrzehnt auf [46]. Bei erkrankten Schwangeren, deren Krankheit wenig aktiv ist, wird in 85 % der Fälle ein unkomplizierter Verlauf beobachtet.

Mögliche Risiken in der Schwangerschaft:

- Je stärker die Entzündung zu Beginn der Schwangerschaft aufflammt, desto wahrscheinlicher ist ein Abort bzw. intrauteriner Fruchttod.
- Auch ein akuter Entzündungsschub im Verlauf der Schwangerschaft erhöht die Gefahr eines Abortes, einer Frühgeburt bzw. des intrauterinen Fruchttodes (Wahrscheinlichkeit für IUFT bei Morbus Crohn bis 60 %, bei schwerer Colitis ulcerosa 18–40 %).
- Eine notwendige Episiotomie stellt kein signifikant erhöhtes Risiko für eine verstärkte Fistelbildung im Perianalbereich dar.
- Bei einem liegenden Anus praeter (künstlicher Darmausgang) kann die Frau vaginal entbinden, sollte aber nicht zu stark pressen, um einen Prolaps des künstlichen Darmausganges zu vermeiden.
- Die Mutter darf ihr Kind stillen. CAVE: bestimmte Medikamente!

Thrombose

Jede 800. – 2000. Schwangerschaft (je nach Literaturquelle) geht mit einer nicht immer erkannten Thrombose einher [25]. Neben der verringerten Fertilitätsrate werden vor allem habituelle Aborte beobachtet. Bei familiären Häufungen ist von einer genetischen Disposition (gehäuft bei Afrikanerinnen) auszugehen.

! Frauen mit einem thrombotischen Geschehen in der Anamnese haben ein 5- bis 6-fach erhöhtes Risiko in der Schwangerschaft, eine Thrombose zu bekommen, welches mit zunehmender Schwangerschaftsdauer ansteigt und seinen Höhepunkt im Wochenbett hat.

Die größte Gefahr dabei stellt die **Thromboembolie** dar. Als Prophylaxe werden je nach Gradeinteilung Gymnastik, Thrombosestrümpfe und niedrigmolekulare Heparine nur im Wochenbett oder über die gesamte Zeit der Schwangerschaft empfohlen. Von einer primären Sectio wird wegen des nachfolgend erhöhten Risikos abgeraten.

Hypotonie

Mit 8,4 % aller Schwangeren ist eine Hypotonie (RR ≤ 100/60) relativ häufig. Ab dem zweiten Trimenon kommt es durch die hormonellen Veränderungen zu einer verstärkten Dehnbarkeit der Venen und damit zu einem Versacken des Blutes in den Beinvenen [5].

Mögliche Symptome sind:

- deutliches Krankheitsgefühl in der Schwangerschaft durch permanente Müdigkeit/Schlappheit
- orthostatische Dysregulation (Ohrensausen, Schwindelgefühl, Kollapsneigung)
- Bei starken Schmerzen und verstärkten Nachblutungen während der Geburt ist eher mit einem Kreislaufversagen zu rechnen.

Durch die **Mangeldurchblutung der Plazenta** kann es zu nachhaltigen Schädigungen des Feten kommen:

- intrauterine Wachstumsretardierung (5-mal häufiger)
- Plazentainsuffizienz
- erhöhte perinatale Mortalität (8-mal häufiger)
- erhöhte operative Geburtsbeendigungs-/Sectiorate

Es hat sich aber noch nicht endgültig beweisen lassen, dass eine Hypotonie während der Schwangerschaft ein Risiko für Mutter oder Kind darstellt. Die Behandlungsindikation ist umstritten, der Behandlungseffekt nicht überzeugend.

Hypertonie

Von einer Hypertonie spricht man bei einem wiederholt hohen Blutdruck (> 140/90). Drei Prozent aller Schwangeren weisen eine präexistente Hypertonie auf. Etwa ein Viertel von ihnen entwickelt im Verlauf der Schwangerschaft eine Präeklampsie. Im Verlauf der Schwangerschaft entwickeln 6 % einen schwangerschaftsinduzierten Hypertonus (SIH) und 5–8 % eine Präeklampsie mit SIH und Proteinurie [11].

Die **möglichen Folgen** für den Verlauf der Schwangerschaft und die Geburt sind sehr viel schwerwiegender als bei einer Hypotonie (Kap. 10):

- intrauterine Wachstumsretardierung
- Frühgeburt
- intrauteriner Fruchttod
- Präeklampsie
- HELLP-Syndrom

Sichelzellenanämie

Die Sichelzellenanämie kommt fast ausschließlich bei dunkelhäutigen Menschen (Afrika und Mittelmeerländer) vor. Diese erbliche Blutarmut ist durch sichelförmige, vorzeitig zerfallende Erythrozyten bedingt, die durch eine Strukturanomalie des Hämoglobins verursacht wird (Anteil der hypochromen Erythrozyten im Blutbild > 5 %). Bei homozygotem Vorkommen schützen sie vor Malaria, haben aber auch eine starke Anämie zur Folge [31] [35].

Frauen mit einer Sichelzellenanämie zeigen infolge der schlechteren Sauerstoffversorgung eine höhere Rate an **Komplikationen während der Schwangerschaft und der Geburt**. Beschrieben werden häufigere

- vorzeitige Wehen
- Frühgeburten
- fetale Wachstumsretardierung

Eine gesicherte Auskunft über ein größeres Ausmaß an intrauterinem Fruchttod und einer höheren perinatalen Mortalität kann aufgrund der kleinen Studienanzahl nicht gegeben werden.

4.8.5 Neurologische und psychiatrische Erkrankungen

Ein Kausalzusammenhang zwischen Schwangerschaft und der Entstehung von psychiatrischen oder neurologischen Erkrankungen ist selten. Häufiger wird ein präexistentes Leiden durch die Schwangerschaft und Geburt akzentuiert [5]. Daher ist die Erfassung der Vorgeschichte vor allem für die Prävention postpartaler Erkrankungen wichtig [43]. Wie bei vielen anderen Erkrankungen ist die Entstehung psychischer Leiden ein **multifaktorielles Geschehen**, was sowohl durch körperliche als auch durch das sozioökonomische Umfeld beeinflusst wird.

! Depressionen in der Anamnese gelten neben einer familiären Belastung als Hauptrisikofaktor für eine postpartale Depression [17].

Posttraumatische Belastungsstörungen treten nach der Geburt eines Kindes häufiger auf, wenn die Frauen bereits traumatisiert waren (Kriegserfahrungen, sexueller Missbrauch) oder psychiatrische Erkrankungen aufweisen [8].

Endogene Psychosen (manisch-depressive Leiden, Schizophrenien) verlaufen in der Regel von der Schwangerschaft unbeeinflusst. Die Zeitpunkte der einsetzenden Schübe sind zufällig. Suizidversuche sind bei psychotischen Schwangeren nicht häufiger als bei Nichtschwangeren [8].

Zerebrale Anfallsleiden müssen in der Schwangerschaft weiter medikamentös behandelt werden. Durch eine Reduzierung oder das Absetzen der Medikamente steigt die Anfallshäufigkeit. Durch die anfallsbedingten Kreislaufveränderungen sind Schwangere und Fetus gefährdet.

Werden Frauen mit **Epilepsie** schwanger, verläuft die Gravidität meist völlig normal. Der Fetus wird nur bei lang andauernden und sich in kurzen Abständen wiederholenden Anfällen gefährdet. Die übliche Medikation sollte auf eine Monotherapie umgestellt werden, um die damit einhergehende Fehlbildungsrate so gering wie möglich zu halten. Zusätzlich wird etwa ab 12 Wochen vor Eintritt der Schwangerschaft bis zum Ende des ersten Trimenons eine hoch dosierte Einnahme von Folsäure (5 mg/d) empfohlen. Epilepsie ist per se keine Sectio-Indikation.

Mit **Lähmungen** einhergehende Krankheiten (z. B. Querschnittslähmung, Poliomyelitis, Multiple Sklerose) können sich durch die zunehmende statische Belastung in der Schwangerschaft verschlechtern. Im Wochenbett ist aber mit einer Rückbildung zu rechnen, so dass nach einiger Zeit der vor der Gravidität vorhandene Zustand wieder erreicht ist.

Ist eine **Subarachnoidalblutung** (Hirnblutung) oder die OP eines **Hirntumors** der Schwangerschaft vorausgegangen, ist eine sorgfältige geburtshilfliche und neurologische Überwachung in der Schwangerschaft nötig. Die Geburt sollte so schonend wie möglich geleitet werden, stärkeres Pressen muss vermieden werden. Damit bietet sich die primäre Sectio als Geburtsmodus der Wahl an.

4.8.6 Krebs und Schwangerschaft

Die Diagnose „Krebs" während einer Schwangerschaft führt BetreuerInnen und Schwangere in eine schwierige Konfliktsituation, da mütterliches und kindliches Leben oft gleichermaßen bedroht sind. In einem solchen **medizinisch-ethischen Dilemma** begründete Entscheidungen zu treffen, ist nur eingeschränkt möglich, da einerseits sich die bisherigen Kenntnisse über die Folgen der Tumortherapie nur auf Einzelfallberichte und kleine Fallserien stützen und sich andererseits durch die gewählte Tumortherapie mütterliche und kindliche Prognosen oft in einer diametralen Beziehung zueinander verhalten [33].

Es liegen nur begrenzt Erkenntnisse darüber vor, welchen Einfluss die Schwangerschaft per se auf das biologische Verhalten des Tumors und umgekehrt hat. Somit gibt es für die Diagnose „Krebs bei Schwangerschaft" **keine Standardtherapie**. Das Für und Wider der therapeutischen Verfahren mit Berücksichtigung von Erfolgsaussicht und Toxizität muss mit der Patientin und ihren Angehörigen eingehend besprochen werden. Als bindende Grundlage für jedwede Therapieentscheidung gilt, so weit wie möglich das Wohl von Mutter und Kind zu maximieren und die Therapienebenwirkungen für die Mutter, aber vor allem für das Kind so gering wie möglich zu halten. Nur ein multidimensionales Kompetenzteam ist in der Lage, eine adäquate Beratung und optimale Therapiebedingungen für die Schwangere und ihr Kind sowie für ihre Angehörigen zu schaffen.

4.8.7 Beurteilung des Gesundheitszustandes

Gesundheit ist ein Wertebegriff, der in verschiedenen Kulturen unterschiedlich ausgelegt wird [23]. Krank sein ist demnach ein gefühltes Missverhältnis zwischen physiologischem Können und Müssen. Gemäß der WHO ist Gesundheit „ein Zustand des vollständigen körperlichen, geistigen und sozialen Wohlergehens und nicht nur das Fehlen von Krankheit oder Gebrechen". [55].

Die Bedeutung der **subjektiv wahrgenommenen Gesundheit** ist ein wesentliches Beschreibungskriterium des Gesundheitszustandes und wird auch als gesundheitsbezogene Lebensqualität im salutogenetischen Sinne bezeichnet [1] [42]. Daher eignet sich im unmittelbaren Zusammenhang mit der Anamneseerhebung die polarisierende Frage an die Frau: **„Würden Sie sich als gesund beschreiben?"**, welche nur mit Ja oder Nein beantwortet werden kann. Durch sie wird der Schwangeren noch einmal bewusst, mit welcher selbst zugeschriebenen Ausgangskonstitution sie sich auf den Weg durch die Schwangerschaft begibt.

Die Beobachtung und Einschätzung von Gesundheit und Krankheit durch soziale Systeme, wie Medizin oder Wissenschaft, unterscheidet sich von der Beobachtung durch den Einzelnen. Das heißt, dass eine Frau ihren eigenen Gesundheitszustand durchaus anders einschätzen kann als die sie betreuende Hebamme [40]. Im Gegensatz zu den **objektivierenden, klassisch medizinischen Kriterien** zur Beurteilung des Gesundheitszustandes beinhaltet die subjektiv wahrgenommene Gesundheit die Sichtweise der Betroffenen hinsichtlich ihrer körperlichen Funktionsfähigkeit und ihres psychischen Wohlergehens. Sie darf deswegen nicht gering geschätzt, aber auch nicht überhöht werden. Eine positive Selbsteinschätzung darf nicht dazu führen, dass behandlungsbedürftige Diagnosen nicht adäquat therapeutisch versorgt werden.

! Schwangere, die sich subjektiv als gesund betrachten, sollten sich definitionsgemäß allen Anforderungen gewachsen fühlen, die mit dem Prozess der Mutterwerdung einhergehen.

4.9 Literatur

[1] Antonovsky A. Salutogenese. Zur Entmystifizierung der Gesundheit. Erweiterte Herausgabe von A Franke. Tübingen: dgvt-Verlag; 1997

[2] Aqua-Institut, Hrsg. Bundesauswertung zum Erfassungsjahr 2012, 16/1 – Geburtshilfe: 2013

[3] Asylbewerberleistungsgesetz: www.gesetze-im-internet.de/asylblg/_ 1.html

[4] Baghestan E et al. (2013): Familial risk of obstetric anal sphincter injuries: register-based cohort study. BJOG 2013; DOI: 10.1111/1471–0 528 12 220

[5] Berg CJ et al. (1996). Pregnancy-related mortality in the United States 1987–1990. Obstet. Gynecol; 88: 161–167

[6] Bilek/Rothe/Ruckhäberle/Schlegel. Lehrbuch der Geburtshilfe für Hebammen. Leipzig: J. A. Barth; 1985

[7] Blencowe H et al. (2012). National, regional, and worldwide estimates of preterm birth rates in the year 2010 with time trends since 1990 for selected countries: a systematic analysis and implications. The Lancet; 379 (9832): 2162–2172

[8] Central Intelligence Agency: (2010) CIA-World Factbook, Maternal Mortality Rate. www.cia.gov/library/publications/the-world-factbook/rankorder/2223rank.html?countryName = Australia&countryCode = as&regionCode = aus&rank = 156#as

[9] Deutsche Gesellschaft für Gynäkologie und Geburtshilfe, Arbeitsgemeinschaft für maternofetale Medizin (2010). Empfehlung zur Geburtsleitung bei Zustand nach Kaiserschnitt, AWMF-Leitlinien-Register Nr. 015/021, wird z. Zt. überarbeitet

[10] Embryotox: (2013) Asthma Bronchiale. www.embryotox.de/asthma_bronchiale.html

[11] Embryotox: (2009) Hypertonie. www.embryotox.de/hypertonie.html

[12] Embryotox: (2008) Hypothyreose. www.embryotox.de/hypothyreose.html

[13] Embryotox: (2008) Malaria. www.embryotox.de/malaria_und_malariaprophylaxe.html

[14] Enkin M et al. A Guide to effective Care in Pregnancy and Childbirth, Overview of results of the best available research about effects of specific maternity practices. Oxford: Oxford University Press; 2000

[15] Fabry G (2003). Vorlesung Medizinische Psychologie, Kommunikation im ärztlichen Alltag I: Anamnese. www.medpsych.uni-freiburg.de/vorlesung.php [7.8.2003]

[16] Garay N (1998). Analyse zum Stand der gesundheitlichen Versorgung von Migranten und Migrantinnen im Stadtbezirk Friedrichshain. Arbeiterwohlfahrt

[17] Gröhe F (2009). Psychische Erkrankungen nach der Geburt. Die Hebamme; 22: 6–12

[18] Günay H (2000). Zahn- und Mundgesundheit in der Schwangerschaft. Prophylaxe Dialog; 1: 1–4

[19] Gupton A, Heaman M, Cheung LWK (2001). Complicated and uncomplicated pregnancies: women's perception of risk. Journal of Obstetric, Gynecologic and Neonatal Nursing; 30: 192–201

[20] Hebisch G (2001). Die ärztliche Betreuung „später" Schwangerer. Gynäkologie und Geburtshilfe; 2/2001

[21] Henriksen TB (1995). Standing and walking for > 5 hours per work day increased the risk for preterm delivery. Evidence Based Medicine; 1/1 (Nov/Dec): 28

[22] Husslein H, Chalubinski KM (2010). Plazentationsstörungen in Zusammenhang mit zunehmender Sectiorate. Speculum; 4: 20–24

[23] Jaspers K. Philosophie. Berlin: Springer; 1956

[24] Koren G (1995). Chickenpox during pregnancy: small but real risk, Canadian Family Physician; 41 (9): 1447–1478

[25] Langford JO (1992). 35 and at risk? New generation; 11: 4–5

[26] Ley-Köllstadt S. Cytomegalie und Co. Virusinfektionen in der Schwangerschaft. Deutsches Grünes Kreuz e. V. Marburg: Verlag im Kilian; 2008

[27] Liu S et al. (2001). Maternal asthma and pregnancy outcomes: a retrospective cohort study, American Journal of Obstetrics and Gynecology; 184: 90–96

[28] Lopatkin NA, Schabad LA, Kotkin LJ (1987). Prevention of acute and recurrent pyelonephritis in pregnancy. Urol Nephrol; 80 (1): 17–23

[29] Lupatelli A et al. (2013). Adherence to medication for chronic disorders during pregnancy: results from a multinational study. International Journal of Clinical Pharmacy. www.ncbi.nlm.nih.gov/pubmed/24162929

[30] McDonagh RJ, Ray JG, Burrows RF, Burrows EA, Vermeulen MJ (2001). Platelet count may predict abnormal bleeding time among pregnant women with hypertension and preeclampsia. Can J Anaesth. Jun; 48 (6): 563ff

[31] Murken J, Cleve H. Humangenetik. Stuttgart: Enke; 1994

[32] Newcomb W et al. (1991). Reproduction in the older gravida. A literature review. J. reprod. Medicin; 36: 839–845

[33] Oduncu FS, Hepp H, Emmerich B (2002). Krebs und Schwangerschaft – Ethik der Entscheidung. Der Onkologe; 8: 1281–1293

[34] O'Hara MW. Postpartum Depression. Causes and Consequences. New York: Springer; 1995

[35] Pschyrembel. Klinisches Wörterbuch. 257. Aufl. Berlin, New York: de Gruyter; 1994

[36] Rabe Th. Gynäkologie und Geburtshilfe. Weinheim: VCH; 1990

[37] Rabe Th. Memorix Geburtshilfe. Weinheim: VCH; 1991

[38] Runge M. Lehrbuch der Geburtshülfe. Berlin: Springer; 1903

[39] Kane EV, Calderwood C, Dobbie R et al. (2013). A population-based study of venous thrombosis in pregnancy in Scotland 1980–2005. European Journal of Obstetrics, Gynecology and Reproductive Biology; 169 (2): 223–229

[40] Seehafer P (2013). Ich habe eine Krankheit, aber ich bin nicht krank. Deutsche Hebammenzeitschrift; 12: 18–20

[41] Singla AK et al. (2001). Are women who are Jehovah's Witnesses at risk of maternal death? American Journal of Obstetrics and Gynecology; 185: 893–895

[42] Spilker B. Hrsg. Quality of life and pharmaeconomics in clinical trials. Philadelphia: Lippincott-Raven; 1996

[43] Stadlmayr W et al. (2009). Screening-Instrumente zur Erfassung von Befindlichkeitsstörungen nach der Geburt. Die Hebamme; 1: 13–19

[44] Statistisches Bundesamt: 2013 Staatsangehörigkeit, www.destatis.de/DE/ZahlenFakten/GesellschaftStaat/Bevoelkerung/Bevoelkerungsstand/Tabellen/Zensus_Geschlecht_Staatsangehoerigkeit.html

[45] Stoeckel W. Lehrbuch der Geburtshilfe. Jena: G. Fischer; 1941

[46] Tirpitz C v, Reinshagen M. Chronisch-entzündliche Darmerkrankungen und Schwangerschaft. Ulm: Blackwell; 2002

[47] UNICEF-Information zum Thema Müttersterblichkeit: Todesursache – Schwangerschaft und Geburt

[48] Usta IM, Nassar AH (2008). Advanced Maternal Age. Part I: Obstetric Complications. Amer J Perinatol; 25 (8): 521–534

[49] Viehweg B (2000). Mütterliches und kindliches Risiko bei adipösen Schwangeren. Die Hebamme; 3: 149–154

[50] de Wall S, Glaubitz M. Schwangerenvorsorge. Stuttgart: Enke; 1997

[51] Wenk-Ansohn M. Traumatisierung von Frauen durch Folter und Gewalt in Kriegen und Bürgerkriegen. www.folteropfer.de

[52] Wessel, J. Die nicht wahrgenommene (verdrängte) Schwangerschaft, eine prospektive Untersuchung aus geburtsmedizinischer Sicht unter Berücksichtigung endokrinologischer, psychosomatischer und epidemiologischer Aspekte. Habilschrift an der Charité der Humboldt-Universität Berlin; 1998

[53] WHO/Unicef (1989). Maternal anthropometry and pregnancy outcome. A WHO collaborative study. Bull WHO 73; (Suppl. 1995)

[54] WHO Factsheets (2012). Born too soon: the global action report on preterm birth. www.who.int/mediacentre/factsheets/fs363/en/

[55] WHO (2009). Verfassung der Weltgesundheitsorganisation. www.admin.ch/opc/de/classified-compilation/19 460 131/200 906 250 000/0.810.1.pdf

[56] Williams AF (1994). Silicone breast implants, breast feeding, and scleroderma. Lancet; 343 (894): 1043–1044

[57] Winkelheide M (2002). Chance für die „Würmchen". Bericht von der 14. Welt-AIDS-Konferenz in Barcelona

[58] www.intact-ev.de. Genitale Beschneidung von Frauen

[59] www.schwanger-unter-20.de. Seite der Bundeszentrale für gesundheitliche Aufklärung BzgA für schwangere Teenager

[60] Zapata CB (1992). The influence of social and political violence on the risk of pregnancy complications. Am J. Public Health; 82(5): 685–690

5 Erstuntersuchung

Ute Lange, Renate Egelkraut, Susanne Teuerle

Zum Spektrum der Hebammenleistungen gehört die Schwangerenvorsorge vom Beginn der Schwangerschaft bzw. vom ersten Vorsorgetermin an. In Deutschland ist es nicht selbstverständlich, dass sich Frauen bereits früh in der Schwangerschaft und ohne vorherigen Arztkontakt an eine Hebamme wenden und um einen Termin zur Vorsorge bitten. Viele Frauen wechseln erst später und aus vielfältigen Gründen von der ärztlichen in die hebammengeleitete Schwangerenvorsorge. Entsprechend weit ist die Spannbreite der Bedingungen und Fragestellungen des ersten Kontaktes von Hebamme und schwangerer Frau.

! Der erste Termin dient u. a. der Klärung von Bedürfnissen und Wünschen der Schwangeren.

Mögliche Themen des ersten Kontakts:

- Erwartungen der Schwangeren an die Schwangerenvorsorge durch die Hebamme
- Voruntersuchungen bereits durchgeführt? Mutterpass vorhanden?
- Zusammenarbeit mit ÄrztIn gewünscht/notwendig? Wenn ja, wer? Bewährte Kooperationen?
- Ort (als Hausbesuch/in Praxis/Geburtshaus) und Rhythmus der Vorsorgeuntersuchungen
- Erreichbarkeit der Hebamme bei Problemen/ Vertretungsregelungen mit Kolleginnen
- Weitergehende Hebammenbetreuung (Kurs/Geburt/Wochenbett) möglich/gewünscht? → ggf. Vermittlung an Kollegin für ergänzende Leistungen
- Anamneseerhebung (Kap. 4)

Die im Folgenden aufgeführten Untersuchungen müssen nicht immer Bestandteil des ersten Kontaktes sein, ihr Nutzen oder auch die Vermeidbarkeit sind mit der Frau abzuwägen.

! Dem ersten Gespräch und der ersten körperlichen Untersuchung kommt eine besondere Bedeutung zu, da sie einen prägenden Einfluss auf die weitere Betreuung und die Beziehung zwischen der schwangeren Frau und der Hebamme haben.

5.1 Schwangerschaftsnachweis

Ute Lange

! Die Bestätigung einer Schwangerschaft beginnt stets mit der Zyklusanamnese und dem Erfragen der subjektiven Einschätzungen der Frau.

Manche Frauen wünschen sich von der Hebamme Klarheit darüber, ob sie schwanger sind. Bei entsprechend klaren Indizien in der Anamnese kann auf einen hormonellen Schwangerschaftstest verzichtet werden. Meist werden die Frauen einen solchen Test aber erwarten, weil sie „objektive" Befunde gewohnt sind.

Die Diagnosemethoden wie hormonelle Schwangerschaftstests oder eine Ultraschalluntersuchung konkretisieren zu einem frühen Zeitpunkt die Gewissheit, schwanger zu sein. Immer wieder gibt es aber auch Frauen, die dies nicht wünschen und die in ihrem eigenen Tempo in dieses Gefühl hineinwachsen wollen.

5.1.1 Zyklusanamnese

Das Ausbleiben der Menstruation ist oftmals das erste Anzeichen für eine Schwangerschaft. Aber auch andere Gründe können dafür verantwortlich sein.

Folgende Faktoren können ebenfalls zu einem Ausbleiben der Regel führen:

- Stress
- Schlafmangel
- psychische Belastung/punktuell traumatische Erlebnisse
- Reisen und Klimawechsel
- hormonelle Störungen
- Stillen
- großer Gewichtsverlust

Die Zyklusanamnese dient neben der Diagnose einer Schwangerschaft der Bestimmung des **voraussichtlichen Geburtstermins**. Sie umfasst:

- **Erfragen des 1. Tages der letzten Periode:** Der 1. Tag der letzten Periode ist eine wichtige Grundlage zur Bestimmung des errechneten Geburtstermins, da er häufiger als der Konzeptionstermin bekannt ist.
- **Dauer und Stärke der letzten Periode im Vergleich zu den vorausgegangenen Menstruationsblutungen:** In manchen Fällen kommt es in den ersten Schwangerschaftsmonaten zu „Pseudomenstruationsblutungen", die im bisherigen Rhythmus des Menstruationszyklus auftreten. Meistens sind diese Blutungen schwächer als die reguläre Menstruationsblutung. Sie können dazu führen, dass die Frau das Stadium ihrer Schwangerschaft falsch einschätzt.
- **Regelmäßigkeit des Zyklus:** Viele Frauen menstruieren unregelmäßig. Der erste Tag der letzten Periodenblutung ist dann nur begrenzt für eine annähernd genaue Bestimmung des Geburtstermins verwertbar. Hat die Frau bis kurz vor der Schwangerschaft hormonelle Antikonzeptiva eingenommen, ist die Angabe über die Zykluslänge bedeutungslos. Es muss mit verspäteten Ovulationen gerechnet werden.
- **Übliche Zykluslänge:** Viele Methoden zur Bestimmung des voraussichtlichen Geburtstermins gehen von einem 28-tägigen Zyklus aus. Bei einer abweichenden Zykluslänge muss die Zahl der entsprechenden Tage abgezogen bzw. hinzugezählt werden.

5.1.2 Basaltemperaturkurve

Eine Basaltemperaturkurve ermöglicht eine relativ sichere Aussage darüber, ob eine Frau schwanger ist. Außerdem gibt sie Auskunft über den Zeitraum der Konzeption und damit über den voraussichtlichen Geburtstermin des Kindes. Sie ist ein wichtiges Instrument der Schwangerschaftsdiagnostik.

Definition

Die **Basaltemperatur** entspricht der morgens vor dem Aufstehen rektal gemessenen Temperatur. Zum Zeitpunkt der Ovulation steigt diese um durchschnittlich 0,4–0,6 Grad an, um dann zur Menstruation wieder abzufallen.

Bleibt die Hyperthermie als Wirkung des Gelbkörperhormons länger als 16 Tage bestehen, ist die Frau mit großer Wahrscheinlichkeit schwanger (► Abb. 5.1).

Eine lückenlos geführte Basaltemperaturkurve ist eine der aussagekräftigsten Grundlagen für die Terminbestimmung.

5.1.3 Unsichere, wahrscheinliche und sichere Schwangerschaftszeichen

Die Bedeutung der klassischen Zeichen zur Bestätigung einer Schwangerschaft (unsichere und wahrscheinliche Schwangerschaftszeichen) hat sich gewandelt, da heute meist genauere Methoden verfügbar sind. Da sie jedoch viele Symptome zusammenfassen, die im inneren Erleben der Frau eine Rolle spielen und im ersten Kontakt geäußert werden, haben sie einen Stellenwert als Gesprächsgrundlage und als **Bestätigung der subjektiven Wahrnehmungen der Schwangeren**.

Unsichere Schwangerschaftszeichen (allgemeine körperliche Symptome):

- morgendliche Übelkeit und Erbrechen
- ungewöhnliche Essensgelüste
- Schwindelgefühle, Kreislaufbeschwerden
- Müdigkeit
- vermehrter Speichelfluss (Ptyalismus)
- häufiger Harndrang (Pollakisurie)
- Obstipation
- psychische Veränderungen

Wahrscheinliche Schwangerschaftszeichen (Veränderungen an den Geschlechtsorganen)

- Lividität von Scheideneingang, Scheide und Muttermund
- leichtere Dehnbarkeit der Scheide
- samtartige Oberfläche der Scheidenwände
- Vergrößerung und Auflockerung der Gebärmutter
- Konsistenzwechsel der Gebärmutter bei der bimanuellen Untersuchung
- vergrößerte druckempfindliche Brüste, Vormilch

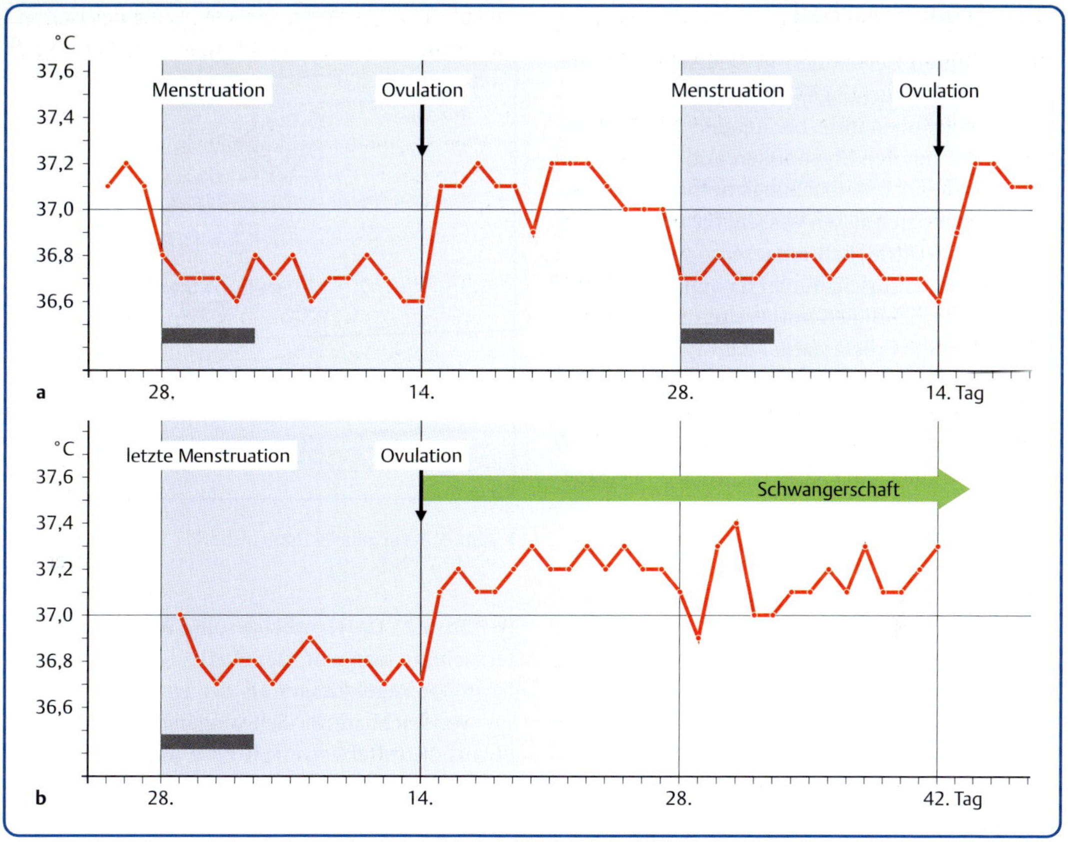

► **Abb. 5.1** Basaltemperaturkurve, **a** normaler biphasischer Verlauf, **b** in der Frühschwangerschaft.

Sichere Zeichen (medizinische Diagnostik oder Erspüren des Kindes)

- hormoneller Schwangerschaftstest positiv
- Ultraschalluntersuchung
- Hyperthermie in der 2. Zyklushälfte über 16 Tage (Basaltemperaturkurve)
- Nachweis der kindlichen Herztöne
- Tasten von Kindsteilen
- Kindsbewegungen

5.1.4 Hormoneller Schwangerschaftstest

! Moderne Schwangerschaftstests reagieren auf das humane Chorion-Gonadotropin (hCG) im Urin der Schwangeren. Bereits 7–10 Tage nach der Konzeption werden Hormonkonzentrationen im Urin erreicht, die den Nachweis einer Schwangerschaft ermöglichen.

Ein positiver Test schließt eine Extrauteringravidität nicht aus.

Der **Morgenurin** enthält gewöhnlich die höchste Konzentration von hCG und eignet sich daher bevorzugt zum Nachweis einer Schwangerschaft. Jedoch können auch Urinproben verwendet werden, die zu einem anderen Zeitpunkt gewonnen wurden. Weitere Details sind dem jeweiligen Beipackzettel zu entnehmen.

Schwangerschaftstests können über die Apotheke oder Drogerien erworben werden. Die Preise variieren und liegen meist zwischen 4 und 10 €. Frühtests zur Anwendung vor dem Ausbleiben der Menstruation sind deutlich teurer (ca. 15–20 €).

Schwangerschaftstests werden gewöhnlich bei Raumtemperatur (15–28 °C) gelagert und sind ungefähr 18 Monate lang haltbar. Bei der Anwendung unbedingt darauf achten, dass das **Verfallsdatum** nicht überschritten ist! Die Krankenkassen übernehmen die Kosten nicht.

5.1.5 Frühultraschall

Regulär führen Hebammen in Deutschland keine Ultraschalluntersuchungen durch. Dennoch werden sie im Rahmen ihrer beratenden Tätigkeit immer wieder mit den Ergebnissen und allgemeinen Fragen zu dieser Untersuchungsmethode konfrontiert. Hebammen müssen wissen, für welche Diagnostiken ein Ultraschall eingesetzt werden kann und welche Ultraschalluntersuchungen in den Mutterschaftsrichtlinien vorgesehen sind (zur Effektivität und Problematik des Routine-Ultraschalls siehe auch Kap. 9).

Im Rahmen der Mutterschaftsrichtlinien ist die **erste Ultraschalluntersuchung in der 9.–12. SSW** vorgesehen. Folgende Fragestellungen sind Gegenstand dieses Ultraschalltermins:

- intrauteriner Sitz ja/nein
- Embryo darstellbar ja/nein
- V. a. Mehrlingsgravidität ja/nein
- Herzaktion ja/nein
- Biometrie I (ein Maß): Scheitel-Steiß-Länge (SSL) oder biparietaler Durchmesser (BPD),daraus ergibt sich
- zeitgerechte Entwicklung ja/nein/kontrollbedürftig
- Auffälligkeiten ja/nein/kontrollbedürftig
- Weiterführende Untersuchung veranlasst: ja/nein

Häufig wird das routinemäßige Ultraschall-Screening von den Schwangeren als obligatorisch hingenommen, mittlerweile sogar eingefordert und gewünscht. Und das, obwohl der allgemeine Nutzen durchaus kritisch zu bewerten ist [3]. Hebammen können die Mütter/Eltern darin unterstützen, eine informierte Entscheidung zu treffen.

! Bei Verdacht auf Anomalien (z. B. Blasenmole, Extrauteringravidität) oder Mehrlinge wird die Hebamme gezielt zum frühen Ultraschall überweisen.

5.1.6 Uterine Schwangerschaftszeichen

In Lehrbüchern wird eine große Zahl verschiedenster Uteruszeichen beschrieben, die auf eine Schwangerschaft hinweisen. Sie werden alle durch eine bimanuelle **vaginale Untersuchung** ermittelt

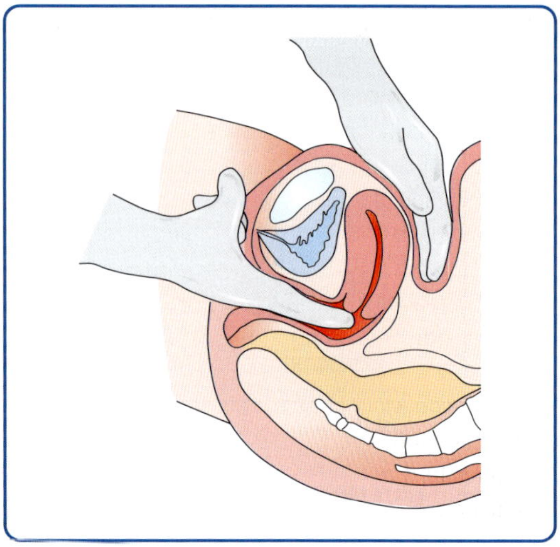

▶ **Abb. 5.2** Bimanuelle Untersuchung.

(▶ Abb. 5.2). Die Harnblase sollte während der Untersuchung leer sein. Der Uterus einer Erstgravida ist in der Regel kleiner als der einer Multigravida in vergleichbarem Schwangerschaftsalter. Bei einem retroflektierten Uterus ist die Größenbeurteilung erschwert.

Durch die allgemeine Verfügbarkeit moderner Diagnoseverfahren haben die Uteruszeichen in Deutschland und anderen Industrienationen ihre Bedeutung verloren. Eine Interpretation der manuell ermittelten Befunde setzt außerdem Erfahrungswissen voraus, welches heute nur noch selten gesammelt werden kann und muss. **Im ersten Trimenon** der Schwangerschaft sind die Uteruszeichen, sowohl was Aussagen bezüglich einer intakten als auch einer möglicherweise gestörten Schwangerschaft betreffen, unter Vorbehalt zu sehen. Fehlinterpretationen waren auch zu Zeiten häufig, in denen mangels anderer Diagnostiken mehr Erfahrung in der Beurteilung gesammelt werden konnte [6].

Unter Arbeitsbedingungen, in denen die Hebamme allein auf ihre Hände angewiesen ist bzw. die Schwangere dies wünscht, stützen die Uteruszeichen mit den erwähnten Einschränkungen die Diagnose einer Schwangerschaft.

Uterine Schwangerschaftszeichen:

- **Lividität des Scheideneingangs:** besonders zwischen Klitoris und Harnröhre sowie direkt unterhalb der Harnröhre, Lividität der gesamten Scheide

- **Osiander'sches Arterienzeichen:** Die Pulsation des ab- bzw. aufsteigenden Astes der Arteria uterina ist durch Betasten der Kanten der Zervix deutlich zu spüren.
- **„Stock-Tuch-Zeichen" nach Pschyrembel:** Die Portio ist, wird sie leicht zwischen zwei Fingern zusammengedrückt, als ein derber Zylinder zu tasten, der von einem weichen Gewebe umgeben ist.
- **Gauß'sche Wackelportio:** Bei der bimanuellen Untersuchung ist festzustellen, dass die Portio sich leicht durch die untersuchenden Finger verschieben lässt, während der Fundus unbeweglich bleibt.

Bei der **Beurteilung der Uterusgröße** gelten folgende orientierende Kriterien:

- am Ende der 4. SSW: Uterus nicht oder nur unwesentlich vergrößert
- am Ende der 6. SSW: Uterus nur wenig oder gar nicht vergrößert, aber aufgelockert
- am Ende der 8. SSW: Uterus etwa gänseeigroß
- am Ende der 12. SSW: Uterus etwa mannsfaustgroß, am Oberrand der Symphyse tastbar.

5.1.7 hCG-Bestimmung

Die hCG-Werte im Blut der Mutter erreichen zwischen der 9. und 11. SSW ihren Höhepunkt und sinken im weiteren Verlauf wieder.

Die **Indikation** für eine Bestimmung des hCG im mütterlichen Blut ist an den Verdacht gekoppelt, dass die Schwangerschaft nicht intakt ist bzw. sich nicht wie gewünscht entwickelt. In der Regel wird die Hebamme die Schwangere dann an eine Gynäkologin/einen Gynäkologen überweisen und die weitere Diagnostik wie auch die hCG-Untersuchung nicht selber durchführen. Abweichungen der hCG-Werte können auch auf eine Extrauteringravidität hinweisen.

Das Labor verschickt mit dem Ergebnis die zu erwartenden **Normalwerte**. Diese entwickeln sich in den ersten Wochen rasant. Innerhalb von 2 Tagen sollte sich der Wert verdoppelt haben. Ein einzelner Wert ist aufgrund der großen Spannbreite der Normvariantenwerte nicht interpretierbar (▶ **Abb. 5.3**).

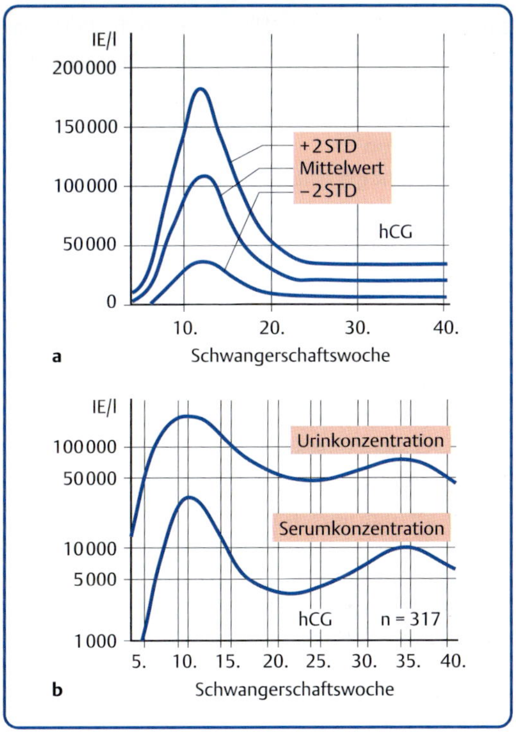

▶ **Abb. 5.3** Verlaufskurven der Urinkonzentration (**a**) von β-hCG während der Schwangerschaft in IE/l mit 2-facher Standardabweichung (STD) und der Serumkonzentration (**b**). Die höchsten Konzentrationen werden um die 12. SSW erreicht. Die Konzentration im Urin beträgt annähernd das 3-fache der Serumkonzentration.

5.2 Bestimmung des voraussichtlichen Geburtstermins

Ute Lange

Der möglichst genauen Bestimmung des voraussichtlichen Geburtstermins wird eine große Bedeutung beigemessen. Der Termin ist u. a. zur Beurteilung einer zeitgerechten Entwicklung des Kindes und zur Bestimmung des gesetzlichen Mutterschutzes wichtig.

Die Bestimmung des voraussichtlichen Geburtstermins sollte **möglichst früh** in der Schwangerschaft erfolgen. Bei nachfolgenden Vorsorgen können die Befunde mit dem Termin abgeglichen und dieser bei Bedarf korrigiert werden. Bei der Ermittlung des Geburtstermins handelt es sich stets nur um eine **möglichst wirklichkeitsnahe Schät-**

zung. Die individuelle Schwangerschaftsdauer variiert und lässt keine verlässliche Aussage über den tatsächlichen Tag der Geburt des Kindes zu.

Definition
Als zeitgerecht gilt eine Geburt zwischen der vollendeten 37. und der vollendeten 42. SSW /37 + 0 und 42 + 0 SSW.

Auch wenn die Schwangere in einer fortgeschrittenen Schwangerschaftswoche erstmalig zur Hebamme in die Vorsorge kommt und bereits ein voraussichtlicher Geburtstermin festgelegt wurde, lohnt sich eine **Überprüfung dieses Termins und der ihn stützenden Befunde.**

In den meisten Fällen wird zur Berechnung nur das Datum der letzten Periode zur Verfügung stehen. Bei der **„echten Schwangerschaftsdauer"** (vom Tag der Befruchtung an) geht man von 267 Tagen aus.

5.2.1 Naegele-Regel

Franz Naegele (1777–1851), Gynäkologe aus Heidelberg, hat die nach ihm benannte Regel zur Bestimmung des Geburtstermins entwickelt. Sie ist in nicht abgewandelter Form nur bei einem **regelmäßigen 28-tägigen Zyklus** gültig.

Naegele-Regel (orientiert an Periodenblutung alle 28 Tage)
1. Tag der letzten Periode + 7 Tage – 3 Monate + 1 Jahr = errechneter Geburtstermin.

Ist die Periode **im Durchschnitt länger oder kürzer als 28 Tage**, wird die Zahl der abweichenden Tage (X) hinzugezählt bzw. abgezogen. Der Zeitraum zwischen Eisprung und Periode ist mit 14 Tagen durch hormonelle Regelprozesse weitgehend gleich, es variiert die präovulatorische Phase. Bei einem unregelmäßigen Zyklus kann als Termin nur ein ungefährer Zeitraum angegeben werden.

Erweiterte Naegele-Regel (bei Zyklen, die vom 28-Tage-Rhythmus abweichen):
1. Tag der letzten Periode + 7 Tage – 3 Monate + /– X Tage + 1 Jahr = errechneter Geburtstermin

Bei bekanntem Eisprung oder Befruchtungszeitpunkt wird der **Termin post conceptionem** in Anlehnung an die Naegele'sche Regel bestimmt:

Terminbestimmung post conceptionem
Konzeptionstermin (Eisprung) – 7 Tage – 3 Monate + 1 Jahr = errechneter Geburtstermin

Fallbeispiel
Eine Schwangere hat einen regelmäßigen Menstruationszyklus von 31 Tagen. Der Beginn der letzten Periode war der 27.1.2014.
Bestimmung des errechneten Geburtstermins:
27.1.2014 + 7 Tage – 3 Monate + 3 Tage + 1 Jahr = 6.11.2014

5.2.2 Gravidarium

In der Praxis hat sich der Gebrauch eines Gravidariums bewährt. Gravidarien erlauben während der gesamten Schwangerschaft eine schnelle Bestimmung der Schwangerschaftswoche und enthalten häufig zusätzliche Informationen über Uterusgröße, Größe des Kindes etc., so dass eine unkomplizierte Orientierung ermöglicht wird. Es gibt mehrere Scheiben, die man bestellen kann.

5.2.3 Computergesteuerte Terminbestimmung

Abrechnungsprogramme für Hebammen ermöglichen eine Errechnung des voraussichtlichen Geburtstermins. Es kann, falls erwünscht, ein Zeitplan ausgedruckt werden, der die an den Mutterschaftsrichtlinien orientierten Untersuchungen und Eckdaten der Betreuung bis zum Entbindungstermin aufzeigt. Dieser kann mit der Schwangeren besprochen werden oder dient zur eigenen Orientierung.

Im **Internet** errechnen mehrere Homepages den Geburtstermin; es genügt, die entsprechenden Stichworte in die Suchmaschinen einzugeben. Bei dem ständig wachsenden Angebot muss jede Hebamme im Einzelnen prüfen, ob die ermittelten Daten brauchbar sind.

Wie bei allen Berechnungsmethoden sind auch am Computer der letzte Tag der Periode und die Zykluslänge oder der Konzeptionstermin die Grundlage der Terminbestimmung.

5.2.4 Erste Kindsbewegungen

Nach den gängigen Lehrbüchern erkennen Erstgebärende die Kindsbewegungen ab der 20. – 22. SSW, Mehrgebärende ab der 18. – 20. SSW. **In der Praxis** äußern Schwangere jedoch **große Abweichungen** von diesen Zeitangaben. Viele von ihnen spüren ihr Kind bereits ab der 15. SSW, manche noch früher. Allerdings äußern die Frauen diese Wahrnehmungen nur dann, wenn ihnen und ihrem Gespür Glauben geschenkt wird. Andere Frauen nehmen die Kindsbewegungen später als erwartet wahr. Unter anderem können ein hektischer Alltag, der die Aufmerksamkeit vom Körper ablenkt, oder eine Vorderwandplazenta für dieses Phänomen verantwortlich sein.

! Die bewusste Wahrnehmung der ersten Kindsbewegungen stabilisiert das Vertrauen der Frau in ihre Schwangerschaft.

5.2.5 Ultraschall

Eine Terminbestimmung durch Ultraschall ist am genauesten, wenn sie **früh** in der Schwangerschaft durchgeführt wird.

! Etwa ab der 16. SSW gelten die Befunde als ungenau, da die Kinder dann entsprechend ihren individuellen Voraussetzungen wachsen.

Eine exakte Terminbestimmung gehört zu den wesentlichen Effekten eines Ultraschallscreenings im ersten Trimenon. Während in internationalen klinischen Studien die Häufigkeit der Geburtseinleitungen dadurch um bis zu 40 % gesenkt werden konnte, ist ein solcher Effekt des Frühultraschalls in Deutschland nicht zu beobachten [3].

5.2.6 Uterusgröße

Sobald die Gebärmutter über der Symphyse zu tasten ist, sind die Kontrolle des Wachstums und eine Bestätigung oder Bestimmung des Geburtstermins durch die Verlaufskurve leichter möglich. Die zu erwartenden Höhenstände der Gebärmutter sind in Kap. 6.1.2 zu finden.

5.3 Beckendiagnostik

Ute Lange

Um die Form des Beckens zu beurteilen, werden verschiedene Beckenpunkte mithilfe spezieller Handgriffe oder eines Beckenzirkels gemessen. Die inneren Beckenmaße sind nicht direkt feststellbar, die äußeren Beckenmaße lassen aber Rückschlüsse auf die geburtsrelevanten knöchernen Anteile des inneren Beckens zu.

! Weder die röntgenologische noch die klinische Beckenmessung ist ausreichend genau, um die Vorhersage eines relativen Missverhältnisses und einen elektiven Kaiserschnitt auf der Grundlage dieser Messergebnisse bei Schädellage zu rechtfertigen [2].

Die Interpretation der Beckendiagnostik bedarf daher einer sensiblen Wortwahl und sollte nicht zu Prognosen bezüglich des Geburtsverlaufs führen.

Eine **Ausnahme** bildet eine bisweilen durch die Anamnese gestützte, grobe Abweichung der Beckenform (z. B. nach Beckenbruch). Die objektive Beckenproblematik sollte dann offen angesprochen und eventuell, falls noch nicht geschehen, eine weitere Diagnostik durchgeführt werden. Viele in der Literatur dargestellten Beckenanomalien, z. B. das rachitische Becken, spielen in den Industrieländern heute nur noch eine geringe Rolle.

Die Ermittlung der Beckenmaße kann bei der Schwangeren den Eindruck erwecken, dass die Geburt primär durch den knöchernen „Geburtskanal" bestimmt wird. Unberücksichtigt bleiben bei dieser Sichtweise die Anpassungsfähigkeiten des Kindes und des mütterlichen Beckenringes, die Bedeutung der mütterlichen Weichteile und die anderen komplexen, vielschichtigen Faktoren, die die Geburt auf eindrucksvolle Weise beeinflussen. Geburt als dynamischer, lebendiger Prozess lässt sich nicht durch Maße und Werte erfassen oder vorhersagen. Auch erfasst die Beckenmessung die Bedeutung der Geburtsstellung für den Weg des Kindes nicht.

Andererseits ist gerade durch das Messen, Erfühlen und das Gespräch über die Beckenform ein Zugang zu diesen Themen und die **Chance der**

Aufklärung gegeben. Die Beckendiagnostik kann Vertrauen in die Kräfte der Geburt vermitteln. Viele Schwangere schätzen die intensive taktile Aufmerksamkeit, die die Hebamme ihrem Becken widmet, und nutzen die Chance, Ängste und innere Bilder zu den Themen „Geburt“ und „Gebärfähigkeit“ zu äußern.

! Jede Hebamme muss selber entscheiden, ob sie den Verfahren der äußeren Beckenmessung eine positive Wirkung auf den Betreuungsprozess zutraut. Wenn ihre negative Grundeinstellung überwiegt, sollte wegen der mangelnden Evidenz bezüglich des Nutzens der Untersuchung keine Beckenmessung erfolgen.

Eine Untersuchung, die zusätzlich zu den Messmethoden die **gesamte Körperhaltung der Frau** berücksichtigt, kann die Diagnose bestimmter Schwangerschaftsbeschwerden erleichtern (z. B. Rückenschmerzen, Symphysenschmerzen). So können therapeutische oder prophylaktische Maßnahmen eingeleitet und der Blick für den weiteren Verlauf der Schwangerschaft geschärft werden.

Als **wirkungsvolle Therapien** bei Asymmetrien des Beckens, Symphysenschmerzen oder Haltungsfehlern haben sich u. a. die Cranio-Sacral-Therapie, Osteopathie und Haptonomie bewährt. Es empfiehlt sich, die Angebote vor Ort zu kennen und die Frauen, sofern die vorsorgende Hebamme nicht selber über entsprechende Ausbildungen verfügt, zu entsprechenden TherapeutInnen oder Kolleginnen zu vermitteln.

5.3.1 Methoden der äußeren Beckenmessung

Spreizhandgriff

Der Spreizhandgriff soll klären, ob der **Abstand der vorderen oberen Darmbeinstacheln** (Spinae iliacae ant. sup.) normal oder verkürzt ist.

Durchführung: Bei maximal gespreizter Hand wird der Daumen auf einen Darmbeinstachel gelegt, der kleine Finger sollte den anderen Darmbeinstachel nicht erreichen können. Zugrunde gelegt wird eine Spreizung von 20 cm.

Baumm'scher Handgriff

Der Baumm'sche Handgriff ermöglicht einen **Eindruck von den Beckenverhältnissen**, sofern kein Beckenzirkel zur Verfügung steht.

Durchführung: Die Daumen werden auf die vorderen oberen Darmbeinstacheln gelegt, Zeige- und Mittelfinger ertasten mit leichtem Druck die Rundung von Darmbeinstachel und Darmbeinkamm. Die Darmbeinstacheln sollten im Verhältnis zu den Kämmen deutlich näher zusammenstehen.

Michaeli'sche Raute

Die Michaeli'sche Raute stellt sich normalerweise als eine symmetrische, auf der Spitze stehende Raute dar. Der obere Punkt wird durch eine Vertiefung über dem Dornfortsatz des 4. Lendenwirbels, die seitlichen Punkte durch je ein Grübchen über den Spinae iliacae posteriores superiores (obere hintere Darmbeinstachel), der untere Punkt durch den Beginn der Analfalte gebildet.

Die Michaelis-Raute ist am leichtesten bei seitlich einfallendem Licht zu beurteilen (▶ **Abb. 5.4**). Abweichungen von der beschriebenen Form lassen auf Verziehungen des Beckens schließen (▶ **Abb. 5.5**).

Äußere Beckenmaße

Mit dem Beckenzirkel lassen sich die äußeren Beckenmaße bestimmen (▶ **Abb. 5.6** und ▶ **Abb. 5.7**).

- **Distantia spinarum:** Abstand zwischen den Darmbeinstacheln, soll 25–26 cm betragen
- **Distantia cristarum:** Abstand zwischen den Darmbeinkämmen, im Normalfall 28–29 cm
- **Distantia trochanterica:** Abstand zwischen den Rollhügeln der Oberschenkelknochen, beträgt 31–32 cm. Die Abstände zwischen den einzelnen Quermaßen betragen beim normal geformten Becken jeweils 3 cm.
- **Conjugata externa:** In Seitenlage wird vom oberen Rand der Symphyse bis zum obersten Punkt der Michaelis-Raute gemessen, der Abstand sollte 19–20 cm sein. Rückschlüsse auf die Conjugata vera beim Abzug von 8–9 cm sind sehr ungenau.

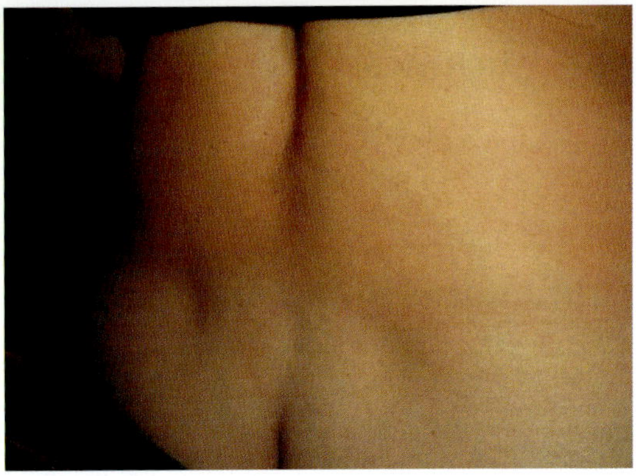

▶ **Abb. 5.4** Michaelis-Raute

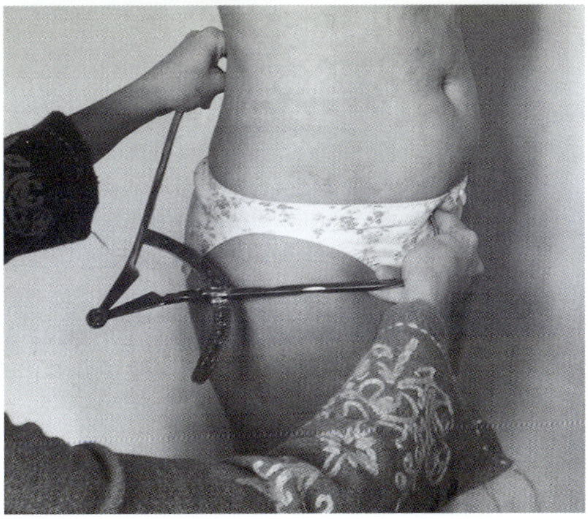

▶ **Abb. 5.6** Äußere Beckenmessung mit dem Beckenzirkel.

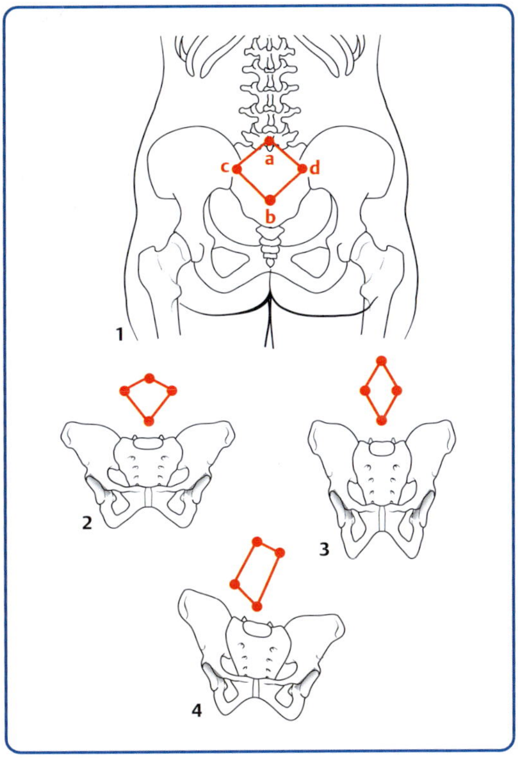

▶ **Abb. 5.5 Michaelis-Raute am Skelett**
1. Michaelis-Raute am Skelett bei normalem Becken
a Dornfortsatz des 3. oder 4. Lendenwirbels,
b oberster Punkt der Analfurche,
c und **d** Grübchen der Spinae iliacae post. sup.
2. Michaelis-Raute bei einem plattrachitischen Becken
3. Michaelis-Raute bei einem allgemein verengten Becken
4. Michaelis-Raute bei einem schräg verengten Becken.

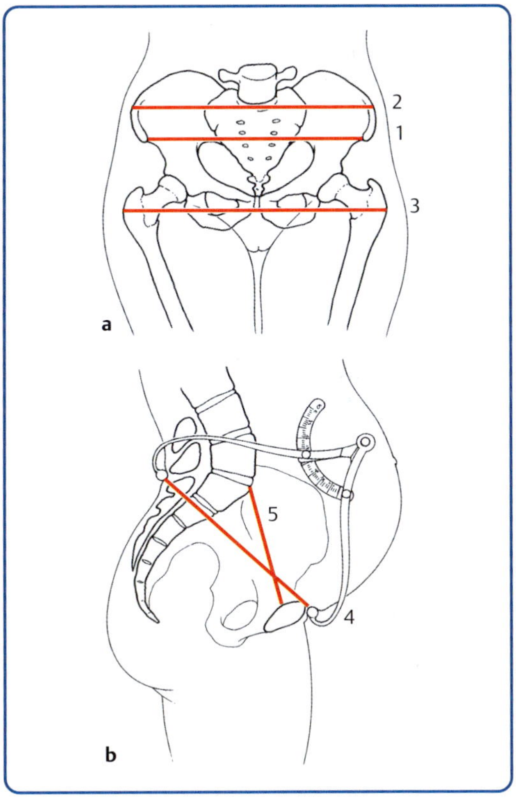

▶ **Abb. 5.7** Äußere Beckenmessung.
a 1 Distantia spinarum (25–26 cm), 2 Distantia cristarum (28–29 cm), 3 Distantia trochanterica (31–32 cm),
b 4 Conjugata externa (ca. 20 cm), 5 Conjugata vera (nicht äußerlich messbar).

5.3.2 Innere Untersuchung des Beckens

Für die innere Untersuchung des Beckens gelten die gleichen Vorbehalte wie für die äußere Untersuchung, die Beurteilung **setzt Erfahrung voraus**.

Die Hebamme kann sich durch eine vorsichtige Austastung einen Eindruck von der Geräumigkeit des Beckens verschaffen. Das Steißbein sollte frei beweglich, das Promontorium nicht erreichbar sein. Die Spinae ossis ischii sollten nicht in den Beckenraum einspringen.

5.3.3 Retroflektierter Uterus

10 % aller Frauen haben eine retroflektierte Gebärmutter. Die Abknickung des Uterus in Richtung Kreuzbein bei erhaltener Beweglichkeit stellt eine **physiologische Variante** dar und hat keine Konsequenzen für die Geburt. Die meisten Schwangeren sind durch vorausgegangene gynäkologische Untersuchungen über ihre anatomische Besonderheit informiert und teilen bei der Anamneseerhebung mit, dass sie eine „nach hinten gerichtete Gebärmutter" haben.

In den meisten Fällen richtet sich die Gebärmutter während des 1. Trimenons ohne Hilfe in das große Becken auf, ab der 18. SSW kann sie nicht mehr in das kleine Becken „zurückfallen". Kommt dieser Mechanismus nicht in Gang, klemmt der Uterus ein. Dies führt primär zu **Symptomen an der Blase**, zu Harnverhalt und erschwerter Harnentleerung. Schwangere mit einem retroflektierten Uterus sollten über die Frühsymptome einer ausbleibenden Aufrichtung informiert werden.

Cave

Wenn sich der Uterus nicht von alleine aufrichtet, ist zur Vermeidung der Inkarzeration eine baldige Behandlung durch eine/n Frauenarzt/-ärztin mit manueller Aufrichtung und eventuell dem Einlegen eines Pessars notwendig.

5.4 Blutdruckmessung

Siehe Kap. 6.4

5.5 Urinuntersuchung auf Bakterien

Susanne Teuerle

Harnweginfekte (HWI) erhöhen das **Risiko einer Frühgeburt**. Mit einem Routinescreening bei allen symptomlosen Schwangeren zum Aufspüren einer asymptomatischen Bakteriurie wird das Ziel verfolgt, das Auftreten von HWI zu reduzieren.

Allerdings ist nicht belegt, dass ein Screening mit einer anschließenden Antibiotikatherapie bei einem positiven Befund einen ausreichenden Vorteil für die Senkung der HWI- und der Frühgeburtenrate hat. Ein Nachteil dieses Vorgehens ist, dass zahlreiche Schwangere unnötigerweise eine Antibiotikagabe erhalten.

Im Ländervergleich sind die **Empfehlungen unterschiedlich**:

- In den deutschen **Mutterschaftsrichtlinien** ist zur Diagnostik einer asymptomatischen Bakteriurie vorgesehen, bei **jeder** Vorsorgeuntersuchung das Urinsediment zu untersuchen und, falls hier Hinweise auf eine bakterielle Infektion bestehen, eine bakteriologische Untersuchung vorzunehmen [27]. Interessanterweise ist in der Praxis nicht zu beobachten, dass diese Routine in der ärztlichen Schwangerenvorsorge durchgeführt wird. Im Mutterpass ist auch keine Dokumentationsvorgabe für diese Untersuchung zu finden.
- In den **NICE Guidelines** [28] wird zur Erprobung eines Screeningverfahrens routinemäßig nur bei der Erstuntersuchung eine bakteriologische Untersuchung durch Anlegen einer Urinkultur empfohlen. Eine Sedimentuntersuchung wird aufgrund der ungenauen Ergebnisse nicht empfohlen (75 % der Frauen mit Bakteriurie werden durch die Sedimentuntersuchung nicht erkannt).
- Die **Deutsche Gesellschaft für Hebammenwissenschaft** wiederum kommt nach Prüfung der derzeitig vorliegenden Evidenzen zu dem Schluss, dass auch im Rahmen der Schwange-

renvorsorge genauso wie bei nicht schwangeren Frauen eine Untersuchung erst dann sinnvoll ist, wenn Symptome vorliegen. Sie empfiehlt, falls sich evidenzbasiert doch ein möglicher Vorteil belegen ließe, zur Erprobung eines Screeningverfahrens eine einmalige Untersuchung **nicht** per Sediment, sondern per Urinkultur nach dem ersten Trimenon anzubieten [29].

Durchführung:

Falls sich die Schwangere nach Aufklärung zur Sachlage für ein Screening entscheidet, sollte wie folgt vorgegangen werden:

- Eventuell sollte die Frau zuvor etwas zu trinken erhalten, falls die Blase nicht ausreichend gefüllt ist. Wenn ein Urinsammelbehälter verwendet wird, Deckel öffnen und Innenseite nach außen legen.
- Zunächst eine kleine Urinmenge in die Toilette ablassen, anschließend den Urin im Behälter auffangen, halb füllen, den Rest in die Toilette geben. Prinzipiell sollte immer der Mittelstrahlurin und möglichst mindestens 20–50 ml aufgefangen werden (knapp ein halber Becher voll). So ist der Urin nicht zu stark konzentriert, was sich auch auf das Ergebnis auswirken kann.
- Den Behälter sofort verschließen, gekühlt und so rasch wie möglich (in der Regel spätestens nach 6 Stunden) mit dem Auftrag, eine Urinkultur anzulegen, dem Labor übermitteln.
- Wie bei allen Entnahmen wird die Probe mit Datum und Uhrzeit der Entnahme sowie Name und Geburtsdatum der Schwangeren beschriftet. Ergebnisse sind etwa 24 Stunden nach Anlegen der Kultur zu erwarten.

Praxistipp

Das genaue Vorgehen bei Entnahme und Transport der Urinprobe muss mit dem untersuchenden Labor abgestimmt werden. Zuverlässige Ergebnisse sind nur dann zu erwarten, wenn Uringewinnung, Transport und evtl. Aufbewahrung genau nach Vorschrift durchgeführt werden.

Bei einem **positiven Befund** (Keimzahl ab 105/ml) ist die Schwangere zur Hausärztin/Gynäkologin zu überweisen. Hier sollte zur Verifizierung des Befundes etwa eine Woche nach der Erstuntersuchung zunächst eine Wiederholung des Tests erfolgen.

5.6 Body-Mass-Index (BMI)

Ute Lange

Bei der Erstuntersuchung (möglichst bis zur 12. SSW) kann der Body-Mass-Index der Frau **als Ausgangswert** bestimmt werden (► **Abb. 5.8**). Bei Frauen gilt ein BMI von 20–25 als normal. Von einer Adipositas spricht man bei einem BMI über 30.

Body-Mass-Index

$$\text{BMI} = \frac{\text{Körpergewicht (kg)}}{(\text{Körperlänge [m]})^2}$$

Fallbeispiel

Eine Frau hat bei der ersten Untersuchung ein Gewicht von 64 kg. Sie ist 1,62 m groß.

Berechnung des BMI:

64 : (1,62 × 1,62) = BMI 24,4.

Fazit: Die Frau ist normalgewichtig.

Der BMI kann helfen, den subjektiven Eindruck der Hebamme von einem möglichen Über- bzw. Untergewicht der Schwangeren zu objektivieren. Bei Frauen an der Grenze zu Gewichtsproblemen ist unsere Einschätzung stark von der Kleidung und Körperhaltung des Gegenübers abhängig. Der BMI erleichtert eine fundierte Aussage über **echte Abweichungen vom Normalgewicht**.

Die Meinungen über die **erstrebenswerte Gewichtszunahme** in der Schwangerschaft variieren stark. Sie werden auch von kulturell geprägten Vorstellungen beeinflusst. In unserer Gesellschaft sind schlanke bis magere Frauen als Schönheitsideal allgegenwärtig. Schwanger-sein im Sinne von „Fraulich-Werden“ wird häufig als problembesetzt empfunden. Gewichtskontrollen können besonders bei Frauen mit einer bestehenden oder anamnestischen Essstörung verunsichernd wirken und zu Rückfällen führen.

Regelmäßige Gewichtskontrollen werden in der HebGV ausdrücklich als Leistung der Schwangerenvorsorge erwähnt, obwohl der Nutzen nicht nachgewiesen ist.

Es gilt, die Aspekte der Gewichtskontrolle beim ersten Vorsorgetermin zu thematisieren. Die The-

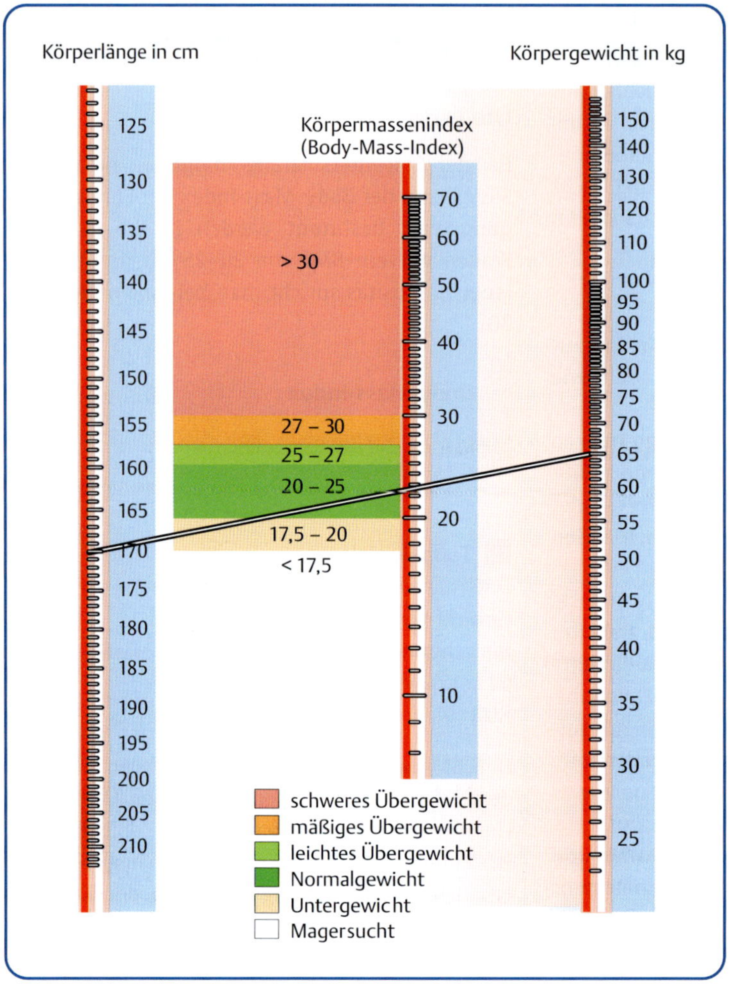

▸ **Abb. 5.8** Ermittlung des Body-Mass-Index.

men **„Essgewohnheiten"** und **„Gewichtsideal"** berühren äußerst private Bereiche der Schwangeren. Kulturelle und religiöse Themen sowie der Umgang mit Körperlichkeit, Sexualität und Zugehörigkeit zu einer gesellschaftlichen Schicht schwingen mit, auch wenn sie nicht ausdrücklich angesprochen werden. Entsprechend offen und sensibel sollte die Gesprächsführung zu diesem Thema sein.

Falls die betreuende Hebamme trotz mangelnder Evidenzen nicht auf Gewichtsangaben verzichten will, können diese von der Schwangere selber ermittelt werden (z. B. wiegen zu Hause oder in der Apotheke). Der Kontrollcharakter kann dadurch gemindert werden.

Sehr plötzlich auftretende massive Ödeme als mögliche Vorboten einer Präeklampsie können auch ohne routinemäßige Gewichtskontrollen diagnostiziert und sekundär durch eine engmaschige Gewichtsbestimmung bestätigt werden.

Hat die Schwangere im ersten Trimenon einen **BMI von ≥ 30 oder unter 18**, sollte dies in der allgemeinen Beratung über Ernährung und Lebensführung berücksichtigt werden. Die Notwendigkeit und der Nutzen weitergehender Untersuchungen oder Beratungen werden im Einzelfall unterschiedlich sein.

▶ **Tab. 5.1** Die wichtigsten Blutuntersuchungen in der Schwangerschaft.

Schwangerschaftswoche	Röteln, HIV, LSR, HBsAg	Antikörpersuchtest	Kleines Blutbild	Glukosetoleranztest
8 .- 17. SSW	✓	✓	✓	
24. - 27. SSW		✓	✓	✓
32. - 38. SSW	✓			

5.7

Blutuntersuchungen

Renate Egelkraut

5.7.1 Zusammenarbeit mit dem Labor

Die sicherste und schnellste Art, ein Labor zu finden, mit dem Sie in der Schwangerenvorsorge zusammenarbeiten können, ist es, sich mit erfahrenen Kolleginnen auszutauschen. Sollte es in Ihrer Gegend nicht möglich sein, ein Labor zu gewinnen, können Sie sich auch bundesweit ein Labor suchen.

Der **Laborbedarf** (Monovetten, Kanülen, Urin-Becher, Abstrichtupfer, Untersuchungsaufträge, Barcode, Tüten für Postversand) wird komplett vom Labor gestellt! Welche Röhrchen für Vollblut/Serum, für EDTA-Blut oder Citrat-Blut gebraucht werden, ist von Labor zu Labor verschieden und wird von dem zuständigen Labor vermittelt. Das Gleiche gilt für Abstriche (z. B. für Streptokokken B). Die **Kosten** für das Material werden vom Labor den Krankenkassen oder Privatversicherten in Rechnung gestellt.

Eigene Anschaffungen:

- Stauschlauch
- Tupfer
- Hautdesinfektionsmittel
- Pflaster
- Handschuhe
- ein sog. Entenschnabel (Spekulum für eine Person zu bedienen) für Abstriche (▶ **Abb. 5.9**).

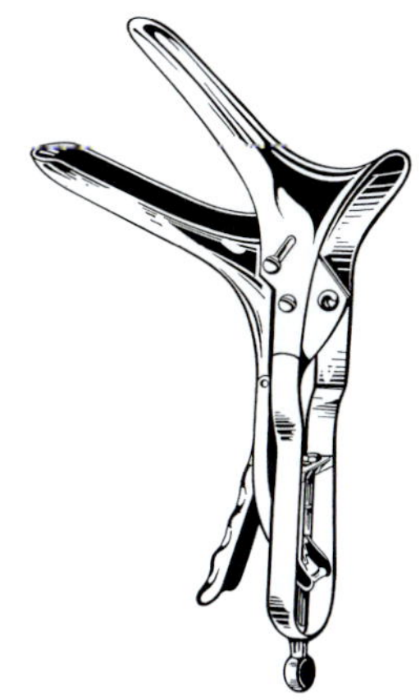

▶ **Abb. 5.9** Entenschnabel-Spekulum (selbsthaltendes Spekulum).

▶ Tab. 5.1 zeigt die wichtigsten Blutuntersuchungen in der Schwangerschaft im Überblick.

Untersuchungsauftrag

Hebammen schreiben an das Labor **keine** Überweisung (dies ist eine ärztliche Tätigkeit und wird bei Hebammen vom Laborarzt übernommen), sondern füllen einen Untersuchungsauftrag aus! Das Formular wird vom Labor gestellt.

Wichtig sind immer die **vollständige Adresse** und das **Geburtsdatum**. Bei Kassenpatienten müssen zusätzlich Namen und Nummer der Krankenkasse plus Mitgliedsnummer der Schwangeren vermerkt sein. Ferner sollte das Entnahmedatum und die Uhrzeit eingetragen werden. Die Daten auf den Röhrchen müssen mit dem Begleitschreiben übereinstimmen. Der Untersuchungsauftrag beinhaltet ferner, welche Parameter vom Labor bestimmt werden sollen (z. B. kleines Blutbild, Lues-Test). Außerdem

- den Stempel der Hebamme,
- manche Labore fordern auch die IK-Nummer,
- die Festnetzrufnummer,
- bei eiligen Ergebnissen (z. B. HES-Labor) auch die Mobilfunk-Nummer

Versand/Transport

Das Untersuchungsmaterial sollte nach der Entnahme **möglichst schnell (2–12 Stunden nach der Entnahme)** durch die Hebamme oder einen Boten/Kurierdienst (Absprachen mit dem Labor, wann dieser seine Runde fährt) ins Labor gebracht werden.

Ein Versand durch die Post ist ebenfalls möglich. Für den **Postversand** bestehen gesetzliche Vorschriften. Die Versandhülle soll den Hinweis „Medizinisches Untersuchungsgut" tragen und als Brief versendet werden. Das gesamte Porto wird vom Labor getragen.

Das Blut muss vor Kälte, Hitze oder Sonnenbestrahlung geschützt werden. Die **Transporttemperatur** sollte zwischen 1 °C und + 18 °C liegen. Unter 0 °C kommt es zum Gefrieren des Untersuchungsgutes mit Zellzerstörung.

Befundübermittlung und -bewertung

Die Befunde werden durch Boten, Post, Telefon, Fax oder als E-Mail übermittelt. Eine telefonische Ergebnisvermittlung ist nur bei eiligen Befunden notwendig!

Die Befunde werden häufig auf Aufkleber gedruckt, die man in den Mutterpass einkleben kann. Außerdem werden die Befunde schriftlich ausgeführt. Sie enthalten die Grenzwerte des jeweiligen Labors, Beurteilungen (z. B. Immunität anzunehmen) und teilweise auch Empfehlungen für das weitere Vorgehen (z. B. in 6 Wochen Kontrollbefund empfohlen).

! Wenn ein Befund fragwürdig ist, sollte zügig Kontakt mit dem Laborärzteteam aufgenommen werden, um den Befund mit den daraus folgenden Konsequenzen zu besprechen.

Abrechnung

Bei Kassenpatienten rechnet der Laborarzt mit der Kassenärztlichen Versicherung ab, bei Privatpatienten entsprechend den jeweiligen gültigen Gebührensätzen der GOÄ mit der Schwangeren. Auf die Hebamme kommen keine Laborkosten zu. Sie kann als Gebührenpunkt die **„Entnahmen von Körpermaterial"** in Rechnung stellen.

Dokumentation

In den eigenen Unterlagen sollte vermerkt werden
- welche Laborparameter bestimmt wurden
- wann die Laborbefunde vorlagen
- die Untersuchungsergebnisse
- welche Konsequenzen daraus gezogen wurden
- wie und wann die Hebamme die Befunde an die Schwangere weitergegeben hat.

5.7.2 Blutgruppe und Rhesus-Faktor

Ein **Blutgruppenmerkmal** kommt auf einem roten Blutkörperchen nicht einmal, sondern bis zu Hunderttausende Male vor (z. B.: A-Merkmal ca. 1 000 000-mal, Rhesus D ca. 20 000-mal pro rotem Blutkörperchen). Die Blutgruppenmerkmale haben vor allem deshalb Bedeutung, weil sie als Antigen wirken und weil man gegen die Blutgruppenmerkmale, die man nicht selbst besitzt, Antikörper besitzt oder bilden kann. So hat jeder Mensch mit Blutgruppe 0 Antikörper gegen die Blutgruppen A und B. Ein Mensch mit Blutgruppe A hat Antikörper gegen B, und einer mit Blutgruppe B besitzt Antikörper gegen A. Menschen mit AB haben normalerweise keine Antikörper im **AB0-System** (▶ **Tab. 5.2**).

Beim **Rhesus-Faktor** ist dies anders! Normalerweise hat ein Rhesus-negativer Mensch keine Antikörper gegen das Merkmal Rhesus D (= positiv). Hat er aber einmal Rhesus-positives Blut bekommen oder ein Rhesus-positives Kind geboren, können Rhesus-Antikörper gebildet werden.

Auch gegen das Merkmal **K (Kell)** besitzt man normalerweise keine Antikörper, kann aber nach

▶ **Tab. 5.2** Häufigkeit einzelner Blutgruppenmerkmale in Deutschland.

Blutgruppenmerkmale	Antiköperbildung (Häufigkeit)
A	43 %
0	39 %
B	13 %
AB	5 %
Rh positiv	83 %
Rh negativ	17 %
Kell negativ	91 %
Kell positiv	9 %

▶ **Tab. 5.3** Relative Häufigkeit der Antikörperbildung (Immunogenität).

Name	System	Immunogenität
D	Rhesus	70 %
K	Kell	10 %
c	Rhesus	4 %
E	Rhesus	3,3 %
k	Kell	1,5 %
e	Rhesus	1,1 %
Fya	Duffy	0,5 %
C	Rhesus	0,2 %
Ika	Kidd	0,1 %
S	MNS	0,06 %
Ikb	Kidd	0,03 %

der Transfusion von kellpositivem Blut oder bei einer kellpositiven Schwangerschaft Antikörper entwickeln (▶ **Tab. 5.3**). Deswegen bestimmt man neben **AB0** und **Rhesus** auch meist noch den **Kell**faktor.

Einen Krankheitswert an sich hat die Antikörperbildung gegen fremde rote Blutkörperchen nicht. Im Gegenteil, sie ist eine Leistung unseres Immunsystems.

5.7.3 Antikörpersuchtest

Beim Antikörpersuchtest wird nach **irregulären Antikörpern** gesucht. Normalerweise hat man außer im AB0-System keine gegen Erythrozyten gerichteten Antikörper im Blut. Der Normalbefund ist daher negativ. Wenn im Antikörpersuchtest Antikörper gegen rote Blutkörperchen (Erythrozyten) gefunden werden, müssen diese Antikörper identifiziert werden.

Nach den **Mutterschaftsrichtlinien** werden in der Schwangerschaft zweimal Antikörper bestimmt: zu Beginn des ersten Trimenons und in der 24. - 27. SSW bei allen Schwangeren.

Testverfahren

- **Antiglobulin-Test:** In der ersten Phase werden die Erythrozyten mit inkompletten Antikörpern sensibilisiert und anschließend gewaschen. In der 2. Phase werden die Zellen durch Zugabe eines gegen menschliche Immunglobuline gerichteten Antiserums (meist vom Kaninchen) sichtbar gemacht.
- **Direkter Coombstest:** Nachweis von an Erythrozyten gebundenen Antikörpern
- **Indirekter Coombstest:** Nachweis von freien, ungebundenen Antikörpern im Serum

Interpretation der Befunde

! Ist der AK-Suchtest positiv – Titer zwischen 1 : 8–1 : 32 (laborabhängig) – sollte noch einmal nach zwei Wochen kontrolliert werden. Ist der Titer bei der Kontrolle um mindestens zwei Titerstufen angestiegen, spricht dies für Kontakt und Auseinandersetzung des mütterlichen Körpers mit kindlichen Erythrozyten.

In diesem Fall tragen die roten Blutkörperchen des Kindes das Merkmal, gegen das die Antikörper der Mutter gerichtet sind. Die mütterlichen Antikörper führen zur Zerstörung von roten Blutkörperchen des Kindes. Passiert dies in größerem Ausmaß, entsteht noch im Mutterleib der sog. **Morbus haemolyticus fetalis** oder beim Neugeborenen der **Morbus haemolyticus neonatorum** (MHN). Regelmäßige Untersuchungen während der Schwangerschaft und spezielle Behandlungen haben dazu geführt, dass schwere Fälle heute glücklicherweise sehr selten geworden sind.

Zum Morbus haemolyticus neonatorum können insbesondere **Anti-D-Antikörper** bei Rhesus-Faktor-negativen Müttern oder Anti-c-(sprich „Anti-klein-c") Antikörper führen. Andere Antikörper (z. B. Anti-E, Anti-C, immun-Anti-A, immun-Anti-B, Anti-K [Kell] und Anti-anti-Fy^a/Fy^b [Duffy]) führen seltener zu einem Morbus haemolyticus neonatorum, der dann auch meist milder verläuft.

Weiteres Vorgehen

- Bei einem **Antikörpernachweis** sollte die Schwangere zum Gynäkologen/zur Gynäkologin überwiesen werden! Je nach Fall muss eine Amniozentese zur Bestimmung des Bilirubingehalts im Fruchtwasser durchgeführt werden (= Delta-E-Wert). Es wird eine Wiederholung alle 3 Wochen angeraten. Ein Antikörpersuchtest und Ultraschalluntersuchungen sollten im Abstand von 1–2 Wochen stattfinden.

- Hat eine Schwangere eine **belastende Anamnese**, sollte alle vier Wochen ein Antikörpersuchtest erfolgen.
- Ist eine Frau **Rhesus-negativ** und sind beim 2. Antikörpersuchtest keine Antikörper nachweisbar, wird zwischen der 28. bis 32. SSW eine Standarddosis Anti-D-Immunglobuline intramuskulär gespritzt (Rhesogam®, Partobolin®).

Ist der **Kindsvater Rh-negativ**, ist aufgrund des rezessiven Erbgangs auch das Kind zu 100 % Rh-negativ, d. h. eine Antikörperbildung im Rh-System ist ausgeschlossen und die Rh-negative Mutter braucht keine Prophylaxe mit Anti-D-Immunglobulinen. Dabei empfiehlt sich folgendes Vorgehen:

- Klären Sie die Mutter über den möglichen Verzicht auf die Anti-D-Prophylaxe im Falle eines Rh-negativen Kindsvaters auf!
- Sprechen Sie mit der Schwangeren unter vier Augen! Nur dann kann die Frau sich positionieren (ist die Vaterschaft geklärt oder nicht) und eine Entscheidung treffen.
- Lassen Sie sich die Blutgruppe des Kindsvaters immer durch einen Blutspendeausweis oder ein vergleichbares Dokument (z. B. von der Bundeswehr) bestätigen und dokumentieren Sie das Vorgehen genau. Ist die Blutgruppe nur „aus dem Gedächtnis" verfügbar, sollten Sie zur Blutgruppenbestimmung des Vaters oder direkt zu der Anti-D-Prophylaxe raten. Hierbei muss über die Risiken der Anti-D-Prophylaxe aufgeklärt werden.

Cave
Anti-D kann nur von einem Arzt/einer Ärztin verschrieben werden. Es sollte in der ärztlichen Praxis verabreicht werden, da es dabei auch zu einem anaphylaktischen Schock kommen kann!

Die **Anti-D-Dosis** beträgt 300 µg, dies entspricht 1,5 ml. Die Medikamente sind auf Hepatitis und HIV getestet, ein geringes Infektionsrisiko bleibt dennoch bestehen, worüber die Betroffene aufgeklärt werden sollte (siehe Beipackzettel).

! Anti-D sollte bei Rhesus-negativen Frauen auch nach einer Amniozentese, nach Blutungen in der Frühschwangerschaft und nach Traumata (z. B. Stürzen) verabreicht werden.

Anti-D bewirkt die **Eliminierung kindlicher Erythrozyten** im mütterlichen Organismus und verhindert somit die aktive Antikörperbildung der Mutter im Falle eines Kontaktes mit kindlichem Blut. Sollte der Antikörpersuchtest positiv sein, wird kein Anti-D mehr verabreicht. Deshalb immer erst das Testergebnis abwarten und dann die Anti-D-Prophylaxe veranlassen. Es ist normalerweise 12 Wochen lang nachweisbar. Wenn Anti-D außerhalb der Regelvergabe (ca. 28. SSW) verabreicht worden ist (z. B. wegen Blutung in der Frühschwangerschaft), muss der Abstand zur nächsten Gabe gewahrt werden. Da es plazentagängig ist, können bei einer späteren Gabe positive Antikörperbefunde beim Neugeborenen auftreten.

5.7.4 Rötelntiter

! Röteln gehören zu den am meisten gefürchteten Infektionen während der Schwangerschaft, weil sie mit einer hohen Wahrscheinlichkeit zu Fehlbildungen des Kindes führen.

Trotz der allgemein verfügbaren Impfprophylaxe kommt es in Deutschland immer noch zu **konnatalen Rötelnerkrankungen** (konnatal bedeutet „angeboren" bzw. im Mutterleib oder während der Geburt erworben). Im Jahr 1999 wurden vier, im Jahr 2000 fünf Fälle gemeldet; es gibt allerdings Hinweise auf eine erhebliche Untererfassung. Auf der Basis von Laborbefunden wird geschätzt, dass die Zahl der Erkrankungen möglicherweise um den Faktor 10 höher liegt. Nach Einführung der Meldepflicht von konnatalen Rötelninfektionen nach dem Infektionsschutzgesetz (IfSG) im Jahre 2001 wurden in den Jahren 2001 und 2002 je eine Rötelnembryopathie gemeldet.

Praktisches Vorgehen

Zu Beginn der Schwangerschaft sollte der **Impfstatus** der Schwangeren überprüft und dokumentiert werden.

- Liegt der Nachweis über **2 erfolgte Rötelnimpfungen** (Impfpass) vor, ist von einer Immunität auszugehen. Weitere Maßnahmen wie Titerkontrollen sind in der Schwangerschaft dann nicht erforderlich.

- Wenn **keine Impfung** erfolgt ist, muss der Röteln-Titer bestimmt werden, sofern die letzte Bestimmung nicht länger als 3 Jahre zurückliegt. Dafür wird ein **H**äm**a**gglutinations**h**emmtest (HAH) benutzt.

Interpretation der Befunde

- Durch einen Antikörpertest (ELISA) wird die **Konzentration der Antikörper im Blut** gemessen und üblicherweise in IE/l (Internationale Einheiten pro Liter) oder IU/l (International Units) bzw. U/l angegeben. Die alternative Angabe „Titer 1 : X" bezieht sich auf die früher übliche Messmethode über eine Verdünnungsreihe. Für Röteln kann das ELISA-Ergebnis oft noch aus praktischen Gründen umgerechnet werden, z. B. kann man einen Röteln-Titer mit > 1 : 32 angeben.
- Ein **Immunschutz** ist anzunehmen, wenn der Röteln-Antikörpertest, nach jeweiliger Herstellerdefinition, positiv ist. Bei dem meist verwendeten Testsystem gilt dies für eine Röteln-Antikörperkonzentration HAH 1 : 8. Der für den Röteln-IgG-Immunoassay empfohlene Cut-off-Wert von 10 IE/ml ist einem HAH-Titer von 1 : 8 bis 1 : 16 vergleichbar.

Neuere Arbeiten zeigen, dass eine **sichere Immunität** bereits ab einer IgG-Konzentration von ≥ 15 IU/ml besteht [30].

- < 10 IU/ml = nicht immun
- 10–15 IU/ml = fraglich immun
- > 15 IU/ml = immun

Besteht keine bzw. nur eine **fragliche Immunität**, sollte, auch ohne Verdachtsmomente, in der 16. – 17. SSW eine erneute Antikörper-Untersuchung durchgeführt werden.

Eine **invasive pränatale Diagnostik** ist bei Neuinfektionen der Mutter zwischen der 1. und 17. SSW anzuraten. Auch beim Nachweis von mütterlichen IgM-Antikörpern sollte das ungeborene Kind in einem Zentrum für pränatale Diagnostik untersucht werden. Wenn eine Rötelninfektion beim Feten nach der 17. SSW auftritt, bleibt sie in der Regel ohne Folgen.

Bei der pränatalen Diagnostik wird neben einer Fein-Ultraschalluntersuchung versucht, Virusmaterial zu gewinnen. Dies erfolgt mithilfe einer Punktion der Plazenta, des Fruchtwassers oder der Nabelschnur. Das jeweilige Vorgehen richtet sich nach dem Alter der Schwangerschaft.

Ein Virus-Direktnachweis ist mit der Chorionzottenbiopsie (8.–16. SSW) und aus Fruchtwasser (ab der 23. SSW) möglich. Der Nachweis von rötelnspezifischen IgM-Antikörpern aus Nabelvenenblut ist in der 20. – 24. SSW machbar.

! Wenn beim Feten IgM-Antikörper gegen Rötelnviren nachgewiesen werden können, bedeutet dies, dass das Kind erkrankt ist, denn die mütterlichen IgM sind nicht plazentagängig.

Infektionsübertragung

Röteln werden beim Niesen, Husten oder Sprechen übertragen. Sie verbreiten sich durch Tröpfchen in der Atemluft (Tröpfcheninfektion). Die Viren gelangen in Mund, Nase und Hals, wo sie über die Schleimhäute aufgenommen werden. Von dort breiten sie sich im ganzen Körper aus.

Zwischen Infektion und Ausbruch der Krankheit (**Inkubationszeit**) liegen 2–3 Wochen. Röteln sind 5 Tage vor dem Erscheinen des Ausschlags bis 7 Tage danach ansteckend. Sie lassen sich besonders leicht während der Blüte der Krankheit übertragen.

Krankheitsbild

Zu Beginn der Erkrankung zeigen sich die **Symptome einer Erkältung**: Husten, Schnupfen, manchmal auch eine Bindehautentzündung mit geröteten Augen. Oft bleiben dies auch die einzigen Symptome. Die Diagnose „Röteln" wird dann meistens nicht gestellt.

In den typischen Fällen schwellen die Lymphknoten im Nacken und hinter den Ohren an und schmerzen. Ein bis zwei Tage später beginnt der **Ausschlag** (zuerst im Gesicht, dann am Rumpf) in Form etwa linsengroßer, wenig erhabener und nicht zusammenfließender rosaroter Flecken, unter Umständen mit einem hellen anämischen Hof. Das Exanthem ist besonders am Rücken und an den Streckseiten der Arme sichtbar. Es breitet sich auf Gesicht, Hals, Arme, Beine und dann innerhalb kurzer Zeit auf den gesamten Körper aus. Leichtes Fieber und Juckreiz treten nur leicht oder überhaupt nicht auf. Der Ausschlag verschwindet nach zwei bis drei Tagen.

Immunglobulin-Prophylaxe

! Hatte eine Schwangere ohne Immunschutz vor der 17. SSW Kontakt – oder fraglichen Kontakt – mit einer an Röteln erkrankten Person, besteht die Möglichkeit der passiven Prophylaxe mit Immunglobulinen. Dies macht jedoch nur Sinn, wenn die Gabe bis zum 8. Tag nach dem Kontakt erfolgt.

Durch die **Gabe von Immunglobulinen** kann der Infektionsbeginn oft aber nicht verhindert werden. Werden die Immunglobuline nach dem 8. Tag verabreicht, können sie die Infektion verzögern, so dass die kritische Zeit eventuell überstanden ist.

Ist **am 11. Tag nach dem Kontakt** mit einer infizierten Person kein IgM nachweisbar, kann man davon ausgehen, dass keine Ansteckung stattgefunden hat. Somit kann von weiteren Untersuchungen abgesehen werden.

Da Rötelninfektionen häufig ohne Symptome verlaufen, kann man **keine wirksame Expositionsprophylaxe** durchführen, d. h. den Umgang mit potenziell infizierten Personen vorsätzlich meiden.

Bei **seronegativen Frauen**, die aufgrund ihres Berufes vermehrt mit den Viren in Kontakt kommen (z. B. Kindergärtnerinnen, Lehrerinnen), kann in der Frühschwangerschaft eine mehrmalige Immunglobulingabe angezeigt sein.

Bei **fraglich positiven oder niedrigen Rötelntitern** (HAH 1 : 8 oder 1 : 16) ist eine vorbeugende Immunglobulingabe nicht indiziert, jedoch eine Antikörperkontrolle in der 17. SSW anzuraten.

Im Fall einer versehentlichen **Rötelnimpfung bei noch nicht bekannter Schwangerschaft** oder kurz davor wurden keine Organauswirkungen beim Kind beobachtet.

Gefahren für das Kind

Kommt es zu einer akuten Infektion der werdenden Mutter, breitet sich das Virus nach der Inkubationszeit über die Blutbahnen im gesamten Organismus aus (Virämie). Die Erreger können dabei über die Plazenta auch zum Kind gelangen. An der Plazenta kann das Virus lokal die Eihäute infizieren und sich über die Blutgefäße bis zum kindlichen Endokard (Herz-Innenschicht) ausbreiten – und von dort über den kindlichen Blutkreislauf im gesamten Organismus.

! Nicht jede Infektion der Mutter führt zwangsläufig zu einer Schädigung des Kindes.

Bei der Erstinfektion der Mutter **kurz vor dem Eintreten der Schwangerschaft**, in der Zeit zwischen letzter Regel und neuerlichem Eisprung, sind keine schädigenden Auswirkungen auf das Kind zu erwarten.

Bei einer Infektion der Mutter **in der Frühschwangerschaft** kommt es mit einer Wahrscheinlichkeit von ca. 54 bis 90 % auch zu einer kindlichen Infektion. Die Rate an Fehlbildungen ist bei einer Ansteckung in den ersten 7 SSW mit über 50 % am höchsten und sinkt mit zunehmendem Alter der Schwangerschaft. In den ersten 12 Wochen bilden sich die inneren Organe; deshalb führen schädigende Einflüsse von außen zu Organstörungen.

Mögliche Folgen sind:
- Herzfehler
- Augen- und Ohrdefekte
- körperliche Entwicklungsstörungen
- motorische und geistige Entwicklungsverzögerungen
- Wachstumsverzögerung in der Gebärmutter
- Schwellung der Leber und Milz
- Abfall der Blutplättchen (Blutungsrisiko)
- Entzündungen des Gehirns
- Entzündungen der Lunge
- Knochenfehlbildungen
- Tod des Kindes (ca. 30 % der Fälle).

Infektionen zwischen der 13. und 17. SSW werden vor allem von kindlichen Innenohrstörungen begleitet. Das Ausmaß der Schädigung wird geringer, je später die Infektion erfolgt.

Bei Kindern, deren Mütter während der Schwangerschaft eine Rötelninfektion durchmachen, ist im weiteren Leben vermehrt mit **Spätfolgen** – wie Hörschäden, Diabetes, Hormonstörungen, Beeinträchtigungen des Gehirns und Krampfleiden – zu rechnen.

Die mütterliche **Infektion zum Zeitpunkt der Geburt** oder kurz zuvor kann eine Rötelnerkrankung beim Neugeborenen nach sich ziehen. Werden nach der Geburt beim Kind Viren nachgewiesen, können gravierende Symptome wie Wachstumsstörungen, Hautveränderungen, wiederholte Lungenentzündungen, Durchfälle und Gefäßentzündungen auftreten. Dieses Krankheitsbild geht mit einer hohen Gefährdung des Kindes einher.

In Verdachtsfällen werden nach der Geburt zum Ausschluss bzw. zur Bestätigung einer Schädigung durch eine Rötelninfektion oder bei einer manifesten Erkrankung des Neugeborenen IgG-, IgM- und IgA-Antikörper kontrolliert. Findet man IgM-Antikörper gegen Röteln im kindlichen Blut, liegt eine Infektion im Mutterleib vor. Zudem kann der Virusnachweis in Rachensekret, Urin, Blut und Gehirnwasser gelingen.

Rötelnimpfung

Eine wirkliche Ausrottung der konnatalen Rötelnerkrankung in Deutschland könnte nur bei einer Impfrate von über 90 % der Kleinkinder im Laufe des 2. Lebensjahres erreicht werden. Das von der WHO angestrebte Ziel, das kongenitale Rötelnsyndrom (CRS) in Europa bis zum Jahre 2010 zu eliminieren, konnte nicht erreicht werden [35].

Zielgruppen der Impfung bei Personen ≥ 18 Jahre (laut Empfehlungen der STIKO):

- ungeimpfte Frauen oder Frauen mit unklarem Impfstatus im gebärfähigen Alter
- einmal geimpfte Frauen im gebärfähigen Alter
- ungeimpfte Personen oder Personen mit unklarem Impfstatus in Einrichtungen der Pädiatrie, der Geburtshilfe und der Schwangerenbetreuung sowie in Gemeinschaftseinrichtungen

Da seit 2012 in Deutschland kein Röteln-Einzelimpfstoff mehr verfügbar ist, ist die Impfung nur noch mit einem Masern-Mumps-Röteln (MMR)-Kombinationsimpfstoff möglich. Dies stellt jedoch kein Problem dar. Die kombinierte Impfung führt nicht zu vermehrten unerwünschten Wirkungen, auch wenn bereits eine Teilimmunität gegen andere im Impfstoff enthaltene Komponenten vorliegt.

5.7.5 Chlamydiennachweis

! Die genitale Chlamydieninfektion ist wahrscheinlich die häufigste sexuell übertragbare Erkrankung in den Industrieländern. Sie ist nicht meldepflichtig.

Chlamydien gehören weltweit zu den häufigsten Erregern sexuell übertragbarer Infektionen (**STI** = sexually transmitted infections). Im Jahr 2001 schätzte die WHO, dass pro Jahr weltweit 89 Millionen Neuinfektionen mit genitalen Chlamydien erfolgen. In den Industriestaaten sind Chlamydien die häufigsten bakteriellen Erreger von Urogenitalinfektionen und die häufigste Ursache einer erworbenen Unfruchtbarkeit.

In einzelnen Studien wurden **Prävalenzraten** (= Anzahl der zum Untersuchungszeitpunkt Kranken) von 10 % bei 17-jährigen Mädchen bzw. 20 % bei 20- bis 24-jährigen Frauen gefunden. Diese Infektionsrate variiert regional und geht mit steigendem Alter und Eintritt in eine stabile partnerschaftliche Bindung stark zurück [30].

Chlamydien sind sehr kleine Bakterien, die sich in den Zellen der Schleimhäute vermehren. Genitale Chlamydieninfektionen sind die häufigste Ursache erworbener Unfruchtbarkeit in den westlichen Industrieländern.

Infektionsübertragung

In Europa werden genitale Chlamydieninfektionen üblicherweise durch Chlamydia trachomatis des Serotyps D–K verursacht. Chlamydien sind sehr kleine Bakterien. Sie befallen ebenso wie die Erreger der Gonorrhö **nur Schleimhäute**. Zu einer Ansteckung ist ein direkter Kontakt der empfänglichen Schleimhaut mit dem infektiösen Sekret erforderlich. Eine Ansteckung ist deshalb bei allen sexuellen Praktiken möglich, bei denen Schleimhaut mit Schleimhaut Kontakt hat. Beim chronischen Verlauf der Infektion ist die Infektiosität jedoch sehr wechselnd, so dass bei Weitem nicht jeder Kontakt zu einer Ansteckung führt.

Neugeborene können sich beim Durchtritt durch die mütterliche Scheide während der Geburt anstecken.

Krankheitsbild

Die Infektion breitet sich entlang der **Schleimhäute** aus. Bei Frauen kommt es zunächst zu einer Entzündung des Muttermundes und/oder der Harnröhre. Im weiteren Verlauf breitet sich die Infektion über die Gebärmutterschleimhaut in die Eileiter und von dort in die umgebende Bauchhöhle aus. Dies kann eine Bauchfellentzündung nach sich ziehen, besonders häufig in der Umgebung des Blinddarmes. Nicht selten tritt auch eine Entzündung des Bauchfellüberzuges der Leber auf.

Bleibt die Infektion unbehandelt, verkleben die feinen entzündeten Schleimhäute miteinander bzw. mit den umgebenden Organen (**Verwachsungen**). Hiervon sind u. a. Eileiter, Eierstöcke und das sie umgebende Bauchfell betroffen. Neben chronischen Unterleibsschmerzen sind die bedrohlichsten Folgen der genitalen Chlamydieninfektion Unfruchtbarkeit und ein hohes Risiko für Eileiterschwangerschaften durch Verklebung der Eileiter. All diese Komplikationen können auftreten, ohne dass jemals heftige Symptome bemerkt werden.

Die durch Chlamydien verursachte Schleimhautentzündung, vor allem an Muttermund und Harnröhre, erhöht das Risiko, sich mit HIV anzustecken oder eine **HIV-Infektion** weiterzugeben, erheblich. Je nach Sexualpraxis können die Chlamydien auch die Schleimhaut des Enddarmes oder die Rachenschleimhaut befallen. Durch Schmierinfektion ist auch bei Erwachsenen ein Befall der Augenbindehaut möglich. Hier kommt es dann ebenfalls zu einer eitrigen Entzündung. Als Reaktion auf die Infektion können auch Gelenkentzündungen auftreten, oft ohne dass vorher andere Symptome bemerkt wurden.

! Eine unbehandelte Chlamydieninfektion in der Schwangerschaft kann zu vorzeitigem Wehenbeginn und damit zu Fehl- und Frühgeburten führen.

Eine **Ansteckung während der Geburt** verursacht nicht nur Bindehautentzündungen, sondern auch schwere Lungenentzündungen beim Neugeborenen, die oft erst ab der dritten Lebenswoche Symptome zeigen.

In der Mehrzahl der Fälle verläuft eine Infektion mit Chlamydia trachomatis **ohne deutliche Symptome**. Ähnlich der Gonorrhö kommt es zu einer Entzündung der betroffenen Organe mit eitriger Sekretion. Die Schleimhäute sind leicht verletzlich und können auf Berührung bluten. Die Entzündungszeichen und Schmerzen sind jedoch oft nur sehr schwach und treten meist erst Wochen nach der Ansteckung auf. Sie sind von wechselnder Intensität und verschwinden teilweise spontan wieder. Selbst wenn innere Organe betroffen sind, ist Fieber selten. Aus diesem Grund werden die Zeichen einer Chlamydieninfektion von Patienten ebenso wie von Ärzten oft nicht ernst genommen oder übersehen.

Grundsätzlich sind folgende, teilweise sehr allgemeine Beschwerden **Hinweise auf eine Chlamydieninfektion:**

- **Harnröhre:** Brennen, Schmerzen beim Urinlassen, milchiges, wässriges oder eitriges Sekret, Reizblase
- **Muttermund:** eitriger Ausfluss (▸ **Abb. 5.10**), Blutung nach Geschlechtsverkehr, Zwischenblutung, Blutung nach Abstrich vom Muttermund

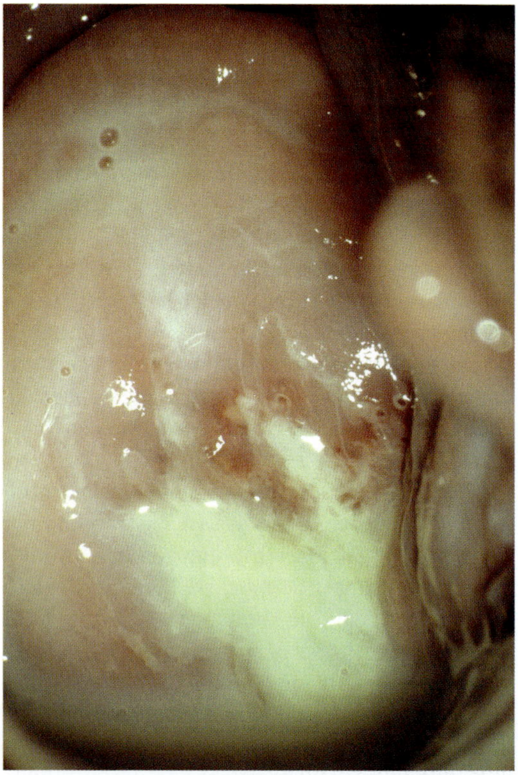

▸ **Abb. 5.10** Chlamydien-Zervizitis in der 19. SSW.

- **Gebärmutter:** verlängerte Menstruation, Zwischenblutung
- **Eileiter und Bauchhöhle:** Ziehen im Unterbauch, Schmerzen bei oder nach dem Geschlechtsverkehr, tiefe Rückenschmerzen
- **Bauchraum:** Blähbauchgefühl, Fieber, Verstopfung, Schmerzen im rechten Oberbauch
- **Enddarm:** Schmerzen beim Stuhlgang
- **Rachen:** Rötung, evtl. Heiserkeit, evtl. Halsschmerzen
- **Gelenke:** Schwellung, Schmerzen

Als **Risikofaktoren** für eine mögliche Chlamydiatrachomatis-Infektion gelten:

- Alter unter 24 Jahren
- mehrere Sexualpartner im vergangenen Jahr
- neuer Sexualpartner in den letzten 6 Monaten (Test in der Schwangerschaft beim Partnerwechsel wiederholen)

Praktisches Vorgehen

Die **Mutterschaftsrichtlinien** (in der Fassung vom 10. Dezember 1985, zuletzt geändert am 23. April 2009) empfehlen die **Untersuchung einer Urinprobe** auf eine genitale Infektion mit Chlamydia trachomatis. Die Urinprobe wird im Labor mit Nukleinsäureamplifizierenden Tests (NAT) untersucht.

Der **serologische Nachweis von Antikörpern** im Blut ist möglich, aber nicht zum Nachweis einer akuten Infektion sinnvoll. Er hat den Nachteil, dass nicht zwischen den verschiedenen Chlamydientypen unterschieden werden kann und der Infektionsort nicht deutlich wird. Neben der Sterilitätsdiagnostik wird er bei unklaren Krankheitsbildern eingesetzt, wenn trotz negativen Direktnachweises eine Chlamydieninfektion vermutet wird.

Therapie

Auch wenn vermutet wird, dass trotz fehlender Behandlung bei einem Teil der Infizierten die Chlamydieninfektion möglicherweise spontan ausheilt, ist nach gesicherter Diagnose, angesichts der erheblichen Folgen der Infektion, eine Behandlung **unbedingt erforderlich**. Sie erfolgt mit einem chlamydienwirksamen **Antibiotikum**, in den meisten Fällen in Tablettenform. In der Schwangerschaft sollte bei einem positiven Test möglichst bald, aber **nicht** vor der 14. SSW, eine Behandlung mit Erythromycin (Monomycin®), 4-mal 500 mg/Tag als Therapie der Wahl über 10 Tage durchgeführt werden. Damit wird über die Sanierung der Geburtswege eine Infektion des Kindes unter der Geburt sicher verhindert.

Wichtig sind vor allem die **ausreichende Dosis** sowie je nach Antibiotikum auch die **Dauer der Einnahme**. Schwangere Frauen mit einer Chlamydieninfektion werden meist mit den Antibiotika Erythromycin, Amoxicillin oder Josamycin behandelt. Je nach Präparat muss das Antibiotikum einmalig oder über einen Zeitraum von bis zu zwei Wochen eingenommen werden.

Wenn klinische Zeichen einen **dringenden Verdacht** auf eine Chlamydieninfektion nahelegen, sollte die Behandlung unmittelbar einsetzen, ohne den Labornachweis abzuwarten. Bei Anzeichen einer aufsteigenden Entzündung (PID) sind Bettruhe, evtl. eine Krankenhausaufnahme und eine intravenöse Antibiotikagabe erforderlich, um Komplikationen vorzubeugen. Durch rechtzeitige Diagnostik und Therapie sind Folgeerkrankungen vermeidbar.

Bei allen **Sexualpartnern der letzten 6 Monate** sollten eine Chlamydiendiagnostik und anschließende Behandlung veranlasst werden. Da nicht immer eine zuverlässige Diagnostik sichergestellt werden kann, wird von manchen Ärzten gefordert, auch bei einem negativen Befund den/die Partner zu behandeln. Bis zum Nachweis der Ausheilung müssen Kondome benutzt werden.

Es ist strittig, ob nach einer adäquaten Therapie Chlamydieninfektionen fortbestehen können. Häufig handelt es sich dabei um Re-Infektionen und um Infektionen durch nicht oder nicht ausreichend behandelte oder erneut angesteckte Partner.

Prophylaxe

Lediglich Kondome oder Femidome bieten einen verlässlichen Schutz. Von zentraler Bedeutung für die Prävention ist die Verbreitung von mehr Informationen über die Gefahren und Infektionswege der Chlamydieninfektion.

Gefahren für das Kind

Ein besonderes Problem stellt die **Chlamydieninfektion in der Schwangerschaft** dar. Neben dem erhöhten Risiko für eine Frühgeburt ist besonders die mögliche Infektion des Kindes von Bedeutung, die bei der Passage durch den infizierten Geburtskanal entsteht und zu einer Bindehautentzündung der Augen, einer Lungenentzündung sowie Wachstumsstörungen des Kindes führen kann.

Bei rechtzeitig durchgeführter Diagnostik und Therapie kann die mütterliche Infektion als Hauptgefahr für das Kind beseitigt werden. Der in den Mutterschaftsrichtlinien geforderte Suchtest auf Chlamydien soll zu einer optimalen Therapie der Mutter führen und damit kindlichen Schäden wirksam vorbeugen.

5.7.6 Luessuchreaktion

! Lues (Syphilis) ist eine nichtnamentliche meldepflichtige, sexuell übertragbare Krankheit.

Man unterscheidet klinisch zwischen der **erworbenen** (Syphilis aquisita) und der sogenannten **angeborenen** Syphilis (Syphilis connata). Erreger ist das Bakterium Treponema pallidum ssp. pallidum.

Syphilis, in früheren Jahrhunderten eine Epidemie mit verheerenden Auswirkungen, war noch in den 1960er Jahren auch in Deutschland keine seltene Erkrankung. Die Etablierung von Safer-Sex-Praktiken führte ab Mitte der 1980er Jahre in allen westlichen Industriestaaten zu einem starken Rückgang der Neuerkrankungen. Seit wenigen Jahren stecken sich jedoch auch hier wieder zunehmend mehr Menschen an einer Syphilis an. Zurückzuführen ist dies auf die hohe Mobilität von Menschen in und aus Regionen mit einem hohen Verbreitungsgrad sowie auf nachlassendes Präventionsverhalten gerade in Gruppen mit einem hohen Ansteckungsrisiko.

Mit geeigneten **Antibiotika** kann die Syphilis heute sicher und effektiv behandelt und geheilt werden. Dennoch werden auch heute noch viele Menschen mit einer Syphilis nicht ausreichend behandelt. Dies hat mehrere Gründe: Da die frühen Symptome der Syphilis häufig recht harmlos oder irreführend sind, wird oft kein Arzt aufgesucht. Nicht selten wird auch die bereits begonnene Behandlung abgebrochen, wenn die Symptome verschwunden sind.

Von wachsender Bedeutung ist die Tatsache, dass Syphilis die Gefahr der Übertragung und das Risiko einer Ansteckung mit dem HI-Virus erhöht.

Infektionsübertragung

Übertragungsweg ist hauptsächlich der **Geschlechtsverkehr**. Eine Ausnahme ist die Übertragung von Treponema pallidum bei Hautkontakt mit infektiösen Primärläsionen.

Syphilisbakterien finden sich in großer Zahl in dem kurz nach der Ansteckung entstehenden Geschwür und auf den Schleimhautveränderungen des zweiten Erkrankungsstadiums. Bei engem Haut- oder Schleimhautkontakt können sie durch winzige Verletzungen in den Körper anderer Menschen eindringen. Prinzipiell kann dies an jeder Stelle der Haut oder Schleimhaut stattfinden.

Das Syphilis-Bakterium ist allerdings wie alle Erreger sexuell übertragbarer Infektionen sehr empfindlich gegen Kälte und Austrocknung und stirbt außerhalb des Körpers rasch ab.

Weitere mögliche Infektionswege sind:

- Übertragung während der Schwangerschaft oder der Geburt auf das Kind
- Blut- oder Blutprodukte, die von einer infizierten Person stammen (in Deutschland durch verpflichtende Untersuchung der Spender ausgeschlossen)
- Der Gebrauch von Spritzbestecken und stechenden oder schneidenden Utensilien (Rasierklinge, Tätowiernadeln etc.) gemeinsam mit einer infizierten Person

Krankheitsbild

Die Syphilis ist eine zyklische Infektionskrankheit mit Generalisation, die ein vielfältiges Erscheinungsbild zeigt. Sie verläuft in verschiedenen Stadien, dazwischen liegen klinisch unauffällige Latenzphasen.

Die ersten zwei Krankheitsstadien (**Primärsyphilis, Sekundärsyphilis**) dauern normalerweise ein bis zwei Jahre. In dieser Zeit kann eine unbehandelte Person andere Menschen anstecken.

Das erste Symptom der **Primärsyphilis** ist ein schmerzloses hartes Geschwür, das auch „harter Schanker" genannt wird. Das Geschwür tritt innerhalb von 10 Tagen bis 3 Monaten nach der Ansteckung auf, im Allgemeinen innerhalb von 2 bis 6 Wochen. Weil das Geschwür schmerzlos ist und sich auch an äußerlich nicht einsehbaren Stellen befinden kann, besteht die Möglichkeit, dass es unbemerkt bleibt. Es findet sich normalerweise an den Körperstellen, die mit einem Geschwür eines Sexualpartners am ehesten Kontakt haben.

Je nach Sexualpraktik sind **häufige Orte der Erstinfektion** Schamlippen, Muttermund, Scheide, Mund, Zunge, Lippen, After und Brustwarze. Aus diesem Grund stellt auch der korrekte Kondomgebrauch keinen völlig ausreichenden Schutz dar.

Das Geschwür verschwindet innerhalb einiger Wochen, unabhängig davon, ob die angesteckte Person behandelt wird oder nicht. Wenn während des **Primärstadiums** keine Behandlung eingeleitet wird, schreitet die Infektion bei mindestens einem Drittel der Infizierten bis zu chronischen Stadien fort.

Häufigstes Symptom der **Sekundärsyphilis** ist ein Hautausschlag, der innerhalb von 3 bis 6 Wochen nach dem Geschwür auftritt. Er kann am ganzen Körper oder nur an einzelnen Stellen erscheinen und sehr unterschiedlich aussehen. Rötlich-braune Flecken bis zur Größe eines 20-Cent-Stückes oder ein masernähnlicher Ausschlag treten besonders häufig auf. Auf Handflächen und Fußsohlen finden sich meist kleine rötliche Warzen.

Weitere Symptome der **Sekundärsyphilis** sind

- nässende Warzen im Genitalbereich,
- fleckförmiger Haarausfall,
- Sehstörungen,
- auch Fieber,
- Anschwellen der Lymphknoten und allgemeines Krankheitsgefühl.

Weil in offenen Hautveränderungen und im Blut jetzt zahlreiche aktive Bakterien vorhanden sind, kann in diesem Stadium bei direktem Kontakt – sexuell oder nicht sexuell – mit Wunden, Blut oder Wundsekret die Infektion relativ leicht weitergegeben werden.

Alle Zeichen der **Sekundärsyphilis** können wie das Primärgeschwür unauffällig sein. Auch ohne Behandlung verschwinden sie normalerweise innerhalb einiger Wochen oder Monate, können über die folgenden 1–2 Jahre jedoch auch wiederholt auftreten. Es ist durchaus möglich, dass in diesem Stadium die Erkrankung auch ohne Behandlung noch folgenlos ausheilt.

Bei ungefähr einem Drittel der Erkrankten geht die Syphilis in das sog. **Latenzstadium** über, das Jahre oder sogar Jahrzehnte andauern kann. In dieser Zeit bestehen keine Symptome mehr, und die Krankheit ist nicht mehr ansteckend. Durch Immunreaktionen des Körpers auf die Syphilisertreger entwickeln sich jedoch **Spätkomplikationen**, die praktisch jedes Organsystem schwer schädigen können (z. B. Herz, Hauptschlagader, Augen, Gehirn oder Rückenmark, Knochen). Im Endstadium der **Spät- oder Tertiärsyphilis** treten deswegen Geisteskrankheiten, Blindheit, andere neurologische Probleme und schwere Erkrankungen der inneren Organe auf.

Besonders gefährlich ist ein Eindringen des Syphilis-Bakteriums in das zentrale Nervensystem, was bei ungefähr 3–7 % der unbehandelten Patienten bereits während der frühen Stadien (bis zu 20 Monate nach der Ansteckung) geschieht. Symptome einer **Neurosyphilis** sind u. a. Kopfschmerzen, Sehstörungen, Nackensteife und Fieber. Bei Menschen mit einer HIV-Infektion tritt eine Neurosyphilis nicht nur rascher, sondern auch häufiger auf als bei nicht HIV-infizierten Menschen. Eine Neurosyphilis muss mit sehr hohen Penicillindosen behandelt werden.

Diagnostik

Syphilis wird manchmal „der große Imitator" oder auch das „Chamäleon unter den Geschlechtskrankheiten" genannt, weil die frühen Symptome denen vieler anderer Krankheiten ähneln.

Cave

Sexuell aktive Frauen, besonders solche, die Sex mit mehreren Partnern haben, sollten bei einer Wunde im genitalen Bereich oder bei einem unklaren Hautausschlag auf jeden Fall einen Arzt aufsuchen.

Menschen, die riskanten Sex hatten und wegen einer anderen sexuell übertragbaren Erkrankung, z. B. Gonorrhö, behandelt worden sind, sollten nach Rücksprache mit dem Arzt auch eine Blutuntersuchung zum Ausschluss einer Syphilis durchführen lassen. Dies gilt ganz besonders für Menschen mit einer HIV-Infektion, da eine Syphilis bei gleichzeitig bestehender HIV-Infektion oft rascher und schwerer verläuft.

Es gibt grundsätzlich zwei Möglichkeiten, eine Syphilis zu diagnostizieren:

- Mikroskopischer Nachweis des Syphilis-Bakteriums aus einem **Abstrich** vom Geschwür oder einer offenen Hautveränderung (in den frühen Stadien). Der direkte Nachweis des Bakteriums ist nur mit einem speziellen Mikroskop möglich und kann selbst erfahrenen Ärzten Schwierigkeiten bereiten.
- In der Schwangerschaft üblich ist die **Untersuchung einer Blutprobe auf Antikörper** (in allen Stadien). Die Diagnose einer Syphilisinfektion erfolgt primär über die Bestimmung von humoralen Antikörpern in den Untersuchungen TPHA, FTA-ABS-Test und dem VDRL. Erst dann folgt eine weiterführende serologische Diagnostik, wie FTA-ABS-IgM-Test und/oder Tp IgM-ELISA.

Interpretation der Befunde

Die Interpretation der Blutuntersuchung kann in manchen Fällen schwierig sein. Dies hat mehrere Gründe:

- Zum **Zeitpunkt des Primärgeschwürs** sind oft noch keine Antikörper nachweisbar, da deren Bildung bis zu drei Monate nach der Ansteckung in Anspruch nehmen kann.
- Die **einmal gebildeten Antikörper** bleiben auch nach einer ausreichend behandelten Syphilis lebenslang im Blut nachweisbar, schützen jedoch nicht vor einer erneuten Ansteckung.
- Die **verschiedenen Antikörpertests** haben eine unterschiedliche, einander ergänzende Aussagekraft. So zeigt ein Testverfahren (VDRL-Test) zwar sicher die Behandlungsbedürftigkeit an, ist jedoch unspezifisch und reagiert gelegentlich auch bei ganz anderen Erkrankungen positiv. Ein anderes Testverfahren (TPHA-Test) ist hinsichtlich der Syphilis spezifischer, sagt jedoch nichts über die Behandlungsbedürftigkeit aus.

Um eine sichere Aussage über das Vorliegen einer behandlungsbedürftigen Syphilisinfektion treffen zu können, müssen normalerweise mehrere unterschiedliche Testverfahren miteinander kombiniert werden. Nicht selten sind wiederholte Tests notwendig, um die Diagnose zu sichern.

Besonders in den latenten oder späten Stadien oder bei einer gleichzeitigen HIV-Infektion wird durch Punktion **Liquor zur Untersuchung auf Bakterien** entnommen, um eine Neurosyphilis auszuschließen.

Therapie

! Es besteht Behandlungspflicht! Syphilis wird normalerweise mit Penicillinspritzen behandelt.

Die **Dauer der Behandlung** (mindestens eine, oft 3 Wochen) richtet sich nach dem Erkrankungsstadium. Wichtig ist, dass über eine längere Zeit ein gleichbleibend hoher Penicillinspiegel im Blut aufrechterhalten wird. In Deutschland geschieht dies üblicherweise durch die tägliche Verabreichung je einer Penicillinspritze.

In anderen Ländern werden meist sog. Depotpenicilline eingesetzt. Dadurch wird die Penicillinwirkung trotz der nur einmaligen Injektion über einen längeren Zeitraum gesichert. Normalerweise ist ein Mensch mit einer Syphilis 24 Stunden nach Beginn einer Penicillinbehandlung nicht mehr ansteckend.

Andere Antibiotika sind gegen die Syphiliserreger wirkungslos (die Bakterien sind dagegen resistent). Sie sollten deswegen nur in Ausnahmefällen und unter strikter ärztlicher Kontrolle bei Patienten mit einer **Penicillinallergie** eingesetzt werden.

Manche Syphilispatienten reagieren nicht auf die üblichen Penicillin-Dosen. Deshalb sind nach einer Behandlung immer **wiederholte Blutuntersuchungen** erforderlich, um sicherzustellen, dass keine ansteckungsfähigen Bakterien mehr vorhanden sind und die Erkrankung nicht weiter fortschreitet. Insbesondere Menschen mit Neurosyphilis müssen bis zu 2 Jahre nach der Behandlung erneut getestet werden.

In allen Stadien der Syphilis wird die Infektion durch eine korrekte Behandlung **geheilt**. Die einmal eingetretenen Organschäden der späten Stadien können jedoch nicht wieder rückgängig gemacht werden.

Gefahren für das Kind

Eine schwangere Frau mit unbehandelter Syphilis überträgt mit hoher Wahrscheinlichkeit die Infektion auf ihr Kind. Je nach dem Zeitpunkt des Übertrittes der Erreger durch die Plazenta führt dies zu einer Totgeburt, dem Tod des Neugeborenen oder zu einer angeborenen Syphilisinfektion.

Kinder mit **angeborener Syphilis** können bereits bei der Geburt Symptome aufweisen, oft entwickeln sich die Symptome jedoch erst Wochen bis Monate später. Wenn angesteckte Kinder älter werden, können sich alle Symptome der Spätstadien der Syphilis, einschließlich Schäden von Knochen, Zähnen, Augen, Ohren und des Gehirns, entwickeln.

! Wird eine aktive Syphilis während der Schwangerschaft festgestellt und ausreichend behandelt, sind die Aussichten gut, dass das Kind ohne Schädigung zur Welt kommt.

Prophylaxe

Während der aktiven Stadien der Infektion sind die Syphilisbakterien in Geschwüren, offenen Hautstellen, Wundsekret und Blut der erkrankten Person in großer Menge vorhanden. Ein **direkter Kontakt mit Wunden**, Blut und Wundsekret muss deswegen vermieden werden.

Bei **sexuellen Kontakten** stellen Kondome bei jeglicher Art der Penetration (oral, vaginal, anal) einen wichtigen, allerdings nicht völlig ausreichenden Schutz dar. Wenn sich das Primärgeschwür z. B. im Mund befindet, können von dort bei intensivem Küssen oder Beißen die Erreger an praktisch jede Stelle des Körpers des Partners/der Partnerin übertragen werden. Umgekehrt kann eine syphilitische Hautveränderung z. B. an Hoden oder Schamlippen durch Küssen oder Lecken zu einer Ansteckung im Mund führen.

Meldepflicht

Syphilis ist wie HIV in Deutschland **nicht namentlich meldepflichtig**. Nach dem neuen Infektionsschutzgesetz erfolgt die Erhebung von Daten zur Epidemiologie der Syphilis durch eine Laborberichtspflicht analog HIV. Von den Labors anonym werden anonym Testresultate gemeldet, die eine frische unbehandelte Syphilis anzeigen. Davon erhofft man sich bessere Informationen für eine gezielte Prävention.

! Im Mutterpass muss nur dokumentiert werden, dass die Luessuchreaktion bestimmt wurde, nicht das Ergebnis!

5.7.7 HIV (Humanes Immundefizienzvirus) und Schwangerschaft

Ute Lange

HIV und Schwangerschaft in Deutschland

Die Prävention der Mutter-Kind-Übertragung eines HI-Virus während der Zeit von Schwangerschaft, Geburt und Stillzeit stellt eine der größten gesundheitspolitischen Herausforderungen weltweit dar. HIV kann einem Kind während der Schwangerschaft, der Wehen und der Geburt oder beim Stillen übertragen werden. Ohne therapeutische Maßnahmen liegt das Übertragungsrisiko bei Kindern, die nicht gestillt werden, zwischen 15 % und 30 %. Stillen erhöht das Übertragungsrisiko um 10–15 % [26].

In den westlichen Industrienationen wird heute oftmals eine Transmissionsrate von unter 2 % erreicht, so auch in Deutschland.

! Die wichtigste Voraussetzung für die Vermeidung einer Infektion des Kindes ist das Wissen um die Infektion der Mutter.

Die Gesamtzahl der in Deutschland lebenden HIV-positiven Menschen beziffert das Robert Koch-Institut (RKI) in Berlin auf ca. 78 000 mit einem **Frauenanteil** von knapp 20 % [35], das entspricht einer Zahl von etwa 15 000 Frauen (Stand 2012). Pro Jahr werden in den deutschen Zentren mit HIV-Schwerpunkt ca. 200 bis 250 HIV-infizierte Schwangere betreut. Die Mutterschaftsrichtlinien von 2007 verpflichten Ärzte und Hebammen, im Rahmen der Schwangerenvorsorge einen HIV-Test und eine entsprechende Aufklärung anzubieten.

Im Jahr 2008 wurden 21 HIV-Infektionen bei Kindern und Neugeborenen diagnostiziert, die sich über ihre Mutter infiziert hatten. Bei sechs dieser Kinder war kein HIV-Test in der Schwangerschaft durchgeführt worden [24].

Praktische Durchführung

Wenn Hebammen in der Schwangerenvorsorge tätig sind, müssen sie der Frau die notwendigen Informationen zum Thema „HIV und Schwangerschaft" zur Verfügung stellen und den Test gegebenenfalls durchführen oder veranlassen. Nach entsprechender Beratung ist es die Entscheidung der Schwangeren, ob sie einem HIV-Test zustimmt oder nicht (Opt-In-Regelung). Der HIV-Test erfolgt mittels einer Blutprobe, weder die Durchführung noch das Ergebnis dürfen laut Mutterschaftsrichtlinien im Mutterpass dokumentiert werden. Es wird lediglich vermerkt, dass ein Beratungsgespräch stattfand.

Dem Mutterpass kann nach Rücksprache mit der Schwangeren ein an behandelnde Ärzte, Krankenhausmitarbeiter und weitere Hebammen adressierter, verschlossener Briefumschlag mit dem Befund beigelegt werden.

Der HIV-Test wird ungefähr 10–12 Wochen nach einer möglichen Infektion positiv. Weil falsch positive Ergebnisse möglich sind, muss ein solcher immer durch einen **2. Test** bestätigt werden. Nur in seltenen Fällen werden Antikörper erst später als drei Monate nach einer Infektion gebildet. Ein kurzer Abstand zwischen dem Infektionsereignis und dem HIV-Test kann zu einem falsch negativen Ergebnis führen. Ein positiver HIV-Test sagt nichts darüber aus, wann ein Mensch an Aids erkranken wird.

! Der HIV-Test darf nicht ohne das Wissen und die ausdrückliche Zustimmung der schwangeren Frau durchgeführt werden.

Jeder, der den Test im Zuge der Vorsorgeuntersuchung veranlasst, muss damit rechnen, ein **positives Testergebnis** übermitteln zu müssen. Da Hebammen in der Regel nicht für solche Gespräche geschult wurden, empfiehlt es sich, eine/n entsprechend geschulte/n Arzt/Ärztin, eine Mitarbeiterin der AIDS-Beratungsstellen oder eine andere versierte Person hinzuzuziehen.

Auf keinen Fall sollte die Hebamme aus Angst, sie könne einer solchen Situation nicht gewachsen sein, das Thema HIV ignorieren. Gegebenenfalls kann sie der Schwangeren raten, sich in einer Arztpraxis oder beim Gesundheitsamt testen zu lassen.

! Ein positives Testergebnis bedeutet, dass Antikörper gegen das HI-Virus im Blut gefunden wurden (HIV-positiv). Zu einem früheren Zeitpunkt hat eine Ansteckung mit dem HI-Virus stattgefunden.

Ärztliche Betreuung einer HIV-positiven Schwangeren

Bei rechtzeitiger Diagnosestellung sollte die Schwangere entsprechend der **„Deutsch-Österreichische Leitlinie zur HIV-Therapie in der Schwangerschaft und bei HIV-exponierten Neugeborenen"** betreut werden [13]. Unter Umsetzung dieser Empfehlungen konnte in den deutschen Zentren mit HIV-Schwerpunkt die Rate an Mutter-Kind-Übertragungen auf unter 2 % gesenkt werden.

Entgegen früheren Empfehlungen werden HIV-positive Frauen heute zum Austragen einer Schwangerschaft ermutigt.

Das verminderte Infektionsrisiko wird vor allem durch eine intensive ärztliche Betreuung mit der Gabe hochwirksamer antiretrovirale Medikamente, der Kontrolle der Geburtssituation und dem Verzicht aufs Stillen erreicht. Die Thematik des Stillens wird derzeit vor dem Hintergrund der oftmals niedrigen Viruslast und der zur Verfügung stehenden Medikamente neu diskutiert. Die Empfehlung eines Stillverzichts gilt für die westlichen Industrienationen aber weiterhin. Wenn eine HIV-positive Mutter trotz Aufklärung stillen möchte, muss sie adäquat medizinisch begleitet werden [26].

Die Schwangere sollte sowohl von einem **Schwerpunktzentrum für HIV und Aids** als auch einem ortsansässigen Frauenarzt/einer Frauenärztin versorgt werden.

Zur **ärztlichen Vorsorge bei HIV-positiven Schwangeren** gehören neben den gängigen Routineuntersuchungen auch regelmäßige Laborkontrollen bezogen auf die verabreichten Medikamente, die konsequente Diagnose und Behandlung weiterer Infektionen, der Ausschluss eines Gestationsdiabetes und die Vermeidung vorzeitiger Wehen. Alle Maßnahmen bedürfen der Mitarbeit der Schwangeren, bei Sprachproblemen sollte daher ein Dolmetscher hinzugezogen werden.

Bei entsprechend niedriger Viruslast wird eine **vaginale Geburt empfohlen**.

Hebammenbetreuung HIV-positiver Frauen in der Schwangerschaft

Die Erwartungen HIV-positiver Schwangerer an die Hebamme sind individuell unterschiedlich. Die Hebamme unterstützt die Frau im psychosozialen Bereich und bereitet sie auf die Geburtssituation sowie auf die Zeit des Wochenbetts vor. Sie erklärt medizinische Maßnahmen und gibt Informationen. In die Vorsorgeuntersuchungen ist die Hebamme nur in Abstimmung mit einem Frauenarzt/einer Frauenärztin eingebunden. Üblicherweise wird sie während der Schwangerschaft in den Tätigkeitsfeldern der Beratung, Geburtsvorbereitung und Hilfen bei Beschwerden tätig.

Der Hebamme stehen verschiedene Medien zur Verfügung, um die **Bedeutung des HIV-Tests** zu erklären. Die aktuellen Mutterschaftsrichtlinien enthalten in der Anlage 4 (zu Abschnitt A Nr. 1) eine ausführliche Information für die Frau. Die Deutsche Aids Hilfe (DAH) hat ebenfalls ein **Merkblatt für Schwangere** zusammengestellt.

Praxistipps

HIV-positive Schwangere bekommen mithilfe der „Lifeboat"-CD Zugang zu mutmachenden Informationen und Fallgeschichten anderer betroffener Frauen (info@projekt-lifeboat.de).
Unterschiedliche, teils **mehrsprachige Informationsschriften** der Deutschen Aidshilfe (www.aidshilfe.de) und der Bundeszentrale für gesundheitliche Aufklärung (www.bzga.de) helfen der Schwangeren bei ihren dringenden Fragestellungen und der Hebamme, diese entsprechend dem neuesten Wissensstand zu beantworten.

5.8 Abstrich zur Krebsvorsorge

Ute Lange

Maligne Erkrankungen treten bei Schwangeren in der gleichen Häufigkeit auf wie in der Gesamtbevölkerung. 25 % aller an einem **Zervixkarzinom** erkrankten Frauen sind jünger als 43 Jahre. In Deutschland muss bei einer von 2000–4000 Schwangeren mit der Neudiagnose eines Zervixkarzinoms gerechnet werden.

Die **Ätiologie** spricht für eine Infektion mit dem Papillomavirus HPV als einem der wesentlichsten auslösenden Faktoren. Auch andere Infektionen, Einflüsse der allgemeinen Lebensführung und genetische sowie immunologische Dispositionen gelten als mögliche Ursachen [8].

Wenn die letzte Untersuchung zur Krebsfrüherkennung länger als 6 Monate zurückliegt, empfehlen GynäkologInnen zu Beginn der Schwangerschaft einen zytologischen Zervixabstrich. **Hebammen führen keine Abstriche zum Zweck der Krebsvorsorgeuntersuchungen durch.** Gegebenenfalls werden sie jedoch nach der Bedeutung des Befundes oder der Untersuchung allgemein gefragt.

Cave

Das Zervixkarzinom verläuft häufig asymptomatisch. Im Frühstadium treten Ausfluss und Blutungen auf (die in der Schwangerschaft leicht fehlinterpretiert werden können), später Schmerzen, Beinödeme und übel riechender Ausfluss.

Die **Diagnose** des Zervixkarzinoms wird durch einen Zervixabstrich und eventuell eine zusätzliche Kolposkopie gestellt. Weitergehende Eingriffe wie eine Konisation werden in Abstimmung mit der Konsequenz für die Schwangerschaft durchgeführt. Die Empfehlungen für die Therapie und das Vorgehen in der Schwangerschaft, z. B. eine frühzeitige Sectio, sind abhängig vom Stadium der Erkrankung und der Schwangerschaftswoche [8] [21].

Seit dem 01.07.2014 ist die **Münchner Nomenklatur III** zur Darstellung und Klassifizierung der Befunde der gynäkologischen Abstrichzytologie der Zervix gültig. Die mit römischen Zahlen bezeichneten Kategorien veranschaulichen dabei das Risiko, mit dem sich ein Zervixkarzinom entwickeln kann oder ob dieses schon vorliegt. Die Anwendung dieses Schemas ist für die zytologischen Befunde gesetzlich versicherter Frauen Pflicht.

Die **Ergebnisse des Krebsabstriches** werden in folgende Stufen eingeteilt [23]:

- **PAP 0**: Unzureichendes Material, Wiederholung des Abstrichs
- **PAP I:** Unauffällige und unverdächtige Befunde → Abstrich im Vorsorgeintervall.
- **PAP II-a:** Unauffällige Befunde bei auffälliger Anamnese → ggf. zytologische Kontrolle wegen auffälliger Anamnese (zytologischer/histologischer/kolposkopischer/klinischer Befund)
- **PAP II**: Befunde mit eingeschränkt protektivem Wert → ggf. zytologische Kontrolle unter Berücksichtigung von Anamnese und klinischem Befund
- **PAP III**: Unklare bzw. zweifelhafte Befunde → je nach Befund Differenzialkolposkopie, kurzfristige zytologische Kontrolle nach Entzündungsbehandlung oder hormoneller Aufhellung, additive Methoden, weiterführende klinische Diagnostik, histologische Klärung
- **PAP III D:** Dysplasie – Befunde mit größerer Regressionsneigung → je nach Befund zytologische Kontrolle in 3–6 Monaten, bei Persistenz ggf. additive Methoden/Differenzialkolposkopie
- **PAP IV:** Unmittelbare Vorstadien des Zervixkarzinoms → Differenzialkolposkopie und Therapie
- **PAP V:** Malignome → Weiterführende Diagnostik und Therapie

5.9 Literatur

[1] BZgA. Stillen und Muttermilchernährung. Köln; 2001

[2] Enkin M, Keirse MJ, Neilson J, Crowther C, Duley L, Hodnet E, Hofmeyr J (2006). Effektive Betreuung während Schwangerschaft und Geburt. Ein evidenzbasiertes Handbuch für Hebammen und GeburtshelferInnen. Bern: Huber; 2006

[3] Jahn A (2002). Ultraschall-Screening in der Schwangerschaft: Evidenz und Versorgungswirklichkeit. Zeitschrift für ärztliche Fortbildung und Qualitätssicherung

[4] Lippens F. Schwangerenvorsorge, eine Arbeitshilfe für Hebammen. Hamburg; 2003

[5] Mändle C, Opitz-Kreuter S, Wehling A. Das Hebammenbuch. Stuttgart: Schattauer; 2007

[6] Rockenschaub A. Gebären ohne Aberglauben. Wien; 2001

[7] Schindele E. Pfusch an der Frau. Frankfurt a. M.; 1997

[8] Schmailzl KJG, Hackelöer BJ, Hrsg. Schwangerschaft und Krankheit. Berlin, Wien: 2002

[9] Viehweg B et al. Schwangerenvorsorge. Köln; 2000

[10] Enders G. Infektionen und Impfungen in der Schwangerschaft. München: Urban & Schwarzenberg; 1991

[11] Petersen EE. Infektionen in Gynäkologie und Geburtshilfe. Stuttgart: Thieme; 1997

[12] Robert Koch-Institut (2001). HIV/AIDS – Eckdaten und Trends. Epidemiologische Kurzinformationen des AIDS-Zentrums im Robert Koch-Institut. Dezember 2001

[13] Deutsche AIDS-Gesellschaft (2011). Deutsch-Österreichische Leitlinie zur HIV-Therapie in der Schwangerschaft und bei HIV-exponierten Neugeborenen. www.daignet.de

[14] Lothar TL. Labor und Diagnose. TH-Books; 2000

[15] Hofbauer G. Laborwerte. Südwest-Verlag; 2002

[16] Riegel, Pietsch, Mross. Vademecum Labormedizin. 7. Aufl. Berlin: Springer; 2003

[17] Martius G, Breckwoldt M, Pfleiderer A. Lehrbuch der Gynäkologie und Geburtshilfe. 2., verb. Aufl. Stuttgart, New York: Thieme; 1996

[18] Jung EG. Dermatologie. 3. Aufl. Stuttgart: Hippokrates Verlag; 1995

[19] Robert Koch-Institut (2001). Infektionsepidemiologisches Handbuch meldepflichtiger Krankheiten für 2001

[20] Gesundheitsamt Köln. Informationsschrift der Beratungsstelle zu sexuell übertragbaren Erkrankungen einschließlich AIDS

[21] Favero G, Dittgen A, Pfiffer T, Köhler C, Schneider A (2010). Zervixkarzinom in der Schwangerschaft. Frauenarzt; 51 (2): 108–110

[22] Vereinbarung von Qualitätssicherungsmaßnahmen nach § 135 Abs. 2 SGB V zur zytologischen Untersuchung von Abstrichen der Cervix uteri (Qualitätssicherungs-Vereinbarung Zervix-Zytologie) (2007). Deutsches Ärzteblatt; 104: A2446–2451

[23] Griesser H, Marquardt K, Jordan B, Kühn W, Neis K, Neumann HH, Bollamnn R, Pöschel B, Steiner M, Schenck U (2013). Münchner Nomenklatur III. Der Frauenarzt; 54 (11): 1042–1048

[24] Robert Koch-Institut: HIV/AIDS-Eckdaten in Deutschland und den Bundesländern. www.rki.de

[25] United Nations Special Session on HIV (2011). Mutter-Kind Übertragung von HIV. Informationsblatt. New York. www.unric.org/html/german/hivaids/presse/mappe/mutterkind.pdf

[26] Haberl A, Reitter A (2013). HIV und Schwangerschaft. Retroviren Bulletin 2/2013. Nationales Referenzzentrum für Retroviren. Universitätsklinikum Frankfurt am Main

[27] GBA (2013). Richtlinien über die ärztliche Betreuung während der Schwangerschaft und nach der Entbindung („Mutterschafts-Richtlinien")

[28] NICE (National Institute for Clinical Excellence), National Collaborating Centre für Women's and Childrens Health, 2008 (Review 2011): Cinical Guideline Antenatal Care www.nice.org.uk/nicemedia/live/11 947/40 145/40 145.pdf

[29] DGHWi (2013). Stellungnahme für den GBA zum Beratungsthema „Screening auf asymptomatische Bakteriurie im Rahmen der Mutterschafts-Richtlinien unter besonderer Berücksichtigung der Testmethoden"

[30] Robert Koch-Institut (2010). Neuerungen in den aktuellen Empfehlungen der STIKO am RKI vom Juli 2010. Zur Impfung gegen Röteln bei Frauen im gebärfähigen Alter

[31] Gemeinsamer Bundesausschuss: Screening auf genitale Chlamydia trachomatis-Infektionen bei Frauen. Abschlussbericht des Unterausschusses „Familienplanung" des G-BA, 30. Januar 2008

[32] Pressemitteilung Gemeinsamer Bundesausschuss gemäß § 91 Abs. 5 SGB, Vertragsärztliche Versorgung G-BA ergänzt GKV-Leistungen um Screening auf Chlamydien – Neueste Testverfahren schützen junge Frauen vor schwerwiegenden Folgeerkrankungen. Siegburg, Berlin. 14. September 2007

[33] Bundeszentrale für gesundheitliche Aufklärung, Köln: Aids von A bis Z, 2002

[34] Deutsch-Österreichische Leitlinien zur HIV-Therapie in der Schwangerschaft und bei HIV-exponierten Neugeborenen, www.rki.de

[35] Robert Koch-Institut (2013). Epidemiologisches Bulletin. Aktuelle Daten und Informationen zu Infektionskrankheiten und Public Health, Nr.45, www.rki.de

[36] Friese K, Mylonas I, Schulze A. Infektionserkrankungen der Schwangeren und des Neugeborenen. Springer; 2013

6 Routineuntersuchungen

Susanne Teuerle

Die Durchführung der Schwangerenvorsorge durch Hebammen ist in Deutschland nicht klar geregelt. Das einzige regulierende Werk zur Schwangerenvorsorge richtet sich an Ärztinnen und Ärzte: die „Richtlinien des gemeinsamen Bundesausschusses über die ärztliche Betreuung während der Schwangerschaft und nach der Entbindung (sogenannte **Mutterschaftsrichtlinien**)".

Derzeit sind Hebammen also gesetzlich nicht verpflichtet, sich an die ärztlichen Richtlinien zu halten, sie müssen ihr Handeln aber natürlich immer gut begründen können.

! Im Rahmen der Hebammenbetreuung sollte die Schwangere darauf hingewiesen werden, auf welchen Grundlagen die Hebamme ihre Vorsorgeuntersuchungen anbietet und dass diese möglicherweise nicht den in der ärztlichen Schwangerenvorsorge üblichen Richtlinien und Routinen entspricht.

Zwischen den evidenzbasierten Empfehlungen für die Schwangerenvorsorge [3] [8] und den deutschen Mutterschaftsrichtlinien gibt es Unterschiede. Vor allem fällt auf, dass die deutschen Richtlinien mehr verschiedene und häufigere Untersuchungen vorsehen. Einzig im Bereich der Beratung sind die Mutterschaftsrichtlinien deutlich sparsamer als beispielsweise die NICE Guideline (s. auch Kap. 11).

In ▸ **Tab. 6.1** sind die wesentlichen Empfehlungen zu den Routineuntersuchungen in der Schwangerenvorsorge des deutschen Bundesausschusses und des National Institute of Clinical Excellence (NICE) aus Großbritannien vergleichend aufgeführt. In Klammern wird neben der Untersuchung in der linken Spalte auf das jeweilige Kapitel dieses Buches verwiesen, in der die Untersuchung besprochen wird.

! Die Betonung liegt dabei auf „Routine"! Bei Auffälligkeiten bzw. Risikoschwangerschaften empfehlen beide Institutionen weitergehende Untersuchungen.

Interessant hierbei ist, dass **NICE** in seinen Empfehlungen großen Wert darauf legt, dass sämtliche Untersuchungen **Angebote** sind, für die die Schwangere sich entscheiden kann und deren Sinn und Möglichkeiten sowie die Ergebnisse den Schwangeren erklärt und evtl. nahegelegt werden sollten. Zu jeder Routineuntersuchung gehören demnach also unbedingt **Aufklärung und Beratung**!

Hingegen beschreiben die deutschen **Mutterschaftsrichtlinien** lediglich bei der Untersuchung auf HIV und der Ultraschalluntersuchung auf fetale Anomalien, dass dies Angebote und damit zu wählende Optionen sind. Nur beim HIV-Test wird in den Mutterschaftsrichtlinien im Gegensatz zu allen anderen serologischen Untersuchungen erklärt, dass diese Untersuchung auf freiwilliger Basis durchgeführt wird und die Schwangere vorher ärztlich zu beraten sei.

! Sämtliche Beratungen und Untersuchungen im Rahmen der Schwangerenvorsorge sind Angebote, die eine Schwangere in Anspruch nehmen kann. Sie muss der Durchführung zustimmen.

Zustimmung erfordert Information, so dass auch bei Routineuntersuchungen vor deren Durchführung eine entsprechende **Aufklärung** erfolgen muss.

▸ **Abb. 6.8** fasst allgemeine Informationen zur Schwangerenvorsorge für Eltern zusammen.

► **Tab. 6.1** Vergleich der empfohlenen Routineuntersuchungen des National Institute of Clinical Excellence (NICE) aus Großbritannien mit den deutschen Mutterschaftsrichtlinien (MuSch-Richtlinien).

Untersuchung	MuSch-Richtlinien	NICE
Blutgruppenbestimmung (Kap. 5)	bei Erstuntersuchung	bei Erstuntersuchung
Ak-Suchtest (Kap. 5)	bei Erstuntersuchung und 24. – 27. SSW	bei Erstuntersuchung und ca. 28. SSW
Röteln (Kap. 5)	bei Erstuntersuchung	bei Erstuntersuchung
Lues (Kap. 5)	bei Erstuntersuchung	bei Erstuntersuchung
HIV (Kap. 5)	bei Erstuntersuchung	bei Erstuntersuchung
Hb (Kap. 7)	bei Erstuntersuchung und ab 6. Monat bei jedem Vorsorgetermin (falls Hb < 11,2 mg% auch Zählung der Erythrozyten)	bei Erstuntersuchung und ca. 28. SSW
Ultraschall (Kap. 7 + Kap. 9)	3 Untersuchungen empfohlen: 9. – 12. SSW, 19. – 22. SSW, 29. – 32. SSW (bei der 2. US-Untersuchung stehen zwei Optionen zur Wahl: Basis-US oder ein erweiterter US zur Entdeckung fetaler Anomalien)	2–3 Untersuchungen angeboten: vor 16. SSW (bei Erstuntersuchung zur ET-Bestimmung), 14. – 20. SSW (Down-Syndrom-Screening), falls nicht mit 2. Screening zusammengefallen: 18. – 20. SSW
Gewicht (Kap. 7)	bei jedem Termin	nur bei Erstuntersuchung zur Bestimmung des BMI
Größe (Kap. 7)	bei Erstuntersuchung	bei Erstuntersuchung
Proteinurie (Kap. 6)	bei jedem Termin	bei jedem Termin
Glukosurie (Kap. 7)	bei jedem Termin	nicht empfohlen
Bakteriurie (Kap. 5)	Sedimentuntersuchung bei jedem Termin	bei Erstuntersuchung Urinkultur
RR (Kap. 6)	bei jedem Termin	bei jedem Termin
Vaginaler pH (Kap. 7)	bei Erstuntersuchung	nicht empfohlen
Vaginose (Kap. 7)	bei Erstuntersuchung	nicht empfohlen
Vaginale Untersuchung (Kap. 7)	bei Erstuntersuchung	nicht empfohlen
Chlamydien (Kap. 7)	bei Erstuntersuchung	nicht empfohlen
HBsAg (Kap. 6)	ca. 32. SSW	bei Erstuntersuchung
Anti-D-Prophylaxe (Kap. 11)	bei Rh-neg. 28. – 30. SSW	bei Rh-neg. ca. 28. SSW
Blutzucker/Gestationsdiabetes (Kap. 10)	1-mal oGTT 24. – 27. SSW	nicht empfohlen
Fundusstand (Kap. 6)	Tasten der Fundushöhe bei jedem Termin	Messung des Symphysen-Fundus-Abstands ab 25. SSW bei jedem Termin
Lage des Kindes (Kap. 6)	bei jedem Termin	ca. 36. SSW
Kindliche Herztöne (Kap. 6)	bei jedem Termin	nicht empfohlen
CTG (Kap. 7)	nicht empfohlen	nicht empfohlen
Toxoplasmose (Kap. 7 + Kap. 11)	nicht empfohlen	nicht empfohlen
Zytomegalie (Kap. 7)	nicht empfohlen	nicht empfohlen
Brust (Kap. 7)	bei Erstuntersuchung	nicht empfohlen

6.1 Beurteilung von Wachstum und Lage des Kindes durch äußere Untersuchung

Die äußere Untersuchung der Schwangeren durch **Abtasten des Bauches** gehört zu jedem Vorsorgetermin. Durch das regelmäßige Abtasten lassen sich das kindliche Wachstum und die augenblickliche Lage des Kindes erkennen.

Nach den vorliegenden Evidenzen macht die **Lagebestimmung erst ab der 36. SSW** wirklich Sinn, da allein die äußere Wendung nachweislich Erfolg bei der Drehung einer BEL in eine Schädellage hat. Diese sollte sinnvollerweise erst etwa in der 37. SSW durchgeführt werden. Andere Methoden zur sog. „sanften Wendung", wie Moxibustion aus dem Bereich der Akupunktur oder die sogenannte indische Brücke (bestimmte Position zur Beckenhochlagerung), die schon vor der 36. SSW angewendet werden können, sind in ihrer Wirksamkeit nicht ausreichend in guter Qualität untersucht. Wenn die Schwangere jedoch diese Möglichkeiten gerne ausschöpfen würde, ist die Lagebestimmung bereits zu einem früheren Zeitpunkt (32. – 34. SSW) sinnvoll.

Weiterhin kann die Bestimmung der kindlichen Lage Körpergefühl und Selbstwahrnehmung der Schwangeren stärken, wenn sie ihre eigenen Beobachtungen der kindlichen Lage bestätigt sieht und durch „gemeinsames" Tasten mit der Hebamme eine weitere Erfahrungsmöglichkeit für sich selbst erschließt.

Die **Beurteilung des kindlichen Wachstums** ist einer der wichtigsten Aspekte in der Schwangerenvorsorge. Hierbei muss allerdings zwischen dem „Wachstum", welches ein Prozess ist, und der „kindlichen Größe", welche einen bestimmten Moment beschreibt, unterschieden werden.

Die ermittelte bzw. geschätzte Größe des Kindes wird in der Regel mit den der Schwangerschaftswoche entsprechenden **Normwerten** verglichen. Dies sagt zunächst einmal nichts über den Wachstumsverlauf aus. Hierfür sind mehrere Messungen über einen Zeitraum hinweg erforderlich. „Ein Fetus, dessen Gewicht innerhalb kurzer Zeit von der 90sten zur 30sten Perzentile abfällt, ist mit an Sicherheit grenzender Wahrscheinlichkeit in größerer Gefahr als ein Fetus, der kontinuierlich entlang der fünften Perzentile wächst" [3]. Der im Zitat erstgenannte Fetus wäre bei einer bloßen momentanen Größenermittlung nicht aufgefallen.

! Um das Wachstum eines Feten beurteilen zu können, muss seine Größe zu mehreren Zeitpunkten ermittelt werden. Damit können seine individuelle Wachstumskurve und Abweichungen davon beurteilt werden.

Abweichungen vom Kurvenverlauf können verschiedene Ursachen haben und sollten ggf. durch weitere Untersuchungen in kürzeren Abständen und/oder weitere Untersuchungsverfahren, z. B. Ultraschall und CTG, abgeklärt werden:

Uterus größer als erwartet:
- Fehler bei der Terminbestimmung
- Mehrlingsschwangerschaft
- großes Kind (Diabetes mellitus)
- Hydramnion
- kindliche Fehlbildungen

Uterus kleiner als erwartet:
- Fehler bei der Terminbestimmung
- intrauterine Mangelentwicklung (Plazentainsuffizienz?)
- kindliche Fehlbildung
- Oligo- oder Anhydramnie
- intrauteriner Fruchttod

6.1.1 Symphysen-Fundus-Abstand

Die Messung des Symphysen-Fundus-Abstandes bietet genauere und damit besser miteinander vergleichbare Werte als eine Messung des Leibesumfangs oder die durch Palpation ermittelte Fundushöhe.

Die Messung des Symphysen-Fundus-Abstandes dient der **Bestimmung der Uterusgröße**. Hierbei wird mit einem Maßband die Länge des Abstandes von der Mitte der Symphysenoberkante entlang der Längsachse des Kindes bis zum höchsten Stand des Uterus gemessen (► **Abb. 6.1**).

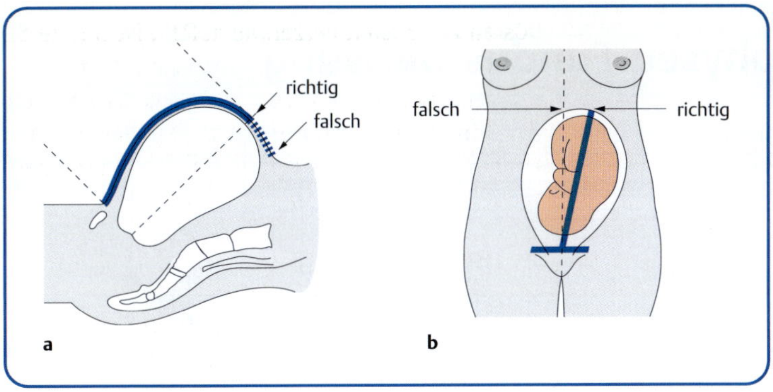

► **Abb. 6.1** Bestimmung des Symphysen-Fundus-Abstandes (SFA): Illustration der korrekten und der falschen Messtechnik.

Um vergleichbare Werte zu erhalten, sind einige **Voraussetzungen** zu beachten:

- Vor der Messung sollte die Schwangere die Blase entleeren.
- Die Messung wird im Liegen in Rückenlage vorgenommen.
- Der Uterus darf nicht kontrahiert sein.
- Die Messung erfolgt in der Längsachse des Kindes, von der Symphysenoberkante bis zum höchsten Stand des Fundus uteri.
- Der Wert wird sofort in der Dokumentation vermerkt.

► **Tab. 6.2** Symphysen-Fundus-Abstand. Mittelwerte nach Westin und Håkansson.

SSW	Durchschnittswerte nach Westin	Nach Håkansson
20. SSW	18 cm	19 cm
24. SSW	22 cm	23 cm
28. SSW	26 cm	27 cm
32. SSW	29,5 cm	30,5 cm
36. SSW	33 cm	33,5 cm
40. SSW	35,5 cm	35,5 cm

Die Nutzung von **Karten mit vorgegebenen Kurvenverläufen** beispielsweise nach Westin oder Håkansson (► **Abb. 6.2**) kann dabei deshalb hilfreich sein, weil hier ein Abweichen von der „persönlichen" Perzentilenkurve des Feten leichter beurteilt werden kann. Die in solchen Karten angegebenen absoluten Werte sind allerdings mit Vorsicht zu betrachten, da die Bandbreite der Abweichungen groß ist und die angegebenen Mittelwerte also nur zur groben Orientierung dienen können (► **Tab. 6.2**).

! Die Beobachtung des Wachstumsprozesses ist die entscheidende Untersuchung, nicht der ermittelte einzelne Wert!

Werden alle aufgeführten Kriterien berücksichtigt, kann die Hebamme im Schwangerschaftsverlauf mithilfe der SFA-Messung das Wachstum der Gebärmutter gut beobachten. Obwohl es bislang noch keine eindeutige Evidenz für die Effektivität gibt, reichen die Hinweise auf den Nutzen aus, um dieses Verfahren beizubehalten. Die SFA-Messung gehört zu den kostengünstigsten Untersuchungen in der Schwangerschaft, die mit minimalem Aufwand, minimaler Ausrüstung und minimalem Training durchgeführt werden kann.

Ultraschalluntersuchungen zur Bestimmung des fetalen Wachstums haben gegenüber der SFA-Messung keinen Vorteil!

! Die derzeitige Datenlage weist darauf hin, dass die Messung des SFA die am besten geeignete Form der Kontrolle des fetalen Wachstums ist.

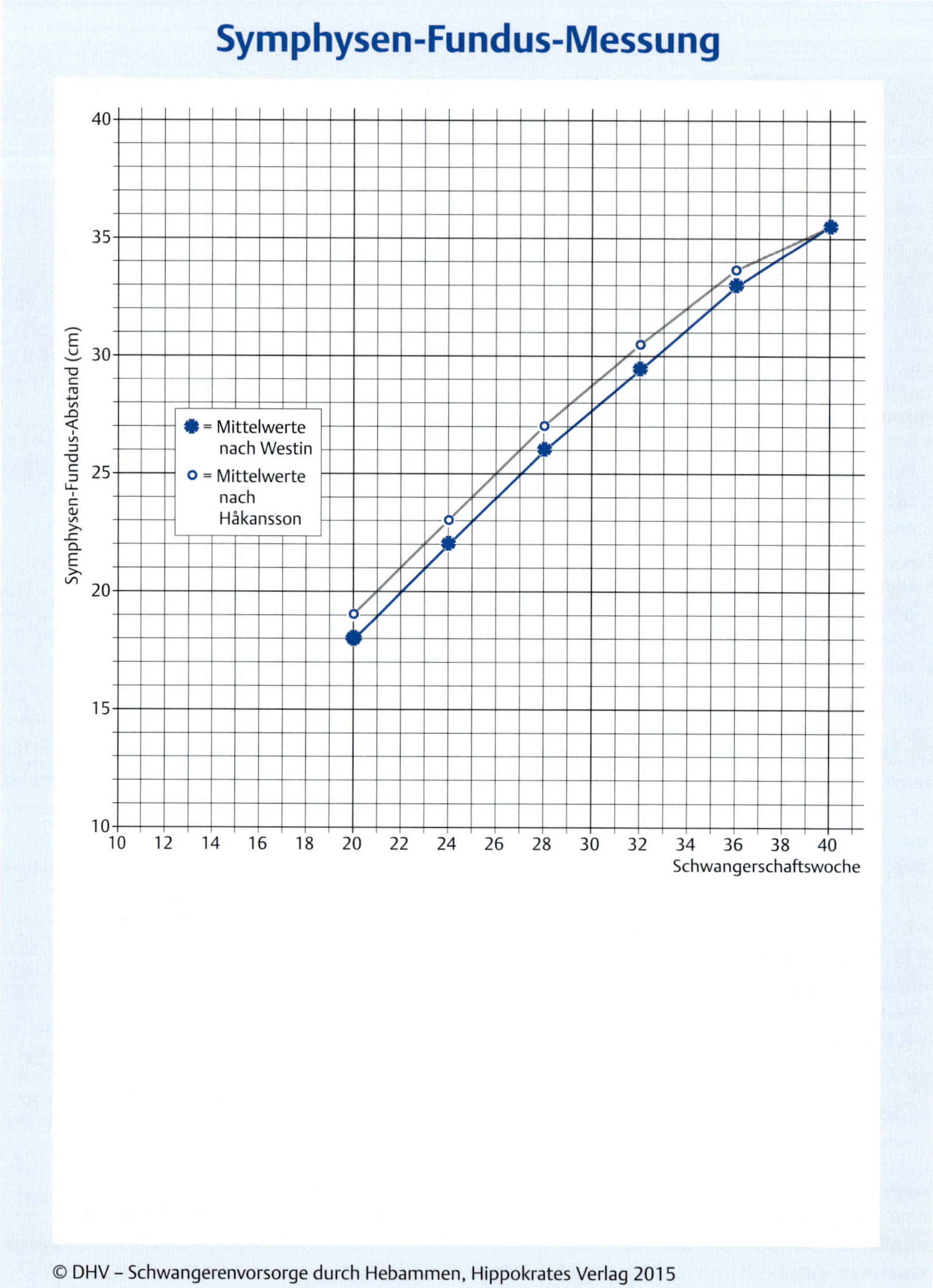

▸ **Abb. 6.2** Vorlage für die Symphysen-Fundus-Messung. Als Orientierungshilfe sind die Mittelwerte nach Westin und nach Håkansson eingezeichnet.

6.1.2 Höhenstand des Fundus uteri

Die Ermittlung der Fundushöhe liefert keine so genauen und dadurch sinnvoll miteinander vergleichbaren Werte. Dennoch kann die Untersuchung zusätzlich zur Messung des Symphysen-Fundus-Abstandes angeboten werden, da auch die Schwangere selbst sie durchführen kann. Sie kann so an der Vorsorgeuntersuchung beteiligt und angeleitet werden, selbst das Wachstum der Gebärmutter zu verfolgen.

Die Feststellung des Höhenstandes erfolgt mit dem **1. Leopold'schen Handgriff**. Orientierungspunkte für die Angabe des Höhenstandes sind:

- der Symphysenoberrand (S)
- der Nabel (N)
- der Rippenbogen (Rb)

Der Befund wird in Anzahl der Querfinger (QF) ober- bzw. unterhalb oder am jeweiligen Orientierungspunkt angegeben, z. B. „am N" (oder „N"), „2 QF über N" (oder „2QF/N" oder „N + 2QF"), „1QF unter Rb" (oder „Rb/1QF" oder „Rb-1QF"). Oft wird bei der Angabe im Mutterpass auch das Kürzel „QF" weggelassen, also: „3/S" oder „Rb/2–3" (▸ Tab. 6.3).

Bei der Ermittlung des Höhenstandes des Uterusfundus (▸ Abb. 6.3) können durchaus **Abweichungen** von den oben aufgeführten Einzelwerten auftreten. Auch hier ist die Beobachtung des Verlaufs bedeutsam. Abweichungen können entstehen durch die Größe der Frau, eine unterschiedliche Länge zwischen Bauch und Brustkorb, schmalen Beckenbau und andere körperliche Besonderheiten der Schwangeren.

Am Übergang in die **37. SSW** senkt sich der Uterusfundus etwas ab. Von der Senkung des Leibes an gerechnet, dauert es bis zur Geburt in der Regel noch ca. 3–4 Wochen. Verursacht werden diese Vorgänge durch hormonelle Einflüsse, die das Gewebe zur Vorbereitung auf die Geburt noch weicher werden lassen.

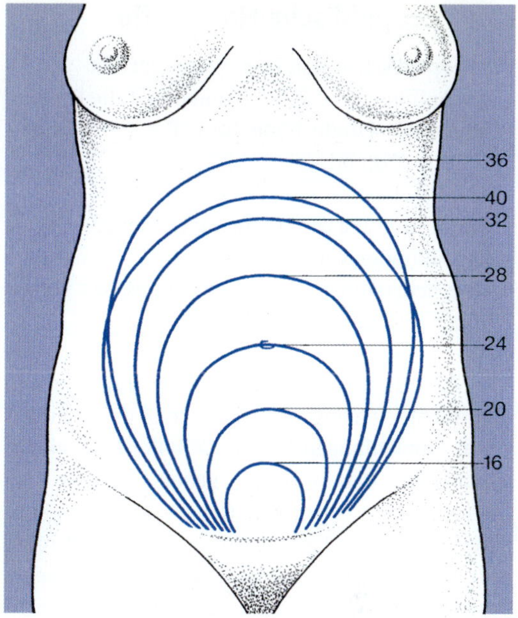

▸ **Abb. 6.3** Höhenstand des Fundus uteri in den verschiedenen Schwangerschaftswochen.

▸ **Tab. 6.3** Höhenstand des Fundus uteri.

Ende der Schwangerschaftswoche:	Höhenstand des Fundus etwa:
16. SSW	3QF/S
20. SSW	N/2 – 3QF
24. SSW	N
28. SSW	2 – 3QF/N
32. SSW	N/Rb (Mitte der Strecke Nabel–Sternum)
36. SSW	Rb
40. SSW	Rb/1 – 2QF

6.1.3 Gewichtsschätzung

Eine Gewichtsschätzung kann man mit den **Leopold'schen Handgriffen** versuchen. Prinzipiell sollte man aber mit Gewichtsangaben bzw. -aussagen sehr vorsichtig sein. Eine Schätzung erfordert viel Erfahrung und selbst dann weicht sie allzu oft vom tatsächlichen kindlichen Gewicht ab. Vor allem dann, wenn unterschiedliche Untersucherinnen den Bauch abtasten, gibt es fast immer abweichende Aussagen.

Das Gleiche gilt übrigens für **Ultraschalluntersuchungen**: Auch hier weicht die Schätzung in Abhängigkeit von der Erfahrung der Untersucherin ähnlich stark vom tatsächlichen Gewicht ab.

6.1.4 Leopold'sche Handgriffe

Die Leopold'schen Handgriffe ermöglichen
- das Auffinden des Fundus und damit die Bestimmung der Fundushöhe bzw. des Symphysen-Fundus-Abstands
- eine Lagebestimmung des Feten
- die Beurteilung der Fruchtwassermenge
- das Auffinden von Mehrlingen
- eine Beurteilung des Höhenstandes des vorangehenden Teils.

Der Höhenstand des vorangehenden Teils kann in Terminnähe wichtig sein, wenn man der Schwangeren Empfehlungen für ihr Verhalten bei einem vorzeitigen Blasensprung geben möchte (in Deutschland ist bei einem nicht festsitzenden Kopf bzw. bei BEL die Empfehlung zum Liegendtransport gängig, auch wenn nicht geklärt ist, ob dieses Vorgehen tatsächlich Vorteile bringt).

Wie genau das Untersuchungsergebnis ist, hängt sehr stark von der **Erfahrung der Hebamme** ab. Studien zeigen, dass ein klarer Zusammenhang zwischen der „Trefferquote" und der klinischen Erfahrung der Untersucherin besteht. Es macht also Sinn, sich anfangs über einen längeren Zeitraum durch eine erfahrene Untersucherin anleiten zu lassen.

Die Lagebestimmung des Feten mittels Palpation mit dem dazugehörigen Körperkontakt sollte respektvoll und sensibel erfolgen. Die Schwangere ist über Sinn und Art der Untersuchung sowie über die Aussagekraft der Ergebnisse aufzuklären und ihr Einverständnis zur Durchführung einzuholen.

Schwierigkeiten bei der Durchführung der Leopold'schen Handgriffe können bei adipösen Frauen, bei einer Schwangerschaft mit einer erhöhten Fruchtwassermenge und bei einer Mehrlingsschwangerschaft entstehen.

Praktische Durchführung

- Vor Beginn der äußeren Untersuchung sollte die Schwangere die Blase entleert haben.
- Zur Durchführung der äußeren Untersuchung wird die Schwangere in Rückenlage auf einer Untersuchungsliege gelagert, ein Kissen unter den Kopf und zur bequemeren Rückenlage evtl. ein Lagerungskissen unter die Kniekehlen gelegt. Die Bauchdecke ist dadurch etwas entspannter, so dass sich die Untersuchung leichter durchführen lässt.
- Die untersuchende Hebamme sollte wegen der Möglichkeit eines Vena-cava-Syndroms in der Rückenlage auf das Befinden der Schwangeren aufmerksam achten.
- Zu Anfang ist zu prüfen, ob die Bauchdecke weich und entspannt ist. Eine mögliche Kontraktion muss abgewartet werden, da die Untersuchung sonst möglicherweise als schmerzhaft empfunden wird und kein korrektes Abtasten durchzuführen ist.
- Das Abtasten ist mit gleichmäßigen, sanften und ruhigen Handbewegungen durchzuführen. Die Schwangere sollte ermuntert werden, Bescheid zu geben, falls ihr etwas wehtut oder sie Zeit zum Entspannen braucht.
- Leopold 1–3 wird seitlich von der Frau stehend oder sitzend und ihr zugewendet, der 4. Handgriff seitlich von der Frau und ihr den Rücken zuwendend durchgeführt.

1. Leopold-Handgriff

Ermittlung des Höhenstandes des Fundus: Die Untersuchende senkt beide Hände mit ihrer ulnaren Kante so in die Bauchdecke, dass sie dabei den Fundus uteri voll umfassen kann (▶ **Abb. 6.4**).

Der 1. Leopold-Handgriff kann auch bei der **Beurteilung der Poleinstellung** helfen: Lässt sich der kindliche Kopf im Fundus tasten (vgl. 3. Leopold)? Hierzu wird der im Uterusfundus befindliche kindliche Teil erfasst und hin und her bewegt. Ein **Köpfchen** macht diese Bewegung leichter und beweglicher mit (Ballottement), ein **Beckenende** ist nicht frei beweglich.

Befindet sich die Frau schon nach der 36. SSW, sollte der Verdacht einer BEL über eine Ultraschalluntersuchung entweder bestätigt oder ausgeräumt werden.

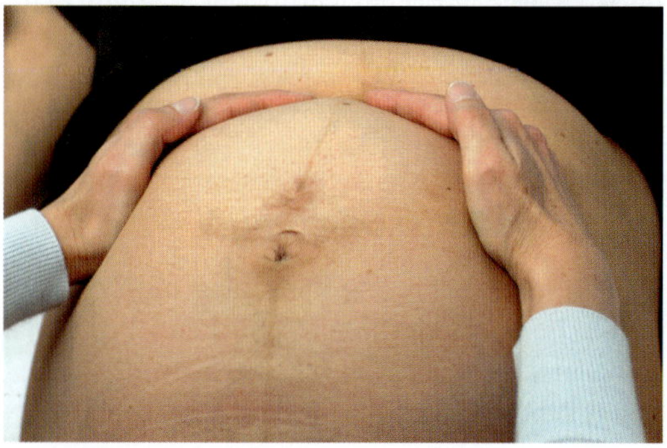

▶ **Abb. 6.4** 1. Leopold-Handgriff.

2. Leopold-Handgriff

Ermittlung der Stellung des kindlichen Rückens: Beide Hände gleiten vom Fundus rechts und links an den Bauchseiten herab und werden parallel zueinander etwa in Nabelhöhe seitlich an die Bauchdecke gelegt. Eine der beiden Hände hält mit leichtem Gegendruck das Kind und die andere Hand tastet auf der Gegenseite entlang (▶ **Abb. 6.5**).

Der **Rücken** ist als gleichmäßig großer und langer Teil fühlbar, die Bauchseite des Kindes mit den kleinen Teilen hat mehr Unebenheiten. Die Kindsbewegungen sind hier besonders zu tasten.

3. Leopold-Handgriff

Ermittlung des vorangehenden Teils und dessen Höhenstand: Der noch über dem Becken stehende vorangehende Teil wird zwischen dem Daumen und den Fingern in einer Art Zangengriff gefasst (▶ **Abb. 6.6**) und fast schüttelnd hin und her bewegt, um ein sog. **Ballottement** (Mitschwingen/Pendeln) festzustellen. Falls der vorangehende Teil ballottiert, handelt es sich um das Köpfchen, der Steiß würde dieser Manipulation nur steif und träge folgen, weil er gegen den Rumpf unverschieblich ist.

Bei **tief sitzendem Köpfchen** lässt sich auch hier allerdings kein Ballottement auslösen und man kann versuchen, mithilfe des 4. Leopold-Handgriffs den im Fundus liegenden Teil zu identifizieren oder sich durch eine vaginale Untersuchung Gewissheit zu verschaffen.

3 Fragen werden geklärt:

- In welchem Verhältnis stehen Kopf/Steiß zum Beckeneingang?
- Welches ist der vorangehende Teil?
- Wird überhaupt ein vorangehender Teil gefühlt?

Wird **kein vorangehender Teil gefühlt**, kann eine Quer- oder Schräglage vorliegen oder der Kopf steht schon tief im Beckeneingang.

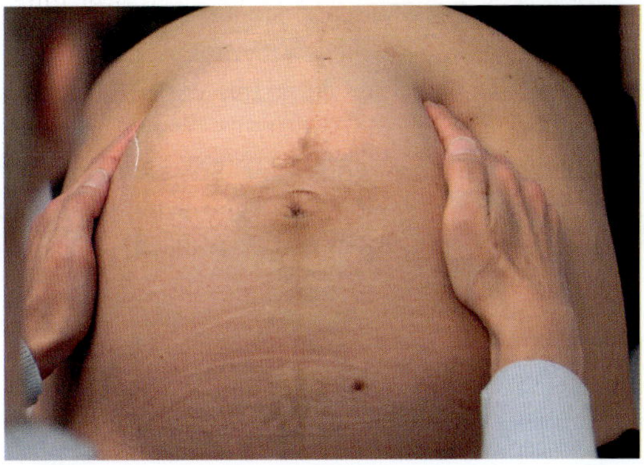

▶ **Abb. 6.5** 2. Leopold-Handgriff.

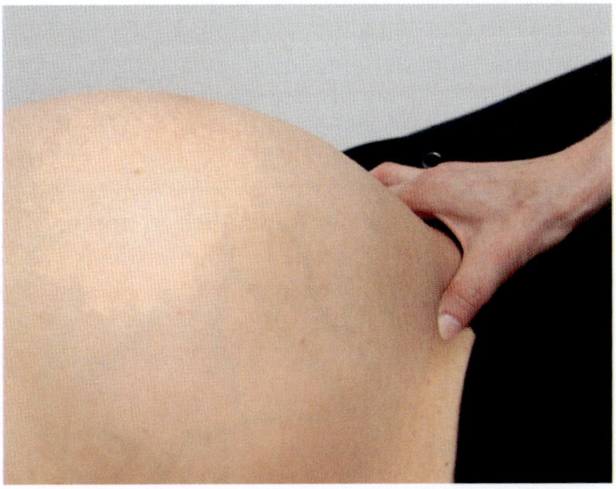

▶ **Abb. 6.6** 3. Leopold-Handgriff.

4. Leopold-Handgriff

Ermittlung der Beziehung des vorangehenden Teils zum Becken: Die Hebamme steht mit dem Rücken zur Frau. Beide Hände werden seitlich oberhalb der Symphyse aufgesetzt und die Fingerspitzen von den Leisten her vorsichtig in die Tiefe geschoben. Wenn die Bauchdeckenspannung nachlässt, können die Hände durch vorsichtige ruckende Bewegungen so tief eindringen, dass der Höhenstand feststellbar ist (▶ **Abb. 6.7**).

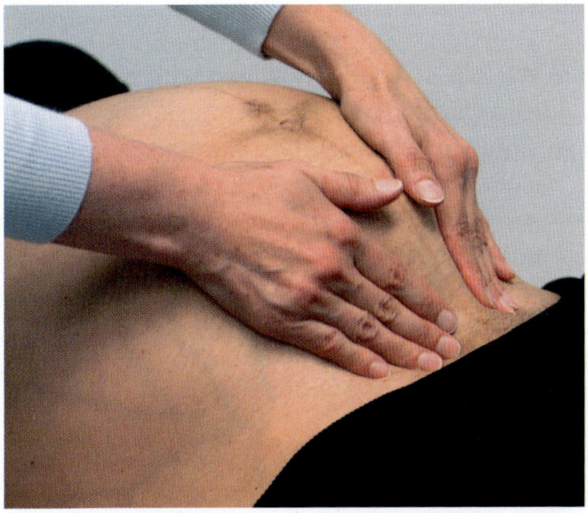

▶ **Abb. 6.7** 4. Leopold-Handgriff.

Dieser Handgriff hilft bei der Klärung der Fragen:

- Wie steht der Kopf in Beziehung zum Beckeneingang?
- Wie viel ist vom Kopf noch zu fühlen?

Mit diesem Handgriff kann man von außen das Tiefertreten des Kopfes in das Becken verfolgen und beurteilen, ob das Köpfchen fest im Beckeneingang sitzt.

6.2 Kontrolle der kindlichen Herztöne

Die Mutterschaftsrichtlinien sehen die Kontrolle der kindlichen Herztöne bei jeder Schwangerenvorsorgeuntersuchung vor. Nach den vorliegenden Evidenzen ist es bei einem unauffälligen Schwangerschaftsverlauf nicht notwendig, die Herztöne zu kontrollieren [8]. Das Vorhandensein kindlicher Herztöne bestätigt, dass das Kind am Leben ist, was allerdings auch die Kindsbewegungen anzeigen.

Die Hebamme in der Schwangerenvorsorge muss entscheiden, inwieweit ein Grund bei der Schwangeren vorliegt, der die Kontrolle der kindlichen Herztöne notwendig macht. **Gründe** dafür könnten sein, dass die Schwangere über fehlende Kindsbewegungen berichtet, oder auch einfach, dass die Schwangere und/oder ihre Familie das Hören der Herztöne im Rahmen der Schwangerenvorsorge schön findet und es ihr Sicherheit vermittelt.

! Wichtig ist in jedem Fall, die Schwangere darüber aufzuklären, dass die Auskultation lediglich eine Momentbestimmung ist und ihre eigenen Beobachtungen der Kindsbewegungen eine größere Aussagekraft hinsichtlich des Wohlbefindens des Kindes haben.

Entscheidet sich die Hebamme für die Kontrolle, muss sie den **Befund dokumentieren**. Es bleibt ihr überlassen, welche Methode sie für die Herztonkontrolle verwendet: das Herztonrohr nach Pinard, das Doptone oder die Kardiotokografie. (CTG-Kontrollen s. Kap. 7.9).

Erstmalig hörbar sind die Herztöne **zwischen der ca. 12. und 20. SSW**, abhängig von der Erfahrung der Hebamme, dem Gerät, das verwendet wird, und den Umständen, die zum Zeitpunkt der Untersuchung vorliegen, z. B. Stellung des kindlichen Rückens zur Bauchdecke, Abstand des kindlichen Herzens von der Bauchdecke, Bauchdeckendicke, Fruchtwassermenge.

Mit dem Herztonrohr nach Pinard sind die Herztöne mit einiger Übung etwa ab der 20. SSW eindeutig zu hören. Verwendet die Hebamme einen Fetal-Taschendoppler (Doptone, kleine US-Geräte zur KHT-Kontrolle), so kann sie die Herztöne manchmal bereits ca. in der 12. SSW hören.

6.2.1 Geeignete Stelle

- In der **12. – 13. SSW** sind die kindlichen Herztöne am besten am oberen Symphysenrand bis ca. 2 Querfinger darüber im Verlauf der Mittellinie zu hören.
- **Bis zur ca. 24. SSW** sind sie am deutlichsten in der Mittellinie zwischen Symphysenrand und Nabel bzw. über der stärksten Vorwölbung der Bauchdecke aufzufinden.
- **Danach bis zum Ende der Schwangerschaft** wird die beste Stelle zum Hören der Herztöne mit dem 2. Leopold'schen Handgriff gesucht, nämlich über der Position des kindlichen Rückens. Man hört die Herztöne stets an der Stelle am besten, an der der Rücken des Kindes der Uteruswand anliegt.

Umgekehrt geben die deutlichsten kindlichen Herztöne einen Hinweis auf die **Stellung des Rückens**. Bei einer Schädellage hört man in der ca. 36. SSW in der Regel die Herztöne an der Rückenseite unterhalb, bei einer BEL etwas oberhalb der Nabelhöhe.

Praxistipp

Sind die **Herztöne nur undeutlich zu hören**, muss der Rücken des Kindes unter Umständen dichter an die Uterusinnenwand herangebracht werden. Das erreicht man, indem man mit der flachen Hand den Fetus an der Seite, an der die kleinen Teile liegen, weiter rüber auf die Seite des Rückens schiebt.

6.2.2 Nichthören der kindlichen Herztöne

Das Nichthören der Herztöne lässt den Tod des Kindes vermuten, ist dafür aber **kein sicherer Beweis**. Daher sollte auch aus diesem Grund abgewogen werden, ob die Auskultation der Herztöne in der Schwangerenvorsorge erfolgen sollte, weil die Schwangere sich unter Umständen in einer solchen Situation unbegründet große Sorgen machen könnte.

- Können in der Schwangerenvorsorge die Herztöne nicht aufgefunden werden, so sollte die Hebamme zunächst die Schwangere über ihre Beobachtung der **Kindsbewegungen befragen**.
- Es sollte versucht werden, **Kindsbewegungen auszulösen**: z. B. durch Schütteln des Uterus, kräftiges Händeklatschen in Nähe des kindlichen Kopfes, auch ein laut geschmatzter Kuss des Partners auf den Bauch der Schwangeren in Köpfchennähe oder das Stupsen des Köpfchens bei der vaginalen Untersuchung haben schon Erfolg gebracht. Bewegt sich das Kind, so weiß man, dass es lebt und kann nun vielleicht auch die Herztöne finden.
- **Lassen sich keine Kindsbewegungen auslösen**, so sollte der eigene Befund rasch überprüft werden: Funktion des Gerätes prüfen – Batteriewechsel, Kabel und Stecker überprüfen, evtl. ein anderes Gerät einsetzen. Falls eine Kollegin oder andere Fachkundige erreichbar sind, können diese um Befundüberprüfung gebeten werden.
- **Lassen sich weiterhin keine Herztöne oder Kindsbewegungen finden**, sollte die Schwangere zur Abklärung per Ultraschall überwiesen werden. In einer solchen Situation sollte die Schwangere nicht allein gelassen werden. Gegebenenfalls sollte sich die Hebamme darum kümmern, eine Begleitperson für die Schwangere zu erreichen.

! Eine routinemäßige Kontrolle der kindlichen Herztöne bei einem gesunden Schwangerschaftsverlauf ist nach den vorliegenden Evidenzen nicht erforderlich. Sie wird aber im Rahmen der Mutterschaftsrichtlinien gefordert und in der Regel von der Schwangeren gewünscht und erwartet.

6.3 Beobachtung der Kindsbewegungen

Der Zeitpunkt des ersten Spürens von Kindsbewegungen wird manchmal bei Terminunklarheiten erfragt und zur Eingrenzung des wahrscheinlichen ET herangezogen (s. auch Kap. 5.2.4). Dies kann aber nur ein Parameter unter vielen (Zyklusanamnese, vermutliche Konzeption, Größe des Uterus/des Kindes, Senkung u. a.) sein, da der **Zeitpunkt sehr unterschiedlich** und daher wenig aussagekräftig ist.

In der Schwangerenvorsorge kann die Hebamme sich über die **Häufigkeit und Art der Kindsbewegungen** berichten lassen, um einen Eindruck von der Vitalität des Kindes im Verlauf der Schwangerschaft und Hinweise auf die Lage des Feten zu erhalten. Beschreibungsmerkmale sind dabei z. B. Intensität, Lokalisation, Reaktionen (auf Geräusche, Berührungen oder Gefühlsmomente wie Schreck, Fröhlichkeit) und Tageszeitabhängigkeit.

Bei der Durchführung der Leopold'schen Handgriffe und dem Hören der kindlichen Herztöne kann in der Vorsorge unter Umständen die Art der Kindsbewegungen und die Reaktion des Kindes direkt beobachtet werden. Ein entsprechender Vermerk über die Existenz der Kindsbewegungen, entweder über das eigene Ertasten oder über den Bericht der Frau, sollte in der **Dokumentation** erfolgen.

Die **Stärke der äußerlich tastbaren Kindsbewegungen** ist abhängig vom Alter der Schwangerschaft, von der Menge des Fruchtwassers, der Lage der Plazenta (bei einer Vorderwandplazenta lassen sich die Kindsbewegungen schlecht tasten), der Dicke der Bauchdecke und sicherlich auch vom Temperament des Kindes.

Zwei randomisierte und kontrollierte Studien, bei denen insgesamt mehr als 68 000 Frauen erfasst wurden, konnten die Frage, ob das Zählen der Kindsbewegungen das Auftreten eines intrauterinen Fruchttodes vorhersagbar und damit vermeidbar macht, nicht bestätigen. Manchmal geht diesem keine Verringerung der Kindsbewegungen voraus. In anderen Fällen gab es nicht genügend Zeit, um einzugreifen. Die Ursachen für den späten

Fetaltod sind in den meisten Fällen nicht bekannt und sein Eintreten nicht vorhersehbar [3].

! Das Zählen der Kindsbewegungen ist nicht sinnvoll. Es trägt weder zur Verringerung von Ängsten bei der Schwangeren bei, noch kann damit ein später Fetaltod verhindert werden.

6.4 Kontrolle des Blutdrucks

Die Kontrolle des Blutdruckes ist eine Standarduntersuchung **bei jedem Vorsorgetermin** und ein wichtiger Bestandteil des Präeklampsie- und SIH-Screenings (s. Kap. 10.8). Schwangerschaftsinduzierte Hypertonie und Präeklampsie erhöhen das Risiko für SFA-Kinder, Eklampsie und Totgeburten.

! Das Screening ist sinnvoll, da SIH/Präeklampsie mit einem hohen Risiko für Mutter und Kind verbunden ist, die meisten Frauen mit einer Hypertonie asymptomatisch sind, die Hypertonie häufig das einzige Frühsymptom ist, das einer ernsthaften Erkrankung vorangeht, und weil auf eine SIH bzw. Präeklampsie reagiert werden kann.

Der Blutdruck eines gesunden Erwachsenen unterliegt **normalen Schwankungen**, abhängig von Alter, Konstitution, Psyche, Tätigkeitszustand des Organismus und Umwelt. Weitere beeinflussende Faktoren sind die Parität der Frau, die Tageszeit (morgens eher niedriger als am Abend), das Ausmaß der Bewegung (z. B. Treppensteigen), ihr Gefühlszustand (besondere Aufregung z. B. beim 1. Termin!) und ihre Körperhaltung während der Messung.

Die ermittelten Blutdruckwerte fallen (bedingt durch die Aufregung der Schwangeren) in der Praxis oder wenn eine fremde Person misst mitunter höher aus, als wenn sie zu Hause allein gemessen werden. Deshalb kann in einem solchen Falle auch erwogen werden, dass die Schwangere die Blutdruckkontrollen zu Hause selbst vornimmt.

6.4.1 Physiologische Veränderungen des Blutdrucks in der Schwangerschaft

Durch die Wirkung des Hormons Progesteron während der Schwangerschaft kommt es zu einer Abnahme des peripheren Gefäßwiderstandes. Der Blutdruck würde absinken, wenn nicht gleichzeitig das Blutvolumen und das Herzminutenvolumen ansteigen würden. Somit kommt es zu Beginn der Schwangerschaft oft zu einem Abfall des Blutdrucks, der sich ab der 12. – 16. SSW in der Regel auf die individuell üblichen oder auf leicht erhöhte Werte einpendelt. Es ist wahrscheinlich günstig, dass es zu einem leichten Anstieg des Blutdruckes in der Schwangerschaft kommt, um wegen des erniedrigten vaskulären Widerstands den Perfusionsdruck aufrechtzuerhalten.

Blutdruck
Normalwerte in der Schwangerschaft:
systolischer Wert: 100 bis 140 mmHg
diastolischer Wert: 60 bis 85 mmHg

6.4.2 Korrekte Durchführung der Blutdruckkontrollen

- Die Manschette muss fest und direkt am Arm anliegen, keine Kleidungsstücke dazwischen
- Richtige Manschettengröße beachten (mindestens 33 × 15 cm), bei einer zu großen Manschette treten weniger Fehler auf als bei einer zu kleinen Manschette
- Armumfang 33–41 cm → Manschette > 33 cm
- Armumfang > 41 cm → Oberschenkelmanschette
- Stauungen über eine längere Zeit verändern die Werte und sind für die Frau unangenehm.
- Die 1. Messung sollte erst nach einer Ruhepause von mind. 10 Min. durchgeführt werden.
- Die Messung sollte in sitzender oder halbsitzender Position durchgeführt werden. Der zu messende Arm sollte in Herzhöhe sein (Seitenlage und Messung am obenliegenden Arm führt zu falsch niedrigen Werten).
- Sind zwei Messungen erforderlich, sollte der Durchschnittswert beider Messungen genommen werden und nicht nur der niedrigere (um zu vermeiden, dass der Grenzwert gemieden wird).

▶ **Tab. 6.4** Handlungsempfehlungen bei auffälligen Blutdruckwerten.

Befund	Begleitsymptome	Weiteres Vorgehen
RR erhöht, aber < 140/90	keine	keine Besonderheiten
RR erhöht, aber < 140/90	Ja, z. B. Proteinurie, plötzliche Ödeme, Kopfschmerz, Übelkeit, Augenflimmern, Oberbauchbeschwerden	Je nach dem Ausmaß der Begleitsymptomatik spätestens nach einer Woche RR- und Urinkontrolle Die Schwangere sollte über Alarmsignale aufgeklärt werden mit der Empfehlung, sich bei deren Auftreten frühzeitig zur Kontrolle zu melden!
RR > 85 diast. oder > 140 syst.	keine	RR-Kontrolle am selben Tag, aber frühestens 4 h nach der 1. Messung (möglichst allein zu Hause, um „Aufregungs-Hypertonie" auszuschließen) Bleibt Befund erhalten → Gynäkologin
RR > 85 diast. oder > 140 syst.	Ja	Sofort → Gynäkologin Je nach Ausmaß der Begleitsymptomatik und/oder Höhe des RR → Klinik

- Vor einer 2. Messung muss die Manschette ganz entleert sein.
- Bei emotioneller Blutdrucksteigerung (z. B. Arztbesuch, allgemein aufregender Besuch, Treppe steigen) ist eine Nachkontrolle nach ca. 15–30 Min. notwendig
- Die Blutdruckkontrolle sollte im Laufe des Gespräches oder gegen Ende durchgeführt werden, um in einem möglichst entspannten Moment zu messen.

Automatische RR-Geräte messen bei gesunden Schwangeren hinreichend genau, bei Frauen mit Präeklampsie messen sie allerdings mit klinisch relevanter Häufigkeit zu niedrige Werte.

Die RR-Kontrolle erfolgt routinemäßig bei jeder Vorsorgeuntersuchung. Der Befund ist im Mutterpass und den eigenen Unterlagen zu **dokumentieren**.

In ▶ **Tab. 6.4** sind die **Handlungsempfehlungen** bei auffälligen Blutdruckwerten zusammengefasst.

6.4.3 Hypertonie

Siehe auch Kap. 10.8

Wenn die Schwangere ein Leihgerät erhält, um **zu Hause** den Blutdruck selbstständig zu kontrollieren, ist eine genaue Aufklärung über die Problematik und über mögliche Alarmsignale notwendig. Das Leihgerät sollte geeicht und einfach in der Handhabung, mit einer Oberarmmanschette und für Einhandbedienung ausgestattet sein. Die Schwangere muss in die Bedienung des Gerätes eingewiesen werden und sollte einen **Dokumentationsbogen** anlegen, in den sie neben den Werten auch weitere Notizen über Begleitumstände und Begleitsymptomatik eintragen kann.

Bei der **Aufklärung der Schwangeren** ist darauf zu achten, sie zwar über das Krankheitsbild und dessen Risiken zu informieren, ihr dabei aber möglichst keine Angst zu machen, was den Blutdruck sonst möglicherweise auch bei der Eigenmessung erhöht. Eine echte Präeklampsie entwickeln schließlich „nur" 2–4 % aller Schwangeren, eine Eklampsie 0,5 ‰.

6.4.4 Hypotonie

Definition

Eine **Hypotonie** liegt vor, wenn der systolische Druck dauernd unter 100 mmHg und der diastolische Druck unter 60 mmHg liegt.

In der Schwangerschaft tritt eine **hypotonische Regulationsstörung** oft im ersten Trimenon, der sog. Anpassungsphase, auf. Da der Blutdruck zu Beginn der Schwangerschaft häufig aufgrund des abnehmenden Gefäßwiderstandes (Progesteronwirkung) sinkt, um sich dann später durch das erhöhte Blut- und Herzminutenvolumen zu stabilisieren, ist eine in der Frühschwangerschaft auftretende Hypotonie häufig nur temporär. Zu Maßnahmen bei Beschwerden durch Hypotonie s. Kap. 12.2.

6.5 Urinuntersuchungen

Als routinemäßig zu empfehlende Urinuntersuchung gibt es nach der derzeit vorliegenden Studienlage [3] [8] in der Schwangerenvorsorge nur die Untersuchung auf Proteinurie per Stix bei jedem Termin.

Die **Mutterschaftsrichtlinien** empfehlen weiterhin die Untersuchung auf Glukosurie per Stix als Gestationsdiabetes-Screening (s. Kap. 10.6), was sich mittlerweile wegen seiner hohen Zahl an falsch positiven und falsch negativen Ergebnissen allerdings als dafür ungeeignetes Verfahren herausgestellt hat (im Verdachtsfall sollte ein oGTT erfolgen), sowie die Untersuchung des Urinsediments als Bakteriurie-Screening, das dafür aber weniger geeignet ist als die Urinkultur (s. Kap. 5.5).

6.5.1 Untersuchung auf Proteinurie per Stix

Während der Schwangerschaft gibt es in den harnableitenden Organen typische Veränderungen: Nierenkelche, Nierenbecken und Harnleiter sind etwa ab der 10. SSW deutlich erweitert. Die Ursache liegt wohl vor allem in der Wirkung des Progesterons.

Da in der Schwangerschaft die Eiweißausscheidung physiologisch ansteigt, wird eine Proteinurie zurzeit erst dann als **pathologisch** angesehen, wenn sie 300 mg in 24 Std. überschreitet (s. Kap. 10). Mittlerweile gibt es Hinweise, dass ein Grenzwert von ≥ 500 mg Eiweiß/24 h eine bessere prognostische Aussagekraft hat, genaue Evidenzen liegen hierzu allerdings noch nicht vor.

Da die Proteinurie ein spätes Zeichen der schwangerschaftsbedingten Hypertonie ist, sollte die Untersuchung auf Proteinurie immer mit einer Blutdruckkontrolle einhergehen.

Die physiologische Proteinurie tritt **intermittierend im Tagesablauf** auf. Der Morgenurin zeigt eine normale Eiweißausscheidung. Ab Mittag bis ca. 16.00 Uhr liegt sie am höchsten (bis zu 30 mg/dl), um dann bis zum Abend auf < 10 mg/dl abzusinken. Bei Schwangeren sind die angegebenen Normwerte erhöht, es gibt allerdings keine klaren Angaben, um wie viel.

Aus diesem Grund sollte der **Morgenurin wiederholt** zur Kontrolle verwendet werden, um eine pathologische Proteinurie zu erkennen.

- Der Teststreifen kann sofort nach der Abgabe von Mittelstrahlurin für ca. 1 Sek. eingetaucht werden. Zur Entfernung des Restharns wird die seitliche Kante des Teststreifens am Gefäßrand gestreift.
- Nach 60 Sek. vergleicht man die Reaktionsfarben auf den Testfeldern mit der Farbskala auf dem Etikett.
- Die Urinuntersuchung sollte **spätestens nach 2 Stunden** durchgeführt sein. Die Probe sollte Zimmertemperatur haben, falls sie zwischenzeitlich im Kühlschrank aufbewahrt wurde. Sie darf nicht im Sonnenlicht stehen.

Praxistipp
Reste von Reinigungsmittel oder Desinfektionsmittel verfälschen das Ergebnis. Deshalb ist es besser, Einwegmaterial zu benutzen.

Das Proteintestfeld auf dem Teststreifen enthält ein Puffergemisch und einen Indikator, der in Gegenwart von Eiweißkörpern einen Farbumschlag zeigt. Der Indikator reagiert besonders auf Albumin, das bei Nierenschäden ausgeschieden wird. Der **Referenzbereich** beträgt für Gesamteiweiß < 10 mg/dl.

Dokumentation
Ein **positiver Befund** wird folgendermaßen dokumentiert:
- ~ 30 mg/dl: → + oder 1 +
- ~ 100 mg/dl: → + + oder 2 +
- ~ 500 mg/dl: → + + + oder 3 +

▶ Tab. 6.5 fasst die Handlungsempfehlungen bei positiven Urinbefunden zusammen.

Das Screening auf Proteinurie ist ein Teil des **Präeklampsie-Screenings** und wird in der Regel mit dem Urinstix durchgeführt. Zu beachten ist allerdings, dass bis zu 25 % der Untersuchungen falsch positive Ergebnisse mit Nachweis einer Spur von Eiweiß ergeben und 6 % eine einfach-positive Reaktion als falsches positives Ergebnis.

► **Tab. 6.5** Handlungsempfehlung bei positiven Befunden im Rahmen des Präeklampsie-Screenings.

Urin-Befund (Proteinurie per Stix)	Blutdruck	Weiteres Vorgehen
+	unauffällig	Keine Besonderheiten
+	deutlich erhöht, aber unter 145/90 (> 140/85 s. ► **Tab. 6.4**)	2–3 weitere Kontrollen von RR und Urin in der folgenden Woche. Verschlechtert sich der Befund → Gynäkologin/e Bleibt er gleich → kein besonderes Vorgehen
++	unauffällig oder deutlich erhöht, aber unter 145/90 (> 140/85 s. ► **Tab. 6.4**)	2–3 weitere Kontrollen von RR und Urin in der folgenden Woche. Bleibt der Befund erhalten oder verschlechtert er sich → Gynäkologin/e zur Abklärung einer Nierenerkrankung (z. B. Pyelonephritis) und einer SIH
+++	unauffällig	Eine weitere Kontrolle von RR und Urin nach 2–3 Tagen. Bleibt Befund erhalten oder verschlechtert er sich → Gynäkologin/e zur Abklärung einer Nierenerkrankung
+++	deutlich erhöht	Sofortige Überweisung zur Gynäkologin zur Abklärung einer SIH

Aufgrund der nicht zu unterschätzenden Rate an **Ablesefehlern** wurde vom britischen Royal College of Obstetricians and Gynaecologists ein Ablesen mit automatischen Ablesegeräten empfohlen, wodurch die Rate an falsch positiven und falsch negativen Ergebnissen signifikant gesenkt werden konnte.

! RR-Werte ab 140/90 sind unabhängig von einer Proteinurie kontroll- und Werte ab 150/100 auch behandlungsbedürftig!

Zusätzlich zu den Untersuchungen von Blutdruck und Urin sollte die Schwangere informiert werden, dass folgende Symptome **Anzeichen einer Erkrankung** sein könnten und sie zum Aufsuchen ihrer Hebammen oder Gynäkologin veranlassen sollten:

- heftige Kopfschmerzen
- Sehprobleme (Flimmern, Blitze)
- Oberbauchschmerzen
- Übelkeit
- plötzliche Ödembildung im Gesicht, an Händen oder Füßen

6.6 Untersuchung auf Ödeme und Varizen

Siehe Kap. 12.9 und Kap. 12.17

6.7 Hämoglobinkontrollen

Hämoglobinkontrollen werden in den Mutterschaftsrichtlinien als Routinemaßnahme bei jeder Untersuchung ab der 24. SSW empfohlen. Die NICE Guideline empfiehlt eine Kontrolle zu Beginn der Schwangerschaft und eine in der 28. SSW, wenn aufgrund der Erhöhung des Plasmavolumens ungefähr die niedrigste Hämoglobinkonzentration im Blut vorliegt.

Hintergründe zu Blutzusammensetzung, Hämoglobin- und weiteren Werten, die Hinweise auf Anämie liefern können, werden in Kap. 7.3 besprochen.

6.8 Untersuchung auf Hepatitis B (HBsAg)

Das Screening auf Hepatitis-B-Antigene bei allen Schwangeren gehört zu den **sinnvollen Routineuntersuchungen**. Seit 1994 wird im Rahmen der Schwangerenfürsorge nach den Mutterschaftsrichtlinien eine Untersuchung schwangerer Frauen nach der 32. SSW auf HBs-Antigen empfohlen.

Durch eine **Hepatitis-B-Simultanprophylaxe bei Neugeborenen** von Hepatitis-B-infizierten Müttern kann in über 95 % eine Infektion des Neugeborenen vermieden werden. Sie stellt somit eine wirksame Maßnahme dar, die chronische Infektion zu verhindern. Bei unbekanntem HBsAg-Status zum Zeitpunkt der Entbindung werden die unverzügliche aktive und passive Impfung des Neugeborenen sowie eine Nachtestung der Mutter empfohlen.

Ausgehend von der **Häufigkeit** der HBV-infizierten Personen in Deutschland (0,4–0,8 %), ist bei einer Zahl von 750 000 Geburten pro Jahr davon auszugehen, dass zwischen 3000 und 6000 Kinder von HBV-infizierten Müttern geboren werden [7]. Zur Prävention solcher perinataler Infektionen wird empfohlen, alle schwangeren Hepatitis-B-infizierten Frauen mittels HBsAg-Screening zu identifizieren.

Eine **Infektion mit Hepatitis B in der Schwangerschaft** läuft ohne embryonale oder fetale Schädigung ab. Ein Schwangerschaftsabbruch ist nicht indiziert. Das Risiko einer kindlichen Infektion besteht bei Müttern mit chronischem, infektiösem Trägerstatus oder mit akuter Hepatitis-B-Infektion. Die Infektion des Kindes erfolgt über den Blutweg während der Geburt durch Druck auf die Plazentagefäße. Es spielt keine Rolle, ob das Kind vaginal oder per Kaiserschnitt zur Welt kommt.

Da die Hepatitis B auch symptomlos und chronisch verlaufen kann, sollte die Hebamme in der Schwangerenvorsorge bei der Schwangeren in der Zeit **zwischen der 32. und 40. SSW** eine Blutuntersuchung auf Hepatitis B vorschlagen und das Ergebnis im Mutterpass dokumentieren. Im Rahmen des Beratungsgespräches hat die Hebamme die Aufgabe, die Frau über das Ergebnis der Untersuchung aufzuklären, im Besonderen bei einem positiven Befund über weitere Maßnahmen, z. B. weitere Blutkontrollen oder eine notwendige Überweisung an den Haus- oder Facharzt.

Die **Diagnostik** erfolgt über Entnahme einer Blutprobe zur Feststellung der Immunitätslage der Schwangeren auf HBsAg.

! Durch eine Hepatitis-B-Simultanprophylaxe bei Neugeborenen von Hepatitis-B-infizierten Müttern kann in über 95 % eine Infektion des Neugeborenen vermieden werden.

Sie stellt somit eine wirksame Maßnahme dar, chronische Infektionen zu verhindern. Bei unbekanntem HBsAg-Status zum Zeitpunkt der Entbindung werden die unverzügliche aktive Impfung des Neugeborenen sowie eine Nachtestung der Mutter empfohlen.

Praxistipp

Eine Broschüre über die Arbeit der Hebamme gibt es bei der Geschäftsstelle des DHV in Deutsch, Türkisch, Griechisch, Englisch, Französisch, Polnisch, Spanisch und Portugiesisch.

6.9 Literatur

[1] Berufsverband der Frauenärzte e. V. Veröffentlichung Folge 214. 05/2002

[2] Coad J, Dunstall M. Anatomie und Physiologie für die Geburtshilfe. München: Urban & Fischer; 2007

[3] Enkin et al. Effektive Betreuung während Schwangerschaft und Geburt. Bern: Hans Huber; 2006

[4] Stiefel, Geist, Harder. Hebammenkunde. 5. Aufl. Stuttgart: Hippokrates; 2013

[5] Gemeinsamer Bundesausschuss der Ärzte und Krankenkassen 2013. Richtlinien über die ärztliche Betreuung während der Schwangerschaft und nach der Entbindung

[6] Hohenberger, Kimling. Compendium Urinanalysis. Harnanalytik mit Teststreifen. Firmenbroschüre Roche Diagnostics; 2000

[7] Merkel (1993). Hebammenliteraturdienst Ausgabe 2 10/1993. Zeitschrift für Geburtshilfe und Frauenheilkunde

[8] National Collaborating Centre for Women's and Childrens' Health commissioned by National Institute of Clinical Excellence (NICE). Antenatal Care: routine care for the healthy pregnant women, clinical guidelines. www.nice.org.uk/nicemedia/live/11 947/40 110/40 110.pdf, 2008 (Revision 2011)

[9] Greten H, Rinniger F, Greten T. Innere Medizin. 13. Aufl. Stuttgart: Thieme; 2010

[10] Silbernagl S, Lang F. Taschenatlas der Physiologie. 6. Aufl. Stuttgart: Thieme; 2003

[11] Pschyrembel. Klinisches Wörterbuch. 259. Aufl. de Gruyter; 2002

[12] Robert Koch-Institut (2011). Hepatitis B, Ratgeber für Ärzte, www.rki.de/DE/Content/Infekt/EpidBull/Merkblaetter

Praxis

Informationen für Schwangere

Schwangerenvorsorge bei Ihrer Hebamme

Herzlichen Glückwunsch zu Ihrer Schwangerschaft!

Sie haben sich entschieden, in der Schwangerschaft Vorsorgeuntersuchungen vornehmen zu lassen, um den regelrechten und gesunden Verlauf beurteilen zu können.

In der Schwangerenvorsorge durch die Hebamme geht es um folgende Inhalte:

1. Aufklärung und Beratung zu den empfohlenen Routineuntersuchungen in der Schwangerenvorsorge.
2. Untersuchungen, um festzustellen, ob die Schwangerschaft normal verläuft.
3. Information über Veränderungen, die durch die Schwangerschaft auftreten können.
4. Empfehlungen zur Lebensführung in der Schwangerschaft.
5. Beratung und Hilfe, wenn bei Ihnen Beschwerden auftreten.
6. Information und Aufklärung zu weitergehenden Untersuchungen.
7. Informationen und Beratung zu möglichen Vorbereitungen, Terminen, finanziellen Hilfen, Behördensachen usw. für Schwangerschaft, Geburt, Wochenbett und Elternschaft.
8. Beratung und Hilfe bei Ihren weiteren Anliegen und Fragen.

Bei den regelmäßigen Untersuchungen Ihres Blutes, Urins, Blutdrucks und des Größenwachstums Ihrer Gebärmutter geht es darum, den Gesundheitszustand von Mutter und Kind zu erfassen und mögliche Abweichungen und Unregelmäßigkeiten frühzeitig festzustellen. Sollten Unregelmäßigkeiten auftreten, wird die Hebamme Sie hierüber genau informieren und aufklären. Möglicherweise wird sie Sie dann zu weitergehenden Untersuchungen oder Maßnahmen zu Ihrer Gynäkologin/Ihrem Gynäkologen überweisen.

Zur Beurteilung des Schwangerschaftsverlaufs und zum Erfolg der Vorsorge können Sie beitragen, indem Sie Veränderungen und Entwicklungen in der Schwangerschaft beobachten und bei den Vorsorgeterminen davon berichten. Sie können einen Zettel vorbereiten, auf dem Sie Besonderheiten und Fragen notieren und den Sie zu den Terminen mitbringen, damit nichts vergessen wird.

Und falls zwischen den Terminen ein dringendes Anliegen auftaucht, rufen Sie einfach an.

Alles Gute für Sie und Ihr Kind!

((Hebammenstempel))

▶ **Abb. 6.8** Schwangerenvorsorge bei Ihrer Hebamme.

7 Zusätzliche Untersuchungen

Christiane Schwarz

Einige der in diesem Kapitel beschriebenen Untersuchungen gehören zu den im **Leistungsverzeichnis der Hebammen-Vergütungsvereinbarungen** (§ 134 a SGB V) genannten Untersuchungen, obwohl sie im internationalen Konsens der evidenzbasierten Medizin nicht zu den Maßnahmen gehören, die sinnvollerweise routinemäßig an gesunden Schwangeren durchgeführt werden sollten [7] [8] [22].

Im Leistungsverzeichnis werden unter **Punkt 030** explizit folgende Leistungen genannt, die durch die Hebamme erbracht werden sollen:

- Gewichtskontrolle[1]
- Blutdruckmessung
- Urinuntersuchung auf Eiweiß und Zucker[1]
- Kontrolle des Standes der Gebärmutter
- Feststellung der Lage, Stellung und Haltung des Kindes[1]
- Kontrolle der kindlichen Herztöne
- allgemeine Beratung der Schwangeren
- Dokumentation im Mutterpass des Gemeinsamen Bundesausschusses in der jeweils geltenden Fassung (Gemeinsamer Bundesausschuss, 2013 a).

Fast alle Untersuchungen und Tests, die in der Schwangerenvorsorge durchgeführt werden, sind **Screenings**. Das bedeutet nichts anderes als ein Durchsuchen einer bestimmten Gruppe (hier: schwangere Frauen) nach Merkmalen, die auf eine Krankheit hinweisen können.

Screening

Das Prinzip des Screenings mit seinen dazugehörigen Instrumenten lässt sich am besten an einem Beispiel erläutern:

Ich möchte in einem Fischteich die Fische finden, die kränklich sind (Screening). Das Wasser ist trüb, ich weiß nicht, wie viele (Prävalenz) kranke und gesunde Fische im Teich sind.

Deshalb besorge ich mir ein Netz (**Test**), das die kranken Fische findet (**Sensitivität**), aber dabei nicht zu viel gesunden Beifang herausfischt (**Spezifität**); die Maschen dürfen also nicht zu groß und nicht zu klein sein.

Alle Fische, die im Netz landen, müssen dann genauer daraufhin untersucht werden, ob sie die gesuchte Erkrankung tatsächlich haben. Einigen kranken Fischen, die ich im Netz finde, kann ich helfen. Allerdings haben alle Fische – auch der gesunde Beifang – Angst, und manche verletzen sich die Schuppen oder Flossen.

Es ist **bei jedem Screening problematisch**, dass nicht sicher ist, ob ich den kranken Fischen, die ich finde, wirklich helfen kann; ob ich wirklich alle kranken Fische finde; ob ich nicht viele gesunde Fische ängstige, verletze oder unnötig behandle; ob der Aufwand den Nutzen rechtfertigt.

Besonders schwierig wird es, wenn ich tatsächlich nicht weiß, wie viele kranke Fische im Teich sind – dann weiß ich logischerweise auch nicht, wie gut mein Netz ist (und kann die Fische natürlich auch nicht gut beraten).

Ein „Trick“, um das Fangergebnis zu verbessern, besteht darin, vor dem Angeln mehrmals laut in die Hände zu klatschen, um die gesunden Fische, die gut und schnell schwimmen können, zu verscheuchen (**Risikoselektion**). Wenn ich jetzt das Netz durch die trübe Flut ziehe, finde ich mit einer höheren Wahrscheinlichkeit kranke Fische, und es gerät weniger gesunder Beifang mit hinein.

Grundsätzlich sollte eine routinemäßig durchgeführte Suche nach Krankheitszeichen immer folgende **Bedingungen** erfüllen, um als sinnvolles Screening zu gelten:

- die Störung, nach der gesucht wird, ist ein wichtiges Gesundheitsproblem
- der Screening-Test ist sicher und akzeptabel
- die Genese der gesuchten Störung ist bekannt
- die frühe Entdeckung und Behandlung ist vorteilhaft im Vergleich zu einer späteren Entdeckung und Behandlung

---

1 Diese drei Untersuchungen werden nach den Kriterien der evidenzbasierten Medizin nicht oder nur eingeschränkt als Routineuntersuchung an gesunden Schwangeren empfohlen.

- der Test ist aussagekräftig und zuverlässig
- es gibt angemessene Möglichkeiten und Ressourcen für die Behandlung
- die Ergebnisse rechtfertigen die Kosten [8].

! In jedem Fall ist es immer das Recht der schwangeren Frau, über die diagnostischen Möglichkeiten und ihren Sinn oder ihre Aussagekraft sorgfältig aufgeklärt zu werden.

Im Rahmen der Schwangerenvorsorge kann die Hebamme die Frauen umfassend über den Stand der Forschung informieren und die Durchführung dieser Untersuchungen anbieten. Für diese Beratung sollte **gutes Informationsmaterial** genutzt und auch der Schwangeren mitgegeben werden. So kann sie in Ruhe zu Hause nachlesen und ihre Entscheidung „aus dem Bauch heraus" treffen. Das Gespräch ist jedoch nicht zu ersetzen, die Hebamme sollte sich **Zeit** dafür nehmen.

7.1 Mütterliche Gewichtskontrolle

Über **„normale" oder wünschenswerte Gewichtszunahmen** von Schwangeren existieren verschiedene Meinungen. Frauen, die Kinder zwischen 3 und 4 kg Geburtsgewicht am Termin gebären, nehmen durchschnittlich **zwischen 7 und 18 kg** während der Schwangerschaft zu.

! Eine Gewichtszunahme, die von diesem bereits weit gefächerten Bereich abweicht, hat jedoch keine klinischen Konsequenzen.

Zur Entdeckung von **Ödemen** braucht eine Hebamme die Waage nicht. Ödeme sind in der Regel gut sichtbar. Davon abgesehen hat auch die Feststellung von Ödemen keine Aussagekraft. Eine eventuelle Präeklampsie macht sich durch Proteinurie und/oder einen Blutdruckanstieg bemerkbar (s. a. Kap. 6.4 und Kap. 10.8).

Um einen Eindruck vom Gewichtsstatus der schwangeren Frau zu erhalten, scheint es sinnvoller, bei der **Erstuntersuchung** den **Body-Mass-Index** zu errechnen und zu dokumentieren (s. Kap. 5.6). Ein BMI < 19 zu Beginn der Schwangerschaft wird mit einer kürzeren Schwangerschaftsdauer in Verbindung gebracht; ein BMI > 25 mit einer erhöhten Wahrscheinlichkeit von „Gestationsdiabetes" und weiteren Komplikationen.

Eine **diätetische Beeinflussung** dieser Ausgangslage während der Schwangerschaft ist jedoch nicht sinnvoll (s. auch Kap. 10.5).

Gewichtskontrollen sind in der Schwangerenvorsorge nicht erforderlich. Allerdings werden sie in den **Mutterschaftsrichtlinien** in der derzeit gültigen Fassung vom 22.1.2009 noch immer ausdrücklich als Leistung der Schwangerenvorsorge aufgeführt. Sie können aber schwangere Frauen verunsichern, ohne dabei positive Effekte zu haben.

7.2 Untersuchung der Brust

In den vorliegenden Studien wurden Brustschalen und Brustwarzenstimulation zur Vorbereitung von Flach-, Schlupf- und Hohlwarzen auf die bessere Stillfähigkeit untersucht. Keine dieser Maßnahmen veränderte die Stillfähigkeit der Frauen im Vergleich zu den Kontrollgruppen, die keine Behandlung der Brustwarzen vornahmen.

Ein Ergebnis dieser Studien war die Feststellung, dass Frauen mit **flachen oder hohlen Brustwarzen** durchaus stillen können. Dieser Hinweis kann für Frauen mit dieser anatomischen Besonderheit unter Umständen hilfreicher sein als die Manipulation mit Hilfsmitteln.

! Die Untersuchung der Brust ist in der Schwangerenvorsorge nicht erforderlich. Es ergeben sich keine relevanten Hinweise auf die spätere Stillfähigkeit.

7.3 Hämoglobinkontrollen

In der Schwangerschaft verändert sich die Blutzusammensetzung. Das Plasmavolumen erhöht sich um 30–50 % und das Erythrozytenvolumen um 20–30 %, das Maximum der Erhöhung wird in der 34. – 36. SSW erreicht.

Diese **physiologischen Veränderungen** der Blutzusammensetzung in der Schwangerschaft geben scheinbare Hinweise auf einen Eisenmangel der schwangeren Frauen, sind aber ein notwendiger Anpassungsvorgang, der das Ziel hat, durch die verbesserte Perfusion die Versorgung des Kindes sicherzustellen.

Während durch die Verdünnung des Blutes die Hämoglobin- sowie die Serumferritin-Konzentration abnehmen, steigt gleichzeitig die Resorptionsfähigkeit des schwangeren Organismus für **Eisen**. Eisen ist das wichtigste Spurenelement und muss mit der Nahrung aufgenommen werden. Es ist zu ca. ⅔ an Hämoglobin (Hb) gebunden. Der Rest sind Speichereisen (Serumferritin) und Funktionseisen (z. B. Myoglobin).

! Solange keine klinischen Anzeichen für eine Anämie (extreme Erschöpfung, Infektanfälligkeit) vorliegen, sind weder Mutter noch Kind gefährdet.

Eine **reale Anämie** lässt sich nicht allein durch die Bestimmung von Hämoglobin diagnostizieren. Das Plasmavolumen (HK) und das mittlere Zellvolumen (MCV) sollten in die Beurteilung mit einbezogen werden. Die Messung des Serumferritins gilt als zuverlässiger Test. Der Eisenspeicher sollte über 30 Mikrogramm pro Liter betragen [3]. Normalwerte für Schwangere werden in der Literatur unterschiedlich angegeben; neuere Studien legen folgende Grenzwerte nahe (► **Tab. 7.1**).

In der Schwangerschaft sind lediglich **zwei Hämoglobinkontrollen** bei gesunden Schwangeren indiziert. Die erste Untersuchung sollte dabei beim Erstkontakt und die zweite um die 28. SSW stattfinden [3] [7] [8].

In den Industrieländern führt der relative Eisenmangel in der Schwangerschaft in der Regel nicht zu ernsthaften Komplikationen. Es gibt Hinweise darauf, dass die **Zufuhr von Eisenpräparaten** zwar die Hämoglobinwerte von Schwangeren auf den Wert von Nicht-Schwangeren anheben kann; dies führt jedoch zu keiner Veränderung des Outcomes.

► **Tab. 7.1** Anämierelevante Grenzwerte bei schwangeren Frauen.

Unterer Grenzwert	Hb	HK	MCV
12. SSW	11,0 g/dl	33 %	83 f/l
28. SSW	10,5 g/dl	32 %	83 f/l

Niedrige Hb-Werte führen weder zu einem niedrigen Geburtsgewicht, noch zu Frühgeburtlichkeit oder anderen Morbiditätsrisiken.

Frauen, die regelmäßig Eisenpräparate einnehmen, leiden entsprechend häufiger an Nebenwirkungen. Ein selten bedachtes Phänomen ist das Risiko von Vergiftungen mit Eisenpräparaten bei Kleinkindern, wenn Eisentabletten (die oft wie Bonbons aussehen) im Haushalt leicht zugänglich aufbewahrt werden [1].

! Eine routinemäßige Eisensubstitution in der Schwangerschaft ist nicht sinnvoll.

7.4

Screening auf vaginale Infektionen zur Verhinderung von Frühgeburten

Frühgeburten sind noch immer die Hauptursache von Tod und Behinderung in der Perinatalperiode. Die Rate an Frühgeburten hat sich in den letzten 50 Jahren in den Industrieländern nur wenig verändert, obwohl viele medizinische Interventionen eingeführt wurden, einschließlich der Tokolyse. Allerdings hat sich die Überlebensrate der Frühgeborenen unter intensivmedizinischen Maßnahmen deutlich verbessert. Deutschland und Österreich führen (trotz intensiver Screening-Maßnahmen) die Rate an Frühgeburten in Europa seit etlichen Jahren an [23].

Ein großes Problem bei der Bekämpfung der Frühgeburtlichkeit ist, dass die **Ursachen** nach wie vor nicht restlos geklärt und dass zahlreiche mögliche Ursachen unbehandelbar sind, z. B. die vorzeitige Plazentalösung oder die spontane Wehentätigkeit ohne Infektion.

Ein Zusammenhang zwischen **Frühgeburt und Infektionen** lässt sich bei einem Teil der Betroffenen feststellen. Der Gedanke erscheint daher naheliegend, über ein Infektions-Screening und die Behandlung von lokalen oder systemischen Entzündungen die Frühgeburtenrate zu senken. Leider funktioniert dieses Vorgehen in der Praxis nur unzulänglich und muss teilweise mit körperlichen (Antibiotikaresistenz) und seelischen (Angst) Nebenwirkungen erkauft werden.

7.4.1 Kontrolle des vaginalen pH-Wertes

Der **pH-Wert** behält bei einem gesunden Scheidenmilieu unverändert einen Wert zwischen 3,8 und 4,2/4,5. Durch die Kontrolle des vaginalen pH-Wertes wird lediglich der **Säuregrad der Vaginalflüssigkeit** getestet. Der Test liefert keine Aussagen darüber, ob Keime vorhanden sind und, wenn ja, um welche Keime es sich handelt und wie stark der Keimbefall ist.

Vaginale Infektionen, z. B. durch Gonorrhö, genitale Mykoplasmen, Chlamydien oder B-Streptokokken, erfordern andere Untersuchungen, sie können so nicht entdeckt werden, da sie anfangs vielfach asymptomatisch sind. In den vergangenen Jahren sind einige Einzelstudien zur Frage der routinemäßigen pH-Wert-Messung veröffentlicht worden. Diese werden kontrovers diskutiert.

Je nach Befund und Beschwerdebild muss die Hebamme in der Vorsorge mit der Schwangeren gemeinsam entscheiden, ob sie weitere Untersuchungen veranlasst, z. B. eine Kultur mit Antibiogramm. Dies kann die Hebamme selbst mit vom Labor gestellten Abstrichröhrchen vornehmen, oder sie überweist die Schwangere zum Facharzt.

Hintergrund der Untersuchung ist der **Ausschluss einer bakteriellen Vaginose**. Dabei besteht in der Scheide ein relativer Mangel an Laktobazillen, die normalerweise ein saures Milieu erzeugen. Ein relativer Überschuss an anaeroben Bakterien (Gardnerella, Mykoplasmen und anderen Erregern) führt zu einem Anstieg des Scheiden-pH-Wertes. Dabei bildet sich häufig ein übel riechender vaginaler Fluor; allerdings sind 50 % der betroffenen Frauen asymptomatisch. Warum sich die Anaerobier (die bis zu einem gewissen Grad immer in der Scheidenflora vorhanden sind) so vermehren, ist nicht geklärt.

! Es besteht ein statistisch signifikanter Zusammenhang zwischen einer bakteriellen Vaginose und der Frühgeburt.

Das erhöhte Frühgeburtsrisiko von Frauen mit bakterieller Vaginose in der Frühschwangerschaft bleibt bestehen, auch wenn die bakterielle Vaginose in der Spätschwangerschaft spontan abklingt (s. Kap. 10.9).

Durchführung

Soll eine **Messung des vaginalen pH-Wertes** > vorgenommen werden, gibt es zwei Möglichkeiten:

- **Verwendung eines Indikatorstäbchens:** Das Stäbchen wird entweder in das aufgefangene Sekret eingetaucht oder vorsichtig in die Scheide eingebracht. Das Testpapier sollte dann kurze Zeit Feuchtigkeit aufnehmen können und danach abgelesen werden.
- **Verwendung eines Testhandschuhes**: Der Handschuh wird mit dem Testpapier auf der Fingerkuppe des Zeigefingers vorsichtig ca. 3 cm tief in die Vagina eingebracht. pH-Werte über 4,7 liegen außerhalb des normalen Bereichs. Ist dies einmal der Fall, sollte der Test einige Zeit später noch einmal durchgeführt werden (▶ **Abb. 7.1**). Diese Testmöglichkeit versetzt auch die Schwangere in die Lage, selbstverantwortlich zu Hause den Test durchzuführen; manche Schwangeren fragen in der Vorsorge danach.

Wie bei allen Tests mit Indikatorstäbchen sind allerdings **falsch positive** wie auch **falsch negative Testergebnisse** möglich. Möchte die Schwangere eine Selbstkontrolle durchführen, sollte sie im Vorgespräch von der Hebamme darauf hingewiesen werden. Wenn keine Besonderheiten vorliegen, ist eine Kontrolle nicht notwendig.

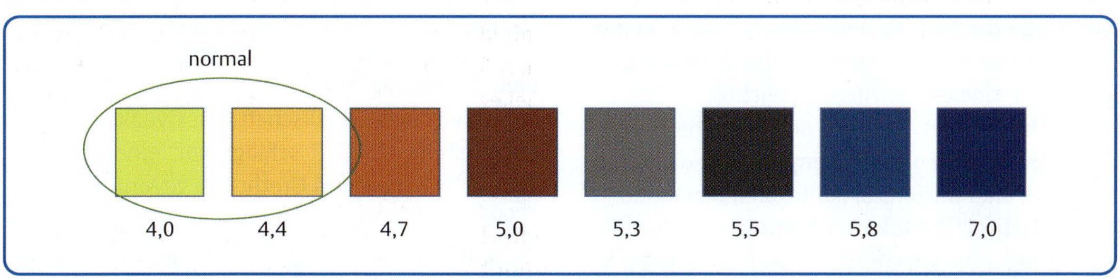

▶ **Abb. 7.1** Messung des vaginalen pH-Werts > (Farbskala auf Packungsbeilage benutzen).

Naturheilkundliche Möglichkeiten, den vaginalen Säurehaushalt zu beeinflussen, sind durch lokale Behandlungen mit Milchsäurebakterien, Knoblauch oder Teebaumöl beschrieben worden. Eine ausreichende wissenschaftliche Bewertung des Nutzens liegt nicht vor.

! Eine routinemäßige Messung des vaginalen pH-Wertes kann zurzeit nicht als sinnvoll empfohlen werden.

Wenn **Symptome einer Infektion** vorliegen, sollte eine Kultur angelegt werden. Die Behandlung einer symptomatischen bakteriellen Vaginose sollte durch einen Arzt erfolgen.

7.4.2 Screening auf Pilzerkrankungen

In der Schwangerschaft ist die Infektion mit **Candida albicans**, einem Sprosspilz (Soormykose) relativ häufig. Unter Einhaltung bestimmter Bedingungen ist er in der Lage, Sporen zu bilden. Er tritt vor allem bei einer herabgesetzten Resistenzlage auf. Das Vorhandensein von Zucker im Vaginalsekret lässt ihn gedeihen. Der Pilz gehört zur normalen Darmflora und kann so in die Vagina übertragen werden. Als Hefepilz gelangt er vorwiegend durch Geschlechtsverkehr in die Scheide. Es gibt keine Hinweise auf ernsthafte gesundheitliche Gefahren für das ungeborene Kind durch Hefepilze.

Eine weitere **Ursache** einer Soormykose kann die gynäkologische Untersuchung sein. Auch im Anschluss an eine Antibiotikatherapie finden sich vermehrt Soorinfektionen.

Anders als bei der bakteriellen Infektion bilden sich grau-weißliche und meist krümelige Beläge in der Scheide. **Fluor**, **starker Juckreiz**, **Brennen** in Scheide und Vulva sind typische Beschwerden.

Im **Nativpräparat** erfolgt der Nachweis von sog. Pseudomyzel (Pilzfäden) und ggf. Sprosszellen. Da die Treffsicherheit des mikroskopischen Verfahrens bei nur ca. 30 % liegt, ist das Anlegen einer **Kultur** für eine exakte Aussage wichtig.

Die **Therapie** erfolgt durch den Arzt. Die Therapie der Wahl ist ein **7-Tage-Schema** mit Imidazol (Clotrimazol) oder Miconazol zur lokalen Behandlung.

Ein **Nachteil der lokalen Antimykotika** ist, dass häufig nur eine kurzzeitige Besserung erfolgt, vor allem dann, wenn bereits eine häufige Behandlung notwendig war. Da die Präparate nur kurzzeitig angewendet werden, wird keine vollkommene Ausrottung des Pilzes erreicht. Eine Infektion des Kindes sub partu führt nur bei extrem kleinen Frühgeborenen zu ernsthaften Problemen.

! Daher steht ein etwaiges routinemäßiges Screening aller Schwangeren auf Pilzerkrankungen in keinem Verhältnis zu den relativ seltenen schwerwiegenden Komplikationen [7].

7.4.3 Screening auf Chlamydien

Chlamydia trachomatis ist ein in Europa verbreiteter sexuell übertragbarer Erreger. Zahlen über die Durchseuchung von Frauen im gebärfähigen Alter variieren zwischen 3,9 und 20 %.

! Die Infektion in der Schwangerschaft wird mit einer erhöhten Rate an Frühgeburten und intrauterinen Wachstumsretardierungen in Zusammenhang gebracht.

Die **Behandlung von infizierten Frauen** mit Antibiotika führte in Studien zwar zu einem Rückgang der positiven Befunde, jedoch nicht zum Rückgang von Geburten vor der 37. SSW. Die Infektion von Neugeborenen sub partu kann zu Konjunktivitis und Atemweginfekten (Pneumonien) führen [8].

Zum **Nachweis von Chlamydieninfektionen** gibt es eine Reihe von Tests. Allerdings treten bei niedrigen Keimkonzentrationen falsch negative Ergebnisse auf [9]. Als sicherster Nachweis gilt die **Polymerase-Kettenreaktion** (PCR). Diese Methode zeichnet sich durch ihre im Vergleich zu anderen diagnostischen Nachweisverfahren hohe Sensitivität aus.

Der Test auf Chlamydien wird **von den Krankenkassen übernommen**. Auch nicht schwangere Frauen haben bis zum 25. Lebensjahr Anspruch auf einen kostenfreien Test pro Jahr. Der Gemeinsame Bundesausschuss [20] empfiehlt seit 2006 eine Urinprobe zum Nachweis. Die Empfehlung der Deutschen Gesellschaft für Gynäkologie und Geburtshilfe (DGGG) schlägt vor, eine zellreiche Probe aus Zervix und Urethra zu gewinnen [21].

Wenn ein **Abstrich** gemacht wird, muss die Technik der Abnahme genau beachtet werden, um das Testergebnis nicht zu beeinträchtigen [8]:

- keine Gleitmittel zur Untersuchung

- Tupfer 15–30 Sekunden fest im inneren Muttermund rotieren
- die Vaginalwand beim Zurückziehen des Tupfers nicht berühren.

7.4.4 Screening auf β-hämolysierende Streptokokken der Gruppe B

! B-Streptokokken sind die Hauptursache für eine schwere Infektion bei Neugeborenen, die Neugeborenen-Sepsis, die mit 20–60 % eine hohe Letalität aufweist.

Es gibt eine frühe („**early-onset**") und eine späte („**late onset**") Form der Infektion. Das Screening in der Schwangerschaft zielt nur auf die Verhütung der frühen Form.

Die betroffenen **Neugeborenen** werden in 85 % der Fälle innerhalb der ersten 24 Lebensstunden auffällig, 5 % zwischen 24 und 48 Stunden, und nur wenige entwickeln die Sepsis im Lebensalter zwischen 48 und 72 Stunden. Streptokokken der Gruppe B sind dabei nur in einem Teil der Fälle beteiligt; es werden auch Escherichia coli, Koagulase-negative Staphylokokken, Haemophilus influenza und Listerien nachgewiesen [26] [27] [28].

Streptokokken besiedeln bei 5–30 % aller Schwangeren den Urogenitaltrakt, meist ohne Symptome zu zeigen. Die **Infektion des Kindes** erfolgt oft bereits im Uterus. Je unreifer das Neugeborene, umso eher verläuft die Infektion als Sepsis. Bei Frühgeborenen liegt das Ansteckungsrisiko zwischen 100 % (Geburt vor der 28. SSW) und 20 % (bei Geburt in späterer SSW). Nur ca. 2 % der reifen Neugeborenen stecken sich an.

Die **Deutsche Gesellschaft für Gynäkologie und Geburtshilfe (DGGG)** empfiehlt ebenso wie das **US-amerikanische Center for Disease Control (CDC)** folgende Vorgehensweise:

- **Bei allen Schwangeren** werden zwischen der 35. und 37. SSW Abstriche von Anorektum und Scheidenausgang entnommen.
- Werden B-Streptokokken nachgewiesen, ist eine Therapie, in der Regel mit Ampicillin, während der Geburt sinnvoll.
- Bei **geburtshilflichen Risikofaktoren** (drohende Frühgeburt, Blasensprung > 18 Stunden oder mütterliches Fieber) wird auch eine antibiotische Prophylaxe empfohlen, wenn vorher kein Nachweis von B-Streptokokken vorlag [1] [4].

Das **britische Royal College of Obstetricians and Gynaecologists (RCOG)** gibt nach der Analyse aller zur Verfügung stehenden Forschungsergebnisse zum Thema Screening auf Streptokokken-B-Besiedelung jedoch Folgendes zu bedenken: Die Behandlung mit Antibiotika sub partu verhindert ca. 50–86 % der „early-onset"-Neugeborenensepsisfälle (die „late-onset"-Infektion wird durch die Antibiose nicht beeinflusst). Bei einer geschätzten Durchseuchung von 25 % aller Schwangeren mit B-Streptokokken plus 5 % Schwangerer aus der sonstigen Risikogruppe (Fieber, vorzeitiger Blasensprung, vorzeitige Wehen) müssten bis zu 30 % aller Schwangeren antibiotisch behandelt werden. Allerdings würden durch ein generelles Screening nicht alle Streptokokken-B-Trägerinnen erfasst, und es gebe trotz Antibiotikatherapie noch neonatale Todesfälle durch eine Streptokokken-B-Sepsis. In Zahlen hieße das: Um einen neonatalen Todesfall durch Streptokokken-B-Sepsis zu verhindern, müssten 24 000 Schwangere gescreent und davon 7000 antibiotisch behandelt werden.

In Deutschland ist ein routinemäßiger Abstrich auf Streptokokken durch die Mutterschaftsrichtlinien nicht vorgegeben [7] [11].

! Ein routinemäßiges Screening auf Streptokokken der Gruppe B erscheint zurzeit nicht eindeutig sinnvoll. Die Hebamme in der Vorsorge sollte die Schwangeren, die einen bakteriologischen Abstrich wünschen, sorgfältig über mögliche Konsequenzen beraten.

7.5 Screening auf Zytomegalie-Infektionen

Das Zytomegalievirus gehört zur Familie der Herpesviren. Die **kongenitale Infektion** kann zu schweren kindlichen Schäden bis hin zum intrauterinen Fruchttod führen. Die Häufigkeit einer konnatalen Infektion könnte bei ca. 3 ‰ liegen. Nicht alle infizierten Kinder entwickeln Symptome. Weder eine Prophylaxe der Infektion noch ein Impfstoff stehen zur Verfügung [8].

! Ein Screening aller Schwangeren auf Zytomegalie-Infektion ist daher nicht sinnvoll.

7.6 Screening auf Toxoplasmose-Antikörper

Eine kindliche Toxoplasmose-Infektion während der Schwangerschaft kann zu schweren neurologischen Schäden führen. Dabei ist das Risiko einer diaplazentaren Übertragung umso höher, je weiter die Schwangerschaft vorangeschritten ist. Das Risiko einer daraus resultierenden Schädigung sinkt aber mit der fortschreitenden fetalen Reife.

Dieses Phänomen führt zu der Möglichkeit, ein **rechnerisches Risiko der kindlichen Schädigung** bei einer Erstinfektion in der Schwangerschaft zu erstellen. Dabei liegt die höchste Wahrscheinlichkeit eines kindlichen Schadens bei ca. 10 % um die 24. SSW. Zu Beginn der Schwangerschaft und im letzten Trimester sinkt das Risiko auf ca. 6 %.

Infektionswege sind vor allem

- rohes Fleisch (Achtung: geräucherte Salami oder Schinken)
- Katzenkot (Achtung: Gartenarbeit ohne Handschuhe)
- Transplantationen, infizierte Blutprodukte.

Die Infektion selbst verläuft in der Regel unbemerkt. Eine **Therapie** ist schwierig, die Nebenwirkungen der eingesetzten Medikamente sind gefährlich [8].

! Beim heutigen Wissensstand und den unvollkommenen Behandlungsmöglichkeiten scheint es sinnvoller, die Schwangeren gut über die Vermeidung von Toxoplasmose-Infektionen zu beraten, als ein Toxoplasmose-Screening anzubieten.

7.7 Screening auf Diabetes/ Gestationsdiabetes

Seit 2013 ist das routinemäßige Screening auf Gestationsdiabetes durch einen Glukosetoleranztest bei allen Schwangeren als Leistung der gesetzlichen Krankenversicherung in den Vorsorgekatalog aufgenommen, obwohl es noch immer keine eindeutigen Grenzwerte für pathologische/physiologische Werte gibt. Die Tests sind ungenau; der Nutzen von Therapien ist umstritten. (s. Kap. 10.6).

7.8 Vaginale Untersuchung

Für die Hebamme gehört die vaginale Untersuchung nicht zur Routine in der Schwangerenvorsorge. Sie wird auch nicht im Rahmen der Hebammenhilfe-Gebührenordnung Nr. 2 „Leistungen der Mutterschaftsvorsorge und Schwangerenbetreuung“ vorgeschrieben. Auch in den Mutterschaftsrichtlinien ist die vaginale Untersuchung nicht als Routine-Untersuchung vorgesehen.

! Durch die routinemäßige vaginale Untersuchung lassen sich Frühgeburten weder vorhersagen noch vermeiden. Diese Untersuchung sollte deshalb nicht routinemäßig durchgeführt werden.

Die Schwangere ist in jedem Fall um ihr **Einverständnis** für eine vaginale Untersuchung zu befragen. Eine wiederholte Untersuchung zum Zwecke der Überprüfung auf Richtigkeit darf ebenfalls nur mit Billigung der Frau geschehen.

Sollte eine vaginale Untersuchung sinnvoll erscheinen. lässt sich durch eine angenehme Atmosphäre, bequeme Haltungen und Ruhe eine entspannte Gesamtsituation schaffen, die der Untersuchung förderlich ist.

Eine **exakte Schilderung ihrer Beschwerden** durch die Schwangere ist unbedingt erforderlich, damit die Hebamme entscheiden kann, inwieweit eine vaginale Untersuchung sinnvoll ist. Wird ein vom Vorbefund abweichender Befund ermittelt, sind eventuell entsprechende Verhaltensänderungen vonseiten der Schwangeren zu besprechen. Dazu gehört ggf., mehr körperliche Ruhe einzuhalten oder eine Krankschreibung zu veranlassen. Die Vermittlung einer Haushaltshilfe oder gar eine Krankenhauseinweisung bei Gefahr einer Frühgeburt ist möglich. Sollten Zeichen einer Infektion ermittelt werden, kann nach den Empfehlungen in Kap. 7.4.1 „Kontrolle des pH-Wertes“ verfahren werden.

Die mit der vaginalen Untersuchung verbundenen **Risiken** sollten sowohl der Hebamme als auch der Schwangeren bewusst sein, bevor eine Untersuchung durchgeführt wird: neben Schmerzen und Blutungen steigt möglicherweise auch das Risiko von Infektionen und vorzeitigem Blasensprung. Nutzen und potenzieller Schaden sollten vor der Durchführung sorgfältig abgewogen werden.

Routinemäßige vaginale Untersuchungen, um die Zervixlänge und -beschaffenheit zu überprüfen, sind ineffektiv und nicht zu empfehlen. In den meisten europäischen Ländern sind sie kein Bestandteil der normalen Schwangerenvorsorge [7] [22].

7.9 Vorgeburtliches CTG

Im Leistungsverzeichnis über die Versorgung mit Hebammenhilfe nach § 134 a SGB V vom 20.9.2013 findet sich folgende Vorschrift:

„Kardiotokographische Überwachung **bei Indikationen nach Maßgabe der Anlage 2** zu den Richtlinien des Bundesausschusses der Ärzte und Krankenkassen über die ärztliche Betreuung während der Schwangerschaft und nach der Entbindung (Mutterschaftsrichtlinien) in der jeweils geltenden Fassung einschließlich der Dokumentation im Mutterpass … nach den Mutterschaftsrichtlinien in der jeweils geltenden Fassung."

In Anlage 2 zu den Mutterschaftsrichtlinien (2013) wird weiter ausgeführt, dass nur bei folgenden Indikationen eine kardiotokographische Überwachung angezeigt ist:

§ Mutterschaftsrichtlinien

A. Indikationen zur erstmaligen CTG

- in der 26. und 27. SSW: drohende Frühgeburt
- ab der 28. SSW: auskultatorisch festgestellte Herztonalterationen
- Verdacht auf vorzeitige Wehentätigkeit

B. Indikationen zur CTG-Wiederholung

- anhaltende Tachykardie (> 160/Min.)
- Bradykardie (< 100/Min.)
- Dezelerationen (auch wiederholter Dip 0)
- Hypooszillation, Anoszillation
- unklarer CTG-Befund bei Verdacht auf vorzeitige Wehentätigkeit
- Mehrlinge
- intrauteriner Fruchttod in der Anamnese
- Verdacht auf Plazentainsuffizienz nach klinischem oder biochemischem Befund
- Verdacht auf Übertragung
- uterine Blutung
- medikamentöse Wehenhemmung

! Für die Hebamme (und auch die Ärztin!) in der Schwangerenvorsorge bedeutet dies, dass eine routinemäßige Kontrolle der kindlichen Herztöne zur Überwachung des kindlichen Wohlbefindens bei jedem Termin nicht empfohlen wird.

Dennoch kann es Gründe geben, die eine Auskultation rechtfertigen. Die Hebamme ist nicht verpflichtet, sich ein **CTG-Gerät** für die Schwangerenvorsorge anzuschaffen. Arbeitet sie in einer gynäkologischen Praxis mit, steht ihr auf diese Weise das Gerät der Praxis zur Verfügung.

Es kann jedoch von Vorteil sein, über ein transportables CTG-Gerät zu verfügen. Bei **Schwangeren**, die **mit vorzeitigen Wehen** Bettruhe einhalten müssen, aber zu Hause bleiben können, um einen Krankenhausaufenthalt zu vermeiden, kann es von Fall zu Fall sinnvoll sein, die Wehentätigkeit zu kontrollieren. Um der Frau den Weg in die Praxis zu ersparen, kann die Hebamme die Kontrolle im Hause der Frau durchführen. In dieser Situation liegt eine Risikoschwangerschaft vor und die Hebamme begleitet neben dem/der behandelnden Gynäkologen/-in die Frau in ihrer Schwangerschaft.

In der **Durchführung ihrer Vorsorge** hat die Hebamme selbstverantwortlich zu entscheiden, ob eine CTG-Kontrolle bei einer Frau notwendig ist. Dabei sind die Anamnese der Frau, die Schwangerschaftswoche und der bisherige Schwangerschaftsverlauf sowie der erhobene Befund einzubeziehen.

Entscheidet sie sich für eine CTG-Kontrolle, muss der Hebamme bewusst sein, dass der Zeitraum, über den sie das Kind durch das CTG kontrolliert, **nur ein kurzer Zeitausschnitt** ist. Es kann keine exakte Aussage über das Befinden des Kindes vor dem CTG und im weiteren Verlauf nach dem CTG gegeben werden. Dies sollte der Schwangeren deutlich gemacht werden. Die Schwangere muss wissen, dass sie die Kindsbewegungen weiter beobachten und sich ggf. bei Auffälligkeiten beim Facharzt oder in der Klinik ihrer Wahl vorstellen sollte.

Nach erfolgter CTG-Kontrolle sollte das **Ergebnis mit der Frau besprochen** und Besonderheiten erklärt werden. Das durchgeführte CTG ist im Mutterpass zu **dokumentieren**.

Die Hebamme muss sich beim Einsatz des CTGs darüber im Klaren sein, dass es auch **unerwünschte Nebeneffekte** haben kann, insbesondere durch eine problematische Interpretation.

Es gibt keinen wissenschaftlichen Konsens über die **Dauer oder Häufigkeit von CTG-Untersuchungen** bei gesunden Schwangeren. Mütterliche oder kindliche Bewegungen, fetale Schlafphasen, die Einnahme von Medikamenten, Nikotinabusus sowie das Schwangerschaftsalter beeinflussen das kindliche Herztonmuster. Unterschiedliche Interpretationsschemata stehen zur Verfügung.

Die große Häufigkeit **falsch positiver** (vermeintlich pathologischer) **Ergebnisse** führt zu Stress bei den Schwangeren und weiteren (invasiven) diagnostischen Verfahren. Vier große Studien zur routinemäßigen CTG-Untersuchung an gesunden Schwangeren ergaben ein **dreifach erhöhtes Risiko für perinatale Mortalität** bei den Kindern aus der CTG-Gruppe im Vergleich zu ungeborenen Kindern, die dieser Untersuchung nicht ausgesetzt waren [1].

Faktoren, die bei der Beurteilung des CTGs berücksichtigt werden müssen

- **Schwangerschaftsalter:** FHF und Kindsbewegungen sind von der kindlichen Reife abhängig. Die Häufigkeit der Akzelerationen nimmt nach der 34. SSW zu, die Oszillationsamplitude ist vor der 28. SSW niedriger, so dass sie erst danach berücksichtigt werden kann.
- **Lage der Mutter während der Kontrolle:** Befindet sie sich in Rückenlage, können aufgrund einer Vena-cava-Kompression schwerwiegende Kreislaufprobleme auftreten. Es entsteht eine eingeschränkte Sauerstoffversorgung beim Kind, die sich durch ein Absinken der FHF bemerkbar macht.
- **Verabreichte Medikamente:** Zentraldepressorische Pharmaka dämpfen das Herz-Kreislauf System und verringern die Oszillationsamplitude.
- **Aktivitätsphasen des Kindes:** In der Ruhephase des Kindes (Schlaf) ist im CTG eine konstante Baseline mit kleiner Oszillationsamplitude zu erkennen. Sporadisch auftretende Akzelerationen sind mit den Kindsbewegungen verbunden.
- **Korrektes Anlegen der Schallköpfe:** Damit nicht die Pulsation der mütterlichen Uterus- oder Beckenarterie aufgezeichnet wird, ist eine Pulskontrolle als Vergleich nötig.

Ein Zitat des Erfinders des CTGs, K. Hammacher, ist auch heute noch gültig: „Mit Erschrecken habe ich immer wieder beobachtet, wie der Kardiotokograph zu sehr in den Mittelpunkt rückte und hierunter insbesondere die rein menschliche Betreuung der Frau zu leiden hatte. Ich möchte mit dem Appell schließen, dass Sie lieber auf die Kardiotokographie als auf eine umsichtige und humane Geburtsleitung verzichten sollten“ [19].

Unter diesem Aspekt sollte jede Hebamme in der Schwangerenvorsorge genau abwägen, ob sie das CTG einsetzen möchte bzw. muss. Schwangere sollten auf die **begrenzte Aussagekraft** der Aufzeichnung aufmerksam gemacht werden, falls aufgrund einer Indikation diese Untersuchung durchgeführt werden soll.

7.10 Ultraschalluntersuchungen

! Ultraschalluntersuchungen in der Schwangerschaft gehören nicht zum Tätigkeitsbereich der Hebamme. Über die Häufigkeit und Dauer von sinnvollerweise durchzuführenden Untersuchungen an gesunden Schwangeren gibt es keinen wissenschaftlichen Konsensus.

Vorrangiges Ziel der **ärztlichen Schwangerenvorsorge** und somit der routinemäßigen Ultraschalluntersuchungen ist die frühzeitige Erkennung von Risikoschwangerschaften und -geburten. Das Ultraschallscreening „... dient der Überwachung einer normal verlaufenden Schwangerschaft und hat insbesondere folgende **Ziele**:

- die genaue Bestimmung des Gestationsalters
- die Suche nach auffälligen anatomischen Merkmalen des Embryos
- das frühzeitige Erkennen sowie die Differenzierung von Mehrlingsschwangerschaften
- die Kontrolle der somatischen Größenentwicklung des Fetus“ [2]

In Deutschland sind im Rahmen der ärztlichen **Mutterschaftsrichtlinien** drei Untersuchungen vorgesehen (ca. 10. SSW, ca. 20. SSW, ca. 30. SSW). In anderen europäischen Ländern (z. B. Schweden und Holland) werden weniger oder keine routinemäßigen Ultraschalluntersuchungen durchgeführt, ohne dass schlechtere perinatale Ergebnisse vorliegen [5].

Im Rahmen der Gesundheitsreform 2000 wurde im Auftrag der Bundesregierung ein **Gutachten über den Einsatz von Ultraschall in der Schwangerschaft** in Auftrag gegeben, das 2004 veröffentlicht wurde. Die Autoren kommen zu dem Schluss, dass zumindest die dritte Untersuchung keinen medizinischen Nutzen bringt, jedoch hohe Kosten (23,6 Mio. Euro/Jahr) verursacht. Sie empfehlen auch für Deutschland nur zwei Untersuchungen im Rahmen der Mutterschaftsvorsorge bei gesunden Frauen [5].

Vor diesem Hintergrund ist eine **ausführliche Beratung der Schwangeren** und ihres Partners/ihrer Familie vor der Durchführung einer Ultraschalluntersuchung notwendig. Die Frau sollte dabei in die Lage versetzt werden, durch sachliche neutrale Information selbstständig zu entscheiden [3]. Siehe auch Kap. 9.2.1.

Wünscht die Frau nach guter Überlegung die Ultraschalluntersuchung, kann die Hebamme sie an den zuständigen Arzt in ihrer Nähe übergeben. Der Arzt kann auch die Leistung nach seinen eigenen Vorschriften abrechnen.

! Der Arzt ist zur Durchführung der Ultraschalluntersuchung verpflichtet, auch bei reiner Hebammenvorsorge.

Beim nächsten Vorsorgetermin ist das **Ergebnis der Untersuchung** häufig Gesprächsinhalt. Viele Frauen sind glücklich, weil sie ihr Kind gesehen haben und davon ausgehen, dass es voraussichtlich gesund sein wird, vor allem dann, wenn sie bis zum Zeitpunkt der Ultraschalluntersuchung noch keine Kindsbewegungen gespürt haben. Die fachlichen Begriffe sollte der durchführende Arzt der Schwangeren erklärt haben. Trotzdem kann eine Reihe von Fragen oder Unklarheiten bestehen bleiben, die dann die Hebamme mit der Frau besprechen kann. Hier wird wieder Zeit nötig.

Ist nicht alles zu beantworten oder werden weitere Untersuchungen nötig, sollten der Frau nach ihren Bedürfnissen weitere Termine zur Beratung angeboten werden, evtl. auch unter Beisein des Partners. Für die Hebamme in der Vorsorge sollte die Beratung ergebnisoffen bleiben und einfühlsam sein.

Praxistipp

Der Gemeinsame Bundesausschuss stellt zur Ultraschalldiagnostik **Merkblätter zur Weitergabe an Schwangere** zur Verfügung [25], in denen der Sinn und gewünschte Nutzen der Untersuchungen erklärt wird. Diese sind kostenfrei im Internet zu finden: www.g-ba/de/downloads%20

7.11 Literatur

[1] (AWMF) Arbeitsgemeinschaft der Wissenschaftlichen Medizinischen Fachgesellschaften. Prophylaxe der Neugeborenensepsis (frühe Form) durch Streptokokken der Gruppe B. AWMF-Leitlinien-Register Nr. 024/20. Stand 07/2008

[2] Bundesausschuss der Ärzte und Krankenkassen (2003). Richtlinien des Bundesausschusses der Ärzte und Krankenkassen über die ärztliche Betreuung während der Schwangerschaft und nach der Entbindung („Mutterschafts-Richtlinien“) in der Fassung vom 10. Dezember 1985 (veröffentlicht im Bundesanzeiger Nr. 60a vom 27. März 1986), zuletzt geändert am 18.07.2013

[3] Bund Deutscher Hebammen (BDH). Empfehlungen für Schwangerenvorsorge durch Hebammen. Karlsruhe; 2003

[4] Centers for Disease Control (CDC) and Prevention. Group B Strep Disease. Last reviewed Sept. 2004. www.cdc.gov/groupbstrep%20 Zugriff: Dez. 2004/Okt. 2004

[5] Deutsche Agentur für Health Technology Assessment des Deutschen Instituts für Medizinische Dokumentation und Information (DAHTA@DIMDI) (Hrsg.). Ultraschall in der Schwangerschaft. Beurteilung der routinemäßigen Schwangerschaftsultraschalluntersuchungen unter Maßgabe der Mutterschaftsrichtlinien. Köln; 2004

[6] Deutsche Hebammen Zeitschrift (DHZ). Ärzte zum Ultraschall verpflichtet. Eine Stellungnahme der Kassenärztlichen Vereinigung zum Artikel der DHZ 3/2003 S. 54 „Ist Hebammenvorsorge kostengünstiger?“ Eirich, M.; 10/2003

[7] Hofmeyr GJ et al. A Cochrane Pocketbook. Pregnancy and Childbirth. The Cochrane Collaboration. Chichester: John Wiley & Sons; 2008

[8] National Collaborating Centre for Women's and Children's Health. Antenatal care. Routine care for the healthy pregnant women. 2nd ed. (NICE-Guidelines). London: RCOG Press; 2008

[9] RKI: Infektionsepidemiologische Forschung. Info II/97; Juni 1997

[10] Robert Koch-Institut (RKI) (2004). Epidemiologisches Bulletin Nr. 37: Aktuelle Daten und Informationen zu Infektionskrankheiten und Public Health: Zur Situation wichtiger Infektionskrankheiten in Deutschland: Virushepatitis B und C im Jahr 2003; 10. Sept. 2004

[11] Royal College of Obstetricians and Gynaecologists (RCOG). Prevention of early onset neonatal group B streptococcal disease. Guideline 36; Nov. 2003

[12] Rosery H, Maxion-Bergemann S, Rosery B, Bergemann R. Ultraschall in der Schwangerschaft. Beurteilung der routinemäßigen Schwangerschaftsultraschalluntersuchungen unter Maßgabe der Mutterschaftsrichtlinien. Deutsche Agentur für Health Technology Assessment des Deutschen Instituts für Medizinische Dokumentation und Information (DAHTA@DIMDI) (Hrsg.). Köln; 2004

[13] Royal College of Obstetricians and Gynaecologists (RCOG). Prevention of early onset neonatal group B streptococcal disease. Guideline 36; Nov. 2003

[14] Sachverständigenrat für die Konzertierte Aktion im Gesundheitswesen: „Bedarf, bedarfsgerechte Versorgung, Über-, Unter- und Fehlversorgung im Rahmen der deutschen gesetzlichen Krankenversicherung". Herleitung grundlegender Begriffe. Arbeitspapier; April 2000

[15] Scott, DA, Loveman E, McIntyre L et al. (2002). Screening for gestational diabetes: a systematic review and economic evaluation. Aberdeen: Health Technology Assessment; 6 (11)

[16] Villar J, Bergsjø P (on behalf of the WHO Antenatal Care Trial research Group). WHO: A New Model of Antenatal Care. Genf: WHO; 2002

[17] WHO. A New Model of Antenatal Care. Geneva; 2002

[18] Horschitz H, Selow M. Hebammengebührenrecht. Frankfurt: Mabuse; 2008

[19] Morgenstern J. Kardiotokographie gestern, heute, morgen; eine Veröffentlichung in Deutsche Hebammen Zeitschrift, Oktober 2003. Zitat: K. Hammacher: Einführung in die Kardiotokographie. Die Schweizer Hebamme; 1977

[20] Gemeinsamer Bundesausschuss. Screening auf Chlamydia trachomatis-Infektion. Patienten-Information; Nov. 2006. www.g-ba.de/

[21] Deutsche Gesellschaft für Gynäkologie und Geburtshilfe (DGGG). Empfehlungen zur Chlamydia trachomatis-Infektion in der Schwangerschaft. AWMF-Leitlinien Register Nr. 015/041; Juni 2004

[22] Schild RL et al. (2008). Die Schwangerenvorsorge im Normalkollektiv – was ist evidenzbasiert? Geburtsh Frauenheilk; 68: 52–61

[23] EURO-PERISTAT Project with SCPE and EUROCAT (2013). European Perinatal Health Report. The health and care of pregnant women and babies in Europe in 2010. Retrieved August 01, 2013, from http://europeristat.com/reports/european-perinatal-health-report-2010.html

[24] Gemeinsamer Bundesausschuss. Mutterschafts-Richtlinien (2013). Retrieved from www.g-ba.de/informationen/richtlinien/19/

[25] Gemeinsamer Bundesausschuss (2013b). Patienteninformation Ich bin schwanger. Warum werden allen schwangeren Frauen drei Basis-Ultraschalluntersuchungen angeboten? Merkblatt Patienteninformation. Retrieved December 28, 2013, from www.g-ba.de/downloads/83-691-324/2013-07-01_Merkblatt_Ultraschall_Heft.pdf

[26] Klinger G, Levy I, Sirota L, Boyko V, Reichman B, Lerner-Geva L (2009). Epidemiology and risk factors for early onset sepsis among very-low-birthweight infants. American journal of obstetrics and gynecology; 201(1): 38.e1–6. doi:10.1016/j.ajog.2009.03.006

[27] Lin F-YC, Weisman LE, Azimi P, Young AE, Chang K, Cielo M, Robbins JB (2011). Assessment of intrapartum antibiotic prophylaxis for the prevention of early-onset group B Streptococcal disease. The Pediatric infectious disease journal; 30(9): 759–63. doi:10.1097/INF.0b013e31 821dc76f

[28] Van den Hoogen A, Gerards LJ, Verboon-Maciolek MA, Fleer A, Krediet TG (2010). Long-term trends in the epidemiology of neonatal sepsis and antibiotic susceptibility of causative agents. Neonatology; 97(1): 22–28. doi:10.1159/000 226 604

8 Betreuungsplan

Christiane Schwarz

Im Leistungsverzeichnis zum Vertrag über die Versorgung mit Hebammenhilfe nach § 134 a SGB V vom 01.08.2007 in der aktuellen Fassung (Hebammen-Vergütungsvereinbarung ab 28.06.2014, Anlage 1 zum Vertrag nach § 134 a SGB V) wird festgelegt, dass die Hebamme die Vorsorgeuntersuchungen nach „... Maßgabe der Richtlinien des gemeinsamen Bundesausschusses über die ärztliche Betreuung während der Schwangerschaft und nach der Entbindung (**Mutterschaftsrichtlinien**) in der jeweils geltenden Fassung" durchführen soll.

Die Vorsorgeuntersuchung umfasst folgende **Leistungen**:

- Gewichtskontrolle
- Blutdruckmessung
- Urinuntersuchung auf Eiweiß und Zucker
- Kontrolle des Standes der Gebärmutter
- Feststellung der Lage, Stellung und Haltung des Kindes
- Kontrolle der kindlichen Herztöne
- allgemeine Beratung der Schwangeren
- Dokumentation im Mutterpass des Gemeinsamen Bundesausschusses in der jeweils geltenden Fassung

In den **Mutterschaftsrichtlinien** (Gemeinsamer Bundesausschuss, 2014) werden Vorsorgeuntersuchungen bis zum ET in den ersten Monaten im Abstand von 4 Wochen, in den letzten beiden Schwangerschaftsmonaten im Abstand von 2 Wochen empfohlen.

Für das evidenzbasierte Arbeiten birgt diese Empfehlung Konflikte, da die aktuelle Fassung der Richtlinien nicht immer den neuesten Erkenntnissen der Forschung entspricht. Internationale Forschungsergebnisse zeigen, dass eine Reduktion der **Anzahl von Vorsorgeuntersuchungen** bei gesunden Schwangeren möglich ist, ohne dadurch schlechtere perinatale Ergebnisse hinnehmen zu müssen [1] [5] [7] [10]. Gleichzeitig weisen Studien darauf hin, dass die Durchführung der routinemäßigen Vorsorge ohne Nachteile durch Hebammen geleistet werden kann [1] [5] [7] [10] [12].

Ein **hebammenbasiertes System der Schwangerenvorsorge** könnte sogar vorteilhaft gegenüber einer ärztlich dominierten Vorsorge sein, indem gezielter am Problemfeld der gesundheitlichen Benachteiligung von **sozial benachteiligten Schwangeren** angesetzt werden kann. Frauen aus gesellschaftlichen Randgruppen bilden bei den meisten ernst zu nehmenden Schwangerschaftsrisiken die größte Gruppe [2] [3] [6] [8] [9].

Ein **ganzheitliches Gesundheitskonzept** schließt die Dimensionen der psychischen, emotionalen, gesellschaftlichen, sexuellen und spirituellen Gesundheit ein. Gesundheitsförderungsstrategien, die auf die sozialen, umweltbezogenen und ökonomischen Aspekte zielen, sind wahrscheinlich erfolgreicher als rein medizinisch-kurative Ansätze [4]. Solche Strategien können durch Hebammen möglicherweise effektiver angeboten und umgesetzt werden als von ÄrztInnen. Durch die Möglichkeit, im großzügigen Zeitrahmen kontinuierliche Betreuungsangebote auch im häuslichen Umfeld der Schwangeren anzubieten, können psychosoziale Risiken eher erkannt und Lösungsstrategien interdisziplinär erarbeitet werden [9].

Die Hebamme berät die Schwangere bereits beim Erstkontakt über die verschiedenen Möglichkeiten der Gestaltung der Vorsorge. So werden die Anzahl der Vorsorgeuntersuchungen sowie der zeitliche Abstand zwischen den einzelnen Vorsorgeuntersuchungen **den Bedürfnissen der Schwangeren und dem Schwangerschaftsverlauf angepasst**.

Der nachfolgende Betreuungsplan (► **Tab. 8.1**) beschreibt ein **Vorsorgeschema für gesunde Schwangere** nach evidenzbasierten Kriterien. Letztlich entscheidet die schwangere Frau aber selbst, wie sie betreut werden möchte. ► **Abb. 8.1** stellt Informationen über die Vorsorgeuntersuchungen für die schwangeren Frauen zusammen.

► **Tab. 8.1** Betreuungsplan für gesunde Schwangere.

SSW	Erstgebärende	Mehrgebärende
Bis 12	Betreuungsbedarf herausfinden allgemeine Beratung Anamneseerhebung Screeningtests (Blutuntersuchungen, Urinuntersuchung, Chlamydienscreening) erklären und anbieten BMI berechnen Blutdruck (RR) Urinuntersuchung auf Protein (P)	Wie Erstgebärende
16	Untersuchungsergebnisse der letzten Vorsorge besprechen RR Urin auf P Falls Hb < 11, weitere (ärztliche) Untersuchungen veranlassen	Wie Erstgebärende
25	Symphysen-Fundus-Abstand (SFA) RR Urin auf P	Nicht erforderlich
28	SFA, RR, Urin auf P kl. Blutbild anbieten Anti-D bei rh-negativen Schwangeren anbieten	Wie Erstgebärende
31	SFA, RR, Urin auf P Screeningergebnisse besprechen	Nicht erforderlich
34	SFA, RR, Urin auf P	Wie Erstgebärende + Screeningergebnisse besprechen
36	SFA, RR, Urin auf P Leopold'sche Handgriffe: bei BEL äußere Wendung besprechen	Wie Erstgebärende
38	SFA, RR, Urin auf P	Wie Erstgebärende
40	SFA, RR, Urin auf P	Nicht erforderlich
41	SFA, RR, Urin auf P vag. Untersuchung und Eipol-Lösung anbieten Einleitung ab ET + 7 besprechen + anbieten	Wie Erstgebärende

nach NICE 2008

Zusätzliche Betreuung ist erforderlich bei Frauen mit folgenden anamnestischen Besonderheiten:
- Herzerkrankungen
- Nierenerkrankungen
- endokrine Erkrankungen, einschließlich insulinpflichtiger Diabetes mellitus Typ I und II
- schwere psychiatrische Erkrankungen
- Epilepsie
- schwere Allgemeinerkrankungen
- Adipositas (BMI > 30)
- Frauen in sozialen und psychischen Notlagen
- Frauen, die mit einer größeren Wahrscheinlichkeit Komplikationen entwickeln könnten, als durchschnittlich zu erwarten wäre (Raucherinnen, Frauen über 40 Jahre, Mehrlingsschwangere)

Nicht routinemäßig empfohlen werden:
- Gewichtskontrollen
- Brustuntersuchung
- Beckenmessung
- Eisengabe
- Vitamin-A-Gabe
- Routine-Screening auf Cytomegalie, Hepatitis C, Streptokokken B, Toxoplasmose, Soorinfektionen
- vaginale Untersuchungen
- CTG
- Größenbestimmung des Kindes mit Ultraschall
- Screening auf Gestationsdiabetes
- Dopplersonografie

8.1 Literatur

[1] Bund deutscher Hebammen (BDH), Hrsg. Empfehlungen zur Schwangerenvorsorge. Karlsruhe; 2003

[2] Bundesministerium für Familie, Senioren, Frauen und Jugend (BMFSFJ). Bericht zur gesundheitlichen Situation der Frauen in Deutschland. Berlin; 2002

[3] Collatz J. Perinatalstudie Niedersachsen und Bremen. In Hellbrügge T, Hrsg. Fortschritte der Sozialpädiatrie Vol 7. München – Wien – Baltimore: Urban und Schwarzenberg; 1983

[4] Dunkley J. Gesundheitsförderung und Hebammenpraxis. Bern: Hans Huber; 2003

[5] Hofmeyer J et al. Pregnancy and Childbirth. A Cochrane Pocketbook. Chicester: Wiley & Sons; 2008

[6] Ministerium für Frauen, Jugend, Familie und Gesundheit des Landes Nordrhein-Westfalen (MFJFG). Soziale Lage und Gesundheit. Entschließung der 10. Landesgesundheitskonferenz. Düsseldorf; 2001

[7] National Collaborating Centre for Women's and Children's Health (NICE). Antenatal care: routine care for the healthy pregnant woman. Clinical Guideline, March 2008. London: RCOG Press; 2008

[8] Simoes E, Kunz S, Bosing-Schwenkglenks M et al. (2004). Psychosoziale Risikofaktoren in der Schwangerschaft. Psychoneuro; 30 (6): 342–347

[9] Staschek B. Die Hebamme als Akteurin kommunaler Gesundheitsförderung. Deutsche Hebammen Zeitschrift [Im Druck]

[10] WHO. A New Model of Antenatal Care. Geneva; 2002

[11] Gemeinsamer Bundesausschuss. Mutterschafts-Richtlinien (2013). Retrieved from www.g-ba.de/informationen/richtlinien/19/

[12] National Institute for Health and Care Excellence (2013). Antenatal Care: Evidence Update May 2013. Retrieved from www.g-ba.de/informationen/richtlinien/19/

Informationen für Schwangere

Mutterschaftsvorsorgeuntersuchungen

Herzlichen Glückwunsch zu Ihrer Schwangerschaft!

Wir möchten Ihnen einige Informationen über den Ablauf der Vorsorgeuntersuchungen mitgeben. Bei Fragen wenden Sie sich jederzeit an Ihre Hebamme.

Beim **ersten Vorsorgetermin** bekommen Sie Ihren **Mutterpass**. Dieses Dokument gehört Ihnen, und alle Untersuchungen, die im Laufe der Schwangerschaft durchgeführt werden, sollten dort eingetragen werden.

Ihnen stehen **ca. 10 Vorsorgeuntersuchungen** im Laufe der Schwangerschaft zu. Darüber hinaus übernehmen die Krankenkassen die Kosten für drei Ultraschalluntersuchungen.

Sie können die gesamten Vorsorgeuntersuchungen durch Ihre Hebamme durchführen lassen. Lediglich für Ultraschalluntersuchungen und (falls gewünscht) einen Blutzuckertest ist ein Termin beim Arzt/bei der Ärztin erforderlich.

Es ist aber auch möglich, die Vorsorgen im Wechsel von Arzt/Ärztin und Hebamme in Anspruch zu nehmen oder nur einzelne oder gar keine Untersuchungen von der Hebamme machen zu lassen. Sie entscheiden selbst, wie und von wem Sie die Vorsorgeuntersuchungen durchführen lassen, und Sie können jederzeit in der Schwangerschaft Ihre Entscheidungen ändern.

Vorsorgeuntersuchungen sind für Sie **kostenlos**. Die Untersuchungen, die nicht von Ihrer Kasse bezahlt werden, haben in aller Regel auch keine gesicherte wissenschaftliche Grundlage, die ihre routinemäßige Durchführung rechtfertigt. Sollten bei Ihnen **zusätzliche Untersuchungen notwendig** werden, wird Ihre Krankenkasse diese übernehmen.

Bei jedem Termin haben Sie die Möglichkeit, die Untersuchungen und ihre möglichen Konsequenzen und Ergebnisse zu besprechen und Fragen zu stellen. Sie sollten mündliche und schriftliche Informationen zu den Untersuchungen erhalten, die Sie über den aktuellen Stand der Wissenschaft dazu aufklären.

▶

▶ **Abb. 8.1** Mutterschaftsvorsorgeuntersuchungen, Teil 1.

Informationen für Schwangere

Ihr **Vorsorgeplan** sieht in etwa folgendermaßen aus:

Bis 12. SSW (alle Schwangeren)
- Beratung über Lebensgewohnheiten, Ernährung, Vorsorgeuntersuchungen, Infektionsschutz, finanzielle Hilfen für Schwangere
- Einschätzung Ihres persönlichen Bedarfs an Vorsorgeuntersuchungen
- Informationen über Folsäure (400 Mikrogramm/Tag)
- Informationen und ggf. Durchführung von Laboruntersuchungen (Infektionen, z. B. Röteln, Syphilis und AIDS; Blutgruppe, Rhesusfaktor, Antikörper und Blutarmut [Anämie])
- Information über die erste Ultraschalluntersuchung (Durchführung durch Facharzt/-ärztin)
- Messung von Gewicht, Größe und Blutdruck
- Urinuntersuchung
- ggf. Hilfe und Beratung bei Rauchentwöhnung
- Zeit für Fragen

16. SSW (alle Schwangeren)
- Erörterung der Testergebnisse
- Blutdruckmessung, Urinkontrolle
- Zeit für Fragen und Beratung

25. SSW (für Schwangere mit vorausgegangenen unkomplizierten Schwangerschaften und Geburten nicht erforderlich)
- Äußere Untersuchung der Gebärmutter
- Blutdruck- und Urinkontrolle
- Zeit für Fragen und Beratung

28. SSW (alle Schwangeren)
- Äußere Untersuchung der Gebärmutter
- Blutdruck- und Urinkontrolle
- Laboruntersuchung auf Blutarmut (Anämie) und Antikörper
- Für rhesus-negative Frauen: Anti-D-Behandlung
- Zeit für Fragen und Beratung

31. SSW (für Schwangere mit vorausgegangenen unkomplizierten Schwangerschaften und Geburten nicht erforderlich)
- Äußere Untersuchung der Gebärmutter
- Blutdruck- und Urinkontrolle
- Zeit für Fragen und Beratung

▸

▸ **Abb. 8.2** Mutterschaftsvorsorgeuntersuchungen, Teil 2.

Informationen für Schwangere

34. SSW (alle Schwangeren)
- Äußere Untersuchung der Gebärmutter
- Blutdruck- und Urinkontrolle
- Zeit für Fragen und Beratung

36. SSW (alle Schwangeren)
- Äußere Untersuchung der Gebärmutter
- Blutdruck- und Urinkontrolle
- Tastuntersuchung nach der Lage des Kindes, bei Steißlage Informationen über die Handlungsmöglichkeiten
- Zeit für Fragen und Beratung

38. SSW (alle Schwangeren)
- Äußere Untersuchung der Gebärmutter
- Blutdruck- und Urinkontrolle
- Zeit für Fragen und Beratung

40. SSW (für Schwangere mit vorausgegangenen unkomplizierten Schwangerschaften und Geburten nicht erforderlich)
- Äußere Untersuchung der Gebärmutter
- Blutdruck- und Urinkontrolle
- Zeit für Fragen und Beratung

Wenn der errechnete Termin überschritten ist, besprechen Sie mit Ihrer Hebamme oder Ihrem Arzt, in welchen Abständen weitere Untersuchungen stattfinden sollen.

Wenn zusätzlich zu den oben aufgeführten Terminen im Vorfeld oder im Laufe der Schwangerschaft Betreuungsbedarf besteht, können Sie jederzeit weitere Termine erhalten.

((Hebammenstempel))

► **Abb. 8.3** Mutterschaftsvorsorgeuntersuchungen, Teil 3.

9 Pränatale Diagnostik

Angelica Ensel

9.1 Medizinische Technologie und ethisches Konfliktfeld

Vorgeburtliche Diagnostik hat viele Gesichter. Das ungeborene Kind im Mutterleib zu „sehen" ist heute für schwangere Frauen eine Selbstverständlichkeit, die das Schwangerschaftserleben entscheidend verändert hat. Die Möglichkeiten, etwas über die Gesundheit des ungeborenen Kindes zu wissen, wecken **hohe Erwartungen** bei den werdenden Eltern. Das Wissen kann hilfreich sein, wenn sich daraus z. B. weitere therapeutische Konsequenzen für die Schwangerschaft oder für die Entscheidung über den Geburtsort ergeben.

Ebenso können pränatale Diagnosen – insbesondere wenn es um unklare Verdachtsmomente geht – aber auch **Ängste und Stress** auslösen und die Schwangerschaft nachhaltig stören. Hinzu kommt die Lücke zwischen den diagnostischen und therapeutischen Möglichkeiten.

! Vieles kann immer detaillierter erkannt, aber nur äußerst wenig kann auch therapiert werden.

Wenn eine schwerwiegende Behinderung des Kindes festgestellt wird, können die Eltern vor einem ethischen Dilemma stehen, wenn sie über einen Schwangerschaftsabbruch nachdenken und eine „unmögliche Entscheidung" [28] treffen müssen. Pränatale Diagnostik hält nicht nur medizin-technologische Optionen bereit. Die Möglichkeiten der Diagnostik konfrontieren mit **weitreichenden ethischen Fragen**. Diese sind implizit in jedem Angebot des Vorabwissens enthalten. Jede Frau, jedes Elternpaar muss hier seinen eigenen Weg finden [39].

! Eine kompetente Begleitung der Eltern kann in der vorgeburtlichen Diagnostik nur gelingen, wenn sie die ethische Dimension miteinbezieht und auf die emotionale Herausforderung eingeht, die diese für die Eltern mit sich bringt.

Die vorgeburtliche Diagnostik hat sich seit ihren Anfängen in den 1970er Jahren rasant weiterentwickelt. Derzeit sind es insbesondere die 2012 auf den Markt gekommenen nichtinvasiven pränatalen Tests (NIPT), die in nächster Zeit einen **Paradigmenwechsel der gesamten Pränatalen Diagnostik** bringen werden [27]. Neue Entwicklungen stellen uns vor neue gesellschaftliche Fragen, die medizinische Ethik hinkt hier ebenso wie die Gesetzgebung hinterher. Als boomende Wachstumsbranche mit einer hohen Akzeptanz bringt die Pränatale Diagnostik Milliardenumsätze.

Das **Down-Syndrom**, die am häufigsten vorkommende, jedoch gut mit dem Leben vereinbare chromosomale Abweichung, steht im Mittelpunkt der Diagnostik und der gesellschaftlichen Diskussion – eine Tatsache, die auf die zunehmend geringer werdende gesellschaftliche Akzeptanz der Geburt von Kindern mit einer Behinderung und eine Verengung des Leidbegriffs verweist. Auch Kosten-Nutzen-Analysen, die den finanziellen Aufwand von Screening-Untersuchungen den zusätzlichen Kosten für die Versorgung von Kindern mit Down-Syndrom gegenüber stellen, spiegeln die ethische Brisanz der Pränatalen Diagnostik wider. Sie haben z. B. in Dänemark dazu geführt, dass dort kaum noch Kinder mit Down-Syndrom geboren werden [23].

Als ethisches Konfliktfeld ist Pränatale Diagnostik mit **zentralen gesellschaftlichen Diskursen** verknüpft: über die vorgeburtlichen Selektion von „nicht perfektem" Leben, den Schwangerschaftsabbruch und die Selbstbestimmung der Frau, die Pathologisierung, Medikalisierung und Technisierung von Schwangerschaft und Geburt, die Optimierung des Körpers, über Leid und Leidensvermeidung, die Ausgrenzung von Menschen mit Behinderung sowie Fragen der Ethik der Medizin.

! Da es bei ethischen Fragen niemals eindeutige „richtige" Antworten gibt, ist die eigene Auseinandersetzung ein beständiger und notwendiger Prozess.

Zu den Konsequenzen der vorgeburtlichen Diagnostik liegen zahlreiche Stellungnahmen von gesellschaftlichen Gruppen und Interessenvertretungen, auch vom Deutschen Hebammenverband, vor [9].

9.1.1 Hebammenbegleitung im Kontext der Pränatalen Diagnostik

Als Begleiterinnen der Schwangerschaft haben Hebammen im Kontext der Pränatalen Diagnostik eine **besondere Rolle**. Hebammen sind nicht unmittelbar in die Diagnostik eingebunden und auch im Gendiagnostikgesetz nicht erwähnt. Dennoch sind sie durch ihre besondere Nähe zu den Frauen unmittelbar in die Konsequenzen der Diagnostik involviert – von Gesprächen bei Unsicherheit, Ängsten und Entscheidungskonflikten bis hin zur Begleitung des späten Schwangerschaftsabbruchs nach Pränataler Diagnostik. Dabei ermöglicht das Wissen um die Sensibilität und Labilität schwangerer Frauen, über die Auswirkungen von pränatalem Stress auf die Gesundheit von Mutter und Kind und die vorgeburtliche Bindung gerade den Hebammen besondere Möglichkeiten der nachhaltigen Stärkung im Sinne der Salutogenese [21].

! Neben Information und Beratung haben Hebammen hier vor allem die Aufgabe, die Frau in ihren Kompetenzen und ihrer Selbstwirksamkeit zu stärken [26].

Außer medizinischem Fachwissen und Beratungskompetenzen sind ethische Kompetenzen gefragt, um die Eltern vor, während und nach Pränataler Diagnostik nicht alleine zu lassen und die Schwangerschaft zu stärken.

9.1.2 Schwangerenvorsorge und Pränatale Diagnostik

Durch das in den Mutterschaftsrichtlinien vorgesehene Ultraschallscreening [29], das in Form von drei Untersuchungen allen Schwangeren angeboten werden soll, ist vorgeburtliche Diagnostik ein **impliziter Bestandteil der ärztlichen Schwangerenvorsorge**, mit dem alle Schwangeren konfrontiert sind. Auch wenn der Gemeinsame Bundesausschuss ausdrücklich betont, dass die Basis-Ultraschalluntersuchungen nicht der genetischen Abklärung dienen, so ist gerade beim Ultraschall eine klare Abgrenzung zwischen einer Schwangerenvorsorge mit oder ohne Pränatale Diagnostik kaum möglich.

Insbesondere die seit 1. Juli 2013 aufgenommene Option der Wahl zwischen zwei unterschiedlich intensiven Untersuchungen beim zweiten Screening mit einer verstärkten Suche nach Fehlbildungen verlagert noch mehr Zuweisung von Verantwortung auf die schwangere Frau [47]. Hinzu kommt, dass Pränatale Diagnostik im Setting der Schwangerenvorsorge erfolgt.

Problematisch ist außerdem, dass vorgeburtliche Untersuchungen als **IGe-Leistungen** in gynäkologischen Praxen verkauft werden und einen festen Bestandteil im Budget der Praxen darstellen. Schwangerenvorsorge und Pränatale Diagnostik voneinander zu trennen, ist im Alltag gynäkologischer Praxis nur durch ein hohes Maß an Aufklärung und entsprechendem Engagement von ärztlicher Seite möglich [31].

9.1.3 Pränatale Diagnostik und Schwangerschaftserleben

Vorgeburtliche Diagnostik und das Sichtbarmachen des ungeborenen Kindes haben das Schwangerschaftserleben maßgeblich und unwiederbringlich verändert. Das Sehen des Kindes im Uterus auf dem Ultraschallbildschirm ist hochemotional besetzt [57]. Als Initiationsritual in der ärztlichen Schwangerenvorsorge [28] bindet es das Schwangerschaftserleben in hohem Maße an die Technologie und an diejenigen, die sie ausführen. Die Ultraschalldiagnostik bestimmt so auch maßgebend, welcher Berufsgruppe die Rolle der Übergangsbegleitung zugewiesen wird.

Ultraschallaufnahmen des ungeborenen Kindes können eine **positive**, **beziehungsstiftende Wirkung** für die Eltern haben, insbesondere auch für die werdenden Väter. Den Eltern ist in diesem Moment oft allerdings nicht bewusst, dass Ultraschall auch Pränatale Diagnostik darstellt und Unsicherheiten, Entscheidungen und weitere Diagnostik mit sich bringen kann.

Vorgeburtliche Diagnostik ist in gesetzliche Regelungen und Entscheidungsprozesse eingebunden. Das bedeutet, dass Pränatale Diagnostik **be-**

reits in der frühen Schwangerschaft für die begleitenden Berufsgruppen und für die Eltern ein Thema sein muss. So werden Eltern heute, kaum dass sie schwanger sind, mit Optionen und Informationen zu Pränataler Diagnostik konfrontiert und müssen in relativ kurzer Zeit Entscheidungen treffen, die unter Umständen weitreichende Konsequenzen haben. Zu diesem sehr frühen Zeitpunkt ist die Auseinandersetzung mit der Schwangerschaft selbst oft noch gar nicht abgeschlossen und die Frauen befinden sich in einer Phase der Unsicherheit und Labilität. Die Konfrontation mit Themen wie Behinderung und Schwangerschaftsabbruch wird oft als Überforderung und Zumutung erlebt [19]. So überlagern sich Ängste in Bezug auf die Gesundheit des Kindes mit anderen Ängsten und Unsicherheiten, die mit der Schwangerschaft als Übergangsphase verbunden sind, und tragen zu einer generellen Verunsicherung der Schwangeren bei [28].

Hinzu kommt eine **generelle Pathologisierung und Medikalisierung der Schwangerschaft**, die sich u. a. in der Klassifizierung der Risikoschwangerschaft im Mutterpass ausdrückt. Dieser Kategorie werden in Deutschland 70–80 % aller schwangeren Frauen zugeordnet [52]. Vorgeburtliche Untersuchungen, die heute die gesamte Schwangerschaft begleiten, bergen ein hohes Potenzial der Verunsicherung und tragen entscheidend zur weiteren Pathologisierung und Risikoorientierung der Schwangerschaft bei. Was auf der einen Seite als reproduktive Selbstbestimmung propagiert wird, ist andererseits der Zwang, entscheiden zu müssen, und eine gesellschaftlich zugewiesene Verantwortung für die Qualität des Nachwuchses.

Entsprechend erscheint die Schwangerschaft heute oft kaum noch als Zustand des Zulassens und Wachsenlassens, sondern vielmehr als **ein zu planendes Projekt**, das beständig kontrolliert werden muss und bei dem werdenden Eltern bestimmte Aufgaben und Verantwortung zugewiesen werden. Dieser Wandel findet seinen Ausdruck in den Erwartungen und dem Verhalten von schwangeren Frauen und werdenden Eltern in Bezug auf die vorgeburtlichen Untersuchungen. Da sind **der Glaube an die Machbarkeit eines gesunden Kindes** sowie im Extremfall die Einstellung, mit der Inanspruchnahme der Untersuchungen sei ein Recht auf ein gesundes Kind verbunden. Vorgeburtliche Untersuchungen werden unter dem Postulat der Selbstbestimmung angeboten. Gleichzeitig steigt jedoch der gesellschaftliche Druck, die Diagnostik in Anspruch nehmen zu müssen.

! Zunehmend wird die Verantwortung für die Geburt eines behinderten Kindes den Eltern zugewiesen.

Die Inanspruchnahme der vorgeburtlichen Diagnostik zum Ausschluss einer kindlichen Fehlbildung hat auch **Auswirkungen auf die pränatale Bindung**. Zurückhaltung bei der inneren Kontaktaufnahme bis nach dem Erhalt des Ergebnisses der Diagnostik, eine Unterbrechung des inneren Dialoges mit dem Kind und Schuldgefühle, insbesondere bei einer invasiven Diagnostik mit dem Risiko einer Fehlgeburt, können die Folge sein [35]. Die späteren Folgen dieser Störungen der pränatalen Bindung sind noch nicht einschätzbar. Neuere Forschungen zur pränatalen Bindung [7], zur Epigenetik und zu den Wirkungen von Stress der Schwangeren auf die Entwicklungen des ungeborenen Kindes zeigen eindrücklich, dass Stress durch Pränatale Diagnostik sich schädigend auf die Gesundheit von Mutter und Kind auswirken kann. Auch wenn am Ende ein gesundes Kind geboren wird – was der Normalfall ist –, zahlen Eltern und auch die Kinder heute oft einen hohen Preis dafür.

9.1.4 Gesetzliche und rechtliche Rahmenbedingungen

Die rechtlichen Rahmenbedingungen für die Praxis der Pränataldiagnostik bilden die Mutterschaftsrichtlinien, die Regelungen aus dem Gendiagnostik- und dem Schwangerschaftskonfliktgesetz §218 sowie Gerichtsurteile im Kontext der sogenannten Wrongful-Birth- bzw. Wrongful-Life-Rechtsprechung [17].

Gendiagnostikgesetz

Das am 1. Februar 2010 in Kraft getretene Gendiagnostikgesetz (GenDG) regelt die rechtlichen Grundlagen für genetische Untersuchungen am Menschen. Es soll den Missbrauch genetischer Daten und eine Diskriminierung aufgrund genetischer Dispositionen verhindern und das Recht auf informationelle Selbstbestimmung stärken. Danach müssen vorgeburtliche genetische Untersuchungen **auf medizinische Zwecke beschränkt** sein (§ 15 GenDG). Auch die Diagnose von Krankheiten, die erst im Erwachsenenalter ausbrechen können (z. B. Chorea Huntington), ist verboten.

Genetische Untersuchungen zur **Feststellung der Vaterschaft** dürfen pränatal nur vorgenommen werden, wenn nach ärztlicher Erkenntnis ein sexueller Missbrauch oder eine Vergewaltigung vorliegt und dringende Gründe für die Annahme sprechen, dass die Schwangerschaft auf dieser rechtswidrigen Tat beruht (§ 17 GenDG).

Die **Mitteilung des Geschlechts** darf auf Wunsch bzw. nach Einwilligung der Schwangeren erst nach Ablauf der 12. Woche p. c. erfolgen (§ 15 GenDG).

Das GenDG hat für die Praxis der Pränataldiagnostik eine große Bedeutung, weil es die **informierte Zustimmung als Voraussetzung** vor jeder pränatalen Diagnostik festlegt und die Bedeutung der psychosozialen Beratung durch die Hinweis- und Vermittlungspflicht auf ärztlicher Seite betont.

! Nach dem GenDG muss die Schwangere vor einer vorgeburtlichen genetischen Pränataldiagnostik und nach dem Vorliegen des Untersuchungsergebnisses genetisch beraten werden (§ 15 GenDG).

Dazu gehören die **Aufklärung** über Zweck, Art, Umfang und Aussagekraft der Untersuchung und der möglichen Ergebnisse, die Bedeutung der zu untersuchenden genetischen Eigenschaften für eine Erkrankung oder eine gesundheitliche Störung sowie die Möglichkeiten der Behandlung und die mit der Untersuchung verbundenen Risiken. Genauso gehört das Recht auf Nichtwissen (§ 9 GenDG) zu dieser Aufklärung. Außerdem muss die Frau auf ihren **Anspruch auf psychosoziale Beratung** nach § 2 des Schwangerschaftskonfliktgesetzes hingewiesen werden (§ 15 GenDG). Unterlassungen werden mit einer Geldstrafe zwischen 5000 und 50 000 € geahndet. Der Inhalt der Beratung sowie der Hinweis auf die psychosoziale Beratung sind vom Arzt zu dokumentieren.

Nach § 3 Abs. 1b) und Abs. 3 GenDG zählen zu den vorgeburtlichen Untersuchungen neben den genetischen Analysen auch die **vorgeburtlichen Risikoabklärungen**, die die Wahrscheinlichkeit für das Vorliegen bestimmter genetischer Eigenschaften mit Bedeutung für eine Erkrankung oder eine gesundheitliche Störung des Embryos oder Feten ermitteln. Das heißt, das Ersttrimester-Screening, sämtliche Untersuchungen, die gezielt nach Auffälligkeiten suchen, und pränatale Untersuchungen zur Risikoabschätzung wie die Nackentransparenzmessung, Nasenbeinmessungen oder die Suche nach Softmarkern unterliegen dem GenDG und den entsprechenden Regelungen für die Beratung und Dokumentation (§ 15 und § 9 GenDG).

Das GenDG regelt in § 9 neben der Aufklärung auch die **Einwilligung der Schwangeren** zu den genetischen Untersuchungen sowie ihr Recht auf Nichtwissen, auf Teilwissen oder auf Widerruf. Die Einwilligung hat schriftlich zu erfolgen und kann jederzeit schriftlich oder auch mündlich widerrufen werden.

! Konkret bedeutet das, dass die Frau jederzeit eine Untersuchung ablehnen kann oder auch in Bezug auf das Ergebnis ihr Recht auf Nichtwissen in Anspruch nehmen kann.

Außerdem wird eine **angemessene Bedenkzeit** zwischen der Aufklärung vor der Untersuchung und ihrer Durchführung festgeschrieben. Diese Zeitspanne sollte für eine Amniozentese – als einem mit einem erheblichen Risiko behafteten operativen Eingriff – mindestens 24 Stunden betragen [5].

Schwangerschaftskonfliktgesetz

Die jahrelangen Debatten über die Problematik der späten Schwangerschaftsabbrüche nach Pränataler Diagnostik – aufgrund des Wegfallens der Beratungspflicht bei einer medizinischen Indikation erfolgten sie häufig ohne eine Bedenkzeit sehr schnell im Anschluss an eine Diagnose – führten im Kontext der Etablierung des GenDG zu einer Änderung bzw. Ergänzung des Schwangerschaftskonfliktgesetzes (SchwgkflG), die seit dem 1. Januar 2010 in Kraft getreten ist. Sie bezieht sich in § 2a Abs. 1 auf die Situation, in der nach pränataldiagnostischen Maßnahmen dringende Gründe für die Annahme sprechen, dass die **körperliche oder**

geistige Gesundheit des Kindes geschädigt ist. Ärztin oder Arzt, die der Schwangeren die Diagnose mitteilen, sind in diesem Fall verpflichtet, die Schwangere über die medizinischen und psychosozialen Aspekte, die sich aus diesem Befund ergeben, in allgemeinverständlicher Form und ergebnisoffen zu beraten. Bei dieser Beratung sollen Fachärzte, die mit den jeweiligen Erkrankungen oder Besonderheiten bei geborenen Kindern Erfahrung haben, hinzugezogen werden.

Außerdem sind Ärztin oder Arzt verpflichtet, die Frau über ihren **Anspruch auf weitere und vertiefende psychosoziale Beratung** zu informieren und im Einvernehmen mit der Frau Kontakte zu Beratungsstellen oder Selbsthilfegruppen und Behindertenverbänden zu vermitteln (vermittelnde Hinweispflicht). Die Schwangere wiederum muss die Beratung bzw. Vermittlung oder auch ihren Verzicht darauf schriftlich bestätigen. Das Gesetz schreibt auch vor, dass Ärzte und Ärztinnen den betroffenen Eltern **Informationsmaterial der BZgA** zum Leben mit einem körperlich oder geistig behinderten Kind und Erwachsenen aushändigen sollen.

! Auch für den Schwangerschaftsabbruch nach Pränataler Diagnostik ist eine mindestens dreitägige Bedenkzeit zwischen der Diagnose und der Indikationsstellung für einen Abbruch der Schwangerschaft festgelegt.

Das bedeutet, dass **erst nach dieser Bedenkzeit** und einem nochmaligen Gespräch mit Arzt oder Ärztin über die medizinischen und psychologischen Aspekte eines Schwangerschaftsabbruchs eine medizinische Indikation für einen Schwangerschaftsabbruch ausgestellt werden darf. Die Wiedereinführung der Bedenkzeit im Falle des Schwangerschaftsabbruchs nach Pränataldiagnostik, die nach der Streichung der eugenischen Indikation in 1995 weggefallen war, soll auch dazu dienen, dass Frauen oder Paare in dieser äußerst belastenden Situation nicht im ersten Schock entscheiden, sondern – z. B. mit Unterstützung durch psychosoziale Beratung – die Möglichkeit haben, eine reflektierte Entscheidung zu treffen, die ihr gesamtes weiteres Leben prägen wird.

Gerichtsurteile

Auch Urteile über die **ärztliche Haftung nach der Geburt von behinderten Kindern** – sogenannte „wrongful-birth"- bzw. „wrongful-life"-Rechtsprechung – bestimmen die Praxis der Pränataldiagnostik und die Kommunikation zwischen ÄrztInnen und werdenden Eltern. Mit der Anerkennung eines Schadenersatzanspruchs der Eltern wegen einer nichterkannten Behinderung des Kindes wird das Recht der Eltern auf die Möglichkeit einer Entscheidung im Fall einer pränatal erkennbaren Erkrankung oder Behinderung ihres Kindes juristisch festgeschrieben.

Als Folge hat die Schadensvermeidung im Kontext der Pränatalen Diagnostik und Beratung einen hohen Stellenwert in der ärztlichen Schwangerenvorsorge. Aus **Angst vor Haftungsansprüchen** raten viele ÄrztInnen eher zur Durchführung pränataler Tests und im Zweifelsfall eher für einen Abbruch der Schwangerschaft [17].

9.1.5 Informierte Entscheidung

Über alles, was mit ihrer Schwangerschaft und der Geburt ihres Kindes zusammenhängt, sollten Frauen informiert entscheiden können. Das will der Gesetzgeber und auch das Patientenrecht schreibt es fest. Im Kontext von Pränataler Diagnostik ist das Postulat der informierten Entscheidung allerdings problematisch.

Viele Frauen fühlen sich mit den Entscheidungen überfordert. Eine Studie der BZgA zu Schwangerschaftserleben und Pränataler Diagnostik [12] bestätigt die Beobachtung vieler ExpertInnen, dass schwangere Frauen diesbezüglich eher wenig informiert sind und dazu neigen, die Auseinandersetzung wegzuschieben. Gleichzeitig sind da der Entscheidungsdruck und die gesetzliche Pflicht auf ärztlicher Seite, die Frauen über Nutzen, Grenzen und Konsequenzen der Untersuchungen aufzuklären, um ihnen eine informierte Entscheidung zu ermöglichen. ÄrztInnen erleben es als einen Spagat zwischen ihrem Wunsch, die Frauen durch die Fülle von Informationen nicht zu beunruhigen, und der Verpflichtung, hier sorgfältig zu sein, um sich selbst vor Regressansprüchen zu schützen [53]. Wie die Studie der BZgA bestätigt, hat die Haltung der ÄrztInnen den größten Einfluss auf die Entscheidung der Frauen [12].

Die Informationsblätter, die die Frauen zum Ersttrimester-Screening erhalten, das Merkblatt zum Ultraschall des G-BA [30] sowie die sozialwissenschaftliche Analyse des genetischen Beratungssettings im Kontext vorgeburtlicher Diagnostik [48] spiegeln die Problematik von Information und Entscheidung.

! Eine verantwortungsvolle Haltung der Begleitenden und ausreichend Zeit sind die wichtigsten Grundlagen, damit Eltern ihren eigenen Weg finden können.

9.1.6 Möglichkeiten und Grenzen der Pränatalen Diagnostik

Definition

Pränatale Diagnostik umfasst alle medizinischen Untersuchungen, die diagnostisch auf das ungeborene Kind ausgerichtet sind und seinen Zustand prüfen. Ihr Ziel ist die Feststellung morphologischer, funktioneller, chromosomaler und molekularer Störungen [10].

Nach den Richtlinien der Bundesärztekammer sind die **Ziele der Pränatalen Diagnostik**:

- das Erkennen von Störungen der embryonalen und fetalen Entwicklung
- durch Früherkennung von Fehlentwicklungen eine optimale Behandlung der Schwangeren und des ungeborenen Kindes zu ermöglichen
- Befürchtungen und Sorgen der Schwangeren zu objektivieren und abzubauen
- Schwangeren Hilfe bei der Entscheidung über die Fortsetzung oder den Abbruch der Schwangerschaft zu geben [10].

Grundlagen der Pränatalen Diagnostik sind medizintechnologische Entwicklungen wie Ultraschall, endoskopische, biochemische und molekulargenetische Techniken der Diagnostik, die sich derzeit rasant weiterentwickeln.

Die Untersuchungsmethoden der Pränataldiagnostik umfassen nichtinvasive und invasive Methoden.

- Zu den **nichtinvasiven Methoden** gehören die Ultraschalldiagnostik und eine Reihe von Screening-Verfahren. Nichtinvasive pränatale Tests (NIPT) diagnostizieren ab der 11. SSW genetische Eigenschaften des Kindes über das Blut der Mutter, in dem sich Bruchstücke von Zellen aus der fetoplazentaren Einheit befinden.
- **Invasive Verfahren** wie die Chorionzottenbiopsie oder die Amniozentese untersuchen direkt plazentares oder fetales Material.
- Bei der **Präimplantationsdiagnostik** (PID) wird die genetische Diagnostik im Kontext einer IVF in vitro durchgeführt, um auf der Basis der Ergebnisse über die Implantation der befruchteten Eizelle zu entscheiden.

! Alle invasiven Verfahren sind mit einem – unterschiedlich hohen – Fehlgeburtsrisiko verbunden.

Screening-Verfahren zur Einschätzung des individuellen Risikos nehmen einen immer größeren Stellenwert ein. Die Tendenz geht dahin, immer frühere und immer genauere Verfahren zu entwickeln mit dem Ziel, einerseits Fehlgeburten gesunder Kinder zu verhindern und andererseits einen eventuellen Schwangerschaftsabbruch im ersten Trimenon zu ermöglichen. Die seit 2012 auf den Markt gekommenen nichtinvasiven Pränataltests (NIPT) werden die Praxis der Pränatalen Diagnostik in den nächsten Jahren entscheidend verändern [27].

Angeborene Fehlbildungen

Im Mittelpunkt der vorgeburtlichen Untersuchungen steht die **Diagnose von fetalen Anomalien**. Etwa 3–5 % aller schwerwiegenden Behinderungen sind angeboren und nur ein kleiner Teil davon ist genetisch bedingt. Zum größten Teil sind die Ursachen für die Entwicklungsstörungen unbekannt [50]. Der überwiegende Teil der Behinderungen entsteht im Lauf des Lebens durch Krankheiten und Altersprozesse, infolge von Kriegs-, Wehr- oder Zivildienst, durch Unfälle oder Berufskrankheiten.

Etwa 20 % aller **angeborenen Entwicklungsstörungen** beruhen auf einer bekannten Erbkrankheit, 3–5 % auf chromosomalen Störungen, 1 % auf Umwelteinflüssen, 2–3 % auf Infektionen (wie Röteln, Zytomegalie oder Toxoplasmose), 1–2 % auf mütterlichen Erkrankungen (wie Diabetes oder

Epilepsie), 4–5 % auf Schädigungen durch Arzneimittel oder Chemikalien und bei 65–70 % sind die Ursachen unbekannt [50]. Laut Crespigny et al. [15] werden mindestens 2 % aller Kinder mit einer strukturellen Fehlbildung wie z. B. Spina bifida, Herzfehler, Lippen-Kiefer-Gaumenspalte geboren, die teilweise genetisch, aber auch durch unbekannte Faktoren verursacht sein können.

Nach einer **In-vitro-Fertilisation**, und insbesondere nach ICSI (Intrazytoplasmatische Spermieninjektion) besteht ein höheres Risiko für eine Fehlbildung [16]. Auch bei **Mehrlingsschwangerschaften** ist das Risiko einer Behinderung erhöht.

Auch das **Alter der Mutter** und zu einem geringeren und bisher wenig erforschten Anteil auch **des Vaters** spielt bei einigen Fehlbildungen eine Rolle. So steigt die Möglichkeit, ein Kind mit einer Trisomie 21 – der am häufigsten diagnostizierten Chromosomenveränderung – mit dem mütterlichen Alter an. Allerdings wird dieses sogenannte „Altersrisiko" überschätzt, da auch jüngere Frauen Kinder mit einem Down-Syndrom bekommen können und das überzählige Chromosom 21 in einem Viertel der Fälle vom Vater stammt [15].

Eine beträchtliche Zahl von angeborenen Fehlbildungen ist **nicht mit dem Leben vereinbar**. Diese Kinder versterben bereits während der Schwangerschaft, unter der Geburt oder kurz nach der Geburt. Die Ergebnisse früher Screenings können viele Eltern, bei deren Kind einer schwerwiegende Chromosomenstörung festgestellt wurde, in Entscheidungsnöte bringen, die sich ohne diese Untersuchungen nicht ergeben hätten, weil die Schwangerschaft einige Wochen später mit einem Abort geendet hätte.

Die häufigsten Chromosomenaberrationen, wenige Einzelgendefekte und bestimmte angeborene Fehlbildungen sind **mittels invasiver Diagnostik mit sehr hoher Sicherheit diagnostizierbar** und teilweise – zu unterschiedlichen Zeitpunkten der Schwangerschaft – mittels Ultraschall erkennbar. **Frühe nichtinvasive Blutuntersuchungen (NIPT)** können bei Schwangeren mit einem „hohen Risiko" für ein Kind mit Down-Syndrom dieses zu 99 % diagnostizieren [44].

Spannungsfeld zwischen Diagnostik und Therapie

! Von den zurzeit bekannten etwa 4000 genetisch-bedingten Erkrankungen können heute weniger als 10 % pränatal erkannt werden.

Nur ein Bruchteil aller Entwicklungsstörungen kann pränatal therapiert werden, wie z. B. ein fetofetales Transfusionssyndrom. In der überwiegenden Zahl der Fälle wird es daher im Kontext von Pränataler Diagnostik keine Therapie geben. Eine frühe vorgeburtliche Diagnostik dient in den allermeisten Fällen deshalb nicht der Gesundheit des Kindes, sondern der Entscheidung, ein Kind auszutragen oder nicht.

Für Maßnahmen bezüglich einer eventuellen fetalen Therapie oder der Geburtsplanung ist eine frühe vorgeburtliche Diagnostik im ersten Trimester gar nicht und auch im zweiten Trimenon nur begrenzt sinnvoll. Insofern werden die therapeutischen Vorteile einer Früherkennung **meist überschätzt**.

Das Auseinanderklaffen der Schere zwischen Diagnostik und Therapie bestimmt daher wesentlich die Problematik der **„unmöglichen Entscheidung"** für die Eltern, sich für oder gegen das Austragen der Schwangerschaft entscheiden müssen [28]. Die allermeisten Eltern entscheiden sich bei einer schweren Behinderung für den Abbruch der Schwangerschaft, bei der Diagnose eines Down-Syndroms sind es 92 % der Eltern [41].

! Mit zunehmender Entwicklung der Pränatalen Diagnostik führen die erhobenen Befunde zu immer detailgenaueren Diagnosen, für die jedoch nur in den seltensten Fällen Therapien zur Verfügung stehen.

Umso wichtiger sind Information, Aufklärung und Beratung der Eltern zu Beginn der Schwangerschaft, um ihnen eine informierte Entscheidung zu ermöglichen.

9.2 Nichtinvasive Diagnostik

Screening-Verfahren werden heute entweder als Ultraschalldiagnostik oder als Blutuntersuchungen – wie Double-, Triple- oder Quadruple-Test – oder als eine Kombination von beidem angeboten, wie z. B. beim Ersttrimestertest. Da bei Trisomien bestimmte Hormone und Eiweißstoffe im mütterlichen Serum in höheren oder geringeren Konzentrationen gefunden werden, haben diese Werte eine gewisse Aussagekraft. Allerdings können auch verschiedene Faktoren wie Rauchen, mütterliches Übergewicht, Diabetes oder ethnische Herkunft diese Blutwerte beeinflussen.

! Alle Screening-Ergebnisse liefern keine Diagnose, sondern eine individuelle Risikoeinschätzung, also eine Wahrscheinlichkeitsberechnung für das Vorliegen einer bestimmten Abweichung oder Fehlbildung.

Im Falle eines von der Norm abweichenden Befundes stehen die Eltern vor der Entscheidung über weitere Diagnostik. Im Mittelpunkt der Diagnostik steht die Trisomie 21 als häufigste Chromosomenabweichung.

9.2.1 Ultraschalldiagnostik

Ultraschall funktioniert durch die über einen Schallkopf ausgesendeten Schallwellen, deren Echo zu einem Bild verarbeitet wird. Die Untersuchungen können abdominal oder vaginal durchgeführt werden.

Ultraschalluntersuchungen dienen sowohl der Überwachung der Schwangerschaft als auch der pränatalen Diagnostik des ungeborenen Kindes – als einzelne Untersuchung oder als einer von mehreren Faktoren zur Risikoeinschätzung wie beim Ersttrimester-Screening. In der ärztlichen Praxis werden die beiden Zielrichtungen meist nicht klar voneinander abgegrenzt.

Der Einsatz der Ultraschalldiagnostik erfolgt in Deutschland nach einem **Mehrstufenkonzept** der **DEGUM**.

- Auf der **Stufe I** wird ein Ultraschallscreening durchgeführt, das die Erkennung der wichtigsten Fehlbildungen oder zumindest der Hinweiszeichen darauf zum Ziel hat.
- **Stufe II** befasst sich mit der Evaluation von pathologischen Befunden der Stufe I und dem Ausschluss von Fehlbildungen bei Schwangeren, die aufgrund der sonografischen oder biochemischen Screenings oder ihrer Anamnese ein statistisch erhöhtes Fehlbildungsrisiko haben.
- In **Stufe III** werden eine differenzierte, morphologische, funktionelle und ätiologische Diagnostik sowie eine eventuelle intrauterine Therapie durchgeführt.

Im Kontext der Schwangerenvorsorge laut Mutterschaftsrichtlinien wird der Ultraschall eingesetzt:

- zur Feststellung der Schwangerschaft und zur Bestimmung des Schwangerschaftsstadiums/Geburtstermins
- zum Ausschluss einer Extrauteringravidität
- zum Erkennen von Mehrlingen
- zur Kontrolle der fetalen Herztätigkeit
- zur Kontrolle des Wachstums, der Entwicklung und der Lage des ungeborenen Kindes
- zur Kontrolle der Lage und Entwicklung der Plazenta
- zur Kontrolle der Fruchtwassermenge
- zur Messung der Blutversorgung von Plazenta und Kind (Doppler-Sonografie), z. B. zur Abklärung einer frühzeitigen Geburtseinleitung bei einer Mangelversorgung

Zur **pränatalen Diagnostik** wird Ultraschall bei der Suche nach Fehlbildungen eingesetzt:

- zur Messung der Nackentransparenz als Hinweis auf genetisch bedingte Fehlbildungen
- zur Kontrolle der Entwicklung und Funktion von Organen und zur Kontrolle der Körperform des ungeborenen Kindes (Wirbelsäule, Kopf, Gliedmaßen, Rumpf) und zur Suche nach Auffälligkeiten als Hinweise auf genetische Erkrankungen oder Fehlbildungen
- zur Suche nach bestimmten Zeichen (Softmarkern), die Hinweise auf bestimmte Fehlbildungen sein können, z. B. ein nicht darstellbares Nasenbein, ein hyperechogener Darm oder das Auftreten von Zysten
- zur Vorbereitung und Überwachung einer invasiven Diagnostik

Basis-Ultraschalluntersuchungen

! Die zurzeit geltenden Mutterschaftsrichtlinien sehen drei routinemäßige Basis-Ultraschalluntersuchungen in der 9. bis 12., 19. bis 22. und 29. bis 32. SSW bei allen Schwangeren vor.

Jede der drei Untersuchungen betrifft bestimmte Parameter, die dem Alter der Schwangerschaft entsprechend beurteilt werden bzw. nur zu diesem Zeitpunkt aussagekräftig sind.

Beim **ersten Screening** (9.–12. SSW) stehen der intrauterine Sitz der Schwangerschaft, die Darstellbarkeit und Vermessung des Embryos und damit die Bestimmung des Geburtstermins, die Herzaktion, die Frage einer Mehrlingsschwangerschaft und die Kontrolle des Nackenödems im Mittelpunkt.

Beim **zweiten Screening** (19.–22. SSW) geht es um die Entwicklung des kindlichen Wachstums und der inneren Organe. Hier haben die Schwangeren seit der Neufassung der Mutterschaftsrichtlinien am 1. Juli 2013 die Wahl zwischen einem **Basisultraschall**, der die biometrischen Parameter des Fetus wie Größe von Bauch, Kopf oder Oberschenkel ermittelt sowie Plazenta und Fruchtwasser beurteilt, und einer „systematischen Untersuchung der fetalen Morphologie durch einen besonders qualifizierten Untersucher" [29], dem sogenannten **„erweiterten Basis-Ultraschall"**. Dieser muss wiederum von der dritten Möglichkeit, der **Feindiagnostik**, abgegrenzt werden, die gezielt nach Hinweisen auf kindliche Fehlbildungen sucht und auf ärztliche Überweisung hin in einer Spezialpraxis durchgeführt wird.

Beim **dritten Screening** (29.–32. SSW) geht es hauptsächlich um die fetale Wachstumskontrolle, Plazentalokalisation und Durchblutung, Lagebestimmung des Kindes sowie eine erneute Beurteilung von Fruchtwassermenge, Organen und Extremitäten.

Eine **umfassende Aufklärung vor jeder Ultraschalluntersuchung**, bei der es auch um Hinweise auf Fehlbildungen und genetische Abweichungen geht, ist die Grundlage einer informierten Zustimmung und im Gendiagnostikgesetz festgelegt. Das der Frau laut Mutterschaftsrichtlinien auszuhändigende **Merkblatt**: „Ich bin schwanger. Warum werden allen schwangeren Frauen drei Basis-Ultraschalluntersuchungen angeboten?" [30] soll die ärztliche Aufklärung unterstützen.

Ergeben sich bei den Basis-Ultraschalluntersuchungen Auffälligkeiten, erfolgen weitere Kontrollen oder die Überweisung an ein Zentrum für Pränataldiagnostik.

Weitere Ultraschalluntersuchungen

Beim erweiterten Basis-Ultraschall in der 19.–22. SSW werden zusätzlich zur Biometrie von Kind, Fruchtwasser und Plazenta auch Kopf, Hals und Rücken, Thorax und Rumpf des Kindes in Bezug auf Auffälligkeiten untersucht. In Abgrenzung zum Basis-Ultraschall soll der Fokus des „erweiterten Basis-Ultraschalls" auf der Erhebung von Befunden liegen, für die eine **Therapieoption** besteht (z. B. bei einer Rhesusunverträglichkeit) oder die das perinatologische Management beeinflussen können (z. B. ein Herzfehler des Kindes). Ausdrücklich soll diese Untersuchung laut G-BA nicht auf die Abklärung genetischer Eigenschaften ausgerichtet sein [29]. Insofern fällt diese Untersuchung nicht unter das GenDG. In der Praxis wird es allerdings schwierig sein, die Trennung zwischen genetischer und nicht genetischer Untersuchung aufrechtzuerhalten [47].

Eine noch intensivere Diagnostik in der 19.–22. Woche, die in einem pränataldiagnostischen Zentrum durchgeführt wird, ist die gezielte Ausschlussdiagnostik bei einem erhöhten Risiko für Fehlbildungen, auch **Feindiagnostik** oder **Fehlbildungsultraschall** genannt. Laut Mutterschaftsrichtlinien ist diese Untersuchung indiziert bei:

- ultraschalldiagnostischen Hinweisen
- labortechnischen Befunden
- genetisch bedingten oder familiär gehäuften Erkrankungen oder Fehlbildungen in der Familienanamnese
- teratogenen Noxen
- als Alternative zur invasiven Diagnostik

Im Mittelpunkt dieser Diagnostik stehen Biometrie und Morphologie aller inneren Organe (u. a. Herzkammern und -klappen, Nabelschnurgefäße, Nierenbecken). Neben dem Blick auf Herzfehler, die bei Trisomien gehäuft vorkommen, wird insbesondere auch auf andere morphologische Zeichen –

sogenannte Softmarker – geachtet, die einzeln oder in Kombination mehrerer Marker Hinweise auf eine Chromosomenstörung sein können. Hierzu zählen insbesondere im 1. Trimenon eine verbreiterte Nackentransparenz sowie ein noch fehlender Knochenkern im Nasenbein. Im zweiten Trimenon kommen weitere Marker dazu, z. B. ein verkürzter Femur, ein verkürzter Humerus, hyperechogene Darmschlingen, erweiterte Nierenbecken, Plexuszysten oder sogenannte „White-Spots“ (punktförmige Verdichtungen in der linken großen Herzkammer). Für sich alleine betrachtet sind diese Marker meist harmlose Erscheinungen und finden sich auch bei gesunden Kindern mit einer Häufigkeit zwischen 0,5 und 2 %.

! Eine Kombination mehrerer Chromosomenmarker bedeutet ein höheres Risiko für eine Chromosomenabweichung.

Sie fließen ebenso wie das Alter der Mutter in die Berechnung des relativen Risikos ein.

Die Möglichkeit der erweiterten Fehlbildungsdiagnostik und die Darstellung bzw. der Ausschluss von diskreten Chromosomenmarkern können Eltern in ihrer Entscheidung in Bezug auf eine invasive Diagnostik unterstützen. Allerdings liegen nur bei 50 % der Schwangerschaften mit Trisomie 21 solche Hinweiszeichen in der 16. – 20. Woche vor. Deshalb bieten die Kriterien **keine Sicherheit**. Darüber hinaus ist die Entdeckung von Fehlbildungen von vielen verschiedenen Faktoren abhängig, weshalb Fehlbildungen relativ häufig nicht erkannt werden.

Internationalen Empfehlungen zufolge soll eine Ultraschalluntersuchung, die Fehlbildungen entdecken soll, in der **16. – 18. SSW** durchgeführt werden [42]. Da in Deutschland im Gegensatz zu den meisten Ländern drei Ultraschalluntersuchungen durchgeführt werden, verschiebt sich dieser Zeitpunkt bei uns.

Doppler-Sonografie

! Beim Verdacht auf Herz- oder Kreislaufprobleme des Feten wird eine Doppler-Sonografie durchgeführt, um die Strömungsgeschwindigkeit in den kindlichen Blutgefäßen zu beurteilen.

Auf diese Weise kann man z. B. Gefäßwiderstände und Minderdurchblutungen in den fetalen Gefäßen oder der Plazenta erkennen. Aus den Ergebnissen können Rückschlüsse für die Konsequenzen vor, während und nach der Geburt gezogen werden (z. B. postpartale Transfusion über die Nabelschnur oder Medikation bei einer Herzerkrankung).

Die Dopplersonografie hat eine **hohe Treffsicherheit**. Ihr Nutzen bei Schwangerschaften mit anamnestisch hohem Risiko einer fetalen Beeinträchtigung (vorausgegangener perinataler Kindstod, Wachstumsretardierung oder Hypertonie) ist erwiesen. Dasselbe gilt für den Einsatz der Methode bei einem aktuellen Risiko, z. B. Hypertonie, Diabetes, Niereninsuffizienz der Mutter [2].

Übersichtsarbeiten zum Nutzen der Methode als Routineuntersuchung bei allen Schwangeren lassen keinen eindeutigen Schluss zu. Einerseits verringerte sich durch den Einsatz der Methode der Anteil der intrauterin und der totgeborenen Kinder, andererseits stieg die Sectiorate und es wurden mehr Kinder vor der 37. SSW geboren. Deshalb werden sowohl der Nutzen als auch die Risiken eines routinemäßigen Einsatzes als „nicht abschätzbar“ eingestuft [55].

Zur Evidenz des Ultraschallscreenings

Deutschland hat die **weltweit höchste Ultraschallrate**. Nur in Deutschland sind in der ärztlichen Schwangerenvorsorge drei Ultraschalluntersuchungen vorgeschrieben, wobei in der Praxis weitaus mehr Untersuchungen üblich sind.

Die **Qualität einer Ultraschalluntersuchung** ist in hohem Maße von der Expertise und Qualifikation der Untersuchenden, der Qualität der Geräte, dem Zeitpunkt und dem Ziel der Untersuchung abhängig [32]. Hinzu kommt in Deutschland das Stufenkonzept der Untersuchungen, das der Logik eines Screenings widerspricht, da hier die erste Stufe (DEGUM I), also die der meisten niedergelassenen GynäkologInnen, die **geringste Sensitivität** hat. In seiner Bewertung der Testgüte des Ultraschallscreenings hinsichtlich der Entdeckungen fetaler Fehlbildungsraten stellt auch das IQWIG [32] dieses Konzept infrage.

Für die Eltern ist dies eine Quelle von Irritationen und Verunsicherungen. Oft werden in gynäkologischen Praxen für die Eltern beunruhigende und belastende Auffälligkeiten festgestellt, die in pränataldiagnostischen Zentren nicht bestätigt oder als bedeutungslos definiert werden. Viele ExpertInnen plädieren dafür, das Ultraschallscreening ausschließlich in Zentren für Pränataldiagnostik zu verlagern, um einen einheitlichen Standard zu gewähren.

Eine Analyse von **Praxis, Qualität und Nutzen des Ultraschallscreenings** nach den Kriterien der evidenzbasierten Medizin von Jahn et al. [34] kam zu folgendem Ergebnis für Deutschland: „Die Screeningqualität ist niedrig und unterliegt keiner substanziellen Qualitätssicherung." Der Bericht des IQWIG von 2008 [32] zur Testgüte des Ultraschallscreenings vermerkt hierzu, dass es keine Studie gibt, die sich mit der spezifisch deutschen Situation des Mehrstufenkonzepts befasst. Da sich der Bericht des IQWIG auf internationale Studien mit jeweils sehr unterschiedlichen Bedingungen und Ergebnissen bezieht, sind die Angaben zu den Evidenzen immer auf diesem Hintergrund zu sehen und zu relativieren.

Laut Jahn [34] ist **im Alltag der deutschen gynäkologischen Praxen** – mit Ausnahme der Diagnose der Mehrlingsschwangerschaft – die Erkennungsrate aller weiteren Zieldiagnosen der Mutterschaftsrichtlinien unbefriedigend: Placenta praevia (57 %), klinische Übertragung (46 %), Fehlbildungen (30–40 %) und intrauterine Mangelentwicklung (30 %). Auch die sonografischen Gewichtseinschätzungen sind danach den klinischen nicht überlegen.

Darüber hinaus sind die **Folgen der hohen Raten falsch positiver Befunde** zu beobachten, die zu Folgeuntersuchungen, unnötigen oder überflüssigen/schädlichen Behandlungsmaßnahmen und zur Verunsicherung der Eltern führen. **Falsch negative Ergebnisse** können ebenfalls schädliche Auswirkungen haben, wenn z. B. Symptome unterschätzt werden, was zu einer Verzögerung von Behandlungen oder zu falscher Sicherheit/Erwartungshaltung der Eltern („wir bekommen ein gesundes Kind") führen kann.

Pränatale Diagnostik und pränatales Ultraschallscreening mit und ohne biochemische Zusatzparameter entwickeln sich rasant. Dieser Aspekt sowie die Problematik von nicht vorhandenen bzw. äußerst heterogenen Studien führt dazu, dass die folgenden Aussagen bezüglich der Evidenz des Ultraschallscreenings, die hier – vor allem auf Basis des IQWIG-Berichtes und der Untersuchung von Windeler [55] – gemacht werden, entsprechend eingeordnet werden sollten.

- **Bestimmung des Schwangerschaftsalters:** Hier wird die Treffsicherheit als hoch eingeschätzt. Bezüglich des Nutzens gibt es mehrere Aspekte. Studien haben gezeigt, dass nach routinemäßigem Ultraschall weniger Schwangerschaften als zu lange dauernd beurteilt und entsprechend weniger Geburten eingeleitet werden. Andererseits können Rechenfehler, unklare Ergebnisse oder falsche Interpretationen die Frauen beunruhigen.
- **Diagnose von Mehrlingsschwangerschaften:** Die Treffsicherheit dieser Untersuchung wird als „hoch" eingeschätzt, ihr Nutzen als „nicht abschätzbar", denn Studien belegen nicht, dass mehr Kinder lebensfähig geboren werden, als wenn die Ultraschalluntersuchung erst dann gemacht wird, wenn man mehr als ein Kind vermutet [55].
- **Diagnostik von Fehlbildungen im 1. Trimenon:** Die Sensitivität, mit der sich Fehlbildungen allgemein im ersten Trimenon entdeckt werden, liegt in den unterschiedlichen Studien weit auseinander. Laut Windeler [55] variiert sie zwischen 18 % und 65 %. Laut IQWIG [32] variiert das Spektrum der Sensitivitäten von 7,8 % bis 100 % und der Spezifitäten von 81,5 % bis 100 %. Im Durchschnitt wird eine Sensitivität von 34,1 % und eine Spezifität von 97,5 % erreicht. Da sich fetale Fehlbildungen dynamisch entwickeln und in einigen Fällen erst später manifestieren (z. B. Darmatresien, Hydrozephalus, Zwerchfellhernien) sind sie teilweise noch nicht in der frühen Schwangerschaft diagnostizierbar [50].
- **Diagnostik von Fehlbildungen im 2. Trimenon:** Hier variiert die Sensitivität laut IQWIG [32] zwischen 11,9 % und 82,8 % in Bezug auf alle Fehlbildungen. Im Durchschnitt liegt sie bei 64,9 %. Zudem variiert sie stark in Bezug auf einzelne Organsysteme. Fehlbildungen des zentralen Nervensystems und des Urogenitalsystems werden häufig, die des Skeletts und des Herzens eher selten erkannt. Laut Windeler [55] haben Ultraschalluntersuchungen auf Fehlbildungen im ersten Trimenon eine geringe und im zwei-

ten Trimenon eine mittlere Sensitivität. Leichtere Fehlbildungen werden häufiger übersehen als schwerwiegende.

- **Evidenz des Ultraschalls nach der 24. SSW:** Nach den vorliegenden Metaanalysen hat eine Routineultraschalluntersuchung im dritten Trimenon keinen nachweisbaren Nutzen in Bezug auf das kindliche und mütterliche Geburtsergebnis [34]. Enkin et al. [18] lehnen besonders die Ultraschall-Biometrie zur Diagnostik einer Wachstumsretardierung ab, da diese lediglich zu höheren Interventionsraten wie Einleitung und Sectio, jedoch zu keiner Verbesserung des Geburtsergebnisses führt. Windeler [55] stuft die Treffsicherheit einer Ultraschalluntersuchung auf Fehlbildungen im letzten Trimenon als „nicht abschätzbar" ein, da hierfür keine Studien vorliegen.
- Laut Enkin et al. [18] kann der Ultraschall für **Eltern, die bereits ein krankes oder behindertes Kind haben**, eine „außerordentliche Hilfe bedeuten, um aufzuzeigen, dass ihr Kind in der bestehenden Schwangerschaft nicht den gleichen Defekt hat".
- Evidenz in Bezug auf das **perinatale Outcome bei unauffälligen Schwangerschaften**: Jahn et al. [34] kommen diesbezüglich zu folgendem Ergebnis: „Die oft postulierte Verbesserung der Prognose von Schwangerschaften mit nichtletalen Fehlbildungen, z. B. durch frühzeitige Therapie, wurde bislang nicht bestätigt, die perinatale Sterblichkeit ist bei gescreenten gegenüber nicht gescreenten Schwangerschaften gleich hoch und zeigt somit keinen positiven Screeningeffekt". Insgesamt zeigen die Ergebnisse der evidenzbasierten Medizin: Das routinemäßige Ultraschallscreening der unauffälligen Schwangerschaft hat keinerlei positive Auswirkungen auf das fetal Outcome der geborenen Kinder [6]. Inwieweit diese Aussage heute noch gilt, wird wohl kaum überprüfbar sein, weil es in vielen Ländern nicht möglich sein wird, eine Kontrollgruppe von Frauen ohne Ultraschallscreening in der Schwangerschaft zu rekrutieren.

9.2.2 Messung der Nackentransparenz

Definition

Die **Nackentransparenz** (NT, nuchal translucency), die mittels Ultraschall gemessen wird, ist eine subkutane Flüssigkeitsansammlung zwischen der Nackenhaut und dem die Halswirbelsäule bedeckenden Gewebe, die bei allen Feten zu diesem Zeitpunkt im Ultraschall sichtbar und messbar ist.

Dieses dorsonuchale Ödem nimmt bis zur 14. SSW zu und beginnt dann, sich zurückzubilden, wenn das Lymphsystem und die Nieren des Kindes ihre Funktion aufnehmen und die Flüssigkeit ableiten.

Eine **vergrößerte Nackentransparenz** in der 11. – 14. SSW gilt als morphologischer Softmarker, der ein Hinweis auf eine Chromosomenstörung sein kann. Kinder mit Trisomie 21 weisen zu 60 % bis 75 % eine verdickte Nackentransparenz auf. Auch bei Herzfehlern und anderen Chromosomenstörungen wie Trisomie 13 und 18, Triploidien und dem Turner-Syndrom kommt diese Auffälligkeit vor. Als Ursache werden Störungen des Lymphabflusses und Herzfehler angenommen.

! Mit zunehmenden Werten steigt die Wahrscheinlichkeit einer Trisomie.

Die Nackentransparenz wird an ihrer breitesten Stelle in Zehntelmillimetern gemessen. Der hierbei ermittelte Wert kann auf verschiedene Weise beurteilt werden. Zum einen kann man ihn mit festgesetzten **Grenzwerten** vergleichen. Als auffällig gilt eine Nackentransparenz, die breiter als 2,5 mm ist, als deutlich erhöht gilt ein Wert ab 3,0 mm.

Zum anderen kann man den Messwert mit anderen Werten vergleichen, die bei der Frau ermittelt wurden, wie der Dauer der Schwangerschaft, die über die genaue Scheitel-Steiß-Länge des Kindes ermittelt wird. Je nach Größe des Kindes ändert sich dann der Grenzwert für die Breite der Nackentransparenz. Bei einer dritten Methode wird auch das Alter der Mutter in die Berechnung mit einbezogen.

Wird ein bestimmter Grenzwert erreicht, erfolgt eine **Überweisung an Spezialisten**. Oft wird den Eltern dann zunächst eine weitere Diagnostik, z. B. der Ersttrimestertest, bei dem noch Blutwerte der Mutter in die Risikoberechnung einfließen, oder ein NIPT empfohlen.

Die Messung der Nackentransparenz unterliegt verschiedenen **Störeinflüssen**. Die Geräte erfüllen nicht immer die hohen Anforderungen, die an diese Messung gestellt sind, wodurch die Aussagekraft erheblich leidet. Oft kann das exakte Schwangerschaftsalter, das für die Messung sehr wichtig ist, nicht ermittelt werden. Auch die Lage des Kindes, seine Körperhaltung oder eine Nabelschnur um den Hals können die Werte verfälschen. Eine weitere Unsicherheit entsteht dadurch, dass es in Deutschland keine verbindlichen Standards und Richtlinien für die Messung der Nackentransparenz und den Umgang mit den Ergebnissen gibt [54]. Das hat zur Folge, dass bei unterschiedlichen Ärzten nicht nur unterschiedliche Werte ermittelt, sondern auch unterschiedliche Empfehlungen ausgesprochen werden.

Durchschnittlich werden bei dieser Untersuchung 75 von 100 Kindern mit einem Down-Syndrom erkannt. Bei anderen Chromosomenstörungen sind es 77 von 100 Kindern. Durchschnittlich werden 6 von 100 Kindern fälschlicherweise als positiv eingestuft. Die **Treffsicherheit** des Tests wird von Windeler [55] insgesamt als „mittel" eingestuft.

9.2.3 Triple-Test

Definition

Der **Triple-Test** war eines der ersten Screeningverfahren. Er wurde erstmals in den 1980er Jahren allen Schwangeren angeboten. Dabei werden in der 15. – 18. SSW **drei Parameter im mütterlichen Blut** bestimmt: HCG (humanes Chorion-Gonadotropin), freies Östriol und AFP (Alpha-Fetoprotein).

Aus diesen Werten und unter Berücksichtigung des genauen Schwangerschaftsalters, des mütterlichen Alters und Gewichts erfolgt eine **statistische Risikoeinschätzung** über ein mögliches Down-Syndrom, einige andere Chromosomenveränderungen und Neuralrohrdefekte. Das heißt, das dem Alter der Frau entsprechende Risiko für ein Down-Syndrom oder einen Neuralrohrdefekt wird durch das Testergebnis entsprechend als höher oder geringer bewertet. Die Ergebnisse liegen innerhalb von 1–2 Tagen vor. Ab einem bestimmten **Grenzwert** (1 : 300 oder 1 : 370) wird eine invasive Diagnostik empfohlen.

Auch beim Triple-Test gibt es eine ganz Reihe von **Störeinflüssen** in Bezug auf die einzelnen Parameter, was zu einer hohen Rate an falsch positiven und falsch negativen Diagnosen führt. So werden 40 % aller Kinder mit Down-Syndrom mit dem Triple-Test nicht entdeckt [58]. Insbesondere bei Frauen, die jünger als 35 Jahre alt sind, ist die Sensitivität schlechter, bei einer gleichzeitig höheren Rate an falsch-positiven Diagnosen.

Deshalb ist dieses Verfahren – ohne weitere Zusatzdiagnostik – höchst **umstritten**. Auch die große Zahl der aufgrund des Testergebnisses durchgeführten Amniozentesen mit dem Risiko einer Fehlgeburt hat dazu beigetragen. Von Seiten der Fachgesellschaften werden stattdessen neuere zweistufige Tests wie das integrierte Screening empfohlen.

9.2.4 Ersttrimester-Screening

Definition

Das **Ersttrimester-Screening** ist ein kombiniertes Screeningverfahren, welches das Alter der Mutter, die Dicke der Nackentransparenz und die beiden biochemischen Marker freies β-HCG und PAPP-A umfasst. Diese Werte werden zur Berechnung des relativen Risikos in ein Computerprogramm eingegeben, z. B. in das der Internationalen Fetal Medicine Foundation in London (FMF), das auf der Grundlage von Messungen an über 100 000 Feten erstellt wurde.

Das Ergebnis ist eine **Risikoeinschätzung für Trisomie 13, 18 und 21**. Bei einem bestimmten Grenzwert – abhängig vom jeweiligen Anbieter des Programms – wird zu invasiver Diagnostik geraten. Die FMF Deutschland folgt bei dem Cut-off-Wert einem **Ampelschema** mit 3 Bereichen:

- **rot** 1: 150 und geringer = Empfehlung einer invasiven Diagnostik
- **gelb** 1: 500 und geringer = Empfehlung weiterführender Sonografie und neuer Entscheidung
- **grün** > 1: 500 = keine Empfehlung zu invasiver Diagnostik

Die Erkennungsrate des Ersttrimester-Tests wird mit 90 % angegeben, die falsch positive Rate mit 5 % [50]. Die Sensitivität des Tests wird als hoch, die Spezifität als mittel eingestuft [55].

Bezüglich der Problematik der Ergebnisse gilt dasselbe wie bei den anderen Screeningverfahren. Ein weiteres Problem ist, dass die Entdeckungsrate auch vom **Alter der Frau** abhängt. Mit zunehmendem Alter der Frau wird diese Rate höher. Da jedoch in der Gruppe der jüngeren Frauen häufig ein erhöhter Wert bei einem gesunden Feten errechnet wird, wird eine große Zahl von Eltern unnötig verunsichert. Bei älteren Frauen wiederum ist das statistische Risiko aufgrund des Alters von vornherein sehr hoch und so wird auch trotz einer Reduzierung durch die Untersuchungen immer seltener ein unauffälliger Wert unter 1: 400 oder unter 1: 300 errechnet.

Neben der unterschiedlichen Treffsicherheit hängen die Ergebnisse auch davon ab, bei welchem Anbieter die jeweiligen Ärzte zertifiziert sind und welches Programm sie für die Berechnung nutzen.

9.2.5 Integriertes Screening

Blutwerte und Ultraschalluntersuchungen zur frühzeitigen Erkennung von Kindern mit einer Trisomie können in ganz unterschiedlicher Weise kombiniert werden – als einzelne Untersuchungen, die aufeinanderfolgen, oder als kombinierte Ermittlung von Werten aus dem ersten und zweiten Trimenon. Die höchste Treffsicherheit erzielte bisher das integrierte Screening als Verfahren zur Risikopräzisierung. Es verbindet zwei Werte aus biochemischen Tests mit dem Wert aus der Nackentransparenzmessung.

Definition

Das **Integrierte Screening** besteht aus **zwei Phasen**.

- In der 11. SSW wird zusätzlich zum Nackentransparenz-Screening das Enzym PAPP-A untersucht, das zu diesem Zeitpunkt die höchste Aussagekraft hat.
- Die zweite Untersuchung erfolgt in der 14. –18. SSW. Dabei werden HCG, AFP, freies Östriol und Inhibin A untersucht (Quadruple-Test).

Aus allen Werten zusammen wird nach der zweiten Untersuchung ein Gesamtrisiko für eine Trisomie 21 errechnet.

Die Spezifität dieses Tests wird mit 97 % angegeben, die Sensitivität mit 85–88 %. Das heißt, von 100 Kindern mit Down-Syndrom werden 97 Kinder erkannt, während der Test 12–15 Kinder fälschlicherweise als von Trisomie 21 betroffen bezeichnet [55]. Auch wenn dieser Test eine **hohe Treffsicherheit** hat, so ist das Risiko infolge der Abklärung falsch positiver Ergebnisse auch hier wie bei allen anderen Screenings erhöht.

9.2.6 Noninvasive pränatale Tests (NIPT)

Während der Schwangerschaft befinden sich kindliche Zellen im mütterlichen Blut. Diese zu isolieren und auf ihr Erbgut hin zu untersuchen, war seit Langem eine Zielrichtung der pränataldiagnostischen Forschung.

Definition

Die neuen **nichtinvasiven pränatalen Tests** (NIPT) können ab der 10. SSW genetische Eigenschaften des Kindes über das Blut der Mutter diagnostizieren, indem sie sogenannte zellfreie DNA untersuchen, die aus der fetoplazentaren Einheit in den mütterlichen Kreislauf gelangt ist.

Da sich die Plazenta im trophoblastischen Bereich ständig erneuert, gehen in diesem Prozess ständig Zellen zugrunde, die wieder ersetzt werden. **Bruchstücke dieser Trophoblasten** gelangen als „Zellabfall" ins mütterliche Blut und werden vom mütterlichen Kreislauf abgebaut. Die NIPT sequenzieren diese Zellen und ordnen sie den einzelnen Chromosomen zu. Auf dieser Basis können dann Aussagen über die Chromosomen und weitere Eigenschaften der DNA gemacht werden. Das Ergebnis liegt nach etwa 10 Tagen vor. NIPT sind seit 2012 auch in Deutschland auf dem Markt.

! Es ist absehbar, dass die Verfügbarkeit der NIPT zu einem Paradigmenwechsel in der Pränataldiagnostik führen wird.

Die Schwelle, einen Bluttest in Anspruch zu nehmen, der mit sehr hoher Sicherheit und ohne das Risiko einer Fehlgeburt Aussagen über die genetischen Eigenschaften des Kindes machen kann, wird viel geringer sein als bei einer invasiven Diagnostik. Derzeit werden NIPT wie der Praenatest® angeboten, die Trisomien erfassen. Es ist aber schon jetzt möglich, mittels dieser Tests das gesamte Genom pränatal zu entschlüsseln. Derzeit sinken die Preise der Tests stetig, einige private Krankenkassen bieten bereits die Kostenübernahme an.

Auch die **ärztlichen Empfehlungen** zum Einsatz der Tests verändern sich. Nachdem es zu Anfang hieß, dass der Test nur für Frauen aus einer Risikogruppe und nach einem auffälligen Ersttrimester-Test angeboten werden soll, verändern sich die Empfehlungen mit der Argumentation, dass NIPTs früher und sicherere Aussagen machen als der ETS und es daher überlegt werden müsse, ob man allen Frauen den Test anbieten bzw. sie darüber informieren solle.

Die **Zuverlässigkeit** der NIPT ist **sehr hoch**. Die Sensitivität wird mit 99,1 und die Spezifität mit höher als 99 angegeben.

9.2.7 Zur Problematik von Screeningverfahren in der Schwangerschaft

Die Bewertung der Screeningverfahren im Kontext der vorgeburtlichen Diagnostik hat mehrere Dimensionen. Zum einen ist festzustellen, dass sie die **allgemeinen Anforderungen an ein Screening** nur unzureichend erfüllen. Ob die Schwere der gesuchten Krankheit – in diesem Fall das Down-Syndrom – ein Screening rechtfertigt, ist eher eine gesellschaftliche und ethische als eine medizinische Frage [40]. Das Down-Syndrom ist nicht therapierbar, zur Disposition steht die Schwangerschaft.

Dass das Screening auf Down-Syndrom ein **bevölkerungspolitisches Instrument** ist, zeigen Erfahrungen aus anderen Ländern wie Dänemark, wo das Angebot eines kostenloses Screening (Messung der Nackentransparenz und Bluttest) für alle Schwangeren bei hoher Akzeptanz zu einer Verringerung der invasiven Diagnostik und einem beeindruckenden Absinken der Geburt von Kindern mit Down-Syndrom führte [23].

Ein zentrales Thema im Kontext von Screeningverfahren ist die **Kommunikation eines Risikos**. Risikowerte sind abstrakt, ihre Aussagekraft für die einzelne Person ist gering (▶ **Tab. 9.1**). Gleichzeitig sind Risikoziffern keine neutralen Werte und daher in hohem Maße für subjektiv unterschiedliche Interpretationen und Einschätzungen

▶ **Tab. 9.1** Screeningmethoden auf Trisomie 21 (Quelle: Kurmann 2003).

Zahlenbeispiel bezogen auf 12 000 Schwangere				
		relativ	**absolut bei 12 000 Schwangeren**	
Häufigkeit der Trisomie 21 (geborene Kinder)		1 : 600	20	
Amniozenteserate methodenunabhängig		ca. 5 %	600	
Abortrate nach AZT (Amniozentese)		0,5–1 %	3–6	
falsch positiv unauffälliger Chromosomenbefund nach auffälligem Screening-Befund, methodenunabhängig		ca. 5 %		
Methode (Indikation zur AZT)	**Trisomie 21 absolut**	**Entdeckungsrate in % bzw. absoluten Zahlen**	**zu erwartende Aborte**	**falsch positiv**
Amniozentese Altersindikation (alle ab 35 Jahren)	20	30 % 6	3–5	594
Triple-Test Cut-off: > 1 : 385	20	50–60 % 10–12	3–6	588–590
NT-Screening Cut-off: > 1 : 300	20	80 % 16	3–6	584
Ersttrimestertest (NT-Screening + PAPP-A + freies hCG)	20	89 % 19	3–6	582
Cut-off Grenzbefund zur Empfehlung einer weiteren Abklärung durch AZT				
Entdeckungsrate für Trisomie 21, wenn alle Schwangeren mit positivem Screening-Befund eine Amniozentese machen lassen				

► **Tab. 9.2** Risiko für ein Kind mit Down-Syndrom (1 / Zahl aus Tabelle).

Alter der Mutter (Jahre)	Schwangerschaftsalter (Wochen)			
	12	**16**	**20**	**40**
20	1068	1200	1295	1527
25	946	1062	1147	1352
30	626	703	759	895
31	543	610	658	776
32	461	518	559	659
33	383	430	464	547
34	312	350	378	446
35	249	280	302	356
36	196	220	238	280
37	152	171	185	218
38	117	131	142	167
39	89	100	108	128
40	68	76	82	97
41	51	57	62	73
42	38	43	46	55

anfällig. So können sich aus den Ergebnissen völlig unterschiedliche Implikationen ergeben. Tatsache ist jedoch, dass die Ergebnisse der Risikoeinschätzung und die Kommunikation der Zahlen emotional für die Entscheidung hochbedeutend sind (► **Tab. 9.2** und ► **Tab. 9.3**). Risikowerte werden in Abhängigkeit von der **subjektiven Bewertung** eingeschätzt und diese ist entscheidend durch Angst bestimmt [54]. Bei einem auffälligen Screeningergebnis entscheidet sich der überwiegende Teil der Frauen für eine invasive Diagnostik.

Problematisch ist weiterhin, dass Screening-Verfahren im Kontext der Schwangerenvorsorge (wie Triple-Test, Ersttrimester-Test, FisH-Test und weitere Ultraschalluntersuchungen) als **IGe-Leistungen** angeboten werden – eine Tatsache, die die Neutralität der Information des behandelnden Arztes infrage stellt. Informationsblätter aus Arztpraxen verschleiern diese Problematik, indem sie die Screenings als „schützende Vorsorge" anbieten.

Das frühe Screening hat erhebliche **psychosoziale Nebenwirkungen**, denn eine große Anzahl von Frauen wird durch falsch positive Ergebnisse verunsichert. Aber auch falsch negative Ergebnisse haben weitreichende Auswirkungen auf die Psyche von Eltern, die entgegen ihrer Erwartung ein krankes oder behindertes Kind bekommen.

Beim feindiagnostischen Ultraschall um die 20. SSW kann die **Diagnose einer schweren Fehlbildung** für die Eltern aber auch hilfreich sein. Frauen, die sich daraufhin entschlossen haben, ihr Kind auszutragen, berichten auch, dass es für sie trotz allem hilfreich war, sich auf das Kommende einstellen und vorbereiten zu können.

9.2.8 Aufklärung zum Screening und zu invasiver pränataler Diagnostik

Jedes Screening erfordert eine sehr sorgfältige Aufklärung. In seinen Anforderungen an eine „Gute Praxis Gesundheitsinformation" nennt das **Deutsche Netzwerk Evidenzbasierte Medizin** folgende Aspekte:

- verständliche Darlegung der Evidenzgrundlage der getroffenen Aussagen
- ein realistisches Bild über das Wissen und die Grenzen des Wissens

► **Tab. 9.3** Altersabhängigkeit des Risikos für ein Down-Syndrom bei Lebendgeborenen sowie die Wahrscheinlichkeit, kein Down-Risiko-Kind zu bekommen. (Daten: Hook et al. 1983).

Alter der Mutter bei Geburt	Risiko einer Trisomie 21	Wahrscheinlichkeit, kein Kind mit Trisomie 21 zu haben
15–19	1 : 1250	99,992 %
20–24	1 : 1400	99,9287 %
25–29	1 : 1100	99,91 %
30	1 : 900	99,9 %
31	1 : 900	99,889 %
32	1 : 750	99,867 %
33	1 : 625	99,84 %
34	1 : 500	99,8 %
35	1 : 350	99,715 %
36	1 : 275	99,646 %
37	1 : 225	99,566 %
38	1 : 175	99,429 %
39	1 : 140	99,286 %
40	1 : 100	99 %
41	1 : 85	98,824 %
42	1 : 65	98,462 %
43	1 : 50	98 %
44	1 : 14	92,857 %

- zuverlässige Vergleiche für die individuelle Nutzen-Schaden-Abwägung sowie ein Vergleich von Durchführung und Nichtdurchführung
- eine zahlenmäßige Darstellung von Wahrscheinlichkeiten, wenn sichere Daten vorliegen, um eine realistische Einschätzung von potenziellem Nutzen und Schaden zu kommunizieren
- die Entscheidungen der Nutzer sollten nicht in eine bestimmte Richtung gelenkt werden

In Bezug auf die Pränatale Diagnostik gelten in Deutschland die Richtlinien der Bundesärztekammer, die Leitlinie der Deutschen Gesellschaft für Gynäkologie und Geburtshilfe (DGGG) sowie, je nach Untersuchung, auch die Regelungen des GenDG.

Laut **Leitlinien der DGGG** soll die Aufklärung:

- auf die Möglichkeiten und Grenzen des Ultraschallscreenings ausdrücklich hinweisen
- grundsätzlich kurz gefasst und dokumentiert werden
- das Recht der Schwangeren auf Nichtwissen unberührt lassen
- auf die möglichen Folgen, die sich aus einem Verzicht auf eine gezielte Ultraschalldiagnostik ergeben, hinweisen
- auf die Basisrisiken für Fehlbildungen und Erkrankungen des Kindes hinweisen.

Darüber hinaus erhalten alle Frauen das Merkblatt zu den Ultraschalluntersuchungen [30].

Für ungezielte Pränataldiagnostik sehen die **Richtlinien der Bundesärztekammer** [10] eine aufklärende Beratung vor, deren Umfang nicht spezifiziert ist. Für eine **gezielte Pränataldiagnostik** ist eine wesentlich umfassendere Beratung vorgesehen. Sie umfasst:

- Anlass, Ziel und Risiko der Untersuchung
- Grenzen der pränataldiagnostischen Möglichkeiten und pränatal nicht erfassten Störungen
- Möglichkeiten bei einem pathologischen Befund
- Sicherheit des Untersuchungsergebnisses

- Art und Schwere möglicher oder vermuteter Störungen
- Möglichkeiten des Vorgehens bei einem pathologischen Befund
- psychologisches und ethisches Konfliktpotenzial beim Vorliegen eines pathologischen Befundes
- Alternativen zur Nichtinanspruchnahme der invasiven pränatalen Diagnostik

Diese Aspekte sollten auch bei jeder nichtinvasiven pränatalen Diagnostik einbezogen werden.

9.3 Invasive Pränatale Diagnostik

Bei den invasiven Verfahren wird direkt plazentares oder fetales Material untersucht. Mithilfe des gewonnenen Materials können eine Analyse der Chromosomen sowie – je nach Verfahren – eine weitere Diagnostik von Fehlbildungen und Stoffwechselerkrankungen durchgeführt werden. Alle Verfahrungen sind mit einem – unterschiedlich hohen – Fehlgeburtsrisiko behaftet.

! Bei allen invasiven Verfahren muss Frauen mit negativem Rhesusfaktor prophylaktisch Anti-D-Immunglobulin gegeben werden.

Wenn der Test ergeben hat, dass eine chromosomale Abweichung oder eine schwere Behinderung oder Erkrankung vorliegt, gibt es in den allermeisten Fällen **keine Therapie**. Die Eltern stehen vielmehr vor der Entscheidung, ob sie die Schwangerschaft fortführen wollen.

Aufgrund der rasanten Entwicklung der nichtinvasiven Tests nimmt die invasive Diagnostik kontinuierlich ab. Dennoch wird es diese Untersuchungen weiterhin geben, z. B. um eine nichtinvasive Diagnostik abzusichern oder wenn in der späteren Schwangerschaft Hinweise auf eine Fehlbildung oder Erkrankung des Kindes gefunden werden und man mehr wissen möchte.

! Vor jeder invasiven Diagnostik müssen die Eltern gemäß dem GenDG über Nutzen, Risiken und Konsequenzen beraten werden.

9.3.1 Chorionzottenbiopsie

Definition

Bei der **Chorionzottenbiopsie** wird – in der Regel zwischen der 10. und 12. SSW – unter Ultraschallsicht entweder transvaginal oder transabdominal eine Probe des Chorionzottengewebes entnommen.

Untersucht werden Trophoblastzellen und Stromazellen. Das sind Zellen mit einer hohen spontanen Zellteilungsaktivität, die eine **Chromosomenpräparation innerhalb von 24 Stunden** ermöglichen. Mit der Choriozottenbiopsie (▶ **Abb. 9.1**) können Chromosomenveränderungen und nach gezielter DNA-Analyse auch genetisch verursachte Krankheiten wie Muskel- und Stoffwechselerkrankungen diagnostiziert werden. Da der AFP-Wert zu diesem Zeitpunkt nicht bestimmt werden kann, können Neuralrohrdefekte nicht diagnostiziert werden.

Aus der entnommenen Probe werden zwei genetische Tests durchgeführt. Eine **Kurzzeitkultur** aus den Trophoblastzellen bringt schon nach einem Tag ein Ergebnis. Das Ergebnis der **Lang-**

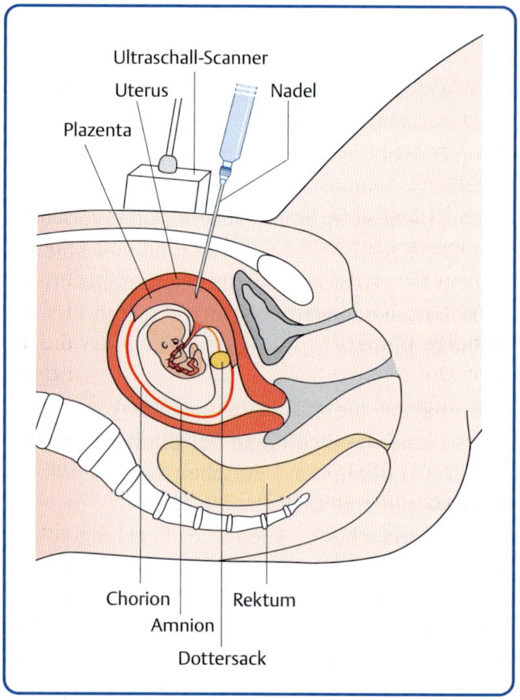

▶ **Abb. 9.1** Transabdominale Chorionzottenbiopsie bei Vorderwandplazenta.

zeitkultur aus den Stromazellen liegt nach etwa 10 Tagen vor. Da es sich bei beiden Zellarten nicht direkt um kindliche Zellen handelt, findet sich eine **höhere Rate an Fehldiagnosen** als bei der Amniozentese.

In der Regel stimmen die Ergebnisse aus beiden Tests überein. Wenn dies nicht der Fall ist, spricht man von einem **Mosaikbefund**. Das bedeutet: Neben Zellen mit einem normalen Chromosomensatz finden sich auch solche mit einer Chromosomenveränderung. Solche Befunde müssen durch weitere Untersuchungen – meist ist wird das eine Amniozentese sein – abgeklärt werden.

Über Schweregrad und Ausprägung der jeweiligen Erkrankungen/Fehlbildungen können die erhobenen Befunde aus der Untersuchung allein nur äußerst begrenzte Aussagen machen.

Technisch ist die Chorionzottenbiopsie bereits ab der 7. SSW möglich. Sie darf jedoch nicht vor der 10. Woche durchgeführt werden, da ein erhöhtes Risiko für Extremitätendefekte nicht auszuschließen ist [50]. In den Tagen nach dem Eingriff sollten sich die Frauen körperlich schonen. Es kann zu Blutungen kommen.

Risiken

Die Angaben über das Risiko einer **Fehlgeburt** nach der Chorionzottenbiopsie sind sehr unterschiedlich. Verschiedene Metaanalysen kommen zu einer spontanen Fehlgeburtsrate von 2–3 % [55]. Allerdings ist hier auch die natürliche Fehlgeburtenrate zu diesem Zeitpunkt von 2,5–4 % mit einzubeziehen. Entscheidend ist auch die ärztliche Erfahrung.

Weitere Nachteile der Methode sind die **aufwendige Untersuchung** des Materials und die höhere Quote an notwendigen **Folgeuntersuchungen** aufgrund unklarer Diagnostik (unbrauchbares Material, schlechtes Zellwachstum oder Mosaikbefunde). In diesen Fällen ist der Zeitvorteil der frühen Diagnostik aufgehoben.

Bisher war die Chorionzottenbiopsie die einzige Untersuchung, die eine Chromosomenanalyse innerhalb des 1. Trimenons erlaubte und damit auch einen Schwangerschaftsabbruch in diesem Zeitraum ermöglichte. Aufgrund ihrer höheren eingriffsbedingten Fehlgeburtsrate im **Vergleich mit der Amniozentese** wurde und wird sie in geringerem Maße in Anspruch genommen als diese.

Laut Enkin et al. [18] zeigen direkte Vergleiche der Chorionzottenbiopsie im ersten Trimenon mit der Amniozentese im zweiten Trimenon, dass Komplikationen bei beiden Verfahren selten sind. Bei der Chorionzottenbiopsie ist jedoch signifikant häufiger eine Wiederholungsuntersuchung erforderlich und es treten **häufiger Blutungen** sowie **falsch positive Diagnosen** auf. Auch Totgeburten und Todesfälle bei Neugeborenen waren bei Frauen nach einer Chorionzottenbiopsie häufiger. Sie konnten ihre Schwangerschaft auch seltener bis zum Termin austragen oder ein Kind mit normalem Geburtsgewicht zur Welt bringen. Die Möglichkeit, dass es durch die Punktion zu Fehlbildungen des Gesichts oder der Extremitäten kommt, konnte nicht bewiesen werden.

9.3.2 Amniozentese

Definition

Bei der meist in der 16. – 18. SSW durchgeführten **Amniozentese** (► **Abb. 9.2**) wird unter Ultraschallkontrolle eine Hohlnadel durch die Bauchdecke in die Fruchthöhle eingeführt und es werden etwa 10–20 ml Fruchtwasser entnommen.

Die darin enthaltenen fetalen Zellen (abgelöste Haut- und Schleimhautzellen) werden kultiviert. Nach dem Eingriff sollten die Frauen sich einige Tage schonen. Es empfiehlt sich, die Temperatur

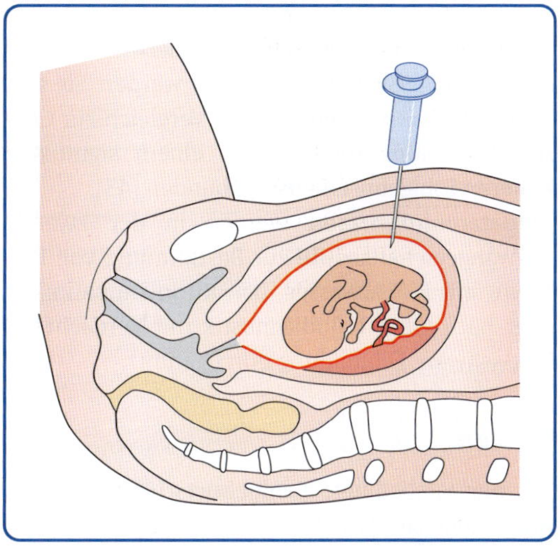

► **Abb. 9.2** Amniozentese bei Hinterwandplazenta.

Praxis

zu kontrollieren, um eine mögliche Infektion früh zu erkennen.

Je nach Diagnostikverfahren liegt das Ergebnis **nach 1 – 3 Wochen** vor. Schnelltests wie der FisH-Test geben bereits **nach 1–2 Tagen** Auskunft über chromosomale Abweichungen. Sie können die Langzeitkultur jedoch nicht ersetzen. Der Befund gibt Auskunft über chromosomale Abweichungen und über Neuralrohrdefekte, die über den Alpha-Fetoprotein-Wert (AFP) im Fruchtwasser ermittelt werden. Bei einer speziellen familiären oder persönlichen Vorbelastung sind weitere biochemische Enzymanalysen oder eine gezielte DNA-Analyse möglich, die Aufschluss über verschiedene Erbkrankheiten wie genetisch mitbedingte Muskel- und Stoffwechselerkrankungen, z. B. Mukoviszidose, geben. Die **Diagnosesicherheit** der Amniozentese wird mit 99,4–99,9 % angegeben [50].

! Die Amniozentese ist die am häufigsten eingesetzte invasive Pränataldiagnostik. Ebenso wie bei der Chorionzottenbiopsie ist die Zahl der Untersuchungen seit der Etablierung der frühen Screenings aber stetig gesunken.

Eine **Frühamniozentese** ist bereits in der 13. – 15. SSW möglich, allerdings ist der Eingriff aufgrund der geringen Fruchtwassermenge schwieriger und riskanter. Da nur wenig Fruchtwasser zu dieser Zeit entnommen werden kann, ist der Erfolg der Kultur erschwert. Die frühe Amniozentese ab dem 2. Trimenon wird in speziellen Zentren ab dem Beginn der 13. SSW durchgeführt. Grundsätzlich können Amniozentesen noch früher – bereits in der 10. – 12. SSW – durchgeführt werden. Sie sind zu diesem frühen Zeitpunkt im Vergleich zur Chorionzottenbiopsie jedoch mit einem signifikant höheren Fehlgeburtsrisiko verbunden [43].

Spätamniozentesen werden in der zweiten Schwangerschaftshälfte zur Bestimmung von Bilirubin im Fruchtwasser bei Rh-Inkompatibilität oder nach einer Frühdiagnostik mit Verdacht auf eine schwere Fehlbildung durchgeführt.

Risiken

Das eingriffsbedingte **Fehlgeburtsrisiko** bei einer Amniozentese wird zwischen 0,5 und 1 % angegeben. Auch die ärztliche Erfahrung spielt dabei eine Rolle. Die einzige randomisierte Studie aus Dänemark zeigte im Amniozentesekollektiv eine signifikant höhere Spontanrate von 1,7 % im Vergleich zu 0,7 % bei der Kontrollgruppe [56].

Ein **Abgang von Fruchtwasser**, der in den meisten Fällen spontan sistiert, wird in 1–2 % der Fälle beobachtet [45]. Etwa 8 % der Frauen geben nach dem Eingriff Unterbauchbeschwerden an und in 0,2–1,7 % treten vaginale **Blutungen** auf [22]. Sehr selten kann eine Infektion auftreten.

Bei der Amniozentese müssen die Frauen **lange auf das endgültige Ergebnis warten**. Diese Zeit der Unsicherheit wird von vielen als äußerst belastend empfunden. In diesen Wochen werden oft die ersten Kindsbewegungen wahrgenommen – gleichzeitig beginnen manche Paare erst jetzt, sich Gedanken über mögliche Konsequenzen zu machen. Für viele Frauen ist es schwer, sich in dieser Situation, in der ihre Schwangerschaft noch zur Disposition steht, emotional richtig einzulassen [51]. Oft wird die Schwangerschaft in zwei Phasen erlebt: die Zeit vor und die Zeit nach der Amniozentese.

Ebenso wie bei der Chorionzottenbiopsie gibt auch das Ergebnis der Amniozentese keine Auskunft über **den Schweregrad und die Ausprägung der erhobenen Befunde.** Über selten vorkommende Abweichungen und ihre Auswirkungen werden keine Aussagen gemacht. Bei auffälligen Befunden gibt es in den meisten Fällen keine Therapie, sondern es steht die Entscheidung über einen späten Abbruch an, der zu diesem Zeitpunkt eine eingeleitete Geburt ist.

9.3.3 FisH-Schnelltest

Um die lange Zeit bis zum Ergebnis der Zellkultivierung zu verkürzen, wurde die Fluoreszenz-in-situ-Hybridisierung, der sogenannte FisH-Test, entwickelt.

Definition

Beim **FisH-Schnelltest** werden die Zellen aus dem Fruchtwasser nach der Amnioskopie nicht in einer Kultur angezüchtet, sondern es werden im Zellkern mithilfe spezieller Sonden bestimmte ausgewählte Chromosomen: 13, 18, 21, X und Y, markiert, die am häufigsten in abweichender Zahl vorliegen. Die markierten Chromosomen werden dann mikroskopisch gezählt.

Dieses vorläufige Ergebnis liegt **innerhalb eines Tages** vor. Da dieser Test Störungen der übrigen Chromosomen sowie strukturelle Chromosomenabweichungen nicht erfasst, kann er die konventionelle Analyse nicht ersetzen. Deshalb wird stets zusätzlich aus derselben Fruchtwasserprobe eine **konventionelle Chromosomendiagnostik** durchgeführt, deren Ergebnis in 2–3 Wochen vorliegt. Bei einem Mosaikbefund bleibt das Ergebnis unklar. In diesem Fall muss die Untersuchung wiederholt werden.

9.3.4 Cordozentese

Definition

Bei der **Cordozentese**, auch Fetalblut- oder Nabelschnurpunktion genannt, wird mit einer dünnen Nadel unter sonografischer Sicht durch die mütterliche Bauchwand hindurch 3–5 ml Blut aus einem Nabelschnurgefäß punktiert. Die Untersuchung kann ab der 14. – 18. SSW vorgenommen werden.

Die Nabelschnurpunktion (▶ **Abb. 9.3**) wird oft eingesetzt, um einen **unklaren Befund nach Amniozentese oder Chorionzottenbiopsie** abzuklären oder um einen späten, aufgrund des Ultraschalls entstandenen Verdacht auf chromosomale Fehlbildungen abzuklären. Außerdem wird sie diagnostisch eingesetzt beim Verdacht auf Blutgruppenunverträglichkeit (Bestimmung des Hb), bei Infektionen des Feten (z. B. Röteln oder Toxoplasmose), zur Untersuchung seltener Erbkrankheiten (gezielte DNA-Analyse) sowie Stoffwechsel-, Blut- und Muskelkrankheiten, wenn in der fortgeschrittenen Schwangerschaft eine schnelle Chromosomenanalyse gewünscht wird. Der kindliche Chromosomensatz liegt nach drei Tagen vor.

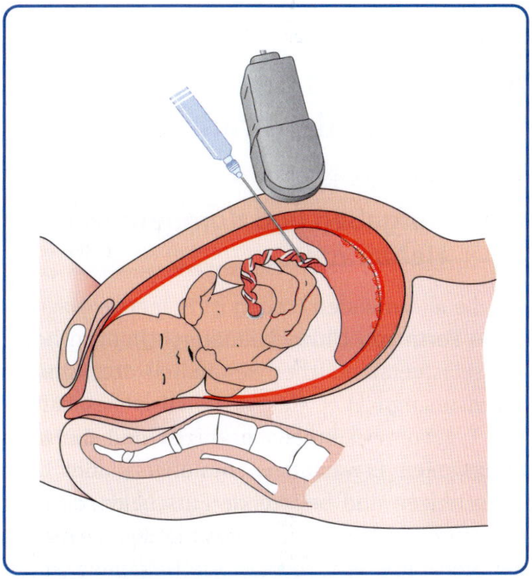

▶ **Abb. 9.3** Cordozentese.

Das Fehlgeburtsrisiko wird mit 1–2 % angegeben.

Darüber hinaus hat die Nabelschnurpunktion **therapeutische Funktion**, z. B. bei einem Blutaustausch bei Rhesusunverträglichkeit oder bei einem pränatalen chirurgischen Eingriff.

9.3.5 Präimplantationsdiagnostik

Definition

Die **Präimplantationsdiagnostik** (PID) ist eine besondere Form der genetischen pränatalen Diagnostik, die extrakorporal nach einer In-vitro-Fertilisation vor dem Embryonentransfer stattfindet. Hierfür werden den 8- bis10-zelligen Embryonen zu einem sehr frühen Zeitpunkt einzelne Zellen entnommen und untersucht.

Bei einem unauffälligen Befund werden die Embryonen in den Uterus transferiert oder für den späteren Transfer eingefroren. Bei einem pathologischen Befund wird der Embryo „verworfen".

Die Präimplantationsdiagnostik ist seit 1990 verfügbar und **ethisch höchst umstritten**. In Deutschland war sie bis 2011 verboten, weil sie als nicht vereinbar mit dem geltenden Embryonenschutzgesetz angesehen wurde. 2010 erklärte der Bundesgerichtshof die PID in Ausnahmefällen für zulässig. 2011 wurde das Embryonenschutzgesetz entsprechend geändert. Seitdem ist die PID **in engen Grenzen ausnahmsweise zulässig**. Diese Ausnahmen liegen vor bei Eltern, für deren Nachkommen ein hohes Risiko einer schwerwiegenden Erbkrankheit besteht oder wenn eine schwerwiegende Schädigung des Embryos mit hoher Wahrscheinlichkeit zu einer Tot- oder Fehlgeburt führen wird. Die Eltern müssen vor einer PID aufgeklärt und beraten werden und eine interdisziplinäre Ethikkommission muss dem Verfahren zustimmen. Der Gesetzgeber bestimmt außerdem über die Anzahl und die Voraussetzung der Zentren, in denen die PID durchgeführt werden darf, über Einrichtung, Verfahren und Zusammensetzung der entscheidenden Ethikkommissionen, über die Dokumentation und Meldung der PID [11].

Führende **Pränataldiagnostiker** befürworten die PID, um Eltern, die aufgrund ihrer genetischen Disposition geringe Chancen auf ein erblich gesundes Kind haben, den späten Schwangerschaftsabbruch nach Pränataldiagnostik zu ersparen. Oft wird in der ethischen Diskussion um die PID die Verwerfung des Embryos im 8-Zellenstadium dem – unter medizinischer Indikation – zeitlich unbegrenzten Schwangerschaftsabbruch nach Pränataldiagnostik und dem Trauma des späten Abbruchs gegenübergestellt.

! Kritiker befürchten jedoch einen ethischen Dammbruch durch die Einführung der PID, die die Vision vom „Kind nach Maß" zunehmend realer erscheinen lässt.

Tatsächlich hat sich das **Indikationsspektrum** schnell erweitert. Das Verfahren, das ursprünglich vor allem für erblich schwer vorbelastete Paare vorgeschlagen wurde, wird in anderen Ländern inzwischen auch für spät im Leben auftretende Krankheiten, behandelbare Stoffwechselstörungen oder als Embryonenscreening nach erfolgloser IVF eingesetzt [21] [59].

Als **Überschreitung einer weiteren ethischen Grenze** verschärft sich durch die PID nicht nur die Problematik der Selektion, da hier – ebenso wie auch bei den NIPT der Zukunft – nicht nur eine negative, sondern auch eine positive Selektion ermöglicht wird. Mit der Legitimierung der PID werden weitergehende Begehrlichkeiten der biomedizinischen Forschung wie die Entwicklung embryonaler Stammzellen kaum abzuwehren sein [59]. Die PID kann daher nicht isoliert betrachtet werden; sie sei, so die Bioethikexpertin Regine Kollek, vielmehr Teil einer Entwicklung, die auf weitergehende Kontrolle der Fortpflanzung und eine „Entmoralisierung von menschlichen Embryonen" abziele, um sie „... als Ressource für die Wissenschaft und Medizin und für weitergehende Manipulation verfügbar zu machen" [59].

Kollek [59] weist auf die enge Verknüpfung zwischen der Einführung der PID und dem Interesse an der **Embryonenforschung** hin. Daran würden auch weltweit eingesetzte Ethikkommissionen nichts ändern, da die Erzeugung überzähliger Embryonen längst stattfindet und institutionell etabliert ist. Ethisch-moralische Grenzüberschreitungen sind bereits Normalität. Das hat, so Kollek, in vielen Fällen nicht mehr viel mit den Interessen der Frauen und Paare zu tun, von denen die überzähligen Eizellen und Embryonen stammen. Es gehe bei dieser Technologie nicht nur um Hilfe, sondern um Erkenntnisfortschritt und **Entwicklung neuer therapeutischer Perspektiven für unbeteiligte Dritte**: Der „wichtigste Rohstoff des Jahrhunderts" solle für biomedizinische Forschung verfügbar gemacht werden. Wissenschaftlicher Fortschritt werde mit gesellschaftlichem Fortschritt gleichgesetzt, ohne die gravierenden Folgen und die Verantwortung dafür nur annähernd zu bedenken.

Die **Entwicklung der Pränatalen Diagnostik** geht dahin, immer frühere und detailgenauere nichtinvasive Verfahren wie die NIPT zu entwickeln mit dem Ziel, jede Schwangere einem Screening-Verfahren zuzuführen und den Zeitpunkt eines möglichen Schwangerschaftsabbruchs ins erste Trimenon zu legen und Fehlgeburten nach invasiver Diagnostik zu vermeiden.

9.4 Beratung und Begleitung im Kontext der Pränatalen Diagnostik

9.4.1 Aufgaben und Kompetenzen der Hebamme

Für **die allermeisten Frauen** ist Pränatale Diagnostik in Form von Ultraschalluntersuchungen heute ein selbstverständlicher Bestandteil der Schwangerenvorsorge [12], der sie intensiv beschäftigt. Die Ergebnisse können beruhigen und die hoffnungsvollen Erwartungen bestätigen, aber auch beunruhigen und belastende Entscheidungen mit sich bringen. All das fließt auch in den Dialog mit der Hebamme ein. So wird die Hebamme in der Schwangerenbegleitung immer wieder um Rat gefragt – sei es bei der Entscheidung zu bestimmten Untersuchungen, nach vorgeburtlichen Diagnosen mit unklaren Ergebnissen oder nach dem Erhalt eines schwerwiegenden Befundes.

Auch wenn die Beratung zur Pränataldiagnostik derzeit nicht in der Hebammengebührenordnung vorgesehen ist, sieht auch der Deutsche Hebammenverband hier eine Verpflichtung, die im Hebammenstandpunkt Schwangerenvorsorge formuliert ist. Danach gehört Pränatale Diagnostik aus Hebammensicht nicht zur Schwangerenvorsorge.

! Die Hebamme ist jedoch verpflichtet – insbesondere, wenn sie die alleinige professionelle Begleitende ist – die Frau über die Möglichkeiten und Folgen der vorgeburtlichen Diagnostik zu informieren.

Des Weiteren soll die Hebamme mit unabhängigen Beratungsstellen kooperieren und die Frauen bei Bedarf dorthin weiterleiten [8].

Aufgrund ihrer Sichtweise der Schwangerschaft als physiologischen Prozess, ihres ganzheitlichen Betreuungsansatzes und der damit einhergehenden Nähe zu den Frauen ergeben sich neben diesen grundlegenden Aufgaben auch **ethische Verpflichtungen für die Hebamme** bei der Begleitung vor, während und nach der Pränataldiagnostik. Die Schwangerschaft als gesunden Prozess und die Frauen in ihren Kompetenzen zu stärken, bedeutet hier, die Eltern bei tiefgreifenden Fragen, Unsicherheiten und ethischen Überlegungen nicht alleine zu lassen. Insofern können Beratung und Begleitung im Kontext vorgeburtlicher Diagnostik als eine **originäre Aufgabe der Hebamme** begriffen werden.

Die zentrale Aufgabe der Hebamme ist es, der Frau die **Grundlagen für eine informierte und für sie persönlich richtige Entscheidung** zu geben. Dies geschieht durch:

- Aufklärung und Information über die Methoden, Risiken und Konsequenzen der Pränataldiagnostik – soweit dies gewünscht wird
- Vermittlung von guter (evidenzbasierter Information) zu Pränataldiagnostik und IGe-Leistungen – wenn dies gewünscht wird
- Information über das Recht auf Nichtwissen
- Information über den Rechtsanspruch auf psychosoziale Beratung nach dem Schwangerschaftskonfliktgesetz und weitere Begleitung durch die Beratungsstelle
- Ansprechen der ethischen Dimension der Pränataldiagnostik und ihrer Bedeutung für die Eltern

Spezifische Kompetenzen und Chancen der Hebammenbegleitung in diesem Kontext sind:

- der hebammenspezifische Ansatz, die Schwangerschaft als physiologische Lebensphase zu bestärken [49]
- der Blick auf die Kompetenzen der Frau, ihren eigenen Weg zu finden
- das Einbeziehen der pränatalen Mutter-Kind-Beziehung als eine Quelle der Kraft
- der Blick auf die Fragen und Konflikte um die vorgeburtliche Diagnostik im Kontext der Vorgeschichte der Schwangerschaft und der Biografie der Frau
- das frühe Gespräch über Pränataldiagnostik mit dem Ziel, der Frau die Chance einer Wahl zu ermöglichen, sie damit nachhaltig für die weitere Schwangerschaft zu stärken und zumindest teilweise vor belastenden Ängsten und Irritationen zu schützen [1]

9.4.2 Voraussetzungen und Grenzen der Hebammenarbeit

Voraussetzungen für diese Aufgaben sind bei der Hebamme:

- Fachwissen über die Untersuchungsmethoden, ihre Aussagekraft und die damit verbundenen Risiken sowie die Bereitschaft, dies zu aktualisieren
- die Bereitschaft, sich mit einem Thema zu beschäftigen, bei dem es nicht nur um Evidenzen, sondern auch um Werte, Konflikte und eine ethisch basierte Entscheidungsfindung geht
- die Auseinandersetzung und Reflexion der eigenen Einstellung zu Behinderung und Krankheit
- eine wertschätzende Haltung gegenüber den Haltungen der Eltern
- Beratungskompetenz und im besten Fall Kompetenzen in psychosozialer und Konfliktberatung
- Klarheit in Bezug auf die eigenen Kompetenzen und ihre Grenzen
- Vernetzung mit anderen ExpertInnen aus Gynäkologie, Pränataldiagnostik, Humangenetik, Pä-

diatrie, Psychosozialer Beratung, Selbsthilfegruppen, Institutionen der Frühförderung und Trauerbegleitung

Im Unterschied zu anderen Beratungsanlässen in der Hebammenarbeit, bei denen die Hebamme einen guten Rat geben kann, gibt es einen solchen nicht bei ethischen Fragen im Kontext von Pränataldiagnostik. Diese Auseinandersetzung, bei der es um die **Werte und Haltungen der Beteiligten** geht – in einer die Eltern zutiefst berührenden Frage – ist auch eine Herausforderung für die Beratende.

! Die zentrale Aufgabe ist es hier, die Eltern in ihrer Auseinandersetzung zu begleiten und einen Raum zu öffnen, in dem ihre Fragen, Sorgen, Ängste und ihre Werte einen Platz haben.

Es bedeutet, Fragen zu stellen, ohne dass es (einfache) Antworten gibt, und die Ambivalenzen und Brüche mit den Eltern gemeinsam auszuhalten [21].

Wie weitgehend eine Hebamme hier berät, wird davon abhängen, wie sensibilisiert sie für die Fragen und Auseinandersetzung der Eltern ist und wie kompetent sie sich fühlt. Grundsätzlich sollten Hebammen damit rechnen, dass sie Ansprechpartnerinnen bei Sorgen, Ängsten und Konflikten im Kontext von Pränataldiagnostik sind und jeweils entscheiden, ob sie selbst weiter beraten oder die Frau an eine psychosoziale Beratung weitervermitteln, die in jeder größeren Stadt bei den Schwangerenberatungsstellen angeboten wird. Die Frauen nicht alleine lassen und empathisch zu sein für ihre Auseinandersetzungen bedeutet beispielsweise auch, die Patienteninformationen zu kennen, die den Frauen ausgehändigt werden, z. B. das Informationsblatt zum Ersttrimester-Screening (FMF Deutschland) oder das Merkblatt aus den Mutterschaftsrichtlinien zum Ultraschallscreening und unabhängiges Informationsmaterial, z. B. von der BZgA, in der Praxis vorrätg zu halten.

Die Auseinandersetzung mit der eigenen Haltung ist ein ständiger Prozess, der sich stetig weiterentwickelt. Sehr hilfreich dabei ist der **kollegiale Austausch** – in der Supervision oder Intervision mit Kolleginnen oder in einem interdisziplinären Qualitätszirkel zur Pränatalen Diagnostik [13].

9.4.3 Psychosoziale Beratung

Eine psychosoziale Beratung der Frau/des Elternpaares erfordert **Beratungskompetenzen**, die über entsprechende Fortbildungen erworben werden können. Wenn diese Basis nicht oder nur unzureichend da ist – z. B. im Falle eines schwerwiegenden Konflikts – sollte die Hebamme die Schwangere/das Paar an eine unabhängige Beratungseinrichtung weitervermitteln.

Chance und Aufgabe dieser Beratung liegen im Wesentlichen darin, dass sie einen **sozialen Raum der Klärung und Orientierung** bietet. Da die Auseinandersetzungen um die Pränatale Diagnostik den gesamten Kontext der „Umbruchskrise Schwangerschaft“ und die Beziehung der Partner betrifft, sollte ausreichend Zeit eingeplant und bei Bedarf weitere Termine angeboten werden.

Weil die Entscheidungen beide Eltern betreffen, sollte der **Partner** möglichst dabei sein. Einstellungen und Emotionen zur Pränataldiagnostik können unterschiedlich sein und auch das kann Krisen auslösen oder verstärken. Umgekehrt stärkt die gemeinsame Entscheidung die Frau und fördert eine gesunde Schwangerschaft.

Beziehung und Vertrautheit sind konstitutive Elemente des Beratungsprozesses. Deshalb ist es wichtig, dass die Beraterin bereit ist, ihre **eigene Haltung und ihre Wahrnehmung offenzulegen**. Voraussetzungen hierfür sind die eigene Auseinandersetzung mit der ethischen Problematik der Pränatalen Diagnostik und eine intensive Auseinandersetzung mit Behinderung und den eigenen Ambivalenzen und Widerständen.

Professionalität ist eine unabdingbare Basis für eine gelungene Beratung. Sie bedeutet hier u. a. **Wertschätzung und Akzeptieren der Haltungen der Ratsuchenden**. Dabei kann die Balance zwischen den eigenen politischen Positionen und den Anliegen der Ratsuchenden eine Gratwanderung sein, besonders in Bezug auf das Thema Behinderung.

Die Beratung bezieht sich auf die **Lebenswelt der Frauen und werdenden Eltern**. Sie unterstützt die Ratsuchenden bei der Klärung, was die Inanspruchnahme oder Nichtinanspruchnahme der Techniken für sie bedeutet. Sie stellt Hilfsangebote zum Umgang mit eigenen Vorstellungen, Wünschen, Ängsten und Handlungsmöglichkeiten bereit und unterstützt bei der Auseinandersetzung mit ethisch problematischen Techniken und dem Finden der eigenen Position. Die Beratung geschieht freiwillig, ihre Qualität muss gesichert sein.

Die Beratung muss die **Ängste der werdenden Eltern** vor einem behinderten Kind und ihren Bedarf an Sicherheiten ebenso wie ihre konkreten Fragen im Kontext der Medizin beleuchten, um sie in ihren Bedeutungen zu entschlüsseln und Handlungsoptionen aufzuzeigen. Dabei bezieht sie sich immer auf die Kompetenzen der Ratsuchenden, um deren Ressourcen der Selbsthilfe und Verantwortung zu stärken. So kann die krisenhafte Situation auch eine Chance und Neuorientierung sein.

! Ein umfassendes Bild der aktuellen Lebenssituation der Ratsuchenden und des Auslösers der Krise/Inanspruchnahme des Beratungsangebots ist die Grundlage für die Arbeit der Beraterin.

Die Eingangsfrage „Wie geht es Ihnen im Moment?" hilft, eine Situation zu schaffen, in der die Ratsuchende zu sich selbst finden kann. Ebenso wichtig ist es, die Eltern nach ihren Wünschen in Bezug auf die Beratung zu befragen, das heißt, den **Beratungsauftrag zu klären**.

Im ersten Schritt, der **Information** als Grundlage für die Entscheidungskompetenz der Ratsuchenden, geht es darum, Sachkenntnisse zu vermitteln und Wissensdefizite zu beseitigen. Hierbei sollte genau darauf geachtet werden, wie viel Informationsbedarf tatsächlich bei den Eltern ist, da sonst die Gefahr besteht, dass durch eine Fixierung allein auf medizinische Fragen dahinterliegende Themen zu kurz kommen.

! Zu beachten ist außerdem, dass Wissensvermittlung niemals objektiv, sondern nur möglichst wertfrei geschehen kann.

Im Bewusstsein, dass es keine „neutrale" Aufklärung oder Beratung geben kann, ist es die Aufgabe der Beraterin, das Gespräch professionell und respektvoll zu führen. **Ziel der Aufklärung** ist es, dass die größeren Zusammenhänge, in denen die Entscheidung getroffen wird, verstanden werden, dass die Ratsuchenden einen Überblick über Handlungsmöglichkeiten und ein Bewusstsein über mögliche Konsequenzen bekommen. In diesem Rahmen geschieht die Auseinandersetzung mit den Wirkungen und Folgen der unterschiedlichen Optionen. Aufklärung beinhaltet immer eine sachliche (kognitive) und eine beziehungsorientierte (emotionale) Ebene. Hier werden die persönliche Ebene und die individuelle Lebensplanung und Werte – zumindest implizit – angesprochen.

! Im Zentrum des Beratungsprozesses stehen das Finden des Kernkonflikts – der zentralen Frage, die nicht unbedingt im Beratungsauftrag formuliert ist – und die Entwicklung von Lösungsalternativen bzw. Haltungen, die den eigenen Weg bestimmen.

Die **wichtigste Aufgabe der Beraterin** ist es hier, Hilfe bei der Strukturierung und Klärung des Themas zu geben, was durch Nachfragen und Spiegeln geschieht. Im Kontext einer Beratung vor Pränataldiagnostik ist der „Kernkonflikt" die Frage, wie die Eltern mit einem positiven Befund, einer festgestellten Behinderung oder Erkrankung ihres ungeborenen Kindes umgehen würden.

Oft wird im Beratungsverlauf deutlich, dass hinter den Fragen und Sorgen um die Pränatale Diagnostik **grundlegende, mit der Schwangerschaft verbundene Ängste** liegen, die sich auf eine ungewisse Zukunft beziehen [28]. Dieses bewusst werden zu lassen ist eine weitere zentrale Aufgabe der Beratung. Die Auseinandersetzung mit den dahinterliegenden Ängsten und das Bewusstmachen der eigenen äußeren und inneren Ressourcen ermöglichen oft eine klarere Auseinandersetzung mit den Fragen und Entscheidungen zur Pränatalen Diagnostik [21].

Um Lösungsmöglichkeiten zu erkennen und zu entwickeln, müssen „die individuelle Lebensplanung, das Wertesystem und die psychosoziale Situation der Beratungssuchenden analysiert und berücksichtigt werden" [37]. Beim **Abwägen der verschiedenen Handlungsmöglichkeiten** geht es vor allem um die emotionale Bedeutung der möglichen Lösungswege und die eigenen Ressourcen für die Konfliktbewältigung.

Da die Pränataldiagnostik als Technologie mit Ambivalenzen behaftet ist, geht es in der Beratung weniger darum, eine „Lösung" zu finden, als um die Chance, die eigenen Ambivalenzen bewusst zu machen. Das **Aussprechen von Ängsten, Befürchtungen und Differenzen** erzeugt eine große Offenheit zwischen den Partnern. Die Beratung bietet hier die Chance, dass Gefühle ausgedrückt und Dinge gesagt werden können, die zu zweit vielleicht zu schwierig zu besprechen sind.

Indem die Eltern für sich selbst die Unmöglichkeit der Entscheidung [28] begreifen und die damit verbundenen Emotionen aushalten können, wird es ihnen möglich, einen inneren Raum zu finden, in dem sie – meist in den Tagen nach der Beratung – Klarheit über den eigenen Weg gewinnen.

Da ungünstige Untersuchungsergebnisse weitere Entscheidungen nach sich ziehen, kann es sein, dass, je nach Entscheidung der Eltern, dieser Prozess erneut notwendig wird.

9.4.4 Beratung von Migrantinnen

Auch wenn allgemeine Aussagen der Vielfalt von Migrantinnen nicht gerecht werden, sind **migrationsspezifische Aspekte** auch im Kontext von Pränataler Diagnostik bedeutsam. Grundsätzlich werden die freiwilligen Angebote der Schwangerenvorsorge von Migrantinnen seltener in Anspruch genommen. Bei einem auffälligen Befund hat die psychosoziale Beratung aber eine besonders wichtige Bedeutung [14].

Oft ist die **sprachliche Verständigung** nicht ausreichend gegeben, es fehlt an Informationsmaterial in der Muttersprache und an DolmetscherInnen sowie an transkultureller Sensibilität in allen Berufsgruppen. So besteht die Gefahr, dass die Individualität der Eltern vor dem Hintergrund ihrer kulturellen Prägung nicht oder nicht ausreichend erfasst wird.

Informationen über **kulturspezifische Normen und Werte** können hilfreich sein, müssen aber immer individuell abgeklärt werden.

! In jeder Beratung und Anamnese von Migrantinnen sollten deshalb auch mögliche migrationsspezifische Problembereiche wie Tabuisierungen, Einstellung zur Schwangerschaft, Rolle der Partner, religiöse Überzeugungen und Wissen über das deutsche Gesundheitssystem individuell geklärt werden.

Die Einstellung zu Krankheit und Behinderung wird durch persönliche und kulturelle Werte geprägt. Das Fehlen familiärer Netzwerke kann bei allen Frauen eine Problematik verschärfen. In jedem Fall muss versucht werden, die Verständigung so gut wie möglich zu regeln, damit die Eltern eine Chance auf eine informierte Entscheidung haben – insbesondere bei auffälligen Befunden oder bei der Entscheidung über einen Abbruch der Schwangerschaft.

9.4.5 Interprofessionelle Zusammenarbeit

Zur Förderung der Gesundheit von Frauen und Familien ist eine **konstruktive Zusammenarbeit aller Professionen** im Kontext von Schwangerschaft, Geburt und Elternwerden unerlässlich. Im Kontext der Pränatalen Diagnostik gilt dies in besonderer Weise. Gerade hier ist jedoch die Kooperation der Berufsgruppen nicht selbstverständlich, sondern aufgrund unterschiedlicher Haltungen und Interessen und des ethischen Konfliktstoffes häufig schwierig oder gar nicht etabliert. Leidtragende sind die Frauen und Familien, die in extremen Krisen- und Konfliktsituationen nichts von Unterstützungs- und Hilfeangeboten erfahren oder durch unterschiedliche Informationen irritiert sind.

Regionale Vernetzung mit dem Ziel einer guten interprofessionellen Zusammenarbeit ist daher ein zentrales Anliegen der psychosozialen Beratung sowie des Gesetzgebers, der die Vermittlung der Beratung im Gendiagnostikgesetz festgelegt hat. Aus den unterschiedlichen Modellprojekten, die hierzu durchgeführt wurden, sind in verschiedenen Städten **interprofessionelle Qualitätszirkel** [13] entstanden, in denen die unterschiedlichen Berufsgruppen vernetzt zusammenarbeiten, sich regelmäßig treffen und Fallbesprechungen durchführen.

Hebammen, die Eltern im Kontext von Pränataldiagnostik beraten und begleiten, können über Beratungsstellen, Pränataldiagnostische Spezialpraxen, Kliniken und Gynäkologinnen ihre eigenen Netzwerke aufbauen oder an vorhandene anknüpfen.

9.4.6 Beratung vor Pränataler Diagnostik

Im Gespräch über die Inanspruchnahme von Pränataldiagnostik geht es um viel mehr als um einzelne Untersuchungen und deren Konsequenzen. Diese Überlegungen und Entscheidungen, bei denen es um ethisch konfliktbehaftete Fragen und persönliche Werte geht, werden vor dem Hintergrund der (reproduktiven) Biografie einer Frau – und der Geschichte eines Paares getroffen. Weil die Entscheidungen ganz grundlegend das Gefühl von Sicherheit oder Unsicherheit betreffen, spielt hier **der gesamte Lebenskontext** eine Rolle – das heißt, die spezifische biografische Situation, die Beziehung zum Partner, der größere familiäre Kontext und die zur Verfügung stehenden Netzwerke und Ressourcen. So kann eine unsichere berufliche Situation oder eine schwierige Partnerbeziehung Gefühle von Unsicherheit und Ängste steigern und die Auseinandersetzung mit der Pränataldiagnostik überlagern. Beratung hat hier die Chance, diese Ängste zu thematisieren, damit mehr Klarheit für die Überlegungen zur Pränataldiagnostik zu erzeugen und die äußeren und inneren Ressourcen anzusprechen.

Als Expertin für die physiologische Schwangerschaft und den Prozess des Elternwerdens ist die Hebamme hier prädestiniert, über das aktuelle Thema der vorgeburtlichen Untersuchungen hinaus mit den Eltern über die **Gestaltung ihrer Schwangerschaft** und im Weiteren auch über **die Geburt und das Leben mit ihrem Kind** zu sprechen. Die Beratung vor Pränataldiagnostik – zu einem sehr frühen Zeitpunkt der Schwangerschaft – hat die große Chance, die Frau zu ermächtigen, an dieser Stelle **entscheidende Weichen** zu stellen, für den weiteren Verlauf der Schwangerschaft und darüber hinaus. Wie viel Pränataldiagnostik will ich mit welcher Konsequenz?

> **!** **Das Gefühl, bei der Beantwortung dieser Frage ausreichend kompetent zu sein, stärkt die Frauen in ihrem Selbstbewusstsein und dem Gefühl, auch alle möglichen weiteren Entscheidungen, die auf sie zukommen, treffen zu können.**

Indem die Entscheidungen über Pränataldiagnostik im größeren Kontext der Schwangerschaft und der eigenen Biografie verortet werden, können die Frauen spüren, was sie jetzt brauchen, was sie stärkt und was sie sich für sich selbst und von ihrem beruflichen und familiären Umfeld wünschen. Gemeinsam mit dem Paar kann die Hebamme als Lotsin schauen, wie **Selbstsorge und Fürsorge** gelingen können. Vor diesem Hintergrund entsteht meist mehr Klarheit für die Entscheidungen über eine vorgeburtliche Diagnostik. Deren Möglichkeiten, Grenzen und Konsequenzen können dann realistischer eingeschätzt werden.

Die **Stärkung der Beziehung zum ungeborenen Kind** ist eine weitere Kraftquelle, die Hebammen in diesem Kontext gut ansprechen können und die der Dimension von Pränataler Diagnostik eine andere entgegenstellt, die die Frauen zu sich selbst zurückführt.

Je nach Informationsbedarf und Beratungsauftrag sind neben dem grundlegenden Gespräch über die Entscheidung zu den Untersuchungen **mögliche Fachthemen**:

- grundlegende Einstellungen der Eltern, auch unterschiedliche Einstellungen der Partner
- Rechte laut GenDG (z. B. Recht auf Nichtwissen, Recht auf umfassende Aufklärung)
- die unterschiedlichen Dimensionen von PND
- PND zur Überwachung der kindlichen Entwicklung und Planung der peri- und postnatalen Versorgung
- vorgeburtliche Diagnostik ist keine Garantie für ein gesundes Kind
- Basisultraschall und PND (z. B. anhand des Merkblattes besprechen, insbesondere den US in der 19. – 22. SSW.)
- die Aussagekraft der frühen Screenings sowie mögliche Konsequenzen
- Aussagekraft invasiver PND und mögliche Konsequenzen
- Risikokommunikation und ihre Wirkungen
- mögliche Konsequenzen genetischer Untersuchungen für andere Familienmitglieder
- Information über IGe-Leistungen (z. B. NIPT, ETS, Triple, Integriertes Screening, Toxoplasmose)
- das Gesunde als das Normale
- Einstellung zu möglichen Behinderungen und Erkrankungen
- Ist ein Schwangerschaftsabbruch vorstellbar?
- weitere Beratungs- und Unterstützungsmöglichkeiten (Beratungsstellen)

Praxistipp

Als Vorbereitung auf das **Gespräch mit Ärztin oder Arzt** sollten Hebammen die Frauen ermutigen, im Vorfeld der Untersuchungen alle Fragen für sich aufzuschreiben, so lange zu fragen, bis sie alles verstanden haben, und sich die Risiken immer in absoluten Zahlen erklären zu lassen.

▶ **Abb. 9.4** fasst die wichtigsten Informationen für Eltern zusammen.

9.4.7 Begleitung beim Umgang mit Verdachtsdiagnosen

Bei einer Verdachtsdiagnose aufgrund des Basisultraschalls, nach einer Nackentransparenzmessung oder einem Ersttrimester-Screening wird den Eltern in der Regel eine **weitere Abklärung** empfohlen. Das muss jedoch nicht automatisch sein und sollte sorgfältig abgewogen werden. Die zentrale Frage lautet: Wollen die Eltern mehr wissen und welche Konsequenzen hätte das für sie?

Manchmal haben sich Schwangere unter starkem Druck des Partners oder der ÄrztIn für die Pränataldiagnostik entschieden, der ärztliche Auftrag wurde nicht ausreichend geklärt und die Entscheidung war nicht autonom. Die Eltern sollten hier die Chance haben, ihre eigene Entscheidung zu treffen. Dafür brauchen sie **ausreichend Zeit** und das Wissen, dass sie mit jeder Entscheidung respektiert und weiter begleitet werden.

Wichtig ist auch die Aufklärung darüber, wann eine Diagnostik für das perinatologische Management Bedeutung hat und wann es um Wissen geht, das jetzt vielleicht keine Konsequenzen hätte. Einstellungen und Haltungen können sich ändern, wenn die Eltern vor einer Verdachtsdiagnose und Entscheidungsdruck stehen.

9.4.8 Begleitung bei einem pathologischen Befund

Frauen und Eltern, die mit der Diagnose einer fetalen Erkrankung oder Behinderung konfrontiert sind, befinden sich in einer **akuten Krisensituation** und in einem Ausnahmezustand. Der Schock der Diagnosemitteilung wird von vielen als eine traumatische Erfahrung erlebt. Die Eltern sind überflutet von einem Spektrum der Gefühle wie Trauer, Wut, Verzweiflung oder Depression. Sie können aber auch ganz erstarrt sein und teilnahmslos wirken. Auch kann eine gefühlsmäßige Distanzierung vom ungeborenen Kind auftreten. Hinzu kommt das Gefühl, innerhalb einer kurzen Zeit über Leben oder Tod ihres Kindes entscheiden zu müssen.

! In dieser akuten Belastungssituation brauchen die Eltern nicht nur fachlichen Beistand, sondern ein großes Maß an emotionaler Unterstützung.

Dringend zu empfehlen ist hier eine **psychosoziale Beratung und Begleitung**. Laut § 2a Schwangerenkonfliktgesetz ist der die Diagnose stellende Arzt verpflichtet, die Frau auf diese Möglichkeit hinzuweisen und den Kontakt zu einer Beratungsstelle herzustellen, wenn die Frau dies wünscht. Um überstürzten Entscheidungen für einen Abbruch der Schwangerschaft, der eine weitere Traumatisierung mit sich bringen kann, vorzubeugen, hat der Gesetzgeber außerdem eine **mindestens dreitägige Bedenkzeit zwischen Diagnosemitteilung und einem Schwangerschaftsabbruch** vorgeschrieben. Die Eltern sollten gerade in dieser dramatischen Lebenskrise die Möglichkeit haben, eine fundierte Entscheidung zu treffen.

Auch die begleitende Hebamme wird in dieser Situation von den Eltern angefragt und kann ihnen zusätzlich zur psychosozialen Beratung wertvolle Unterstützung geben. Neben dem Gespräch, in dem sie Raum gibt für die unterschiedlichsten Gefühle der Eltern, ist es insbesondere wichtig, ihnen jeden **Zeitdruck zu nehmen** und sie in ihren Ressourcen für eine Entscheidungsfindung zu stärken. Auch die Beziehung zum ungeborenen Kind kann von der Hebamme angesprochen und gestärkt werden.

Je nach der Diagnose kann die Hebamme auch **Kontakte zu Selbsthilfegruppen** oder zu anderen Eltern herstellen, wenn die Eltern dies wünschen. Manchen Eltern hilft es, sich in dieser Situation in Internetforen auszutauschen. Für andere ist das Gespräch mit einer SeelsorgerIn eine gute Stärkung.

Ebenso kann die Hebamme über die **Methoden und den Verlauf eines Schwangerschaftsabbruchs** in diesem Stadium informieren sowie über die Möglichkeiten der Unterstützung nach einem Schwangerschaftsabbruch.

Sehr wichtig ist es, in allen Fragen beide Eltern anzusprechen und den Partner mit seinen Gefühlen miteinzubeziehen.

Die Hebamme entscheidet, inwieweit sie die Eltern in dieser Situation begleiten kann. Sehr bewährt hat sich eine enge Zusammenarbeit und Absprache im Netzwerk mit allen anderen Professionen, die die Eltern begleiten.

Auch Eltern, deren Kind eine **infauste Prognose** hat, ist dringend zu empfehlen, sich viel Zeit mit der Entscheidung zu nehmen und das Weitertragen des Kindes als eine Alternative zum Abbruch der Schwangerschaft zu überlegen. Auch hier kann die Hebamme vielleicht aus ihrem eigenen Erfahrungsschatz berichten oder Kontakte zu anderen Eltern mit dieser Erfahrung herstellen.

9.4.9 Entscheidung über einen Schwangerschaftsabbruch

Wenn die Eltern sich für einen Abbruch der Schwangerschaft entschieden haben, brauchen sie besondere Unterstützung und Begleitung. Die begleitende Hebamme kann die Eltern durch **vorbereitende Gespräche** unterstützen. Hierzu gehören Informationen über den Schwangerschaftsabbruch, die Bedeutung des Abschieds vom Kind für die Verarbeitung und die psychische Gesundheit, die Vorbereitung auf die Trauerarbeit, die Möglichkeiten der Unterstützung durch Seelsorge und Trauerbegleitung sowie die Hebammenhilfe danach.

Wenn die Hebamme die Betreuung nach dem Schwangerschaftsabbruch nicht wahrnehmen kann, vermittelt sie der Frau eine erfahrene Kollegin.

9.4.10 Entscheidung für ein Kind mit infauster Prognose

Auch Frauen und Eltern, die sich entschieden haben, ihrem Kind mit einer infausten Prognose seine eigene Lebenszeit zu lassen, haben einen besonderen Bedarf an Begleitung und Stärkung. Sehr bewährt hat sich auch hier die Begleitung in einem Netzwerk von ÄrztInnen, Hebammen, Beratungsstellen und Kliniken. Die besondere Herausforderung – für die Frauen und die Begleitenden – besteht hier in der **großen Ungewissheit**. Die Dauer der Schwangerschaft, das Ausmaß der tatsächlichen Behinderung des Kindes und seine extrauterine Lebensdauer sind ungewiss, viele unterschiedliche Szenarien vorstellbar. Beim Aushalten dieser Situation kann es – neben guten Phasen der Schwangerschaft – immer zu Krisen kommen, in denen die Frauen eine stärkende Begleitung brauchen.

Die begleitende Hebamme hat hier vielfältige Möglichkeiten, die Frau zu stärken. Neben wichtigen Fachinformationen, der Unterstützung bei der Wahl des Geburtsortes und der Geburtsvorbereitung, der Vermittlung von Hebammen für eine eventuelle Hausgeburt oder einer Klinik, ist die **Stärkung der Beziehung zum Kind** eine wichtige Ressource. Daneben wünschen sich die Frauen, ihre Schwangerschaft mit allen Gefühlen intensiv zu erleben. Dazu gehört auch, das Schöne des Schwangerseins zu genießen.

Auch die **Vermittlung von Selbsthilfegruppen** (z. B. Leona e. V.) ist hilfreich. Dabei entscheiden die Frauen selbst, wie viel Kontakt für sie richtig ist, ob es ein persönliches Treffen oder Telefonate sind. Viele Frauen tauschen sich in Internetforen über ihre Erfahrungen aus.

Viele Mütter von Kindern mit infauster Prognose berichten sehr eindrucksvoll von ihrer Entscheidung und der Erfahrung, ihr Kind nach einer infausten Prognose auszutragen.

Praxistipp
Empfehlenswert ist der einfühlsame und ergreifende Film von Katja Baumgarten „Mein kleines Kind“.

9.4.11 Entscheidung für ein krankes oder behindertes Kind

Die Begleitung von Frauen und Eltern, die sich für ihr Kind mit einer Krankheit oder einer Behinderung entscheiden, ähnelt in vielen Aspekten der Situation von Eltern mit einer infausten Prognose ihres Kindes. Auch hier hat sich die **Begleitung im Netzwerk** bewährt.

Die Eltern müssen sich auf eine völlig neue Lebenssituation und eine andere Zukunft als erwartet einstellen. Ihr Kind wird möglicherweise einige Operationen oder dauerhaft Therapien benötigen,

Praxis

es braucht eine intensive, zeitaufwendige Zuwendung, vielleicht eine lebenslange Unterstützung. Das gesamte Familienleben wird sich einschneidend verändern. Gleichzeitig ist vieles völlig ungewiss und kaum vorstellbar.

Auch hier sind eine **psychosoziale Beratung** und längerfristige Begleitung hilfreich, die den Eltern viel Raum bietet, ihre Gefühle zu verarbeiten, sich mit ihren Ängsten auseinanderzusetzen und über die Veränderung ihrer Lebenssituation und die zur Verfügung stehenden Hilfsmöglichkeiten nachzudenken. Darüber hinaus sind Informationen über Entlastung, finanzielle Unterstützung und Selbsthilfegruppen wichtig.

! Die psychosoziale Beratung kann den Eltern helfen, schwere Belastungen und Überforderung frühzeitig zu erkennen und gemeinsam nach Lösungen zu suchen.

Daneben ist die begleitende Hebamme eine wichtig Ansprechpartnerin der Eltern. Neben Raum für das Gespräch sind **das Stärken des Gesunden und Normalen der Schwangerschaft**, der Beziehung zum Kind, das Angebot von Geburtsvorbereitung und das Vermitteln von Selbsthilfegruppen oder Elternkontakten wichtige Themen. Gerade Frauen mit belasteten Schwangerschaften profitieren von Körperarbeit und sollten dazu ermutigt werden.

9.4.12 Die nächste Schwangerschaft

Die Erfahrungen von Schwangerschaft und Geburt sind tief in den Körper der Frauen eingeschrieben. Unverarbeitete Erfahrungen oder Traumata können in der nächsten Schwangerschaft wieder akut werden, z. B. in Form von körperlichen oder psychischen Beschwerden. Dies sollte mit den Frauen besprochen werden. Es kann eine zusätzliche Motivation sein, sich Zeit zu lassen mit einer Entscheidung oder im Kontext eines Schwangerschaftsabbruchs eine sehr bewusste Entscheidung zu treffen und der Trauerarbeit Raum zu geben.

Umgekehrt sollte die Hebamme bei entsprechenden Ereignissen in der Anamnese aufmerksam sein, dies ansprechen und der Frau stets **die Möglichkeit anbieten, über ihre Erfahrungen zu sprechen**. Das kann in unterschiedlichen Phasen der Schwangerschaft immer wieder wichtig sein.

9.5 Wichtige Adressen

9.5.1 Beratungsstellen

Cara – Beratungsstelle zur vorgeburtlichen Diagnostik
Große Johannisstraße 110
28199 Bremen
Tel.: 0421/591 154
www.cara-beratungsstelle.de

PUA – Beratungsstelle des Diakonischen Werks in Württemberg
Heilbronner Straße 180
70191 Stuttgart
Tel.: 0711/1 656 341
www.diakonie-wuerttemberg.de

Adressen weiterer regionaler Beratungsstellen über diese beiden Träger

9.5.2 Gesundheitsinformationen

Beratungsstelle für Embryonaltoxikologie
Spandauer Damm 130
14050 Berlin
Tel.: 02 835/2628
www.embryotox.de

9.5.3 Selbsthilfe- und Kontaktgruppen

www.down-syndrom-netzwerk.de
Down-Syndrom Netzwerk

www.down-syndrom.org
Arbeitskreis Down-Syndrom

www.besondere-kinder.de
Internetseite mit regelmäßigem Newsletter

www.kindernetzwerk.de
Information, Daten, Adressen zu chronischen und seltenen Erkrankungen und Behinderungen

www.familienratgeber.de
Trägerübergreifende Informationsplattform über alle regionalen Angebote der Behindertenhilfe und -selbsthilfe

www.leona-ev.de
Selbsthilfeorganisation Leona e. V., Elternverein von Kindern mit Chromosomenstörungen

www.initiative-regenbogen.de
Verein Initiative Regenbogen
Gesprächsangebote für Frauen, die ihre Schwangerschaft nach medizinischer Indikation abgebrochen haben

9.5.4 Spezielle Information zur Pränataldiagnostik

www.netzwerk-praenataldiagnostik.de
Internetseiten des Netzwerks gegen Selektion durch Pränataldiagnostik, einer bundesweiten Verknüpfung von Verbänden und einzelnen Personen

c/o Bundesverband für Körper- und Mehrfachbehinderte e. V.
Brehmstr. 5–7
40239 Düsseldorf
Tel.: 0211/64 004
e-mail: arbeitsstellepnd@bvkm.de

www.praenataldiagnostik-info.de
Internetbroschüre des Arbeitskreises Pränataldiagnostik Münster; Broschüre mit regionalen Adressen

www.bzga.de
Bundeszentrale für gesundheitliche Aufklärung

www.dggg.de
Stellungnahme der DGGG zu Schwangerschaftsabbruch und Pränataldiagnostik vom Mai 2003

www.bundesaertzekammer.de
Richtlinien zur prädiktiven genetischen Diagnostik der Bundesärztekammer vom 12.03.03

www.diakonie.de
Stellungnahme des Diakonischen Werks zum Abschlussbericht der Enquete-Kommission „Recht und Ethik der modernen Medizin“

www.viktoria11.de
Internetseite von Katja Baumgarten mit Informationen zum Film: „Mein kleines Kind“

9.6 Literatur

[1] Anonym (2013). Pränataldiagnostik als Angebot: Gewissheit oder Gewissen. Deutsche Hebammen Zeitschrift 9/2014

[2] Beckermann MJ, Perl F (Hrsg.). Freund-Heilkunde und Geburts-Hilfe. Integration von Evidence-based medicine in eine frauenzentrierte Gynäkologie. Basel; 2004

[3] Bogh C. Viereinhalb Wochen. Die Geschichte von unserem kleinen Julius. München; 2012

[4] Braun A (2010). Neue Gesetze ausschöpfen: Schwangerschaftskonflikt- und Gendiagnostikgesetz/Teil 1. Deutsche Hebammen Zeitschrift; 1: 63–65

[5] Braun A (2010). Recht auf Nichtwissen. Schwangerschaftskonflikt- und Gendiagnostikgesetz/Teil 2. Deutsche Hebammen Zeitschrift; 2: 60–62

[6] Bricker L, Crowley P, Neilson J, O'Dowd T (2000). Antenatal care of low risk pregnancies: ultrasound. Clinical Evidence; 4: 781–792

[7] Brisch K-H (2007). Angst und Bewältigungsformen von Schwangeren und kindliche Entwicklung bei pränataler Ultraschall-Diagnostik. Praxis der Kinderpsychologie und Kinderpsychiatrie; 56: 795–808

[8] Bund Deutscher Hebammen. Hebammenstandpunkt Schwangerenvorsorge. Karlsruhe; 2003

[9] Bund Deutscher Hebammen. Standpunkte zu Pränataler Diagnostik. Karlsruhe; 2006

[10] Bundesärztekammer (1998). Richtlinien zur pränatalen Diagnostik von Krankheiten und Krankheitsdispositionen. Deutsches Ärzteblatt; 95 (50)

[11] Bundesministerium für Gesundheit (2013). Glossarbegriff Präimplantationsdiagnostik. Eintrag vom 06.08.2013 (online). www.bmg.bund.de/praevention/praeimplantationsdiagnostik.html

[12] Bundeszentrale für gesundheitliche Aufklärung (BZgA) (2006). Schwangerschaftserleben und Pränataldiagnostik. Repräsentative Umfrage zum Thema Pränataldiagnostik. Köln

[13] Bundeszentrale für gesundheitliche Aufklärung (BZgA) (2008). Interprofessionelle Qualitätszirkel in der Pränataldiagnostik. Köln

[14] Bundeszentrale für gesundheitliche Aufklärung (BZgA) (2010). Pränataldiagnostik. Ein Handbuch für Fachkräfte aus Medizin und Beratung. Köln

[15] Crespigny L de, Dredge R. Risikoschwangerschaft. Ein Wegweiser durch die pränatale Diagnostik. Heidelberg, Berlin, Oxford; 1993

[16] Davies MJ, Moore VM, Willson KJ, BSc, Van Essen P, Priest K, Scott H, Haan EA, Chan A. Reproductive Technologies and the Risk of Birth Defects. N Engl J Med; 2012 May 5

[17] Degener T (1998). Die Geburt eines behinderten Kindes als Schaden. Netzwerk gegen Selektion durch Pränataldiagnostik, Rundbrief 5, April 1998

[18] Enkin M, Keirse M, Renfrew M, Neilsaon A (2000). A Guide to Effective Care in Pregnancy & Childbirth. New York

[19] Ensel A (2006). Verantwortung im Kontext der Pränatalen Diagnostik. Die Hebamme 12/2006

[20] Ensel A (2007). Schwanger und Kundin? Verantwortung und Zumutung im Kontext der Pränatalen Diagnostik. BZgA-Forum Sexualaufklärung und Familienplanung. Pränataldiagnostik; 1: 47–51

[21] Ensel A (2009). An der Seite der Frau. Deutsche Hebammen Zeitschrift; 7: 23–25

[22] Crombach G, Eckardstein S v, Rohrborn G (1995). Stellenwert der invasiven Pränataldiagnostik im ersten Trimenon im Vergleich zur Standardamniozentese. Gynäkologe; 28 (5): 302–314

[23] Ekelund CK, Jörgensen, FS, Petersen OB, Sundberg K, Tabor A, Danish Fetal Medicine Reserach Group (2008). Impact of a new national screening polica for Down's syndrome in Denmark: population based cohort study [online]. www.bmj.com/content/337/bmj.a2547

[24] Fetal Medicine Foundation Deutschland (FMF-De). Patienteninformation der Fetal Medicine Foundation Deutschland: Informationsblatt zur Nicht-invasiven Ersttrimesterdiagnostik im Zeitraum von 11 + 1 und 14 + 0 Schwangerschaftswochen

[25] Fetal Medicine Foundation Deutschland (FMF-De). Informationsblatt zur Nicht-invasiven Ersttrimesterdiagnostik im Zeitraum von 11 + 1 bis 14 + 0 [online]. www.fmf-deutschland.info/pdf/aufklaerungsmaterialien/Informationsblatt_zur_Nicht-invasiven_Ersttrimesterdiagnostik.pdf

[26] Feldhaus-Plumin E. Versorgung und Beratung zu Pränataldiagnostik – Konsequenzen für die psychosoziale und interdisziplinäre Beratungsarbeit. Göttingen; 2004

[27] Feyerabend E (2012). Lukrative Sicherheitsversprechen: Schwangerenvorsorge als Marktpotenzial. Imago Hominis; 19 (4): 238–243

[28] Friedrich H, Henze K-H, Stemann-Acheampong S. Eine unmögliche Entscheidung. Pränataldiagnostik: Ihre psychosozialen Voraussetzungen und Folgen. Berlin; 1998

[29] Gemeinsamer Bundesausschuss (2013 a). Richtlinien des Bundesausschusses der Ärzte und Krankenkassen über die ärztliche Betreuung während der Schwangerschaft und nach der Entbindung („Mutterschafts-Richtlinien") [online]. www.g-ba.de/downloads/62-492-773/RL_Mutter-2013-07-18_2013-09-20.pdf

[30] Gemeinsamer Bundesausschuss (2013 b). Patienteninformation. Ich bin schwanger. Warum werden allen schwangeren Frauen drei Basis-Ultraschalluntersuchungen angeboten? [online]. www.g-ba.de/downloads/83-691-324/2013-07-01_Merkblatt_Ultraschall_Heft.pdf

[31] Hildebrandt S (2013). Diagnostik am intrauterinen Kind: Den Auftrag festlegen. Deutsche Hebammen Zeitschrift; 8/2013, 23–26

[32] IQWIG (Institut für Qualität und Wirtschaftlichkeit im Gesundheitswesen) (2011): Aufklärung, Einwilligung und ärztliche Beratung zum Ultraschallscreening in der Schwangerschaft [online]. www.iqwig.de/download/P08-01_vorlaeufiger-Berichtsplan_Aufklaerung_Ultraschallscreening_in_der_Schwangerschaft.pdf

[33] Jahn A, Razum O, Berle P (1999). Routine-Ultraschall in der deutschen Schwangerenvorsorge. Ist die Effektivität gesichert? Geburtshilfe und Frauenheilkunde; 59: 97–102

[34] Jahn A (2002). Ultraschall-Screening in der Schwangerschaft: Evidenz und Versorgungswirklichkeit. Deutsche Zeitschrift für ärztliche Fortbildung und Qualität im Gesundheitswesen; 96: 649–654

[35] Katz-Rothman B. Schwangerschaft auf Abruf. Vorgeburtliche Diagnostik und die Zukunft der Mutterschaft. Marburg; 1989

[36] Klemperer D, Lang B, Koch K, Bastian H, Brunsmann F, Burkhardt M et al. Gute Praxis Gesundheitsinformation [online]. www.ebm-netzwerk.de/pdf/publikationen/gpgi.pdf

[37] Kirchner S (2002). Beraten im Kontext von Pränataldiagnostik und Reproduktionsmedizin. Hebammeninfo 4/2002

[38] Kurmann M (Hrsg.) (2003). Informieren, Aufklären, Beraten. Dokumentation der Kursreihe „Beratung im Kontext von Pränataldiagnostik für die Fort- und Weiterbildung". Arbeitsstelle Pränataldiagnostik/Reproduktionsmedizin; Düsseldorf

[39] Leuzinger-Bohleber M, Engels, E-M, Tsiantis J, Eds. The Janus Face of Prenatal Diagnosis. London; 2008

[40] Mändle C, Opitz-Kreuter S (Hrsg.). Das Hebammenbuch. Lehrbuch der praktischen Geburtshilfe. Stuttgart; 2007

[41] Mansfield C, Hopfner S, Marceau TM (1999). Termination Rates after Prenatal Diagnosis of Down Syndrom, Spina Bifida, Anencephaly, and Turner and Klinefelder Syndroms: A Systematic Literature Review. Prenat Diagn; 19: 808–812

[42] NICE clinical guidelines: CG62 Antenatal care (2010). [online] www.nice-org.uk/guidance/cg62/chapter/1-guidance#screening-for-fetal-anomalies

[43] Nicolaidis K, de Lourdes BM, Patel F, Snijders R (1994). Comparison of chorionic villus sampling and amniocentesis for karyotypingat 10–13 weeks' gestation. Lancet; 344: 435–439

[44] Palomaki GE. et al. (2011). DNA sequenzing of maternal plasma to detect Down syndrome: An international clinical validation study. Genetics in Medicine; XX: 1–8

[45] Reese EA (1997). Early and midtrimester genetic amniocentesis. Obstet Gynecol; 3: 85–87

[46] Rost K. Neuausrichtung als zentraler Prozess nach pränataler Diagnose „Nichtlebensfähigkeit" des Kindes. In: Makowsyky K, Schücking B, Hrsg. Was sagen die Mütter? Qualitative und quantitative Forschung rund um Schwangerschaft, Geburt und Wochenbett. Weinheim und Basel; 2013

[47] Rummer A (2014). Die Neufassung der Mutterschaftsrichtlinien: Raum und Zeit für Entscheidungen. Deutsche Hebammen Zeitschrift; 1/2014, 50–53

[48] Samerski S. Die verrechnete Hoffnung. Von der selbstbestimmten Entscheidung durch genetische Beratung. Münster; 2002

[49] Schäfers R. Gesundheitsförderung durch Hebammen. Stuttgart; 2011

[50] Schneider H, Husslein P, Schneider K, Theo M. Die Geburtshilfe. Heidelberg; 2006

[51] Schindele E. Schwangerschaft. Zwischen guter Hoffnung und Angst vor dem Risiko. Hamburg; 1995

[52] Schücking B (1994). Schwangerschaft (k)eine Krankheit. Zeitschrift für Frauenforschung; 4

[53] Schumann C. Veränderungen in der gynäkologischen Praxis durch Pränataldiagnostik. BZgA Forum Sexualaufklärung und Familienplanung. Pränataldiagnostik. Heft 1–2007. Köln; 2007

[54] Seyler H (2002). Pränataldiagnostik – Screening-Untersuchungen im ersten Schwangerschaftsdrittel. Netzwerk gegen Selektion durch Pränataldiagnostik. Rundbrief 14, Nov. 2002

[55] Windeler J (Schlussgutachter): Untersuchung zur Früherkennunq für Schwangere. Nutzen und Risiken Stiftung Warentest: Berlin; 2007

[56] Tabor A, Madsen M, Obel EB, Philip J, Bang J, Norgaard-Petersen B (1986). Randomised controlled trial of genetic amniocentesis in 4606 low-risked women. Lancet i: 1287–1293

[57] Tegetthoff D. Bilder und Konzeptionen vom Ungeborenen. Zwischen Visualisierung und Imagination. Opladen und Farmington Hills MI; 2011

[58] Wald NJ, Rodeck C, Hackshaw AK, Walters J, Chitty L, Mackinson AM (2003). First and second trimester antenatal sreening for Down's syndrome: the results of the Serum, Urine and Ultrasound Screening Study (SURUSS). Health Technology Assessment 2003; Vol./: No11

[59] Kollek R. Innovation durch Grenzen: Ethische und soziale Leitlinien für die Forschung in Fortpflanzungsmedizin und Genetik. Reproduktionsmedizin und Gentechnik. Köln; 2002

[60] IQWIG (Institut für Qualität und Wirtschaftlichkeit im Gesundheitswesen) (2008). IQWIG-Berichte – Jahr: 2008 Nr. 31 Ultraschallscreening in der Schwangerschaft: Testgüte hinsichtlich der Entdeckungsrate fetaler Anomalien [online). www.iqwig.de/download/S 05-03_Abschlussbericht_Ultraschallscreening_in_der_Schwangerschaft.pdf

Informationen für Schwangere

Empfehlungen für Eltern zur vorgeburtlichen Diagnostik

Herzlichen Glückwunsch zu Ihrer Schwangerschaft!

Vor Ihnen liegt eine bewegende Zeit mit vielen Veränderungen. Freude und Erwartung, aber auch Unsicherheiten und Ängste gehören zum Schwangersein. Das ist ganz normal, denn schließlich verändert sich mit der Ankunft eines neuen Menschen in einer Familie das ganze Leben.

Die Frage **Wird mein Kind gesund sein?** beschäftigt alle werdenden Eltern. Jede Schwangere hat den Wunsch, ein gesundes Kind zu gebären, und dies auch von ihrer Hebamme, ihrer Ärztin oder ihrem Arzt bestätigt zu bekommen.

Vorgeburtliche Diagnostik umfasst eine Reihe von Methoden, die nach Störungen und Fehlbildungen beim Kind suchen. Sie kann einiges, aber lange nicht alles erkennen. Und nur in sehr seltenen Fällen ist eine Therapie oder eine Heilung möglich. Die Untersuchungsergebnisse können den werdenden Eltern Sicherheit geben und die Freude auf das Kind bestärken. Sie können aber auch verunsichern und Ängste auslösen und die Eltern vor konfliktreiche Fragen und Entscheidungen stellen. Deshalb ist es wichtig, dass Sie sich schon früh in der Schwangerschaft darüber klar werden, ob und welche Untersuchungen Sie durchführen lassen und auf welche Sie verzichten möchten.

Das Gesunde ist das Normale
Der überwiegende Teil aller Kinder wird gesund geboren. Die meisten Behinderungen sind nicht angeboren, sondern werden erst im Laufe des Lebens erworben. Nur ein kleiner Teil der Behinderungen, die von Anfang an da sind, ist vor der Geburt zu erkennen, ein sehr geringer Teil ist vorgeburtlich therapierbar. Über die schwersten Fehlbildungen entscheidet die Natur selbst durch eine Fehlgeburt.

Informiert entscheiden
Einige vorgeburtliche Untersuchungen können definitiv Auskunft über genetische Eigenschaften des Kindes geben. Andere Untersuchungen geben nur eine Wahrscheinlichkeit an. Weil es hier auch zu unklaren oder auch falsch positiven Diagnosen kommen kann, können die Eltern durch die Untersuchungen verunsichert und belastet sein. Umso wichtiger ist es, dass Sie eine informierte Entscheidung treffen.

►

► **Abb. 9.4** Empfehlungen für Eltern zur vorgeburtlichen Diagnostik, Teil 1.

Informationen für Schwangere

Das will auch der Gesetzgeber, der im Gendiagnostikgesetz die Aufklärung und Beratung über die Pränatale Diagnostik regelt. Vor einer Untersuchung müssen Sie umfassend über die Aussagekraft der Methode, ihre Risiken und mögliche Konsequenzen aufgeklärt werden. Eine vorgeburtliche Untersuchung darf **nicht ohne Ihre schriftliche Einwilligung** durchgeführt werden. Sie haben ein **Recht auf Wissen** ebenso wie ein **Recht auf Nichtwissen**. Das bedeutet auch, dass Sie jederzeit auf die Mitteilung des Befundes verzichten können.

Mit dieser Elterninformation erhalten Sie die wichtigsten Informationen über die Möglichkeiten, Grenzen, Risiken und Konsequenzen der vorgeburtlichen Diagnostik. Weitere Informationen erhalten Sie von Ihrer Hebamme, bei Arzt oder Ärztin, über eine humangenetische Beratung oder eine psychosoziale Beratung in einer Schwangerenberatungsstelle.

Welche Untersuchungen gibt es und worüber können sie Auskunft geben?
Man unterscheidet bei den vorgeburtlichen Untersuchungen zwischen nichtinvasiven und invasiven Untersuchungen. Zu **nichtinvasiven Untersuchungen** gehören Ultraschalluntersuchungen, unterschiedliche Verfahren zur Risikoeinschätzung, die Ultraschall- und Blutuntersuchungen kombinieren wie der Ersttrimester-Test oder der neue Bluttest, der nur das Blut der Mutter untersucht. Die **invasiven Verfahren** wie die Fruchtwasserpunktion (Amniozentese) oder die Entnahme von Zellen aus der frühen Plazenta (Chorionzottenbiopsie) dringen in den Körper der Mutter ein, um Zellen des Kindes oder der Plazenta zu untersuchen und eine genetische Diagnostik vorzunehmen. Diese Methoden sind mit einem Fehlgeburtsrisiko verbunden.

Alle Untersuchungen können nur begrenzte Aussagen machen, indem sie bestimmte Fehlbildungen oder Erkrankungen ausschließen oder Angaben über ein statistisches Risiko machen.

Deshalb ist vorgeburtliche Diagnostik keine Garantie für ein gesundes Kind.

Ultraschall: Schwangerenvorsorge und Pränatale Diagnostik
Mit dem **Ultraschall** können sowohl Aussagen über die Schwangerschaft (genaues Alter, Geburtstermin, Versorgung des Kindes, Mutterkuchen) als auch Aussagen über die äußere Gestalt und die Organe des Kindes gemacht werden. Die Genauigkeit der Angaben ist abhängig von der Erfahrung des Untersuchenden und der Qualität der Geräte.

►

► **Abb. 9.5** Empfehlungen für Eltern zur vorgeburtlichen Diagnostik, Teil 2.

Informationen für Schwangere

Für viele Eltern ist es sehr bewegend, ihr Kind per Ultraschall zu „sehen". Die Ultraschallbilder können die Beziehung zum Kind bestärken. Gleichzeitig ist der Ultraschall aber nicht nur „Babyfernsehen", sondern es geht dabei auch um die Suche nach Auffälligkeiten, deren Feststellung unter Umständen weitreichende Konsequenzen haben kann. Bestimmte Auffälligkeiten können Hinweise auf Fehlbildungen sein. In diesem Fall wird den Eltern meist eine weitere, invasive Diagnostik empfohlen, die allerdings immer auch mit dem Risiko einer Fehlgeburt verbunden ist. Deshalb muss vor Ultraschalluntersuchungen, die unter das Gendiagnostikgesetz fallen, eine ausführliche Aufklärung der Eltern erfolgen.

Für eine gesunde Schwangerschaft sind im Mutterpass drei sogenannte **Basis-Ultraschalluntersuchungen** um die 10., 20. und 30. Schwangerschaftswoche vorgesehen.

Bei der **ersten** Ultraschalluntersuchung in der 9. – 12. Woche geht es u. a. um die Bestimmung des Geburtstermins und die Messung der Nackenfalte.

Bei der **zweiten** Untersuchung in der 19. – 22. Woche werden Herz, Organe und Gliedmaßen des Kindes genau angeschaut und es wird nach Hinweisen auf Fehlbildungen gesucht. Bei dieser Untersuchung entscheiden Sie, wie viel Sie wissen wollen. Dabei haben Sie die Wahl zwischen dem Basis-Ultraschall oder dem sogenannten erweiterten Basis-Ultraschall. Beim Basis-Ultraschall werden Kopf, Bauch und die Gliedmaßen des Kindes gemessen und Plazenta und Fruchtwasser beurteilt, um zu schauen, ob sich das Kind zeitgerecht entwickelt. Beim erweiterten Basis-Ultraschall werden außerdem noch Herz, Organe, Gehirn und Hals, Rücken und Bauchwand angeschaut.

Bei der **dritten** Untersuchung geht es wieder um die Kontrolle des kindlichen Wachstums, die Funktion der Plazenta und die Fruchtwassermenge.

Doppler-Ultraschall

Mit dieser Untersuchung kann man den Blutfluss in der Gebärmutter und in den kindlichen Blutgefäßen messen, um zu schauen, wie gut das Kind versorgt wird. Diese Untersuchung wird empfohlen, wenn man den Verdacht hat, dass die Plazenta, z. B. bei einer mütterlichen Erkrankung oder Komplikation in der Schwangerschaft, nicht mehr ausreichend arbeitet.

►

► **Abb. 9.6** Empfehlungen für Eltern zur vorgeburtlichen Diagnostik, Teil 3.

Informationen für Schwangere

Untersuchungen zur Risikoeinschätzung

In Kombination mit dem Ultraschall gibt es eine Reihe von sogenannten **Screeningverfahren**. Das sind Untersuchungen, die nach Hinweisen auf bestimmte Fehlbildungen suchen. Hierbei sind bestimmte Daten aus der Ultraschalluntersuchung – zum Teil in Kombination mit weiteren Angaben (Alter der Mutter, genaue Schwangerschaftswoche und Werten aus dem mütterlichen Blut) – die Grundlage von Risikoberechnungen. Mithilfe von bestimmten Computerprogrammen werden daraus Angaben für bestimmte Risiken ermittelt. In erster Linie geht es dabei um das Risiko, ein Kind mit einer Trisomie 13, 18 oder 21 (Down-Syndrom) oder einer Spaltbildung zu bekommen. Diese Angaben sind **keine Diagnosen**! Bei einem beträchtlichen Teil handelt es sich um falsch positive Ergebnisse. Wenn ein bestimmter Wert überschritten wird, wird den Eltern eine weitere Diagnostik empfohlen. Die bekanntesten Screeningverfahren sind die Messung der Nackenfalte, der sogenannte Ersttrimester-Test und weitere Untersuchungen, die Blut- und Ultraschallwerte kombinieren sowie die neuen Bluttests.

Nackentransparenzmessung

Bei der Nackentransparenzmessung (10. – 14. Woche) wird mit dem Ultraschall die sogenannte Nackenfalte des Kindes gemessen. Es handelt sich dabei um eine Wasseransammlung im Bereich des Nackens, die nur in einem bestimmten Zeitraum der Schwangerschaft zu sehen ist. Bei einer Trisomie oder bei Fehlbildungen am Herzen oder an der Bauchwand ist dieser Wert häufig erhöht. Wenn eine erhöhte Nackentransparenz gemessen wird, werden meist weitere Untersuchungen empfohlen.

Blutuntersuchungen auf Eiweißstoffe

Bei diesen Untersuchungen werden zwei Eiweißstoffe im Blut der Mutter in der 11. – 14. Woche gemessen: das freie ß-HCG (Schwangerschaftshormon) und PAPP-A (schwangerschaftsassoziiertes Plazenta-Protein). Wenn diese Werte von der Norm abweichen, können sie auf eine Chromosomenstörung oder eine andere Fehlbildung hinweisen. Bei der anschließenden Risikoberechnung wird der Wert aus der Nackentransparenzmessung hinzugenommen.

Ein weiterer Bluttest kann in der 15. – 20. Woche vorgenommen und dann mit dem ersten Testergebnis kombiniert werden. Diese zweiphasige Untersuchung nennt man sequenzielles Screening. Je nachdem, wie viele Blutwerte hier ermittelt werden, spricht man vom Double-, Triple- oder Quadruple-Test. Durch die Berechnungen kann sich das altersspezifische statistische Risiko für ein Kind mit Down-Syndrom oder anderen seltenen Chromosomenabweichungen erhöhen oder verringern. Der kombinierte Test erzielt dabei genauere Werte. Das Ergebnis ist dennoch keine Diagnose.

►

► **Abb. 9.7** Empfehlungen für Eltern zur vorgeburtlichen Diagnostik, Teil 4.

Informationen für Schwangere

Ersttrimester-Test

Der Ersttrimester-Test (11. – 13. Woche) kombiniert die Werte der Nackentransparenzmessung mit zwei Werten aus dem Blut der Mutter: dem freien ß-HCG (Schwangerschaftshormon) und PAPP-A (schwangerschaftsassoziiertes Plazenta-Protein). Alle Werte werden in ein Computerprogramm gegeben, das daraus das persönliche Risiko für das Vorliegen einer Trisomie ermittelt. Ab einem bestimmten Grenzwert wird den Eltern eine Fruchtwasseruntersuchung zur weiteren Abklärung empfohlen. Problematisch ist hierbei, dass bei jüngeren Frauen sehr viel häufiger ein höheres Risiko ermittelt wird, während bei älteren Frauen das statistische Risiko als Ausgangswert bereits viel höher ist. Wie ein Risiko letztlich eingeschätzt wird, ist von der eigenen Entscheidung abhängig. Auch dieses Ergebnis der Screeninguntersuchungen ist keine Diagnose, sondern eine Risikoangabe. Im Verhältnis erhalten auch bei diesem Test viele Frauen ein falsch positives Ergebnis. Das Ersttrimester-Screening wird als sog. IGeL-Leistung angeboten. Das bedeutet, es muss privat bezahlt werden.

Die neuen Bluttests

Während der Schwangerschaft befinden sich kindliche Zellen im mütterlichen Blut. Seit 2012 werden nun auch in Deutschland Tests angeboten, die ab der 11. Woche über das Blut der Mutter eine Trisomie 13, 18 oder 21 (Down-Syndrom) mit einer relativ hohen Genauigkeit nachweisen können. Bis das Ergebnis da ist, dauert es 10 – 14 Tage. Ein auffälliges Ergebnis wird zurzeit immer mit einer Fruchtwasseruntersuchung abgesichert. Die Tests werden in Deutschland in bestimmten Praxen angeboten und müssen privat bezahlt werden.

Invasive Untersuchungen

Bei den invasiven Untersuchungen wie der Chorionzottenbiopsie oder der Amniozentese (Fruchtwasserpunktion) wird genetisches Material des Kindes untersucht. Damit können die Chromosomenzahl, das Geschlecht des Kindes, Blutgruppe, Rhesusfaktor sowie bestimmte erblich bedingte Erkrankungen ermittelt werden. Bei der Amniozentese können auch Werte ermittelt werden, die Aussagen über mögliche Neuralrohrdefekte (offener Rücken) und Muskel- oder Stoffwechselerkrankungen machen.

Invasive Diagnostik ist mit einem **Fehlgeburtsrisiko** verbunden. Auch Schmerzen, leichte Wehen und Blutungen sind möglich. Die lange Wartezeit bei der Amniozentese – es dauert etwa 14 Tage bis das abschließende Ergebnis da ist – kann belastend sein. Bei unklaren Befunden müssen die Untersuchungen wiederholt werden und die Wartezeit verlängert sich. Auch Befunde zu seltenen Chromosomenveränderungen, die in ihren Auswirkungen nicht bekannt sind, sind möglich. Sehr selten können auch bei den invasiven Untersuchungen Fehldiagnosen vorkommen.

▸

▸ **Abb. 9.8** Empfehlungen für Eltern zur vorgeburtlichen Diagnostik, Teil 5.

Informationen für Schwangere

Chorionzottenbiopsie
Bei der Chorionzottenbiopsie wird in der 11. – 13. Woche durch die Scheide oder durch die Bauchdecke unter Ultraschallsicht das Gewebe punktiert, aus dem sich später die Plazenta bildet. Mithilfe einer Zellprobe können die Anzahl und die grobe Struktur der Chromosomen und bestimmte erblich bedingte Krankheiten ermittelt werden. Das Ergebnis der Untersuchung liegt nach zwei bis sieben Tagen vor. Daneben wird eine Langzeitkultur zur Untersuchung der Zellen angelegt. Dieses Ergebnis kommt nach zwei bis drei Wochen. Das Risiko einer Fehlgeburt wird mit 0,5 – 2 % angegeben.

Amniozentese
Bei der Amniozentese werden in der 14. – 20. Schwangerschaftswoche unter Ultraschallkontrolle mit einer Hohlnadel durch die Bauchdecke etwa 10 – 15 ml Fruchtwasser entnommen. Die darin enthaltenen kindlichen Zellen werden kultiviert. Das Ergebnis umfasst neben den Aussagen, die man mit der Chorionzottenbiopsie ermitteln kann, auch Werte, die auf einen möglichen Neuralrohrdefekt (offener Rücken oder offene Bauchdecke) hinweisen. Bis das Ergebnis da ist, dauert es zwei Wochen. Ein Schnelltest, der sogenannte **FisH-Test,** kann schon nach einem Tag Ergebnisse zu den häufigsten Chromosomenabweichungen bringen. Diese werden aber immer durch die Langzeitkultur überprüft. Das Fehlgeburtsrisiko bei der Amniozentese wird mit 0,5 – 1 % angegeben.

Welche Konsequenzen können die Untersuchungen haben?
Vorgeburtliche Diagnostik kann nur bestimmte Fehlbildungen/Erkrankungen ausschließen oder auch diagnostizieren. Sie kann jedoch nichts oder nur sehr begrenzt etwas über den **Ausprägungsgrad** der jeweiligen Erkrankungen sagen und sie hat kaum Möglichkeiten, heilend einzugreifen. Auffälligkeiten im Ultraschall können zu Verunsicherungen führen, auch wenn sich die Verdachtsmomente nicht bestätigen. In diesem Fall werden weitere Untersuchungen und Kontrollen empfohlen und es können Entscheidungen über Untersuchungen anstehen, die mit größeren Risiken verbunden sind.

> Da die Qualität der Ultraschalldiagnostik entscheidend von der Erfahrung des Untersuchenden abhängt, sind Fehlinterpretationen möglich, die dann zu falschen „auffälligen“ Werten führen können. In diesem Fall werden Sie mit der Entscheidung über die weitere Diagnostik mit einem Fehlgeburtsrisiko konfrontiert. Ebenso gibt es falsch negative Aussagen (d. h. es liegt ein Befund vor, der nicht erkannt wurde). Sie können zu falscher Sicherheit („Wir bekommen ein gesundes Kind“) führen.

►

► **Abb. 9.9** Empfehlungen für Eltern zur vorgeburtlichen Diagnostik, Teil 6.

Informationen für Schwangere

Was kommt nach der Diagnostik?
Wenn eine schwerwiegende Fehlbildung oder Behinderung diagnostiziert wurde, gibt es in den meisten Fällen keine Möglichkeit der Therapie, sondern nur die Frage: „Bekomme ich mein Kind oder nicht?" Dieser Entscheidungsdruck löst eine große Krise aus – eine Situation, in der die Eltern dringend psychologische Begleitung und Stärkung brauchen. Ab dem zweiten Schwangerschaftsdrittel ist ein Schwangerschaftsabbruch eine eingeleitete Geburt, die körperlich und psychisch sehr belastend sein kann. Es ist wichtig, dass die Eltern in dieser Situation ausreichend Zeit und Unterstützung haben, um zu einer Entscheidung zu finden, die ihr gesamtes Leben betrifft.

Was wollen wir wissen?
Da die Ergebnisse der Pränataldiagnostik nicht nur beruhigen, sondern auch verunsichern und Krisen auslösen können, ist es wichtig, dass Sie sich – gemeinsam mit Ihrem Partner – vor einer vorgeburtlichen Untersuchung fragen, welche Gründe aus Ihrer Sicht für oder gegen bestimmte Untersuchungen sprechen. Was ist Ihnen als Eltern wichtig? In der Auseinandersetzung mit vorgeburtlichen Untersuchungen sind Sie vor eine Reihe von Fragen gestellt wie:

- Möchte ich eine vorgeburtliche Untersuchung und, wenn ja, welche?
- Welche Erwartungen habe ich dabei?
- Bin ich bereit, das Risiko einer Fehlgeburt einzugehen?
- Wie gehe ich damit um, wenn bei meinem Kind eine Normabweichung oder Fehlbildung festgestellt wird?
- Kann ich mir vorstellen, die Schwangerschaft abzubrechen?
- Welche Einstellung habe ich zu Behinderung?
- Will ich alles, was zu erfahren ist, wissen?

Eine bewusste Auseinandersetzung mit den Möglichkeiten, Grenzen und Risiken der Pränatalen Diagnostik hilft Ihnen, Klarheit zu gewinnen. So treffen Sie Vorsorge für sich selbst und entscheiden, was Ihnen für Ihre Schwangerschaft wichtig ist.

Was kann ich tun?
Sie haben ein **Recht auf Wissen** und genauso ein **Recht auf Nichtwissen**. Manche Frauen fühlen sich sicherer und ruhiger, wenn sie ein unauffälliges Ergebnis bekommen haben. Besonders Frauen, die vielleicht schon ein Kind verloren haben oder in deren Familie eine genetische Erkrankung vorliegt, können durch vorgeburtliche Untersuchungen beruhigt werden. Andere Frauen fühlen sich durch mögliche Entscheidungen, die auf sie zukommen können, belastet. Dazu kann die Angst vor einer Fehlgeburt kommen.

Wenn für Sie klar ist, dass Sie Ihr Kind bedingungslos annehmen wollen, oder wenn Sie wissen, dass ein später Schwangerschaftsabbruch für Sie nicht infrage kommt, sollten Sie Ihr Recht auf Nichtwissen, das im Gendiagnostikgesetz ausdrücklich festgelegt ist, in Anspruch nehmen. Auch dies ist eine verantwortliche Entscheidung.

▸

▸ **Abb. 9.10** Empfehlungen für Eltern zur vorgeburtlichen Diagnostik, Teil 7.

Informationen für Schwangere

Lassen Sie sich Zeit, sich ausführlich zu informieren, holen Sie sich Unterstützung und Beratung, bevor Sie bestimmte Untersuchungen in Anspruch nehmen.

Es ist sinnvoll, dass Sie zusammen mit Ihrem Partner überlegen und entscheiden, denn eine gemeinsam getragene Entscheidung stärkt Sie und unterstützt das Wohlbefinden in der Schwangerschaft. Weil beide Partner manchmal unterschiedliche Gefühle und Einstellungen haben, kann ein gemeinsam in Anspruch genommenes Beratungsgespräch hilfreich sein.

Müssen wir die Untersuchungen selbst bezahlen?
Die drei Ultraschallscreenings gehören zur ärztlichen Schwangerenvorsorge und werden von der Krankenkasse bezahlt. Weitere Untersuchungen sind kostenlos, wenn sie auf ärztliche Anordnung durchgeführt werden (z. B. die Nackenfaltenmessung beim Spezialisten eine Ultraschall-Feindiagnostik oder die Amniozentese). Andere vorgeburtliche Untersuchungen müssen privat bezahlt werden, z. B. weitere Ultraschalluntersuchungen (wird von Ärztinnen und Ärzten unterschiedlich gehandhabt), der Ersttrimester-Test, kombinierte Screenings, der Bluttest oder der Schnelltest nach Amniozentese (FisH-Test).

Hilfreiche Beratung
Wenn Sie weitere Fragen haben oder sich bereits in schwierigen Entscheidungen oder Konfliktsituationen befinden, ist es hilfreich, eine spezielle Beratung in einer Schwangerenberatungsstelle in Anspruch zu nehmen. Ihre Hebamme wird Ihnen Adressen vermitteln oder Kontakte herstellen. Diese Beratung ist für Sie kostenlos.

Guter Hoffnung sein
Vorgeburtliche Diagnostik entwickelt sich ständig weiter. Immer früher und detaillierter können Diagnosen gestellt werden. Dennoch sind die Aussagen begrenzt und in den wenigsten Fällen bieten sie Möglichkeiten einer vorgeburtlichen Behandlung des Kindes.

Deshalb heißt Schwangersein nach wie vor **guter Hoffnung sein** und die Ängste und Unsicherheiten, die zu dieser Lebensphase gehören, anzunehmen. Sie haben die Möglichkeit, mit Ihrer Hebamme, die Sie begleitet, über alle Ihre Unsicherheiten zu sprechen. Sie wird Ihnen bei Bedarf weitere Beratungsangebote vermitteln.

In Bezug auf vorgeburtliche Diagnostik gibt es nicht die richtige, sondern nur die eigene Entscheidung. Eine bewusste Auseinandersetzung hilft Ihnen, Ihren eigenen Weg als Mutter, als Paar und als Eltern zu finden – eine wichtige Voraussetzung, um die besondere Zeit Ihrer Schwangerschaft bewusst und kraftvoll zu erleben.

((Hebammenstempel))

▶ **Abb. 9.11** Empfehlungen für Eltern zur vorgeburtlichen Diagnostik, Teil 8.

10 Betreuung von Frauen mit Risikoschwangerschaften

Christiane Schwarz und Katja Stahl

Wenn zu den Aussagen in diesem Kapitel keine gesonderten Literaturangaben gemacht werden, stammen die Empfehlungen entweder aus dem Standardwerk der evidenzbasierten Geburtshilfe von Enkin et al. [1] oder aus den Richtlinien zur Betreuung von Schwangeren des National Institute of Clinical Excellence (NICE) [2].

10.1 Was ist ein „Risiko"?

Definition

Risiko ist zunächst lediglich ein Begriff für eine **mathematische Wahrscheinlichkeit**, dass ein unerwünschtes Ereignis eintritt. Wäre das Ereignis erwünscht, würden wir es „Chance" nennen.

Obwohl die Schwangerschaft ein völlig normaler körperlicher Vorgang ist, fallen über 70 % der Schwangeren in Deutschland unter den Begriff **Risikoschwangere,** es genügt dafür schon die Dokumentation eines der 52 im Mutterpass gelisteten Risiken [35] [36] [42] [43] [44].

In Bezug auf Schwangerschaft wird in der Literatur zwischen **anamnestischen** und **befundeten** Risiken unterschieden. Dabei ist oft unklar und umstritten, welche Faktoren tatsächlich ein Risiko für den Ausgang der Schwangerschaft für die Mutter und/oder das Kind bedeuten. Ebenso ist oft nicht klar, wie hoch das Risiko dieser einzelnen Faktoren oder deren Summe für die einzelne Frau/das einzelne Kind ist.

Entsprechende **Risikolisten** existieren z. B. in den deutschen Mutterschaftsrichtlinien. In anderen Risikokatalogen, z. B. dem der WHO, und in der evidenzbasierten Literatur werden diese Risiken teilweise stark abweichend bewertet.

Für die Hebamme bedeutet die Auseinandersetzung mit dem Begriff „Risikoschwangerschaft", wie er in der heutigen Schwangerenvorsorge verwendet wird, eine Gratwanderung zwischen ihrer Grundüberzeugung, dass die Schwangerschaft ein natürlicher, normaler Prozess ist, in den nach Möglichkeit nicht eingegriffen werden sollte, und dem Wissen, dass es tatsächlich ernst zu nehmende Risiken gibt, sowie den forensischen Implikationen, die sich für die Betreuung daraus ergeben.

Für die schwangere Frau ist die Risikoeinschätzung zunächst einmal sehr vage und wenig greifbar – ob sie eine der 2–8 % Frauen sein wird, die eine Präeklampsie entwickeln, oder eine von den 92–98 %, die davon nicht betroffen sind, und ob selbst im Falle einer Präeklampsie ihr Kind eines der Kinder ist, das daran Schaden nehmen wird, vermögen die Zahlen nicht vorauszusagen. Die verfeinerte Suche nach erhöhten Wahrscheinlichkeiten hat dazu geführt, dass sehr viele Schwangere sich selbst und ihr Kind durch ein – wie auch immer berechnetes – Risiko bedroht fühlen, das für sie selbst eventuell gar keine Gefahr darstellt.

! Obwohl Schwangerschaft und Geburt noch nie so sicher waren wie heute, haben Angst und Unsicherheit stark zugenommen und belasten die Frauen teilweise stark. Diese Belastung kann nur verringert werden, wenn in der Schwangerenvorsorge wieder die individuelle Persönlichkeit der Frau mit der ihr eigenen Vorgeschichte in den Vordergrund rückt.

Egal, was die Statistik sagt, in jedem Fall handelt es sich so lange um eine normale Schwangerschaft, wie keine Komplikation vorliegt. Auch wenn Beschwerden oder Komplikationen eintreten, gibt es meist Mittel oder Wege, wie Mutter und Kind geholfen werden kann. Davon abgesehen ist die gezielte Suche nach Risiken nur dann sinnvoll, wenn dadurch für die einzelne Frau oder ihr Kind etwas getan werden kann, was das Risiko senkt oder die potenziellen Konsequenzen mindert. Wenn der Begriff „Risikoschwangerschaft" nur zu unnötigen Interventionen führt, wird er letztlich selbst zum Risikofaktor.

Der **Risikobegriff** erweist sich also für die Bewertung der Situation der einzelnen Schwangeren als **problematisch**, weil es schwierig ist

- Risiken zu definieren
- Risiken zu bewerten
- eine Voraussage über die Auswirkungen für die *individuelle* Schwangere zu treffen.

Darüber hinaus kann darüber spekuliert werden, inwiefern die **Klassifizierung einer Frau als Risikoschwangere** und die sich daraus häufig ergebenden zusätzlichen Untersuchungen und ggf. Therapien das **psychosoziale Wohlbefinden** der Frauen und damit auch den Schwangerschaftsverlauf negativ beeinflussen. Dies ist sicherlich von Frau zu Frau verschieden und bisher noch nicht erschöpfend untersucht worden. Aus unserer täglichen Praxis können wir alle auch ohne Literaturwissen berichten, wie besorgt und bedrückt die Frauen mit Verdachtsdiagnosen wie Retardierung, Diabetes, Makrosomie, Terminunklarheit, zu viel oder zu wenig Fruchtwasser, drohende Frühgeburt und anderen fraglichen Befunden aus den gynäkologischen Praxen zu uns kommen.

Die **ärztliche Vorsorge** hat es sich zur Hauptaufgabe gemacht, Risikofaktoren frühzeitig zu identifizieren, um mögliche negative Auswirkungen von der Frau und ihrem Kind abzuwenden. Die Risikolisten und Tests, die hierfür verwendet werden, führen häufig zu falsch positiven Verdachtsdiagnosen [35] [42]. Ein großer Teil der **Hebammenvorsorge** in unserer Praxis besteht somit in der Begleitung von „Risikoschwangeren", mit denen wir behutsam die ihnen zugedachte Bezeichnung objektivieren und relativieren. Dabei ist es selbstverständlich wichtig, über sachlich und fachlich korrekte Informationen zu verfügen und diese angemessen und gewissenhaft anzuwenden und an die Frauen weiterzugeben.

! Das Erkennen von wirklichen Risiken und das Respektieren der eigenen fachlichen Grenzen innerhalb der Berufsordnung gehören zu den wesentlichen Werkzeugen der Hebamme in der Schwangerenvorsorge.

Als Hebammen, die sich immer zunächst an den Bedürfnissen und Wünschen der Frau und den physiologischen Abläufen der Schwangerschaft orientieren, können wir den Frauen helfen, nicht zum „Risikofall" zu werden, sondern erst einmal **Frau und Schwangere zu bleiben** – gegebenenfalls eben mit einer begleitenden Komplikation der Schwangerschaft.

10.2 Kooperation mit anderen Fachberufen

Gerade wenn bei einer Schwangeren eine Komplikation eintritt, ist sie auf fachkompetente und respektvolle Begleitung angewiesen. Diese findet im Einklang mit den gesetzlichen Grundlagen der Dienstordnung und des Hebammengesetzes in Zusammenarbeit und in der Regel unter fachlicher Leitung mit einem oder mehreren ÄrztInnen statt. Auch andere Berufsgruppen und Institutionen sind oft mit in die Betreuung eingebunden.

Für die Schwangere bedeutet es zusätzliche Konflikte und Belastungen, wenn diese interdisziplinäre Zusammenarbeit mit schlechten Absprachen, Kompetenzgerangel und widersprüchlichen Aussagen der betreuenden Personen einhergeht. Für alle Beteiligten ist es daher nervenschonend, eine **gut funktionierende Struktur der Zusammenarbeit** aufzubauen, auf die im Bedarfsfall zugegriffen werden kann.

Diplomatie kann ein weiteres wichtiges Hebammenwerkzeug sein. Das Ziel ist ja letztlich, einen möglichst guten Schwangerschafts-, Geburts- und Wochenbettverlauf für die Frau und ihr Kind zu erreichen – nicht nur körperlich, sondern auch unter Berücksichtigung ihrer psychischen und sozialen Situation. Für die Hebamme gehört es ebenfalls zur Gesunderhaltung, sich ihre Arbeitssituation möglichst von Frustrationen freizuhalten.

Die **Möglichkeiten der gemeinsamen Betreuung** von Frauen mit Schwangerschaftskomplikationen sind vielfältig. Konzepte und Betreuungspläne werden gemeinsam mit den betroffenen Frauen gestaltet.

10.2.1 GynäkologInnen

Praxistipp
Es hat sich bewährt, in der Einzugsregion der Hebamme(npraxis) persönlich Kontakt zu den niedergelassenen FachärztInnen aufzunehmen.

Der weitere Kontakt muss nicht notwendigerweise jedes Mal persönlich erfolgen, jedoch ist es immer von Vorteil, zumindest telefonisch Absprachen über Betreuungskonzepte für die einzelne (Risiko-)Schwangere zu treffen.

Führt die Hebamme die Schwangerenvorsorge in Kooperation mit einer GynäkologIn in einer gemeinsamen Praxis durch, ist es wichtig, sich **vorab** auf ein **gemeinsames Betreuungskonzept** zu einigen, das für beide Seiten tragbar ist. Nur so kann vermieden werden, dass eventuelle Konflikte auf Kosten der Frauen ausgetragen werden. Regelmäßige Fallbesprechungen und Teamsitzungen auf Augenhöhe sind hier – ebenso wie im Team einer Hebammenpraxis – wesentliche Bestandteile einer gelungenen Zusammenarbeit.

Eine **sorgfältige Dokumentation** erlaubt, Befunde oder Beobachtungen (z. B. Kopie eines Laborbefundes) zur Transparenz und Absicherung zu transferieren. Von der WHO wird gefordert, dass alle „PatientInnen" (also in unserem Fall Klientinnen/schwangere Frauen) **Zugang zu ihren Befunden** haben und sie möglichst bei sich aufbewahren. So kann die Schwangere beispielsweise mit einem von der Hebamme erhobenen (und erläuterten) Befund zur GynäkologIn gehen und wird auf diese Weise stärker in ihre Betreuung eingebunden.

Ob die Hebamme im Wechsel mit der GynäkologIn häufigere Vorsorgen durchführt oder nur einzelne Teile der Diagnostik übernimmt oder ob sie eher die psychologische Betreuung betont oder eine medizinische Therapie naturheilkundlich ergänzt, wird sich nach der jeweiligen Absprache und besonders den Wünschen der Schwangeren richten.

10.2.2 KinderärztInnen

Eine Kooperation mit KinderärztInnen wird in Bezug auf die Schwangere eher selten stattfinden. Im Vorfeld der Geburt eines vermutlich kranken Kindes ist eine solche Zusammenarbeit hingegen unerlässlich. Sie kann der Schwangeren neben fachlicher Unterstützung und Information auch die Möglichkeit geben, eine Situation selbst mitzugestalten, die sie sonst nur sehr begrenzt beeinflussen kann.

So kann z. B. die Entscheidung Hausgeburt oder Klinikgeburt (z. B. bei per Ultraschall diagnostizierter Lippen-Kiefer-Gaumenspalte oder einem Klumpfuß), Stillen oder nicht (z. B. beim Vorliegen einer Hepatitis C) im Vorfeld überlegt und ggf. auch schon entschieden werden. Dies trägt dazu bei, dass die frühe Wochenbettzeit für die Schwangere (und für die Hebamme) weniger bedrohlich erscheint.

10.2.3 Labor

Für die in der Vorsorge tätige Hebamme empfiehlt es sich, eine Kooperation mit einem Labor zu organisieren. Das Labor stellt in der Regel Material zur Entnahme von Blut, Urin oder Abstrichen sowie Überweisungsscheine kostenfrei zur Verfügung. Eventuell gibt es einen Kurierdienst, so dass die lästige Fahrerei zum Labor entfällt; oft ist es auch möglich, das Material einzuschicken. Eine andere Möglichkeit ist, in einer Apotheke oder Arztpraxis, in der regelmäßig Labormaterial abgeholt wird, zu fragen, ob man sein Material dort abgeben kann.

Die **LaborärztInnen** geben auch Auskünfte zu Befunden (ebenso wie zu Therapiemöglichkeiten oder -notwendigkeiten). Um hier Missverständnisse zu vermeiden: die Therapie pathologischer Befunde ist natürlich nicht Hebammenaufgabe; das **Einholen von Informationen**, die der schwangeren Frau neutral und ausführlich zur Verfügung gestellt werden, jedoch sehr wohl.

10.2.4 Kliniken

Absprachen mit Kliniken sind fast immer individuell an die Bedürfnisse der Schwangeren anzupassen. Auch hier ist es sinnvoll, einen **persönlichen Kontakt** vorauszuschalten.

Beispielsweise bietet sich im Fall einer Schwangeren, die lediglich engmaschige Blutdruck- oder CTG-Kontrollen braucht, psychisch aber sehr unter einer Hospitalisierung leiden würde, eine Zusammenarbeit mit einer freiberuflichen Hebamme an.

Auch bei stationär liegenden Schwangeren ist es möglich, Hebammenbesuche im Krankenhaus auf Wunsch der Schwangeren durchzuführen.

Praxistipps

Wenn abzusehen ist, dass ein Neugeborenes in die Kinderklinik aufgenommen werden muss (aus medizinischen Gründen geplante Frühgeburt; nachgeburtlich notwendige Operation des Kindes oder Ähnliches), kann mit der (Kinder-)Klinik besprochen werden, dass die Schwangere **Kolostrum ausstreicht** (z. B. in 1 ml-Spritzen) und tiefgefroren sammelt, um ihr Kind dann sofort mit Muttermilch unterstützen zu können. So steht sie in den ersten Tagen nach einem Kaiserschnitt beim Milchpumpen weniger unter Druck.

10.2.5 Kolleginnen

In der Zusammenarbeit mit Kolleginnen – sei es als Team oder nur als Vertretungsregelung – sind klare und für die Schwangere transparente Absprachen wichtig.

Die **Dokumentation** sollte lückenlos und nachvollziehbar sein. Um eine konstruktive Zusammenarbeit zu gewährleisten, sollte der fachliche **Wissensstand** der Hebammen homogen sein, denn auch hier wird eine widersprüchliche Beratung für die Frauen zu einer potenziellen Belastung.

Sind im Team **Hebammen mit unterschiedlichen Arbeitsschwerpunkten**, die sich ergänzen, kann die Schwangere sehr davon profitieren. So kann z. B. die Kollegin mit einer fundierten Akupunkturausbildung für eine Schwangere mit Hypertonie, in Absprache mit der behandelnden FachärztIn, mit eingebunden werden.

10.2.6 Andere Fachdisziplinen

Die Zusammenarbeit mit anderen Fachdisziplinen wie PhysiotherapeutInnen, ErnährungsberaterInnen oder SozialarbeiterInnen, wird ebenfalls durch Transparenz, gute Dokumentation und Pflege der Kontakte (z. B. Austausch und Auslegen von Visitenkarten) in der Praxis vereinfacht.

10.3 Eigene Grenzen erkennen

Eigene Grenzen in der professionellen Hebammenarbeit sind ein vielschichtiges und subjektives Thema. Dies betrifft nicht nur das Fachwissen, sondern auch die persönliche Risikobereitschaft, die Erfahrung und die persönliche Art und Weise der einzelnen Hebamme, mit ihren Ressourcen umzugehen – und manchmal auch die Tagesform. Wir kennen alle die Situation, nach kürzlich erlebter Pathologie, übermüdet oder überarbeitet in einer normalen Routineangelegenheit (z. B. der Beurteilung eines CTGs) plötzlich unsicher und extrem vorsichtig zu reagieren. Das ist menschlich. Jedoch sollte sich jede Hebamme bemühen, selbstkritisch ihre Entscheidungen und Bewertungen immer wieder zu überprüfen und zu hinterfragen. Dazu gibt es Instrumente und Hilfestellungen.

Praxistipp

Eine wenig zeitaufwendige **Methode der Selbstreflexion** kann z. B. so aussehen, dass die Hebamme sich im Anschluss an eine für sie schwierig zu bewältigende Situation hinsetzt und in Stichworten die Situation noch einmal beschreibt (Diese Methode lässt sich auch nach – für die Hebamme – traumatischen Geburten wunderbar einsetzen). Dabei gibt es eine vorgegebene Gliederung, den sogenannten „reflective cycle“ oder Denkzyklus (► **Abb. 10.1**). Es ist übrigens sehr spannend, diese Übung aufzubewahren, sie beispielsweise in einem Ordner abzuheften und nach einer Zeit wieder zur Hand zu nehmen oder sie bei einer Fallbesprechung mit Kolleginnen vorzustellen und zu diskutieren.

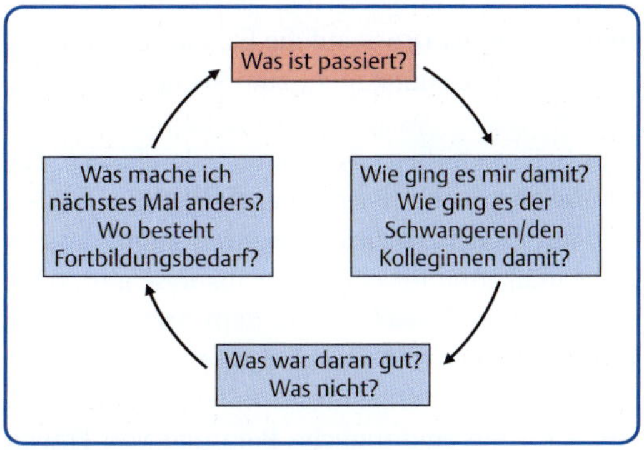

► **Abb. 10.1** Denkzyklus.

Zum behutsamen Umgang mit sich selbst gehört auch, diese Situationen zu erkennen, zu akzeptieren und sich **ggf. fachliche und menschliche Unterstützung bei Kolleginnen** zu holen. Das kann z. B. die Bitte um Beurteilung des CTG- Streifens, die Übernahme der Betreuung für einen kurzen oder auch längeren Zeitraum oder der Wunsch nach einem freien Tag oder einem Gespräch sein. Gerade in der Hebammenarbeit mit ihrem hohen Anspruch an Verantwortung ist es sehr sinnvoll, nicht in der Isolation, sondern in der Kooperation zu arbeiten. Auch Supervision und Fallbesprechungen erhöhen die Qualität der Arbeit und die „Lebensdauer" der Hebamme.

! Das (An-)Erkennen der eigenen Grenzen ist kein Zeichen von Schwäche, sondern von Reife und Erfahrung. Letztlich profitieren davon auch und in erster Linie die von uns betreuten Frauen.

10.4

Die Frauen an ihrem eigenen Standort abholen

Ein weiterer Aspekt, der in der Begleitung von Schwangeren – insbesondere von Schwangeren mit Komplikationen – Berücksichtigung finden sollte, ist die Rücksichtnahme auf die **Grenzen und Möglichkeiten der von uns betreuten Frauen**.

Selbst wenn wir in einer Situation klare Evidenzen und eigene berufliche Erfahrung in die Beratung einfließen lassen, kann es sein, dass sich die Schwangere **für eine andere als die von uns favorisierte Betreuungsform** entscheiden möchte. Wenn dabei von Seiten der Hebamme bewusst oder unbewusst Druck auf die Frau ausgeübt wird, wird diese Betreuung nicht zum Wohlergehen der Frau beitragen. Das kann z. B. die Empfehlung von naturheilkundlichen Therapien als Ersatz für schulmedizinische Therapien betreffen. Obwohl klar mit Evidenzen belegt werden kann, dass es keine Indikation für eine orale Tokolyse gibt, traut sich die Frau vielleicht nicht, dem Arzt zu widersprechen oder traut ihrem Körper nicht zu, die Schwangerschaft ohne dieses Hilfsmittel zu erhalten. Auch die eindringliche Beratung von Frauen mit Beckenendlagenkindern in Richtung Spontangeburt oder das „Ausreden" der „Wunschsectio" vor dem errechneten Geburtstermin sind Beispiele für eine schlechte Beratungspraxis.

! Unsere Aufgabe als Fachfrau ist es, den Schwangeren mit ausreichender und neutraler fachlicher Information zu helfen, ihren ganz eigenen Weg zu gehen. Dazu gehört auch, eine Entscheidung der Frau zu akzeptieren, die nicht in unserem Sinne ist.

Auch in dieser Situation sind wir die betreuende Hebamme, die **ohne Vorurteile** und **mit Respekt** die schwangere Frau begleitet. Bei starken inneren (und/oder äußeren) Konflikten ist es auch zu überlegen, eine Betreuung an eine Kollegin abzugeben. Davon werden möglicherweise alle Beteiligten profitieren.

10.5

Adipositas

10.5.1 Risiken

In den letzten Jahren werden ein steigendes Durchschnittsalter und eine **zunehmende Häufigkeit von Übergewicht** in der Bevölkerung beobachtet. Dies trifft auch auf die Gruppe der schwangeren Frauen in Deutschland zu.

! Klinisch relevant ist dabei allerdings nur die Adipositas, also ein krankhaftes Übergewicht mit einem Body-Mass-Index von 30 oder mehr (s. Kap. 5.6).

Zwischen 20 und 39 Jahren gilt in Deutschland fast jede dritte Frau übergewichtig (BMI 24,9–29,9) und jede siebte als adipös (BMI > 30) [50].

Vor der Schwangerschaft bestehendes Übergewicht sowie eine übermäßige Gewichtszunahme während der Schwangerschaft lassen unabhängig voneinander das Risiko für Komplikationen bei Frau und Kind signifikant ansteigen. Dies wird umso deutlicher, je höher der BMI ist. So fanden Farah et al. [33] bei über 38 % der extrem übergewichtigen Schwangeren Bluthochdruck, und bei jeder fünften lag ein insulinpflichtiger Diabetes vor.

Für die Schwangere besteht ein Zusammenhang zwischen Adipositas und bestimmten Komplikationen wie Präeklampsie, Gestationsdiabetes oder

Thromboembolie. Sogar mütterliche Todesfälle treten möglicherweise im Zusammenhang mit Adipositas häufiger auf [30].

Neugeborene übergewichtiger und adipöser Schwangerer sind häufiger makrosom und zeigen einen erhöhten Körperfettanteil zum Zeitpunkt der Geburt. Hier besteht wiederum ein Zusammenhang zu einem erhöhten Risiko für Fettleibigkeit im Erwachsenenleben. Als Wirkmechanismus wird hier eine **„Programmierung" des Stoffwechsels** beim ungeborenen Kind diskutiert [39].

10.5.2 Betreuung

Die Beratung sehr übergewichtiger Frauen ist ein sensibles Thema und erfordert Fingerspitzengefühl.

> **!** **Bei der Beratung geht es in dieser Situation nicht um eine Gewichtsreduktion in der Schwangerschaft, sondern um gesunde Ernährung und Bewegung und um Informationen über das Gewichtsmanagement nach der Schwangerschaft.**

Mit dem Begriff **„Gewichtsmanagement"** während der Schwangerschaft wird in den aktuellen britischen Leitlinien das Bestimmen und Beobachten des Gewichts, das Verhindern von Übergewicht und Adipositas und das Erreichen und Halten eines gesunden Gewichts durch gesunde Ernährung und Bewegung bezeichnet [37].

Empfehlungen zum Gewichtsmanagement für Schwangere mit einem BMI > 30

- Sprechen Sie so früh wie möglich die **Ernährungs- und Bewegungsgewohnheiten** der Schwangeren an und finden Sie heraus, was die Frau selber darüber denkt.
- Weisen Sie die Schwangere auf die **Vorteile von gesunder Ernährung und Bewegung** für sie selbst und ihr Kind während und nach der Schwangerschaft hin.
- Geben Sie ihr den Rat, sich vertrauenswürdige **Informationen zur Ernährung** zu suchen (ausgewogene, fettmoderate Ernährung mit bevorzugtem Verzehr von Obst, Gemüse und Vollkornprodukten).
- Bieten Sie praktische und individuelle Information an.
- Stellen Sie **falsche Mythen** (z. B. „für zwei essen" oder „viel Vollmilch") richtig.
- Erklären Sie, dass der **Energiebedarf** in den ersten 6 Schwangerschaftsmonaten gar nicht und in den letzten 3 nur wenig (um etwa 200–250 kcal pro Tag) erhöht ist.
- Raten Sie der Schwangeren zu **mindestens 30 Minuten moderater Aktivität** pro Tag. Dieser Rat sollte für die individuelle Frau praktikabel sein.

Beispiele für eine moderate Bewegung:

- Schwimmen, zügiges Spazierengehen oder Fahrradfahren sind ungefährlich und sehr nützlich.
- Moderate Aktivität bedeutet keinen Leistungssport, sondern soll nur zu besserer Fitness führen.
- Wenn die Schwangere länger keinen Sport betrieben hat, sollte sie mit 15 Minuten dreimal wöchentlicher Aktivität beginnen und sich langsam auf 30 Minuten steigern.
- Fast alle Sportarten, die vor der Schwangerschaft betrieben wurden, sind jetzt auch weiter möglich.
- Wenn die Schwangere sich davon überfordert fühlt, erklären Sie, dass jede Bewegung besser ist als keine, und schlagen Sie ihr **kleine Veränderungen** vor (z. B. Treppen statt Fahrstuhl).
- Bestimmen und dokumentieren Sie Gewicht und Größe der Frau beim Erstkontakt auf eine sensible Art und erklären Sie ihr die Relevanz.
- Führen Sie keine weiteren Gewichtskontrollen während der Schwangerschaft durch, wenn das keine unmittelbaren therapeutischen Konsequenzen hat [50] [52] [55].

► **Tab. 10.1** zeigt die **empfohlene Gewichtszunahme für adipöse Schwangere** in den evidenzbasierten Leitlinien der kanadischen Fachgesellschaft SOGC. [31].

Zur Bestimmung des BMI siehe Kap. 5.6

► **Tab. 10.1** Empfohlene Gewichtszunahme für adipöse Schwangere, modifiziert nach den SOGC-Leitlinien (Davies 2010).

	BMI	Gewichtszunahme (kg)
Untergewicht	12,5–18	12,5–18 kg
Normalgewicht	18,5–24,9	11,5–16 kg
Übergewicht	25,0–29,9	7–11,5 kg
Adipositas Grad I	30,0–34,9	7 kg
Adipositas Grad II	35,0–39,9	7 kg
Adipositas Grad III	≥ 40,0	7 kg

10.6 Gestationsdiabetes

Der „Gestationsdiabetes“ (GDM) ist ein **nicht eindeutig geklärtes Geschehen.** Es gibt in der internationalen wissenschaftlichen Literatur nach wie vor keinen Konsensus darüber, ab wann von einem GDM gesprochen, bei welchen Schwangeren mit welchen Tests danach gesucht und ab welchen Blutzuckerwerten wie behandelt werden soll [18] [19].

10.6.1 Definition und Grenzwerte

Definition

Der Gestationsdiabetes (GDM, gestational diabetes mellitus) ist eine **Glukosetoleranzstörung**, die entweder in der Schwangerschaft erstmalig auftritt oder erstmals erkannt wird (weil vor der Schwangerschaft nie danach gesucht wurde). Diese Glukosetoleranzstörung kann ganz unterschiedlich stark ausgeprägt sein, nach der Schwangerschaft wieder verschwinden oder bestehen bleiben.

Diese **sehr weit gefasste Definition** führt immer wieder zu Verwirrungen, denn sie umfasst alle Schwangeren mit leicht abweichenden Blutzuckerwerten bis hin zu den Schwangeren mit einem bisher nicht erkannten Typ-II-Diabetes mellitus. Dass die Gefahren für Mutter und Kind ebenso wie die Wirksamkeit von Screening und Therapie bei einer so heterogenen Gruppe sehr unterschiedlich sind, liegt auf der Hand. Diese sehr weit gefasste Definition bedeutet auch, dass bei dem Risikofaktor „GDM in der Anamnese“ immer zu hinterfragen ist, was genau in der entsprechenden Schwangerschaft wie festgestellt wurde.

Grundsätzlich ist es normal, dass der mütterliche Stoffwechsel sich in der Schwangerschaft so verändert, dass die **Empfindlichkeit für körpereigenes Insulin sinkt**. Die Schwangere kompensiert dies mit einer vermehrten Insulinausschüttung.

Je nachdem, welche Frauen in die Definition einbezogen wurden, gibt es in der Literatur dann auch sehr unterschiedliche Angaben zur **Häufigkeit** des Gestationsdiabetes, sie schwanken zwischen < 1 % und 20 %. In Europa scheint es ein Nord-Süd-Gefälle zu geben, mit einem häufigeren Auftreten in Südeuropa [18]. In Deutschland wiesen nach der Bundesauswertung Geburtshilfe des AQUA-Instituts 4,3 % der Schwangeren einen Gestationsdiabetes auf, allerdings enthält die Auswertung keine Angaben dazu, mit welchen Tests und anhand welcher Grenzwerte diese Diagnose gestellt wurde [20].

Die Grenze zwischen physiologischer Normabweichung und Pathologie ist fließend, wie die HAPO-Studie bestätigt hat [5]. Das bedeutet, dass es **keinen eindeutigen Grenzwert** gibt, ab dem sich sagen lässt, dass ab diesem Wert deutlich häufiger Komplikationen auftreten als unterhalb dieses Werts. Die HAPO-Studie hat allerdings auch gezeigt, dass der Anteil der Schwangeren mit „gefährlichen“ Blutzuckerwerten in der allgemeinen Schwangerenpopulation mit 3,8 % sehr gering ist [5].

Auf Basis der HAPO-Studie und zweier Interventionsstudien [8] [21], in denen die Frage „Kann eine Therapie des GDM unerwünschte Auswirkungen verringern?“ untersucht wurde, haben sich internationale Diabetes-Experten in einer Konsensus-Konferenz auf neue Grenzwerte und die Empfehlung zu einem generellen Screening aller Schwangeren geeinigt [23]. Beides hat Eingang in die neue gemeinsame Leitlinie der DDG und der DGGG gefunden [22]. Die Empfehlung lautet, bei allen Schwangeren zwischen der 24. und 28. SSW ein Screening auf GDM durchzuführen.

Diagnose

Ein GDM gilt als diagnostiziert, wenn in 75 g oGTT bereits einer der folgenden Werte im venösen Plasma überschritten wird:

- Nüchtern-BZ: 92 mg/dl
- BZ nach 1 Stunde: 180 mg/dl
- BZ nach 2 Stunden: 153 mg/dl

Diese niedrigeren Grenzwerte und die Tatsache, dass bereits *ein* abweichender Wert zur Diagnose GDM führt, bedeutet, dass die **Diagnose zwei- bis dreimal häufiger** gestellt werden wird als bisher [24]. Das kann dazu führen, dass sich das Screening am Ende selbst „rechtfertigen" wird, da bei diesem Vorgehen bald sehr viel mehr Gestationsdiabetikerinnen als bisher in den Statistiken verzeichnet werden können.

Zahlreiche Fachgesellschaften haben sich dennoch für die Grenzwerte und das einzeitige Vorgehen entschieden, weil es Hinweise auf einen Nutzen der Therapie gibt. Dieser Therapienutzen ist bisher jedoch nur für bestimmte Risikopopulationen bzw. für das zweizeitige Vorgehen nachgewiesen [24] [25] [26] [27].

10.6.2 Risiken

- In der bestehenden Schwangerschaft haben Frauen mit GDM ein erhöhtes Risiko, eine **Präeklampsie** zu entwickeln.
- Frauen mit GDM bringen ihr Kind häufiger per **Sectio** zur Welt.
- Es gibt einen statistischen Zusammenhang zwischen der Höhe der BZ-Werte im oralen Glukosetoleranztest (oGTT) und „**Makrosomie**" (ein Geburtsgewicht über 4000 g) mit den damit zusammenhängenden erhöhten Risiken für eine Schulterdystokie oder eine sekundäre Sectio.
  Zu bedenken ist jedoch, dass sich hinter dem Ausdruck „statistischer Zusammenhang" nur wieder eine gewisse mathematische Wahrscheinlichkeit verbirgt, dass ein individuelles Kind makrosom wird – die Kinder, die ohne Insulinbehandlung der Mutter gar nicht zu schwer geworden wären, bekommen durch die Insulintherapie womöglich eine „Hungerkur" [6]. Darüber hinaus kommt die überwiegende Mehrzahl der Kinder mit einem Geburtsgewicht von über 4000 g ohne Komplikationen zur Welt und eine Schulterdystokie tritt in der überwiegenden Mehrzahl bei Kindern mit einem Gewicht unter 4000 g auf.
- Nach der Geburt tritt bei den Neugeborenen von Frauen mit GDM häufiger eine **Hypoglykämie** auf als bei Frauen ohne GDM.
- Frauen mit GDM entwickeln im späteren Leben häufiger einen **Diabetes mellitus** Typ 2 [26] [29].

Andere Risiken (z. B. **Folgerisiken für das Kind** wie Übergewicht in der Pubertät) werden zwar in einzelnen Studien angesprochen, konnten jedoch bisher nicht nachgewiesen werden. Ein Zusammenhang zwischen intrauterinem Fruchttod und unerkanntem Gestationsdiabetes konnte bisher nicht nachgewiesen werden [5] [7].

10.6.3 Screening

Angesichts der ungünstigen Auswirkungen, die ein zu hoher Blutzuckerspiegel in der Schwangerschaft auf Mutter und Kind haben kann, ist unstrittig, dass die Suche nach und die Behandlung von **Schwangeren mit ausgeprägter Glukoseintoleranz** von Vorteil ist. Die Frage, die sich stellt, ist vielmehr, ob die Risiken, die mit einem erhöhten Blutzuckerspiegel einhergehen, die routinemäßige Untersuchung **aller** Schwangeren rechtfertigen oder ob es sinnvoller ist, nur Frauen mit bestimmten Risikofaktoren einem Test auf Gestationsdiabetes zu unterziehen.

Diese Frage ist zugegebenermaßen nicht leicht zu beantworten. Es ist unstrittig, nach den Schwangeren im roten Feld der ► **Abb. 10.2** zu

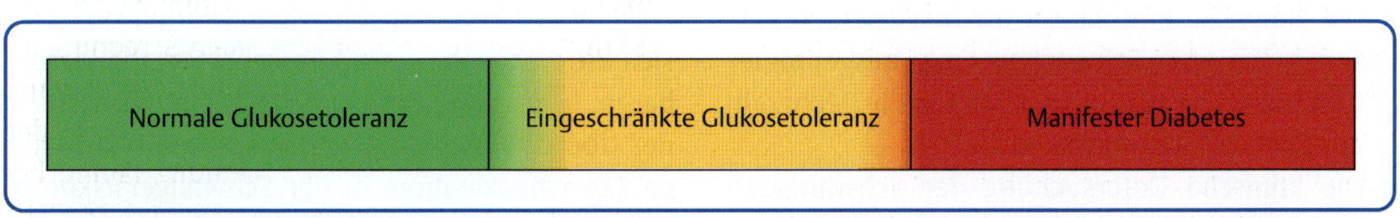

► **Abb. 10.2** Glukosetoleranz.

fahnden und sie zu behandeln. Schwieriger ist die optimale Strategie für diejenigen im gelben Feld. Haben diese Frauen tatsächlich ein vergleichbares Komplikationsrisiko, um Screening und Therapie zu rechtfertigen, wie die Frauen im roten Feld? Und was ist mit den Schwangeren im grünen Feld? Sie haben kein Komplikationsrisiko und werden dennoch dem Screening (und damit auch seinen möglichen negativen Auswirkungen) unterzogen.

Der Hinweis bzw. Beleg für einen Therapienutzen ist eine der Voraussetzungen, um ein Screening zu begründen. Es gibt aber noch eine Reihe weiterer Anforderungen (vgl. hierzu z. B. IQWIG 2009). Das alleinige Vorhandensein eines Therapienutzens bedeutet daher nicht automatisch, dass auch ein generelles Screening sinnvoll ist und der Nutzen des Screenings den Schaden überwiegt. Im Falle des GDM-Screenings wurden unerwünschte Nebenwirkungen des Screenings (wie z. B. falsch positive oder falsch negative Ergebnisse, der Aufwand des Tests, nachteilige psychologische Effekte etc.) in den verfügbaren Studien nicht untersucht [19].

! Anhand der verfügbaren Studienlage lässt sich derzeit nicht klären, ob ein GDM-Screening für alle Schwangeren sinnvoll ist [17] [19] [26].

Der **evidenzbasierte Standpunkt** [2] [19] [26] [27] zum **routinemäßigen Screening aller Schwangeren** ist aus folgenden Gründen **nicht eindeutig**:

- Es fehlen Studien zum Nutzen für ein generelles Screening.
- Die verfügbaren Evidenzen für den effektivsten Screeningtest sind nicht ausreichend:
  - Insgesamt ist der oGTT ein nur begrenzt aussagekräftiger Test. Die Wiederholbarkeit mit gleichen Ergebnissen (Reproduzierbarkeit) ist unzuverlässig (d. h., die gleiche Schwangere bietet unter gleichen Bedingungen bei einer Testwiederholung mal einen positiven und mal einen negativen Test).
- Die Hinweise und Belege für den Therapienutzen gelten für Schwangere mit ausgeprägter Glukoseintoleranz, nicht aber für die Mehrzahl der anderen Schwangeren.
- Die klinische Untersuchung der Schwangeren (Anamnese, Ausgangsgewicht, Gewichtszunahme, Terminüberschreitung und geschätzte Größe des Kindes) ist genauso aussagekräftig im Hinblick auf die Wahrscheinlichkeit eines großen Kindes.
- Ein Potenzial für negative Auswirkungen des Screenings ist vorhanden, wurde bisher jedoch noch nicht untersucht.
  - Ein positiver oGTT führt für die Schwangere zum Label „Risikoschwangerschaft" – mit allen Konsequenzen: von einer Abfolge weiterer Untersuchungen und ggf. Interventionen (mit teilweise ungeklärtem Nutzen) bis zu psychosozialen Auswirkungen.
  - Ein negativer oGTT kann zu einem falschen Sicherheitsgefühl bei ÄrztIn, Hebamme und Schwangerer führen, da die wirklich zugrunde liegenden Risiken (Adipositas, Anamnese) trotzdem weiter bestehen.

! In den deutschen Mutterschaftsrichtlinien ist seit dem 01.01.2013 ein routinemäßiges Screening aller Schwangeren vorgesehen.

Das dort festgelegte Vorgehen ist, wie in den Studien zum Therapienutzen, **zweizeitig**, das heißt,

- bei allen Schwangeren soll zunächst ein **50 g Glucose Challenge Test** (GCT) durchgeführt werden.
- Bei denjenigen, die einen auffälligen Wert zeigen, schließt sich dann zeitnah ein **75 g oGTT** an.

Entgegen der verfügbaren Studien finden jedoch die niedrigeren Konsensus-Grenzwerte Anwendung sowie die Diagnose GDM bereits ab einem auffälligen Wert [28].

In der internationalen Literatur wird diskutiert, ob der Fokus auf die gering bis mäßig ausgeprägte Glukoseintoleranz, der über ein generelles Screening gesetzt wird, möglicherweise die falsche Zielgröße ins Zentrum stellt. Diese Überlegung wird vor dem Hintergrund angestellt, dass ein GDM in engem Zusammenhang mit mütterlichem Übergewicht steht. Übergewicht und Adipositas sind mit vielen unerwünschten Outcomes verbunden, die auch dem GDM zugeschrieben werden. Es stellt sich die Frage, ob es nicht besser wäre, die verfügbaren, begrenzten Ressourcen auf eine Prävention des Übergewichts im Allgemeinen und übermäßige Gewichtszunahme in der Schwangerschaft zu richten als sie für ein generelles Screening aller Schwangeren zu verwenden, das im Wesentlichen dazu beiträgt, auch mäßige Glukoseintoleranzen aufzudecken (Schwangere mit ausgeprägter Glukoseintoleranz lassen sich ebenso über ein selektives Screening herausfiltern) [24].

Empfehlungen für eine evidenzbasierte Betreuung:

- **Kein routinemäßiges Screening** (oGTT) bei allen schwangeren Frauen
- Beim Vorliegen folgender Faktoren **Empfehlung zum oGTT bei der FrauenärztIn**:
  - Übergewicht (BMI > 30,0)
  - Diabetes bei Eltern oder Geschwistern
  - Z. n. „Gestationsdiabetes“
  - Z. n. Infans mortuus
  - Z. n. Geburt eines Kindes > 4500 g
  - habituelle Abortneigung (> 3)
  - Z. n. Geburt eines Kindes mit schweren kongenitalen Fehlbildungen.
- **Information der Schwangeren, dass**
  - bei den meisten Frauen die Glukoseintoleranz auf Diät und Bewegung anspricht
  - einige Frauen (zwischen 10 und 20%) zur Regulierung des Blutzuckerspiegels medikamentös behandelt werden müssen, wenn Diät und Bewegung nicht zu einer Besserung führen
  - falls ein GDM nicht erkannt und behandelt wird, ein gering erhöhtes Risiko für die seltene Geburtskomplikation der Schulterdystokie besteht
  - die Diagnose GDM zu einer engmaschigeren Überwachung und vermehrten Interventionen während Schwangerschaft und Geburt führt.

10.6.4 Therapie

Der **Nutzen einer Therapie des GDM** ist mittlerweile belegt. Die Behandlung des GDM führt zu einem selteneren Auftreten einer Präeklampsie, es werden seltener Kinder mit einem Geburtsgewicht über 4000 g geboren und Schulterdystokien treten seltener auf. Das Ausmaß des Nutzens ist hingegen weniger gut belegt und diese Belege gelten auch nur für eine bestimmte Gruppe von Frauen [25]. Wir wissen bisher nicht, ob Frauen mit den aktuellen, sehr eng gesetzten Grenzwerten durch eine Therapie dieser mäßig erhöhten Grenzwerte tatsächlich vor einer Präeklampsie, Makrosomie oder Schulterdystokie bewahrt werden können oder ob diese Komplikationen bei ihnen auch ohne Therapie nicht aufgetreten wären.

Darüber hinaus ist mit Blick auf das seltenere Auftreten der **Makrosomie** zu bedenken, dass nicht die Grammzahl das eigentliche Problem darstellt, sondern die Komplikationen, die bei diesen Kindern aufgrund ihres Gewichts häufiger auftreten als bei leichteren Kindern. In diesem Fall sind das entscheidende Problem, das es zu verhindern gilt, die Schulterdystokie und die damit einhergehenden häufigeren Geburtsverletzungen. Es handelt sich bei der Makrosomie also nicht um ein sogenanntes „patientenrelevantes Outcome“. Schließlich bewegt sich die Reduktion des kindlichen Geburtsgewichts, die durch eine Therapie des GDM erzielt werden kann, im Bereich von 100 bis 140 g [24]. Und nicht zuletzt lässt sich eine Makrosomie über andere Wege effektiver aufdecken.

Mit Blick auf die **Schulterdystokie** ist zu bedenken, dass diese Komplikation insgesamt sehr selten vorkommt [7], in der Mehrzahl bei normosomen Kindern, und dass sie neben dem Geburtsgewicht durch weitere Faktoren, z. B. die Art der Geburtsleitung, beeinflusst wird. Schließlich muss auch berücksichtigt werden, dass es sich bei dieser Komplikation um eine schwer zu objektivierende Diagnose handelt, die durch die Wahrnehmung des Behandlers beeinflusst wird [17].

Es gibt bisher keine überzeugende Evidenz dafür, dass eine Therapie bei Gestationsdiabetes zu einer Reduzierung der **perinatalen Mortalität** führt. Primäre Sectiones mit der Indikation Gestationsdiabetes erhöhen lediglich die mütterliche Morbidität, ohne gleichzeitig zu besseren Ergebnissen für das Neugeborene zu führen. Auch Einleitungen am oder vor dem errechneten Geburtstermin verändern das Outcome nicht [5] [25] [26].

10.6.5 Betreuung

Die Betreuung der Schwangeren mit diagnostiziertem Gestationsdiabetes ist ein konfliktgeladenes Terrain für die Hebamme. Die Schwangere wird im Allgemeinen von ihrer GynäkologIn und/oder bereits von der DiabetologIn diätetisch beraten und eventuell mit Insulin eingestellt worden sein. Der Konflikt für die Schwangere, durch die Hebamme mit ganz anderen Informationen und Empfehlungen konfrontiert zu sein, führt zwangsläufig zu einem Dilemma. Es ist nicht realistisch anzunehmen, dass eine Mehrzahl der Schwangeren das ihnen verordnete Insulin nicht weiterspritzt, auch mit den obigen Informationen.

! Die vordringliche Aufgabe der Hebamme in der Begleitung dieser Schwangeren kann darin bestehen, die profuse Bewertung „Risikoschwangerschaft" für die betroffene Frau zu relativieren und die besorgten Fantasien über mögliche Auswirkungen des Gestationsdiabetes auf das ungeborene Kind objektiv zu diskutieren.

Die von der GynäkologIn vermutlich angeordnete **engmaschige Überwachung** der Schwangeren mit Urin- und CTG-Kontrollen kann so, durch die Hebamme durchgeführt, in einer angstfreien Atmosphäre zur Beruhigung der Frau beitragen.

▸ Abb. 10.5 fasst die Empfehlungen für Schwangere mit Gestationsdiabetes zusammen.

10.7 Diabetes mellitus

10.7.1 Definition und Grenzwerte

! Der unbehandelte oder schlecht eingestellte manifeste Diabetes mellitus in der Schwangerschaft stellt für Mutter und Kind ein hohes Risiko dar.

Zwar ist die mütterliche und perinatale **Mortalitätsrate** in Verbindung mit Diabetes in den letzten vierzig Jahren stark gesunken, und einige Perinatalzentren berichten von perinatalen Mortalitätsraten, die denen von Kindern gesunder Mütter vergleichbar sind. Trotzdem jedoch bleibt generell ein deutlich höheres Risiko bestehen. Hauptgründe für die starke Verbesserung der Mortalitätsrate sind u. a. die engmaschige Kontrolle der Stoffwechsellage, die Eigenkontrolle der Diabetikerin, eine dadurch mögliche Verlängerung der Schwangerschaftsdauer und Fortschritte in der Neonatologie.

Es ist wichtig, sich klarzumachen, dass die Störung des Glukosestoffwechsels nur einen Teil der Erkrankung Diabetes ausmacht – und zwar den augenscheinlichsten. Der Diabetes mellitus ist eine vielschichtige Störung des gesamten Stoffwechsels.

Diagnose

Ein **manifester, vor der Schwangerschaft bestehender und insulinpflichtiger Diabetes** ist gekennzeichnet durch

- 2-h-Blutzuckerwert > 200 mg/dl im 75-g-oGTT
- Nüchternblutzuckerwerte von > 126 mg/dl
- in Anwesenheit der Symptome Polyurie, vermehrtem Durst und Ketoazidose [9].

10.7.2 Risiken

Die Risiken bei Schwangeren mit schlecht eingestelltem oder unerkanntem Diabetes sind

- kongenitale Anomalien (3-fach erhöhtes Risiko)
- Makrosomie (auch bei gut eingestelltem Diabetes)
- mütterliche Gefäßveränderungen → Retardierung, Plazentainsuffizienz
- mütterliche Nierenerkrankungen
- Bluthochdruck
- Frühgeburt aufgrund einer vorzeitigen therapeutischen Schwangerschaftsbeendigung. Das Risiko des Kindes, selbst an Diabetes zu erkranken, liegt lediglich bei 2 %.

Idealerweise wird die Schwangerschaft einer diabetischen Mutter unter Einbeziehung der betreuenden FachärztInnen sorgfältig geplant [9].

10.7.3 Betreuung

Die Betreuung der schwangeren Diabetikerin kann sinnvoll durch die Hebamme ergänzt werden, wenn die sehr **engmaschige Diagnostik** (CTG, RR, Urinkontrolle) teilweise durch die Hebamme durchgeführt wird. Alle medizinischen diagnostischen Maßnahmen sind unbedingt in guter Absprache (Dokumentation!) mit der betroffenen Frau und ihren behandelnden FachärztInnen durchzuführen.

! Darüber hinaus sollte aber nicht aus den Augen verloren werden, dass auch eine Diabetikerin zunächst erst einmal Frau und schwanger ist und erst dann Patientin.

Die **Aspekte der Normalität** und die Beratung auch bei nichtpathologischen Themen rund um den Bauch werden sich möglicherweise sehr wohltuend auf die Schwangere auswirken. ▶ **Abb. 10.6** fasst die Empfehlungen für Schwangere mit Diabetes mellitus zusammen.

10.8 Präeklampsie

10.8.1 Definition und Grenzwerte

Die Klassifizierung der hypertensiven Erkrankungen in der Schwangerschaft ist die Grundlage des Vorgehens in der weiteren Betreuung. Es wird allgemein unterschieden zwischen

- **Chronische Hypertonie:** Hypertonie vor Eintritt der Schwangerschaft oder < 20. SSW oder Fortbestehen > 12 Wochen post partum
- **Schwangerschaftsinduzierte Hypertonie (SIH):** Hypertonie ohne Proteinurie, RR-Erhöhung > 20. SSW; Normalisierung spätestens 12 Wochen post partum
- **Präeklampsie:** neu auftretende Hypertonie und Proteinurie mit oder ohne Ödeme
- **Schwere Präeklampsie:** Präeklampsie mit schwerer Hypertonie und Prodromalsymptomatik: Oberbauchschmerzen, Kopfschmerzen, Augenflimmern, biochemischen oder hämatologischen Auffälligkeiten
- **Eklampsie:** wie Präeklampsie, zusätzlich tonisch-klonische Krampfanfälle
- **HELLP Syndrom:**
  - Hemolysis (H) = Abfall des Hb
  - elevated liver enzymes (EL) = erhöhte Leberwerte/Transaminasen
  - low platelets (LP) = sinkende Thrombozytenzahl

Grenzwerte

Die Grenzwerte sind festgelegt auf folgende Werte [45] bei zwei aufeinander folgenden Messungen, die mehr als 4 h auseinander liegen:

- **Leichte Hypertonie:** RR 140–149 mmHg systolisch/90–99 mmHg diastolisch
- **Mittelschwere Hypertonie:** RR 150–159 systolisch/100–109 diastolisch
- **Schwere Hypertonie:** RR 160 oder höher systolisch/110 oder höher diastolisch
- **Proteinurie** > 0,3 g/24 h oder 30 mg/mmol (entspricht zweifach positivem Eiweiß im Urinstix) in zwei Urinproben (MSU), die im Abstand von mindestens 4 Stunden entnommen wurden.

Über die **Ursachen der Präeklampsie** gibt es noch kein klares Verständnis; verschiedene Theorien werden diskutiert und erforscht. Die oben genannten Symptome sind somit nicht die Ursachen, sondern nur Anzeichen dieser Erkrankung.

10.8.2 Risiken

Risikofaktoren für das Auftreten einer Präeklampsie:

- Z. n. Präeklampsie
- Bestehende Nierenerkrankung
- Mehrlingsschwangerschaft
- Autoimmunerkrankung (z. B. systemischer Lupus erythematosis oder Antiphospholipid-Syndrom)
- Typ-1-/Typ-2-Diabetes
- Chronischer Bluthochdruck

! Mit der Präeklampsie und ihren verschiedenen Ausprägungen wird eine stark erhöhte mütterliche und kindliche Mortalität und Morbidität in Zusammenhang gebracht. Dazu gehören insbesondere Wachstumsretardierung der Kinder, Frühgeburten und Totgeburten.

Da die Symptome in der Regel (zunächst) keine Beschwerden machen, ist hier ein **Screening in der Schwangerenvorsorge** sinnvoll. Während das Outcome bei SIH dem Outcome bei Schwangeren mit normalem Blutdruck und gut eingestelltem chronischem Bluthochdruck vergleichbar ist, sind die Verlaufsformen bei der Präeklampsie sehr gefährlich.

Besonders gefürchtet ist das **HELLP-Syndrom**. Hier kommt es unter Umständen zu einem akuten mütterlichen Nierenversagen, einer disseminierten Gerinnung oder auch zu einer Hirnblutung. Zu den kindlichen Risiken zählen insbesondere die intrauterine Wachstumsretardierung, die Frühgeburt und der intrauterine Kindstod.

10.8.3 Prophylaxe

Da die Entstehung der Präeklampsie und ihrer verschiedenen Ausprägungen noch unklar ist, sind die Ansätze zur Prophylaxe entsprechend vage. Verschiedene Möglichkeiten einer diätetischen Regulierung sind über die Jahre versucht (und zum Teil auch wissenschaftlich evaluiert) worden. Der vielversprechendste Ansatz ist zurzeit die Einnahme von **ungesättigten Omega-3-Fettsäuren**, die z. B. in Seefisch und Nachtkerzenöl vorkommen. Es gibt jedoch noch nicht genügend Studien, um definitiv den prophylaktischen Effekt nachzuweisen.

Frauen, die ein erhöhtes Risiko aufweisen, eine Präeklampsie zu entwickeln, wird bereits in der frühen Schwangerschaft **Acetylsalicylsäure** (75 mg/Tag) verordnet, das sie bis zur Geburt einnehmen. Sie scheint bei Frauen mit einem Risiko für eine Präeklampsie einen gewissen Effekt zu haben. Auch hier gibt es jedoch noch weiteren Forschungsbedarf.

Die **Zufuhr oder Reduktion von Salz** scheint nach den derzeit vorliegenden Studien eher wenig Einfluss auf den Verlauf der Schwangerschaft zu nehmen.

Die Einnahme von 2 g **Kalzium** pro Tag (bei Frauen mit einem Risiko für Präeklampsie und Frauen mit geringer Kalziumaufnahme) dagegen scheint positive Effekte zu haben [38].

Diuretika werden nach wie vor gelegentlich von ärztlicher Seite eingesetzt. Sie haben jedoch keinen nachweisbaren Effekt auf die kindliche und mütterliche Morbidität.

10.8.4 Therapieansätze

Chronische Hypertonie

Bei der chronischen Hypertonie ohne weitere Komplikationen ist das Ziel der (meist medikamentösen) Therapie eine **Blutdrucksenkung auf unter 150/110** mmHg (der Blutdruck darf nicht unter 80 mmHg diastolisch gesenkt werden). Das Mittel der ersten Wahl ist dabei Labetalol (z. B. Trandat®), ersatzweise Methyldopa (z. B. Presinol®) oder Nifedipin. Die Proteinurie kann mit Urin-Stix kontrolliert werden.

Antihypertensiva haben definitiv eine blutdrucksenkende Wirkung. Ob sie jedoch tatsächlich den Ausgang der Schwangerschaft positiv beeinflussen, also zu einer Reduzierung der neonatalen Morbidität führen, wurde noch nicht eindeutig nachgewiesen. Methyldopa (z. B. Presinol®) ist das Mittel, das am besten erforscht ist, besonders im Hinblick auf die Langzeitfolgen für die Kinder. Es scheint unbedenklich. Betablocker stehen dagegen bei guter blutdrucksenkender Wirkung im Verdacht, das Risiko der intrauterinen Retardierung zu erhöhen.

Schwangerschaftsinduzierte Hypertonie

▶ **Tab. 10.2** Therapeutisches Vorgehen bei SIH (modifiziert nach NICE, 2011).

Schweregrad der Hypertonie	Leichte Hypertonie (140/90–149/99 mmHg)	Moderate Hypertonie (150/100–159/109 mmHg)	Schwere Hypertonie (160/110 mmHg oder höher)
Stationäre Aufnahme	nein	nein	Ja (Zielwert RR < 159/109)
Medikamentöse Behandlung	nein	Labetalol (Zielwert < 150/100) CAVE: diastol. nicht < 80 mmHg	Labetalol (Zielwert < 150/100) CAVE: diastol. nicht < 80 mmHg
RR-Kontrolle	Max. 1-mal wöchentlich	Mind. 2-mal wöchentlich	Mind. 4-mal täglich
Urintest (P)	Bei jeder Untersuchung Urinstick (Eiweiß: Kreatinin)	Bei jeder Untersuchung Urinstick (Eiweiß: Kreatinin)	Täglich Urinstick (Eiweiß: Kreatinin)
Labor	Keine besonderen Untersuchungen	HELLP-Labor (Nierenwerte, Elektrolyte, großes Blutbild, Transaminasen, Bilirubin) einmalig; Wiederholung. wenn Protein im Urin	HELLP-Labor (Nierenwerte, Elektrolyte, großes Blutbild, Transaminasen, Bilirubin) wöchentlich

▶ **Tab. 10.3** Maßnahmen bei Präeklampsie (modifiziert nach NICE, 2011).

Schweregrad der Hypertonie	Leichte Hypertonie (140/90–149/99 mmHg)	Moderate Hypertonie (150/100–159/109 mmHg)	Schwere Hypertonie (160/110 mmHg oder höher)
Stationäre Aufnahme	ja	ja	Ja
Medikamentöse Behandlung	nein	Labetalol (Zielwert < 150/100) CAVE: diastol. nicht < 80 mmHg	Labetalol (Zielwert < 150/100) CAVE: diastol. nicht < 80 mmHg
RR-Kontrolle	Mind. 4-mal täglich	Mind. 4-mal täglich	Mehr als 4-mal täglich
Urintest (P)	Quantitativ	Quantitativ	Quantitativ
Labor	HELLP-Labor (Nierenwerte, Elektrolyte, großesBlutbild, Transaminasen, Bilirubin) nach Bedarf	HELLP-Labor (Nierenwerte, Elektrolyte, großes Blutbild, Transaminasen, Bilirubin) nach Bedarf	HELLP-Labor (Nierenwerte, Elektrolyte, großes Blutbild, Transaminasen, Bilirubin) nach Bedarf

Präeklampsie

Fetale Überwachung laut evidenzbasierter Leitlinie:

- Wachstumsmonitoring
- Dopplersonografie der Nabelschnurarterie
- Fruchtwassermenge
- Kindsbewegungen
- CTG nur bei schwerer Hypertonie/Präeklampsie und/oder abnehmenden Kindsbewegungen (für Deutschland gelten aufgrund von Expertenmeinung andere Empfehlungen: CTG Kontrollen werden eher und häufiger durchgeführt)

Es gibt keine klare Aussage über den Nutzen von Bettruhe zur Therapie der Präeklampsie. Zu bedenken ist, dass Bettruhe mit einem erhöhten Thromboserisiko einhergeht und außerdem einen starken Eingriff in das Leben der Schwangeren bedeutet.

10.8.5 Betreuung bei chronischer Hypertonie und SIH

Die häufigen erforderlichen Untersuchungen wie **RR-Messung**, **Urin-** und **CTG- Kontrollen** können gut von der Hebamme durchgeführt werden. Auch hier ist eine gute Absprache zwischen der betroffenen Frau und der behandelnden FachärztIn wichtig. Das sogenannte „Weißkittelsyndrom" – also der im Wartezimmer bereits ansteigende Blutdruck – kann bei der häuslichen Kontrolle möglicherweise günstig beeinflusst werden.

Auch kann es eine gute Idee sein, die **Zeiten der CTG-Kontrollen** in Absprache mit der Schwangeren dem kindlichen Wachrhythmus anzupassen, so dass der – falsch positive – normabweichende Befund der eingeschränkten Oszillation bei einem schlafenden Kind die Schwangere nicht noch zusätzlich zu den bestehenden Risiken belastet.

In der Literatur finden sich außerdem Hinweise darauf, dass einige Naturheilverfahren (besonders **Akupunktur**) den Blutdruck günstig beeinflussen können [11] [12]. Eine in diesen Disziplinen korrekt ausgebildete Hebamme kann hier vielleicht noch zusätzlich Erleichterung bringen.

▶ **Abb. 10.3** zeigt die Betreuungsgrundsätze im Überblick.

Schwangere mit Präeklampsie, Propfgestose, Eklampsie und HELLP-Syndrom werden **stationär behandelt**.

> **Cave**
> **Bei allen Symptomen, die auf einen Übergang der bestehenden oder grenzwertigen Hypertonie in eine der schweren Verlaufsformen hinweisen, wird die schwangere Frau sofort bis zur Abklärung in ärztliche Betreuung abgegeben.**

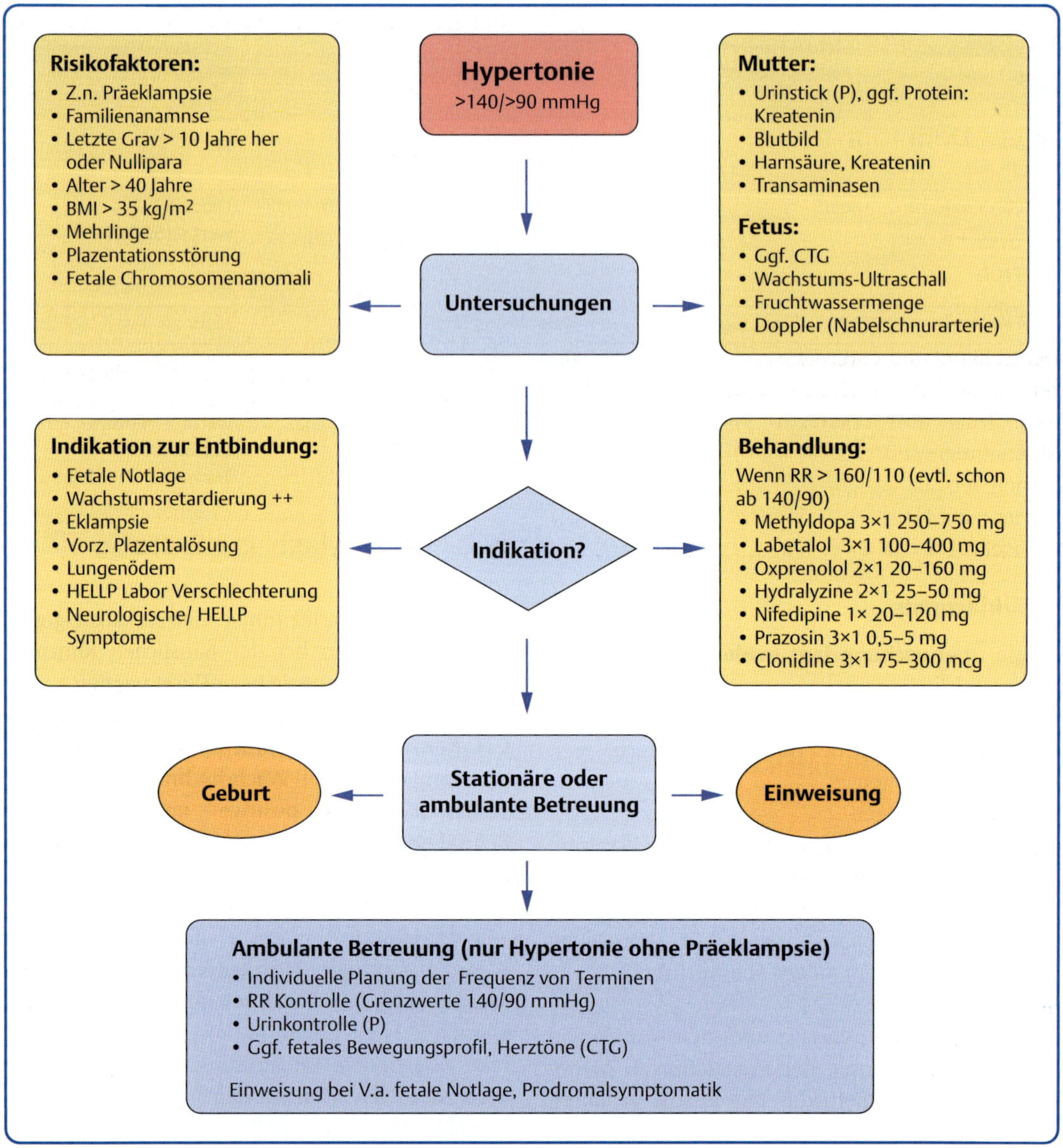

▶ **Abb. 10.3** Vorgehen bei hypertensiven Erkrankungen in der Schwangerschaft (modif. nach NICE 2011).

Dazu gehören

- Kopfschmerzen
- plötzliche starke Wassereinlagerungen
- Sehstörungen
- Oberbauchbeschwerden
- Übelkeit/Erbrechen
- Proteinurie

Auch ein laut Angaben der Schwangeren **ungewöhnlich ruhiges Kind** oder ein allgemein „schlechter Eindruck" können ein ausreichender Grund für die Entscheidung sein, eine weitere Abklärung zu veranlassen.

Die Hebammenkunst der aufmerksamen Gelassenheit und der Intuition sind hierbei zwar wissenschaftlich nicht bewertbare, aber aus Erfahrung hoch geschätzte Instrumente.

▶ **Abb. 10.8** fasst die Empfehlungen für Schwangere mit Bluthochdruck zusammen.

Praxis

10.9

Vorzeitige Wehentätigkeit/ mögliche Frühgeburt

10.9.1 Definition und Risiken

Frühgeburtlichkeit ist nach wie vor die Hauptursache der perinatalen Mortalität sowie der Früh- und Langzeit-Morbidität ansonsten gesunder Kinder.

Deutschland und Österreich haben seit vielen Jahren die höchsten Frühgeburtenraten Europas [32] [61]. Trotz aller Forschung und medizinischer Maßnahmen ließ sich die Zahl der Frühgeburten in den letzten Dekaden weltweit nicht deutlich senken; lediglich die Überlebenschancen kleiner Frühgeborener haben sich deutlich verbessert.

Definition

Frühgeburt bzw. **vorzeitige (zervixwirksame) Wehentätigkeit** definieren sich durch ihr Eintreten vor der vollendeten 37. SSW.

Die zeitliche Begrenzung nach unten lässt sich nicht exakt festlegen; ein ungefährer Wert zur Abgrenzung vom Spätabort (ohne Intensivmaßnahmen am Kind) liegt etwa bei 24 SSW.

Physiologisch unterscheidet sich vorzeitige Wehentätigkeit nicht von der Wehentätigkeit am Termin – außer, dass sie zu früh eintritt. Problematisch ist die Tatsache, dass es sehr **schwierig zu diagnostizieren** ist, ob tatsächlich dauerhaft zervixwirksame Wehen vorliegen oder nur Kontraktionen. Frauen mit frühzeitigen Kontraktionen sind wiederum nicht unbedingt diejenigen, die Frühgeburten haben.

Frühgeburten können mit spontaner Wehentätigkeit oder auch als geplante Intervention vorkommen (z. B. bei HELLP-Syndrom der Mutter).

Im Vergleich zur Geburt am Termin beobachtet man ein **häufigeres Auftreten** von fetaler Retardierung, Präeklampsie, Mehrlingsschwangerschaften, vorzeitigem Blasensprung, Placenta praevia, vorzeitiger Plazentalösung, Beckenend- oder Querlagen, kindlichen Fehlbildungen und schweren Allgemeinerkrankungen der Mutter.

Auch die **psychosoziale und ökonomische Situation** der Mutter, Nikotinkonsum, Drogen- und Alkoholabusus stehen in statistischer Beziehung zur Frühgeburtlichkeit.

Unter den **Infektionen** weisen die bakteriellen Vaginosen (besonders Gardnerellen, Mykoplasmen und Streptokokken der Gruppe B) einen statistisch signifikanten Zusammenhang mit der Frühgeburtlichkeit auf. Jedoch gibt es eine große Anzahl von Frauen, die einen positiven Keimnachweis haben und deren Kind trotzdem unproblematisch am Termin zur Welt kommt. Die routinemäßige Behandlung nachgewiesener Vaginosen mit Antibiotika hat keinen Rückgang der Frühgeburtlichkeit zur Folge. Auch gibt es Theorien, die chronische Infektionen des Zahnapparates mit der Frühgeburt in Zusammenhang bringen [62].

10.9.2 Prophylaxe und Therapie

Da die Behandlung der drohenden Frühgeburt sehr schwierig, manchmal unmöglich und in einigen Fällen nicht sinnvoll ist, bietet es sich an, sich auf **prophylaktische Maßnahmen** zu konzentrieren. Vorbeugung ist das klassische Arbeitsfeld der Hebamme. Jedoch scheinen nach der Auswertung von verschiedenen Projekten und Ansätzen auch hier die Möglichkeiten begrenzt zu sein.

Angefangen mit sozialen Interventionen bei der Risikogruppe der Frauen mit schlechtem sozioökonomischem Status, häuslicher Wehenmessung mittels Tokogramm über Bettruhe, Cerclage bis hin zu diversen Medikamenten ist hierbei **kein signifikanter Erfolg nachweisbar**. Weder die regelmäßig Untersuchung, die sonografische Zervixlängenmessungen noch die Kontrolle des Scheiden-pH-Werts oder die Untersuchung auf eine asymptomatische bakterielle Vaginose sind bei Risikoschwangeren wirksame Maßnahmen, um einer Frühgeburt vorzubeugen. Im Einzelfall kann die Überprüfung des vaginalen Befundes dazu beitragen, sowohl die Schwangere als auch die betreuende Hebamme und GynäkologIn zu beruhigen.

Das einzige vielversprechende Ergebnis, das allerdings auch noch weiter erforscht werden muss, ist die Zufuhr von **Fischöl und Zink.**

Die prophylaktische Gabe oraler Tokolytika bei Frauen mit einem Risiko für eine Frühgeburt ist nicht sinnvoll.

Partusisten® ist seit 2013 als orales Tokolytikum in Deutschland nicht mehr zugelassen [41]. Der Einsatz von Tokolytika bei drohender Frühgeburt führt zu einer Verlängerung der Schwangerschaftsdauer um einige Tage, jedoch nicht zu einer Senkung der perinatalen Morbidität und Mortalität, bei gleichzeitig starken unerwünschten Nebenwirkungen bei der Mutter.

Die Anwendung von **intravenösen Tokolytika** wird nur in Verbindung mit der vorgeburtlichen Kortikoidgabe bis 34+0 SSW empfohlen und soll nach Abschluss der Lungenreife-Therapie beendet werden.

10.9.3 Betreuung

Bei der Begleitung einer Schwangeren mit der Diagnose „drohende Frühgeburt" ist es schwierig zu unterscheiden, ob im individuellen Fall tatsächlich eine Frühgeburt droht oder nicht. Die Betreuung wird, wie bei anderen Risikoschwangeren auch, in Absprache mit der Schwangeren und der betreuenden FachärztIn durchgeführt.

Im Bewusstsein, dass Frauen mit **nicht zervixwirksamen Kontraktionen** in der Regel nicht die Frauen sind, die tatsächlich eine Frühgeburt haben werden, ist die an der Normalität orientierte Hebammenbetreuung für diese Frauen möglicherweise entlastend. Eventuell kann ein belastender Klinikaufenthalt vermieden oder verkürzt werden. In diesem Fall ist es auch möglich, von der Krankenkasse eine Unterstützung im Haushalt zu beantragen, zumindest für die Mütter, die bereits ein oder mehrere Kinder haben.

▶ **Abb. 10.10** fasst die Empfehlungen für Schwangere mit vorzeitigen Wehen zusammen.

> **Cave**
> **Solange vaginale Infektionen nicht ausgeschlossen sind, ist die vaginale Untersuchung jedoch streng kontraindiziert.**

Wenn die Zervix untersucht werden soll, eignet sich ein Spekulum zur behutsamen Inspektion. Für den ambulanten Einsatz durch Hebammen gibt es z. B. preisgünstige Einmalspekula nach Cusco.

10.10 Mehrlingsschwangerschaft

> **!** **Frauen, die mehr als ein Kind erwarten, sind zunächst einmal und in erster Linie gesunde, schwangere Frauen.**

Erst in zweiter Linie geht es darum, dass sich möglicherweise Probleme entwickeln können. Familien, die mehr als ein Kind erwarten, haben allerdings **besondere Betreuungsbedürfnisse**. Sie brauchen eine Extraportion Verständnis und praktische Unterstützung, von der Diagnose Mehrlingsschwangerschaft bis in die Säuglingszeit. Ausführliche Informationen und Unterstützung durch Fachpersonen können den Eltern helfen, sich vorzubereiten und potenzielle Probleme können so vielleicht gemindert oder vermieden werden.

10.10.1 Risiken

Abgesehen von verstärkten Schwangerschaftsbeschwerden wie Sodbrennen, Rückenschmerzen, Hämorrhoiden oder Müdigkeit, gibt es in der Mehrlingsschwangerschaft auch eine **statistische Häufung** von bedrohlicheren Problemen. Dazu gehören insbesondere

- Anämie
- Bluthochdruck/SIH
- Präeklampsie
- vorzeitige Wehen
- operative Geburten
- Frühgeburtlichkeit
- kindliche Fehlbildungen
- allgemein erhöhte kindliche Mortalität und Morbidität (insbesondere Hirnschäden)

10.10.2 Betreuung

Es gibt keine zuverlässigen Aussagen über das sinnvollste Vorsorgeschema für Mehrlingsschwangere. In den deutschen **Mutterschaftsrichtlinien** wird ebenfalls nur von „häufigeren" Untersuchungen als bei Nicht-Risikoschwangeren gesprochen. Regelmäßige Vorsorgeuntersuchungen erlauben eine sorgfältige Beobachtung von Blutdruck, Eiweißausscheidung und Laborwerten (im Hinblick auf Anämie).

Über die rein körperliche Untersuchung hinaus werden gerade Mehrlingsmütter einen **großen Gesprächs- und Beratungsbedarf** haben. Die Vorsorge durch die Hebamme bietet dafür ideale Voraussetzungen. Viele Mehrlingsschwangerschaften sind aufgrund von Fertilitätsbehandlungen entstanden. Gerade die Frauen und Paare, die ein sehr medizinisches Vorgehen bis zum Eintreten der Schwangerschaft erlebt haben, können hier auch von einer Vorsorge, die viel mit taktilen Untersuchungen arbeitet und sehr individuell gestaltet wird, ganz andere Aspekte der Schwangerschaft und der wachsenden Kinder wahrnehmen.

! Die Vorsorge bei der Mehrlingsschwangeren mit dem Schwerpunkt Beratung zeichnet sich durch das besondere Bedürfnis nach emotioneller, praktischer und eventuell auch ökonomischer Beratung aus.

▶ **Abb. 10.11** fasst die Empfehlungen für Schwangere, die Zwillinge erwarten, zusammen.

10.11 Intrauterine Wachstumsretardierung/Plazentainsuffizienz

10.11.1 Definition

Bei der Definition einer „intrauterinen Wachstumsretardierung" ist es wichtig, zwei Dinge zu unterscheiden: die **Größe des Kindes**, das heißt sein aktuelles Schätzgewicht, und sein **Wachstum**, das heißt die Gewichtsentwicklung über einen bestimmten Zeitraum hinweg. Diese zwei Parameter werden häufig verwechselt.

Die Größe eines ungeborenen Kindes ist eine (mäßig zuverlässige) Momentaufnahme. Das Wachstum ist jedoch ein Kontinuum. Kinder, die nach einer Ultraschallmessung für das Schwangerschaftsalter zu klein sind, sind zunächst einmal einfach kleiner als die Durchschnittskinder, und es liegt nicht unbedingt eine Wachstumsverzögerung vor.

! Das Wachstum kann nur mithilfe mehrerer Messungen zu unterschiedlichen Zeitpunkten bestimmt werden.

Davon abgesehen ergeben sich die vorgegebenen Größenmaße zu bestimmten Schwangerschaftszeiten aus dem **statistischen Mittelwert** des Gewichts von Kindern, die (zu früh) in dieser Schwangerschaftswoche geboren wurden – dies sind aber wiederum nicht unbedingt die gesunden „Durchschnittskinder".

Definition

Als **wachstumsretardiert** sollten nur die Kinder bezeichnet werden, die definitiv diskontinuierlich wachsen oder aufhören, weiter zu wachsen – unabhängig davon, ob sie für die Schwangerschaftswoche zu klein oder normal groß sind.

Ein ungeborenes Kind, das im Wachstum von der 90. auf die 30. Perzentile zurückfällt, ist sehr viel stärker bedroht als ein Kind, das kontinuierlich auf der 5. Perzentile wächst.

Die fetale Wachstumsretardierung hängt mit einer **Mangelversorgung über die Plazenta** oder deren Gefäße zusammen. Das ungeborene Kind kompensiert diese Situation, indem es seinen Kreislauf zentralisiert. Außerdem schränkt es seine Bewegungen ein.

10.11.2 Diagnostik

Palpation und Messung des Fundusstandes

Die **Leopold'schen Handgriffe** gelten zur Kontrolle von Gewicht und Wachstum des Kindes in der Literatur als sehr ungenau. Die größten Abweichungen vom tatsächlichen Gewicht des Kindes liegen dabei ausgerechnet im oberen und unteren Extrem der Geburtsgewichte, also in den Bereichen, in denen eine genaue Messung am wichtigsten wäre.

Die Messungen von **Fundusstand** und **Symphysen-Fundus-Abstand** dagegen geben, wenn sie gemeinsam und kontinuierlich durchgeführt werden, Hinweise auf das kindliche Wachstum. So können Wachstumsverzögerungen oder kleine Kinder entdeckt und die Frauen einer weiteren Diagnostik zugeführt werden.

Kindsbewegungen

Häufig, aber nicht immer, geht eine Verminderung der Kindsbewegungen dem **intrauterinen Kindstod** voraus. Der Grund für den intrauterinen Fruchttod ist fast immer unbekannt; das limitiert natürlich die Möglichkeiten, ihn zu verhindern. Trotzdem kann die Beobachtung der Kindsbewegungen ein kostengünstiges und einfaches Instrument sein, das im Einzelfall zur Beruhigung der Eltern beitragen kann.

In besonderen Fällen kann ein **Kick-Chart** eingesetzt werden (▶ **Abb. 10.4**): Die Frauen werden angeleitet, innerhalb eines beliebigen 12-Stunden-

Bewegungstabelle („Kick-Chart“)

	Mo	Di	Mi	Do	Fr	Sa	So	Mo	Di	Mi	Do	Fr	Sa	So
8:00 h														
9:00 h														
10:00 h														
11:00 h														
12:00 h														
13:00 h														
14:00 h														
15:00 h														
16:00 h														
17:00 h														
18:00 h														
19:00 h														
20:00 h														
21:00 h														
22:00 h														

Bitte beginnen Sie morgens damit, die Phasen, in denen sich Ihr Kind bewegt, zu zählen.
In der Stunde zwischen den vollen Uhrzeiten, in der Sie die zehnte Bewegung Ihres Kindes gemerkt haben, markieren Sie das passende Kästchen, indem Sie es ausmalen.
Wenn Sie um 22:00 h noch keine 10 Bewegungen gespürt haben oder wenn Sie aus irgendeinem anderen Grund besorgt sind, wenden Sie sich bitte an Ihre Hebamme.

▶ **Abb. 10.4** Bewegungstabelle („Kick-Chart“).

Zeitraums (möglichst einschließlich der aktivsten Zeiten ihres Kindes) die Kindsbewegungen zu zählen. Ein gesundes Kind sollte sich innerhalb von 12 Stunden problemlos 10-mal bemerkbar machen. Ist dies nicht der Fall oder weicht das Bewegungsmuster an einem Tag stark nach unten von dem üblichen Muster ab, lohnt es sich, eine weiterführende Diagnostik zu veranlassen.

Der Einsatz von Kick-Charts rechtfertigt sich allerdings nicht als Routineinstrument für Frauen mit unauffälligem Schwangerschaftsverlauf – zu viele falsch positive Ergebnisse, die eine Spirale der weiterführenden Diagnostik erforderlich machen, wären die Folge. Ein Vorteil der Kick-Charts kann jedoch in der aktiven Einbindung der Frauen in die Beobachtung ihres Kindes und die Förderung der mütterlichen Aufmerksamkeit für die individuellen Schlaf- und Wachrhythmen ihres Kindes gesehen werden. So wird auch der anonyme „Patient Fetus" zum Individuum, das eher „beobachtet" als „überwacht" wird.

Ultraschalldiagnostik

Von allen Möglichkeiten der Ultraschalluntersuchungen in der Schwangerschaft scheinen die Doppler-Sonografie und die Bestimmung des plazentaren Reifegrads in Verbindung mit der Wachstumsverlaufskontrolle am ehesten sinnvoll zur Identifizierung gefährdeter Kinder zu sein. Der routinemäßige Einsatz bei gesunden Frauen ohne Schwangerschaftsrisiken ist bei keiner der drei Methoden sinnvoll.

CTG und Oxytocin-Belastungstest (OBT)

! Die routinemäßige Aufzeichnung der kindlichen Herztöne in der Schwangerschaft bei gesunden Frauen hat nicht nur keine Aussagekraft über den fetalen Zustand, sondern hat für diese Frauen mit großer Wahrscheinlichkeit mehr Nachteile als Vorteile.

Es hat sich in Studien gezeigt, dass die Zahl der **perinatalen Todesfälle** in der Gruppe der gesunden Frauen mit routinemäßigem CTG statistisch signifikant und klinisch relevant höher lag (mehr als dreimal so hoch) als in der Gruppe der Frauen ohne routinemäßiges CTG. Dies lässt sich evtl. mit der erhöhten Zahl an Einleitungen vor dem errechneten Termin (ET) erklären, die zur künstlichen Frühgeburt führen.

Darüber hinaus konnte durch den routinemäßigen CTG-Einsatz keine Verbesserung der Apgar-Werte erreicht werden, ebenso wenig konnten die Sectio-Rate, die Verlegungen in die Kinderklinik und das Auftreten von neurologischen Auffälligkeiten verringert werden [64].

In den deutschen **Mutterschaftsrichtlinien** in der aktuellen Fassung von 2013 ist eine routinemäßige CTG Kontrolle bei Schwangeren nicht vorgesehen; lediglich nach Indikation.

Auch der **Einsatz bei Risikoschwangerschaften** ist nur wenig sinnvoll, da lediglich eine Momentaufnahme der kindlichen Situation abgebildet werden kann – und die falsche Interpretation von CTGs ein unlösbares Problem zu sein scheint.

§ Richtlinien

Anlage 2 zu Abschnitt B. Nr. 4 c der Mutterschafts-Richtlinien

Indikationen zur Kardiotokographie (CTG) während der Schwangerschaft

Die Kardiotokographie ist im Rahmen der Schwangerenvorsorge nur angezeigt, wenn eine der nachfolgend aufgeführten Indikationen vorliegt:

A. Indikationen zur erstmaligen CTG

– in der 26. und 27. Schwangerschaftswoche drohende Frühgeburt

– ab der 28. Schwangerschaftswoche

a) Auskultatorisch festgestellte Herztonalterationen

b) Verdacht auf vorzeitige Wehentätigkeit.

B. Indikationen zur CTG-Wiederholung

CTG-Alterationen

a) Anhaltende Tachykardie (> 160/Minute)

b) Bradykardie (< 100/Minute)

c) Dezeleration(en) (auch wiederholter Dip null)

d) Hypooszillation, Anoszillation

e) Unklarer Kardiotokogramm-Befund bei Verdacht auf vorzeitige Wehentätigkeit

f) Mehrlinge

g) Intrauteriner Fruchttod bei früherer Schwangerschaft

h) Verdacht auf Placenta-Insuffizienz nach klinischem oder biochemischem Befund

i) Verdacht auf Übertragung

j) Uterine Blutung

k) Medikamentöse Wehenhemmung

Der **Belastungstest mit i. v. Oxytocin** bringt ebenfalls keine nachweislichen Vorteile für den Ausgang der Schwangerschaft, dafür aber eine Reihe von Nachteilen (teuer, aufwendig, i. v. Infusion erforderlich, womöglich provozierte Frühgeburt).

Plazentahormonbestimmungen

Die Bestimmung der Hormone HPL (Human Placental Lactogen) und Östriol hat keinerlei Aussagekraft über das Befinden des Kindes und keine Vorhersagekraft über den Ausgang der Schwangerschaft.

Das **Dilemma des schlecht versorgten Kindes** stellt sich folgendermaßen dar:

- In der **frühen** Schwangerschaft ist der wachstums- und versorgungseingeschränkte Fetus leicht zu diagnostizieren, aber es gibt keine Therapie.
- In der **späten** Schwangerschaft könnten wir helfen (indem wir die Schwangerschaft beenden), aber hier gibt es keine zuverlässige Diagnostik.

10.11.3 Therapie

! Es gibt keine wirksame Therapie für einen unterversorgten Feten.

Lediglich eine in Deutschland nicht populäre Methode, die **Dekompression des mütterlichen Abdomens**, scheint eine Wirkung zu zeigen, indem sie die progressive Entwicklung von Präeklampsien verlangsamt und insgesamt statistisch signifikante Erhöhungen des kindlichen Geburtsgewichts bei den behandelten Frauen (2800 g im Vergleich zu 2296 g) aufweist [63].

Bei der Dekompression liegt die Schwangere. Über ihrem Bauch wird ein luftdichtes Zelt aufgespannt, in dem 1–3-mal täglich für 30 Minuten jeweils 15–30 Sekunden lang jede Minute ein Unterdruck von – 50 bis – 100 mmHg erzeugt wird. Da diese Therapie bei uns kaum zum Einsatz kommt, hat dieses Wissen zurzeit keine Konsequenzen für die Hebamme in der Schwangerenvorsorge.

Andere Studien belegen, dass bei **mütterlicher Mangelernährung** oder sehr geringer Gewichtszunahme in der Schwangerschaft gehäuft untergewichtige Kinder geboren werden. Der Umkehrschluss, dass mit einer medikamentösen Zufuhr von Vitaminen und Eiweiß ein höheres Geburtsgewicht erzielt werden kann, hat sich nicht bestätigt.

Maßnahmen, die nicht helfen oder deren **Wirksamkeit nicht nachgewiesen** ist:

- Bettruhe
- Betamimetika
- Calciumkanalblocker
- Hormone (Östrogene)
- Nahrungsergänzungsmittel
- Sauerstoffzufuhr
- Plasmavolumenexpander
- Transkutane Elektrostimulation

10.11.4 Betreuung

Die Begleitung von Schwangeren mit der Diagnose „Verdacht auf intrauterine Wachstumsretardierung“ ist im Bewusstsein der mangelnden evidenzbasierten Möglichkeiten, dem unterversorgten Kind zu helfen, und mit dem Wissen, dass etliche Methoden der Diagnostik unzureichend sind und teilweise dennoch von ärztlicher Seite eingesetzt werden, schwierig.

! Neben den in Absprache mit Frau und ÄrztIn durchgeführten Vorsorgeuntersuchungen sollte der Schwerpunkt der Hebammenbetreuung darin liegen, die Frauen zu bestärken, die gesunden Aspekte ihres Lebens zu betonen. Dies gilt insbesondere auch für die Empfehlung einer hochwertigen Ernährung (nicht: Nahrungsergänzung!).

Wie bei den „vorzeitigen Wehen“ gilt auch hier, dass „was der Frau gut tut, potenziell auch dem Kind nützt“. Beim Herausfinden und Umsetzen der geeigneten **Veränderungen im Leben der Schwangeren** (Krankschreibung, Haushaltshilfe, frische Luft und Bewegung, Ernährungsberatung etc.) kann die Hebamme der Frau zur Seite stehen. Im bestmöglichen Fall hat die Schwangere damit nicht nur eine entspanntere Schwangerschaft und ein gesundes Kind, sondern gewinnt auch langfristig durch diesen Lernprozess an Lebensqualität und Gesundheit.

▶ **Abb. 10.12** fasst die Empfehlungen für Schwangere, deren Kind möglicherweise verzögert wächst, zusammen.

10.12 Übertragung

10.12.1 Definition

Der Begriff Übertragung wird häufig mit dem Begriff der **Terminüberschreitung** gleichgesetzt. Dabei handelt es sich bei der Terminüberschreitung um ein rein rechnerisches Phänomen und bezeichnet die Zeit von 41 + 1 SSW bis 42 + 0 SSW.

Definition

Die **echte Übertragung** (definiert als eine Schwangerschaft, die länger als 42 Wochen dauert) stellt eine relativ seltene klinische Diagnose dar, bei der die Neugeborenen auch klinisch relevante Übertragungszeichen aufweisen.

Die **Häufigkeit** von Übertragungen wird in der Literatur mit 4 bis 14% angegeben – je nachdem, welche Bevölkerungsgruppe untersucht wurde, wie die Terminbestimmung vorgenommen wurde und welche Kriterien für eine Entscheidung für eine Geburtseinleitung in der untersuchten Region üblicherweise galten.

Es hat sich eine Vielzahl von mehr oder weniger evidenzbasierten Richtlinien entwickelt. Diese variieren von routinemäßigen Einleitungen am Termin oder zu bestimmten festgelegten Zeiten über selektive Einleitungen nach individuellem Befund bis zum einfachen Abwarten der spontan einsetzenden Wehentätigkeit.

10.12.2 Risiken

Insgesamt steigt das **Risiko für Komplikationen** (z. B. protrahierte Geburtsdauer, Mekoniumaspiration, notwendige Verlegung des Neugeborenen, operative Geburtsbeendigung wegen drohender Asphyxie) nach der vollendeten 40. SSW leicht an. Insgesamt gesehen sind diese Komplikationen aber selten.

! Statistisch besteht ein Zusammenhang zwischen Geburten nach der vollendeten 42. SSW und einem geringen, aber stetigen Anstieg der (bei uns sehr niedrigen) perinatalen Sterblichkeit.

Gleichzeitig wird nach wie vor diskutiert, ob und wie oft die Terminüberschreitung bzw. Übertragung die Ursache für die auftretenden Komplikationen ist bzw. ob und wie oft eine Komplikation (Wachstumsstörung, Fehlbildung) den physiologischen Prozess der Wehenauslösung behindert und damit zur Terminüberschreitung bzw. Übertragung führt.

Es gibt Hinweise, dass nicht alle Kinder gleichermaßen gefährdet sind, sondern dass normal entwickelte Kinder mit der Situation besser zurechtkommen [65]. Schließlich steigt das Sterblichkeitsrisiko erst nach dem Einsetzen der Wehen, **nicht schon in der (verlängerten) Schwangerschaft** und ist insgesamt sehr gering (2 – 3 pro 1000 Terminüberschreitungen).

10.12.3 Betreuung von Schwangeren über ET

! Es gibt zurzeit keine evidenzbasierten Richtlinien über die Häufigkeit und Intensität der Betreuung bei Schwangeren, die die vollendete 40. SSW überschritten haben. Am häufigsten wird in den vorliegenden Leitlinien ein Vorsorgeintervall von 2–3 Tagen ab der 41. SSW praktiziert.

Dabei haben sich Kombinationen von invasiven Untersuchungsmethoden wie Amnioskopien nicht als überlegen gegenüber einfachen CTG- und Ultraschalluntersuchungen (zur Messung der Fruchtwassermenge) gezeigt.

Insgesamt gibt es Hinweise darauf, dass eine **Geburtseinleitung nach der vollendeten 41. SSW** die perinatale Mortalität geringfügig reduziert, und zwar in der Größenordnung von einem verhinderten perinatalen Todesfall auf 410 Einleitungen wegen Terminüberschreitung (> 41 + 0 SSW) [34]. Allerdings ist die Datenqualität hier problematisch. Auch die Häufigkeit von grünem Fruchtwasser und sekundärer Sectio scheint bei diesem Vorgehen geringer. Bei Einleitungen vor der vollendeten 41. Woche sind keine Vorteile für Mutter oder Kind nachweisbar.

Die Leitlinie der Deutschen Gesellschaft für Gynäkologie und Geburtshilfe (DGGG) empfiehlt, allen Schwangeren ab 41 + 0 SSW eine Geburtseinleitung anzubieten und ab 42 + 0 SSW zu empfehlen [66].

Für die Hebamme in der Vorsorge lassen sich also nur vage **Empfehlungen** formulieren:

- Die **Information der Schwangeren** über den aktuellen Stand der Forschung ist die Basis, ihr bei der weiteren Entscheidungsfindung beizustehen. **Ab (gesichertem) ET sollten alle 2–3 Tage** CTG-Untersuchungen erfolgen.

- Eine Messung der **Fruchtwassermenge** mittels Ultraschall bei der FachärztIn kann ebenfalls durchgeführt werden. Dieses Vorgehen ist nicht wissenschaftlich begründet. Dennoch ist es das in Deutschland derzeit übliche Vorgehen. Bis entsprechende Studien vorliegen, kann sich die Hebamme in der freien Praxis, nicht zuletzt aus forensischen Gründen, an dieses Schema halten. Gleichzeitig sollte sie sich der ungesicherten Evidenzlage bewusst sein.
- **Ab der 41. vollendeten Woche** sollte der Schwangeren eine Einleitung nach der für den vorliegenden Normalbefund bestmöglichen Methode **angeboten** werden; wünscht sie dies nicht und gibt es keine Anzeichen einer sich entwickelnden pathologischen Situation, wird weiter wie oben verfahren.
- **Ab der 42. vollendeten Woche** soll der Schwangeren eine Einleitung **empfohlen** werden.

Es gibt **verschiedene therapeutische Ansätze**, die Schwangerschaftsdauer ohne Medikamentengabe mit konservativen Mitteln abzukürzen. Wissenschaftlich auf Nutzen und Risiken wurden allerdings nur zwei Methoden untersucht:

- Der Versuch, mithilfe von **Brustwarzenstimulation** das Einsetzen spontaner Wehentätigkeit zu stimulieren, hat sich dabei nicht als sinnvoll erwiesen.
- Das **Lösen des Eipols bei der vaginalen Untersuchung** verkürzt die Schwangerschaftsdauer, ist aber für die Frauen sehr unangenehm und sollte daher nicht routinemäßig angewandt werden. Als Option vor der medikamentösen Einleitung sollte sie jedoch in Betracht gezogen werden, sofern der Muttermundsbefund dies zulässt.
- **Naturheilkundliche Maßnahmen** (Homöopathika, Akupunktur, Akupressur, Nelkenöltampons, „Wehencocktail") sind wissenschaftlich nicht ausreichend untersucht, um als offizielle Empfehlung bestehen zu können; viele Hebammen verfügen hier über einen eigenen Schatz an Erfahrungen.

! Entscheidend bei der Betreuung nach ET ist, dass die Wünsche der Frauen nach vorheriger ausführlicher Information berücksichtigt werden, und durch die Hebammenbetreuung gleichzeitig ein hohes Maß an Sicherheit und Zufriedenheit gewährleistet wird.

▸ **Abb. 10.14** fasst die Empfehlungen für Schwangere beim Überschreiten des errechneten Geburtstermins zusammen.

10.13

Rh-Inkompatibilität

Die Rhesusinkompatibilität ist seit den 1970er Jahren ein seltenes Ereignis. Eine Schwangere mit tatsächlich bestehender Inkompatibilität wird sich spätestens nach der Diagnosesicherung in intensiver ärztlicher Betreuung befinden.

Für die Hebamme in der freien Praxis ist es wichtig, die **Risiken für Rh-negative Frauen** zu kennen, sie erklären sowie über prophylaktische Maßnahmen kompetent beraten zu können.

Die **Gefahr der Sensibilisierung** einer Rh-negativen Schwangeren ist beim Eintritt von Rh-positiven Erythrozyten in ihren Organismus gegeben. Ob sie tatsächlich Antikörper bildet, hängt von der Menge der Erythrozyten ab, die in ihren Blutkreislauf gelangt sind.

! Das Risiko der Sensibilisierung einer Rh-negativen Mutter bei der Geburt eines Rh-positiven Kindes liegt bei 7,2 %.
Nach der Gabe einer prophylaktischen Dosis Anti-D post partum sinkt dieses Risiko auf 0,2–1,6 %.

Umstritten ist noch, welche Menge Anti-D nötig ist, um einen möglichst großen Effekt bei möglichst vernünftiger Kostenkalkulation zu erzielen. In der Schwangerschaft kommt es bei ca. 1,5 % der Rh-negativen Frauen, die ein Rh-positives Kind tragen, zur spontanen Bildung von Antikörpern während der Schwangerschaft. Dies passiert meist jenseits der 28. SSW. Eine **prophylaktische Gabe von 100 mg (500 IE) Anti-D** reduziert dieses Risiko. Die Kombination von Anti-D-Prophylaxen vor und nach der Geburt reduziert das Gesamtrisiko weiter auf 0,06 %.

Alle Eingriffe während der Schwangerschaft, die zu einem Blutaustausch zwischen mütterlichem und kindlichem Organismus führen können (z. B. Amniozentese, Nabelschnurpunktion), sollen ebenfalls mit der Gabe von Anti-D begleitet werden; ebenso sollte nach abdominalen Traumata, Placenta praevia, vorzeitiger Plazentalösung und anderen uterinen Blutungen Anti-D gegeben werden.

10.14 Abusus/Sucht

Der Begriff **Abusus** ist dehnbar – je nach Droge und Ausmaß sowie Zeitpunkt und Dauer des Konsums sind mehr oder weniger schwerwiegende Probleme zu erwarten. Darüber hinaus ist es schwierig, einen bestehenden Abusus zu erkennen und realistisch einzuschätzen. Generell ist es vermutlich einfacher, eine süchtige Frau zu betreuen, die ihre Sucht offen thematisiert und sich damit auseinandersetzt, als eine Schwangere, die sich in einer akuten unbehandelten Suchtsituation befindet.

Die **Risikodefinition „Abusus“** bezieht sich allein auf den Substanzmissbrauch, nicht auf Sucht generell, und erfasst dabei beispielsweise nicht die Frauen, die an anderen als an Substanzabhängigkeiten erkrankt sind; z. B. Frauen mit einer Vorgeschichte von Essstörungen. Diese Frauen haben ebenfalls in der Schwangerschaft mit ihren körperlichen Veränderungen schwierigste Situationen zu bewältigen.

10.14.1 Nikotin

Der am häufigsten vorkommende Abusus, mit dem Hebammen sich in der Vorsorge konfrontiert sehen, ist das Zigarettenrauchen. In den Industrienationen rauchen nach internationalen Schätzungen zwischen 20 % und 30 % aller schwangeren Frauen. Das betrifft insbesondere Frauen aus sozial benachteiligten Bevölkerungsgruppen (Alleinerziehende, Frauen mit niedrigem Einkommen und vielen Kindern, Frauen mit psychischen Problemen, Stress im Beruf oder mit wenig familiärer Unterstützung).

Da Nikotinabusus einerseits **definitiv schädlich** für das ungeborene Kind (niedriges Geburtsgewicht, frühe Frühgeburten, perinatale Todesfälle), andererseits aber nicht unabwendbar ist, wird die **Raucherentwöhnung** ein wichtiges Thema für die Verbesserung der perinatalen Morbidität und Mortalität. Relativ gut erforscht ist der positive Effekt von Raucherentwöhnungsprogrammen, auch im Vergleich zu einfacher Beratung und/oder dem Aushändigen schriftlichen Informationsmaterials. Von 100 rauchenden Frühschwangeren hören ca. 10 Frauen von sich aus oder mit üblicher Schwangerenberatung auf, zu rauchen; ca. 6–7 weitere Frauen schaffen den Ausstieg mithilfe von Programmen.

Die **Nikotinpräparate** als Hilfsmittel zur Entwöhnung (Pflaster, Nikotin-Kaugummi) sind für die Schwangerschaft bisher nicht ausreichend auf Nutzen und Schaden erforscht.

Wenig erforscht ist aber auch der Effekt von **Anti-Rauch-Kampagnen** auf Frauen, die nicht aufhören zu rauchen. Diese Frauen leiden unter Schuldgefühlen und Stress; etwa 10 % rauchen durch den psychischen Druck sogar eher mehr.

! Selbsthilfekonzepte und Programme mit verhaltenstherapeutischen Aspekten sind zurzeit der erfolgversprechendste Ansatz zur Bekämpfung der Nikotinsucht.

10.14.2 Alkohol

Die gesundheitlichen Schäden, die ein hoher mütterlicher Alkoholkonsum von über 28,5 ml reinem Alkohol pro Tag (das entspricht ca. ½ Liter Bier oder ¼ Liter Wein) beim ungeborenen Kind anrichtet, sind recht gut erforscht und dokumentiert. Unklarheit besteht allerdings darüber, ob es ein „sicheres“ Limit nach unten gibt. Darüber hinaus finden sich bei Frauen, die viel Alkohol trinken, häufig auch andere Risikofaktoren wie Rauchen, niedriger sozioökonomischer Status und der Konsum anderer Drogen. Dies erschwert die Bewertung des Zusammenhangs zwischen Alkoholkonsum und perinataler Morbidität weiter [16].

Zurzeit erscheint folgendes **Vorgehen in der Schwangerenvorsorge** sinnvoll:

- Schwangere Frauen sollten informiert werden, dass es ab einem Konsum von mehr als 1–2 Einheiten Alkohol pro Woche keine gesicherte Forschungsaussage über mögliche Schäden für ihr Kind gibt.

- Ein „Aufsparen“ von Alkoholeinheiten ist nicht möglich.
- Alkoholkonsum ist ein wichtiger Punkt der Anamneseerhebung.
- Im Zweifelsfall soll die Hebamme professionelle Hilfe von anderen Fachdisziplinen anbieten und/ oder in die Wege leiten.
- Jede Reduzierung des Alkoholkonsums, egal zu welchem Zeitpunkt der Schwangerschaft, ist positiv zu bewerten.
- Gesunde Schwangere können davon ausgehen, dass ein einmaliger starker Alkoholkonsum in der frühen Schwangerschaft vermutlich keinen Schaden bei ihrem Kind verursacht hat.

Eine Einheit Alkohol

entspricht der kleinstmöglichen normalen Ausschankmenge, z. B.

- 180 ml Bier mit 5 Vol. % oder
- 150 ml Hefeweizen oder
- 125 ml Wein mit 9 Vol. % oder
- 100 ml Sekt oder Wein mit 12 Vol. % oder
- 1 Schnapsglas voll starkem Alkohol (0,02 l)

! Grundsätzlich gilt es, zu bedenken, dass Hebammen keinen therapeutischen Beruf ausüben: zwar sind wir Vertrauensperson, aber nicht für die Heilung von bestehenden psychischen Erkrankungen zuständig.

Eine vertrauensvolle **Kooperation mit Fachdisziplinen** unter Einbeziehung und in Absprache mit der Schwangeren ist hier angebracht. In einer solchen Konstellation kann dann die Betreuung und Vorsorge durch eine Hebamme für die betroffene Frau eine hilfreiche und wohltuende Wirkung haben. Die Vorsorgeuntersuchungen und die Beratung im Hinblick auf die Situation während und nach der Geburt (Kinderklinik? Stillen? Jugendamt/Sozialdienste? Kinderarzt?) werden sich so nach den Wünschen der Frau in Absprache mit den FachärztInnen richten.

Beim **Verdacht auf Abusus** ist es unter Umständen für die betreuende Hebamme sinnvoll, sich Unterstützung von Kolleginnen oder anderen Fachleuten zu holen, wenn sie sich mit einem Konfrontationsgespräch mit der Schwangeren überfordert fühlt. Eine Fortbildung zum Thema Gesprächsführung ist für Hebammen in der freien Praxis immer eine gute Investition.

Die **„medizinische“ Versorgung**, also die reguläre Vorsorge, wird sich in Häufigkeit, Form und Intensität nach der individuellen Situation richten.

10.15 Blutungen

! Frische Blutungen von signifikantem Ausmaß (nicht Schmierblutungen oder leichte Ektopieblutungen) in der zweiten Schwangerschaftshälfte werden mit einer stark erhöhten kindlichen und mütterlichen Morbidität und Mortalität assoziiert.

Etwa die Hälfte aller Blutungen wird durch eine **vorzeitige Plazentalösung** oder eine **Placenta praevia** ausgelöst. Bei der anderen Hälfte kann meist keine Ursache gefunden werden. Die perinatale Mortalität bei einer vorzeitigen Lösung liegt bei etwa 30 %.

Bei **sistierenden retroplazentaren Hämatomen** und **sistierenden Blutungen** unbekannter Genese kann nach einem blutungsfreien Beobachtungsintervall in der Klinik eine ambulante Weiterbetreuung der Schwangeren erfolgen.

Auch bei **Schwangeren mit Placenta praevia** ist eine ambulante Betreuung möglich. Bei den Schwangeren beider Gruppen ist eine engmaschige Hämoglobinkontrolle sinnvoll. Weitere Untersuchungen wie Herztonkontrollen werden sowohl mit der FachärztIn abgesprochen, als auch dem Bedürfnis der Frau angepasst. Speziell in der Beratung der Frauen mit Placenta praevia durch die Hebamme werden auch die Themen Kaiserschnitt und Frühgeburt mit ihren Konsequenzen besprochen, da diese beiden Ereignisse mit einer hohen Wahrscheinlichkeit auf die betroffenen Frauen zukommen werden.

Es ist außerdem sehr wichtig, mit diesen Schwangeren **„Notfallpläne“** zu besprechen, um einen sofortigen Kliniktransport bei Wiedereinsetzen der Blutung zu gewährleisten.

► **Abb. 10.15** fasst die Empfehlungen für Schwangere, die Blutungen haben, zusammen.

10.16 Zustand nach intrauterinem Fruchttod

Eine Schwangerschaft nach dem Tod eines ungeborenen Babys ist eine extrem schwierige Zeit für die Frau und ihren Partner. Unabhängig davon, aus welchen Gründen – wenn sie denn überhaupt klar waren – das Kind gestorben ist, können die Frauen durch Angst um das neue Kind und ein schlechtes Gewissen dem neuen Baby gegenüber belastet sein. Je nachdem, wie die Umstände der Geburt und Trauerzeit waren und wie weit der Trauerprozess bis zur neuen Schwangerschaft vorangeschritten ist, werden verschiedene Kompensationsmechanismen bei der Schwangeren sichtbar.

Die übliche Routine der Schwangerenvorsorge ist für diese Frauen häufig ungeeignet. Glücklicherweise lässt die derzeit gültige HebGV die Möglichkeit zu, Vorsorgen und Beratungstermine **individuell dem Bedürfnis der Schwangeren anzupassen**. Manchmal reicht bereits ein kurzer Besuch mit dem Hörbarmachen der kindlichen Herztöne aus, um eine akute Angstsituation zu entschärfen.

Eine Einbeziehung von Partner und Geschwisterkindern in Absprache mit der Schwangeren ist ebenfalls unter häuslichen Bedingungen oder in der Hebammenpraxis oft besser möglich als in einer zeitlich begrenzten Situation in der ärztlichen Vorsorge.

! Behutsame Gesprächsführung und respektvolle Begleitung durch die Hebamme können so die schwierige Zeit für die Schwangere erleichtern.

10.17 Literatur

[1] Enkin M, Keirse MJNC, Neilson J, Crowther C, Duley I, Hodnett E, Hofmeyr J. A guide of effective care in pregnancy and childbirth. 3 rd ed. Oxford: Oxford University Press; 2000

[2] NICE 2010. Antenatal care. Routine care for the healthy pregnant woman (2008 update). Manchester: National Institute for Health and Clinical Excellence; 2010

[3] Arbeitsgemeinschaft Diabetes und Schwangerschaft der Deutschen Diabetes Gesellschaft (DDG) 2001: Diagnostik und Therapie des Gestationsdiabetes. AWMF Leitlinie Diabetes. AWMF Leitlinien Register Nr. 057/008. www.leitlinien.net/%20

[4] Deutsche Gesellschaft für Gynäkologie und Geburtshilfe (DGGG) 2001: Diagnostik und Therapie des Gestationsdiabetes (Federführung Dt. Diabetesgesellschaft). AWMF Leitlinien Register Nr. 057/008. www.leitlinien.net/%20

[5] Metzger BE et al. (2008). Hyperglycemia and Adverse Pregnancy Outcomes. New England Journal of medicine; 358 (19): 1991 – 2002

[6] Goer H (1996). Gestational Diabetes. The Emperor has no clothes. Birth Gazette; 12 (2): 32–35 (Nachdruck in MIDIRS 1997; 2: 173–177)

[7] IQWIG. Screening auf Gestationsdiabetes. Abschlussbericht. IQWIG-Berichte, Jahr: 2009, Nr. 58. Köln: Institut für Qualität und Wirtschaftlichkeit im Gesundheitswesen; 2009

[8] Crowther C et al. (2005). Australian Carbohydrate Intolerance Study in Pregnant Women (ACHOIS) Trial Group. Effect of treatment of gestational diabetes mellitus on pregnancy outcomes. New England Journal of Medicine; 352: 2477–2486

[9] NICE 2008. Diabetes in pregnancy. Management of diabetes and its complications from preconception to the postnatal period. London: RCOG Press; 2008

[10] Attalah AN et al. (2002). Calcium supplementation during pregnancy for preventing hypertensive disorders and related problems. Cochrane Review

[11] Dan Y (1998). Ambulatory monitoring of blood pressure in the evaluation of efficacy of acupuncture therapy of hypertension. Zhongguo Zhong Xi Yi Jie He Za Zhi (China); 18 (1): 26–27

[12] Guo W, Ni G (2003). The effects of acupuncture on blood pressure in different patients. J Tradit Chin Med (China); 23 (1): 49–50

[13] Deutsche Gesellschaft für Zahn-, Mund- und Kieferheilkunde (DGZMK) (2000). Empfehlungen zur Kariesprophylaxe mit Fluoriden. Wissenschaftliche Stellungnahme der DGZMK. www.dgzmk.de/%20 Zugriff: 18.04.05

[14] Gardosi J. International Stillbirth Conference. Oslo; 2008

[15] MIDIRS, Hrsg (2008). Prolonged Pregnancy. Informed Choice Leaflet for Professionals

[16] MIDIRS, Hrsg (2008). Alcohol and Pregnancy. Informed Choice Leaflet for Professionals

[17] Stahl K (2009). Hyperglykämie in der Schwangerschaft: Welche Antworten liefert die HAPO-Studie? Die Hebamme; 22: 222–229

[18] Buckley BS et al. (2013). Gestational diabetes mellitus in Europe: prevalence, current screening practice and barriers to screening. A review. Diabetic Medicine; 29: 844–854

[19] IQWIG 2010. Aktualisierungsrecherche zum Bericht S 07–01 Screening auf Gestationsdiabetes. Köln: IQWIG

[20] AQUA (Institut für angewandte Qualitätsförderung und Forschung im Gesundheitswesen GmbH). Bundesauswertung zum Verfahrensjahr 2012. Geburtshilfe. Göttingen: AQUA; 2013

[21] Landon MB et al. (2009). A multicenter, randomized trial for treatment of mild gestational diabetes. New England Journal of Medicine; 361 (14): 1339–1348

[22] Kleinwechter et al. (2011). Gestationsdiabetes mellitus (GDM). Evidenzbasierte Leitlinie zu Diagnostik, Therapie und Nachsorge der Deutschen Diabetes Gesellschaft (DDG) und der Deutschen Gesellschaft für Gynäkologie und Geburtshilfe (DGGG)

[23] IADPSGCP (2010) International Association of Diabetes and Pregnancy Study Groups Recommendations on the Diagnosis and Classification of Hyperglycemia in Pregnancy. Diabetes Care; 33 (3): 676–682

[24] Cundy T (2012). Proposed new diagnostic criteria for gestational diabetes – a pause for thought? Diabetic Medicine; 29: 176–180

[25] Horvath K (2010). Effects of treatment in women with gestational diabetes mellitus: systematic review and meta-analysis. BMJ 2010; 340: c1395, DOI: 10.1136/bmj.c1395

[26] Thieu J, Middleton P, McPhee AJ, Crowther CA. Screening and subsequent management for gestational diabetes for improving maternal and infant health. Cochrane Database of Systematic Reviews 2010, Issue 7. Art. No.: CD007 222, DOI: 10.1002/14 651 858.CD007 222.pub2.

[27] Farrar D, Duley L, Lawlor DA. Different strategies for diagnosing gestational diabetes to improve maternal and infant health. Cochrane Database of Systematic Reviews 2011, Issue 10. Art. No.: CD007 122, DOI: 10.1002/14 651 858.CD007 122.pub2.

[28] GBA (Gemeinsamer Bundesausschuss) (2013). Richtlinien des Gemeinsamen Bundesausschusses über die ärztliche Betreuung während der Schwangerschaft und nach der Entbindung („Mutterschafts-Richtlinien"). Letzte Änderung: 18.Juli 2013. www.g-ba.de/downloads/62–492–773/RL_Mutter-2013–07–18_2013–09–20.pdf

[29] Gherman RB, Chauhan S, Ouzounian JG, Lerner H, Gonik B, Goodwin TM (2006). Shoulder dystocia: the unpreventable obstetric emergency with empiric management guidelines. Am J Obstet Gynecol; 195 (3): 657–672

[30] Cantwell R, Clutton-Brock T, Cooper G, Dawson A, Drife J, Garrod D, ... Springett A (2011). Saving Mothers' Lives: Reviewing maternal deaths to make motherhood safer: 2006–2008. The Eighth Report of the Confidential Enquiries into Maternal Deaths in the United Kingdom. BJOG: an international journal of obstetrics and gynaecology; 118 (Suppl.1–203), DOI: 10.1111/j.1471–0 528 2010.02 847.x

[31] Davies GAL, Maxwell C, McLeod L, Gagnon R, Basso M, Bos H, ... Wilson K (2010). Obesity in Pregnancy. International Journal of Gynecology & Obstetrics. Retrieved from www.sciencedirect.com/science/article/pii/S 002 072 9 210 001 475

[32] EURO-PERISTAT Project with SCPE and EUROCAT (2013). European Perinatal Health Report. The health and care of pregnant women and babies in Europe in 2010. www.europeristat.com/reports/european-perinatal-health-report-2010.html

[33] Farah N, Maher N, Barry S, Kennelly M, Stuart B, Turner MJ (2009). Maternal morbid obesity and obstetric outcomes. Obesity facts; 2 (6): 352–4, DOI: 10.1159/000 261 951

[34] Gülmezoglu AM, Crowther CA, Middleton P, Heatley E (2012). Induction of labour for improving birth outcomes for women at or beyond term. Cochrane Database of Systematic Reviews, 6, CD004 945, DOI: 10.1002/14 651 858.CD004 945.pub3

[35] Hillemanns P, Groß MM, Schling S. Zur Historie des Mutterpasses und seines Aktualisierungsbedarfs. Stuttgart, New York: Thieme; 2009. Retrieved from www.medpilot.de/app/searßch/listDetails/4d4f0be49 611ad2bc121 760 6 809c9f46?qid = 3&dbid = MP_MORPH_ALL&recno = 1&offset = 1

[36] Husslein P, Vetter K (2009). Risikoschwangerschaft. Der Gynäkologe; 42 (2): 85–86. 5

[37] National Institute for Health and Clinical Excellence (NICE) (2010). Weight management before, during and after pregnancy. NICE public health guidance 27. Retrieved from www.nice.org.uk/nicemedia/live/13 056/49 926/49 926.pdf

[38] National Institute for Health and Clinical Excellence (NICE) (2011). Hypertension in pregnancy. NICE. Retrieved from www.guidance.nice.org.uk/cg107

[39] Plagemann A, Harder T, Rodekamp E (2010). Prävention der kindlichen Adipositas während der Schwangerschaft. Monatsschrift Kinderheilkunde; 158 (6): 542–552

[40] Queensland Maternity and Neonatal Clinical Guidelines Program. Hypertensive disorders of pregnancy (2013). Retrieved from www.health.qld.gov.au/qcg/documents/g_hdp5-0.pdf

[41] Rme/aerzteblatt.de (2013). Tokolytika: Kontraindikationen für Partusisten. Deutsches Ärzteblatt. Retrieved from www.aerzteblatt.de/nachrichten/56 040/Tokolytika-Kontraindikationen-fuer-Partusisten

[42] Schild RL, Hoopmann M, Siemer J. Neuerungen im Mutterpass und pränatalen Ultraschallscreening. Stuttgart, New York: Thieme; 2013. Retrieved from www.medpilot.de/app/search/listDetails/4d4f0be49 611ad2bc121 760 6 809c9f46?qid = 2&dbid = MP_MORPH_ALL&recno = 1&offset = 1

[43] Stahl K (2006). No risk, no fun? Der Risikokatalog im Mutterpass. Retrieved from www.medpilot.de/app/search/listDetails/4d4f0be49 611ad2bc121 760 6 809c9f46?qid = 3&dbid = MP_MORPH_ALL&recno = 5&offset = 1

[44] Vetter K, Goeckenjan M (2013). [Prenatal care in Germany]. Bundesgesundheitsblatt, Gesundheitsforschung, Gesundheitsschutz; 56 (12): 1679–85

[45] Visintin C, Mugglestone MA, Almerie MQ, Nherera LM, Amjes D, Walkinshaw S (2010). Management of hypertensive disorders during pregnancy: summary of NICE guidance. BMJ (Clinical research ed.), 341 (aug25_3), c2207.

[46] Hastreiter L, Amann-Gassner U, Hauner H (2011). Gewichtsmanagement bei Adipositas und Gestationsdiabetes. Adipositas; 5 (3): 147–151

[47] Desoye G (2012). „Vitamin D and Lifestyle Intervention for Gestational Diabetes Mellitus Prevention". Der Diabetologe; 8 (8): 647–651

[48] Gemeinsamer Bundesausschuss (2013a). Patienteninformation Ich bin schwanger. Warum werden allen schwangeren Frauen drei Basis-Ultraschalluntersuchungen angeboten? Merkblatt Patienteninformation. Retrieved December 28, 2013, from www.g-ba.de/downloads/83–691–324/2013–07–01_Merkblatt_Ultraschall_Heft.pdf

[49] Gemeinsamer Bundesausschuss. Mutterschafts-Richtlinien (2013). Retrieved from www.g-ba.de/informationen/richtlinien/19/

[50] Hastreiter L, Amann-Gassner U, Hauner H (2011). Gewichtsmanagement bei Adipositas und Gestationsdiabetes. Adipositas; 5 (3): 147–151

[51] Klinger G, Levy I, Sirota L, Boyko V, Reichman B, Lerner-Geva L (2009). Epidemiology and risk factors for early onset sepsis among very-low-birthweight infants. American journal of obstetrics and gynecology; 201 (1): 38.e1–6

[52] Korsten-Reck U (2011). Adipositas als Risikofaktor vor und während der Schwangerschaft. Die Bedeutung der körperlichen Aktivität. Adipositas; 5 (3):6141–146

[53] Lin F-YC, Weisman, LE, Azimi P, Young AE, Chang K, Cielo M, ... Robbins JB (2011). Assessment of intrapartum antibiotic prophylaxis for the prevention of early-onset group B Streptococcal disease. The Pediatric infectious disease journal; 30 (9): 759–63

[54] National Institute for Health and Care Excellence (2013). Antenatal Care: Evidence Update May 2013. Retrieved from www.g-ba.de/informationen/richtlinien/19/

[55] National Institute for Health and Clinical Excellence (NICE). (2010). Weight management before, during and after pregnancy. NICE public health guidance 27. Retrieved from www.nice.org.uk/nicemedia/live/13 056/49 926/49 926.pdf

[56] Queensland Maternity and Neonatal Clinical Guidelines Program (2010). Maternal management of early onset Group B Strep. Australia. www.health.qld.gov.au/qcg/documents/f_gbsmat5–0.pdf

[57] Strowitzki T, Diedrich K (2011). Adipositas. Der Gynäkologe; 44 (11): 871–871

[58] Symon A, Winter C, Donnan PT, Kirkham M (2010). Examining autonomy's boundaries: a follow-up review of perinatal mortality cases in UK independent midwifery. Birth (Berkeley, Calif.); 37 (4): 280–7

[59] Van den Hoogen A, Gerards LJ, Verboon-Maciolek MA, Fleer A, Krediet TG (2010). Long-term trends in the epidemiology of neonatal sepsis and antibiotic susceptibility of causative agents. Neonatology; 97 (1): 22–28

[60] Weichert J, Hartge DR, Diedrich K (2011). Gewichtszunahme Schwangerer und postpartale Gewichtsretention. Der Gynäkologe; 44 (11): 879–884

[61] EFCNI Report: Too little, too late? www.efcni.org

[62] Raffauf A, Ratka-Krüger P (2013). Parodontitis und Schwangerschaft. Der Freie Zahnarzt; 12: 62–71

[63] Hofmayr I. Abdominal decompression for suspected fetal compromise/pre-eclampsia. Cochrane Database of Systematic Reviews 2012, Issue 6

[64] Grivell RM, Alfirevic Z, Gyte GML, Devane D. Antenatal cardiotocography for fetal assessment. Cochrane Database of Systematic Reviews 2010, Issue 1

[65] Flenady V, Koopmanns L, Middleton P et al. (2011). Major risk factors for stillbirth in high income countries: a systematic review and meta-analysis. Lancet; (377) 9774:1331–1340

[66] Deutsche Gesellschaft für Gynäkologie und Geburtshilfe. Vorgehen bei Terminüberschreitung und Übertragung. www.awmf.de

Informationen für Schwangere

Empfehlungen für Schwangere mit Gestationsdiabetes

Herzlichen Glückwunsch zu Ihrer Schwangerschaft!

Sie sind zu Ihrer Hebamme mit der Diagnose „Schwangerschaftsdiabetes" gekommen. Wir haben für Sie einige Informationen zu diesem Thema zusammengestellt.

Was ist Gestationsdiabetes?
Der Stoffwechsel einer schwangeren Frau stellt sich auf die veränderten Bedürfnisse durch die Mitversorgung des Kindes ein. Bei manchen Frauen entsteht dabei ein erhöhter Insulinbedarf, der durch den eigenen Körper nicht gedeckt werden kann – es taucht, besonders nach (zuckerhaltigen) Mahlzeiten, zu viel Zucker im Blut auf. Gestationsdiabetes verschwindet in den meisten Fällen nach der Schwangerschaft von selbst wieder.

Was bedeutet das für mich und mein Kind?
Durch das auch im Mutterkuchen vermehrte Zuckerangebot kann das ungeborene Kind etwas schwerer werden als durchschnittliche Neugeborene. Das kann die Geburt manchmal, aber nicht immer, etwas schwieriger machen. Frauen mit Schwangerschaftsdiabetes entwickeln etwas häufiger als andere Frauen eine Präeklampsie.

Was kann ich tun?
Sie können davon ausgehen, dass Sie und Ihr Kind gesund durch die Schwangerschaft kommen. Sie können mithelfen, Ihren Blutzuckerspiegel im normalen Bereich zu halten, und Sie sollten die erhaltenen Ratschläge möglichst einhalten.

Was kann die Hebamme für mich tun?
Die Hebamme steht Ihnen besonders bei Fragen beratend zur Seite. Auch die möglicherweise sehr häufig angeordneten Untersuchungen, z. B. CTG- oder Blutdruckkontrollen, kann sie für Sie durchführen, so dass Ihr normales Leben nicht so sehr in Mitleidenschaft gezogen wird.

Wenn Ihnen irgendetwas Sorgen macht, wenden Sie sich an Ihre Hebamme.

((Hebammenstempel))

► **Abb. 10.5** Empfehlungen für Schwangere mit Gestationsdiabetes.

Praxis

Informationen für Schwangere

Empfehlungen für Schwangere mit Diabetes mellitus

Herzlichen Glückwunsch zu Ihrer Schwangerschaft!

Sie sind Diabetikerin, und sicher wissen Sie bereits sehr viel über das Thema Schwangerschaft und Diabetes. Wir haben dennoch ein paar Informationen für Sie zusammengestellt, die vielleicht nützlich für Sie sein können.

Welche Risiken gibt es für mein Baby und für mich?
Es gibt einige Risiken, die mit einem schlecht eingestellten Diabetes in Zusammenhang gebracht werden, z. B. eine vorzeitig alternde Plazenta. Auch bei einem gut eingestellten Diabetes sind die Kinder von Diabetikerinnen manchmal größer und schwerer als durchschnittliche Neugeborene. Studien zeigen aber, dass bei einer sorgfältigen Einstellung der Blutzuckerwerte heutzutage die Kinder diabetischer Mütter genauso gesund geboren werden wie die Kinder nichtdiabetischer Mütter.

Was kann ich tun?
Sie können den Verlauf der Schwangerschaft wesentlich mitbestimmen, indem Sie sehr sorgfältig bei der Prüfung und Dokumentation Ihrer Zuckerwerte sind. Im Zweifelsfall kontaktieren Sie jederzeit eine(n) Fachärztin/-arzt.

Was muss ich bei der Geburt und danach beachten?
Sie werden die Geburt möglicherweise auf Anraten Ihrer Ärztin/Ihres Artzes am errechneten Termin einleiten lassen (es gibt keine medizinische Begründung für einen geplanten Kaiserschnitt), um das Risiko der vorzeitigen Plazentaalterung klein zu halten. Während der Geburt werden Sie kontinuierlich mit Glukose und Insulin versorgt, um während der Anstrengung den Zuckerspiegel konstant zu halten. Der Zuckerwert Ihres Kindes wird in den ersten Stunden nach der Geburt sehr regelmäßig kontrolliert. Stillen ist sehr empfehlenswert und mindert das (ohnehin sehr geringe) Risiko Ihres Kindes, später auch einen Diabetes zu entwickeln, noch weiter.

►

► **Abb. 10.6** Empfehlungen für Schwangere mit Diabetes mellitus, Teil 1.

Informationen für Schwangere

Was kann die Hebamme für mich tun?
Die diagnostischen Überwachungen für diabetische Schwangere sind sehr engmaschig. Ihre Hebamme kann Sie entlasten, indem sie CTG (Herzton-Wehen-Kontrollen), Blutdruckmessungen und Urinkontrollen zu flexibel gestalteten Zeiten, evtl. bei Ihnen zu Hause, vornimmt.

Wenn Sie Fragen, Sorgen oder Probleme bezüglich der Schwangerschaft haben, ist sie für Sie zuständig. Unabhängig von Ihrem Diabetes gibt es auch jede Menge Gelegenheiten, die Schwangerschaft, Geburt oder das Wochenbett mit Ihrer Hebamme zu besprechen und zu gestalten, damit Sie diese Zeit so gut wie möglich genießen können.

Sie können so viele Besuche der Hebamme in Anspruch nehmen, wie Sie und die Hebamme es für nötig halten. Es gibt die Möglichkeit, über ärztliche Atteste weitere als die vorgesehenen Besuche über die Krankenkasse abzurechnen.

((Hebammenstempel))

▶ **Abb. 10.7** Empfehlungen für Schwangere mit Diabetes mellitus, Teil 2.

Informationen für Schwangere

Empfehlungen für Schwangere mit Bluthochdruck

Herzlichen Glückwunsch zu Ihrer Schwangerschaft!

Sie sind mit der Diagnose Bluthochdruck in der Schwangerschaft zu Ihrer Hebamme gekommen. Vielleicht haben Sie auch die Ausdrücke „Gestose", „Schwangerschaftsvergiftung" oder „Präeklampsie" fallen gehört. Wir haben im Folgenden für Sie einige Informationen zu diesem Thema zusammengestellt.

Was bedeuten diese Begriffe?
Der mütterliche Kreislauf stellt sich in der Schwangerschaft mehrfach um und passt sich den veränderten Verhältnissen an. Dabei kommt es zu Blutdruckschwankungen. Bei einigen Frauen erhöht sich der Blutdruck jedoch mehr als bei anderen; die Ursachen hierfür sind nicht gut erforscht. Die Ausdrücke „Gestose" und „Schwangerschaftsvergiftung" sind daher veraltete Bezeichnungen für einen nicht verstandenen Mechanismus. Der Ausdruck „Präeklampsie" bezieht sich auf eine Erkrankung, die sich aus dem erhöhten Blutdruck entwickeln kann, aber nicht muss.

Was bedeutet das für mich und mein Kind?
Es ist wichtig, darauf zu achten, ob weitere Symptome auftauchen, die auf eine sich entwickelnde Präeklampsie hinweisen. Das sind insbesondere plötzliche, sehr starke Wassereinlagerungen und eine vermehrte Eiweißausscheidung im Urin. Auch starke Kopfschmerzen, Oberbauchbeschwerden, Übelkeit und Erbrechen sowie Augenflimmern oder Sehstörungen sind wichtige **Warnsignale**, bei denen Sie sofort Kontakt zu Fachpersonal herstellen sollten, damit einige weitere Untersuchungen gemacht werden können. Solange keine dieser weiteren Beschwerden auftauchen, brauchen Sie sich keine Sorgen zu machen.

▸

▸ **Abb. 10.8** Empfehlungen für Schwangere mit Bluthochdruck, Teil 1.

Informationen für Schwangere

Was kann ich tun?
Falls Ihnen Ihr Arzt/Ihre Ärztin blutdrucksenkende Medikamente verordnet hat, achten Sie auf die regelmäßige Einnahme.

Darüber hinaus gibt es Hinweise aus der Forschung, dass eine ausgewogene **Ernährung** die Verschlechterung der Blutdrucksituation günstig beeinflussen kann. Sie können sich und Ihr Baby mit Lebensmitteln verwöhnen, die sogenannte ungesättigte Omega-3-Fettsäuren enthalten. Das ist besonders in Seefisch (auch Fischstäbchen) oder, wenn Sie keinen Fisch mögen, in Nachtkerzenöl aus der Apotheke enthalten. Lassen Sie sich von Ihrer Hebamme und ApothekerIn beraten. Auch kalziumreiche Lebensmittel, z. B. Milch oder Milchprodukte, können sich besonders positiv auf Ihre Gesundheit auswirken.

Wahrscheinlich werden Sie arbeitsunfähig geschrieben. Wenn Sie kleine Kinder zu versorgen haben, kann die Krankenkasse in begründeten Fällen (ärztliches Attest) eine Haushaltshilfe übernehmen, und zwar durch eine Person Ihrer Wahl oder auch einen ambulanten Pflegedienst, damit Sie sich besser ausruhen können.

Was kann die Hebamme für mich tun?
Die Hebamme hilft Ihnen, indem sie die nötigen Untersuchungen, eventuell im Wechsel mit der behandelnden ÄrztIn, in Absprache mit Ihnen durchführen kann. Möglicherweise entlastet es Sie, diese zu Hause machen zu lassen. Sie berät Sie in Ernährungsfragen und hilft bei organisatorischen Problemen, z. B. bei der Beschaffung einer Haushaltshilfe. Darüber hinaus ist sie für alle anderen, auch die unproblematischen und schönen Dinge in der Schwangerschaft, für Sie da.

((Hebammenstempel))

▸ **Abb. 10.9** Empfehlungen für Schwangere mit Bluthochdruck, Teil 2.

Informationen für Schwangere

Empfehlungen für Schwangere mit vorzeitigen Wehen

Herzlichen Glückwunsch zu Ihrer Schwangerschaft!

Sie sind mit der Diagnose „vorzeitige Wehentätigkeit" oder „drohende Frühgeburt" zu Ihrer Hebamme gekommen. Wir haben einige Informationen zu diesem Thema für Sie zusammengestellt.

Was bedeutet „vorzeitige Wehen"?
Diese Diagnose bedeutet zunächst einmal lediglich, dass Ihre Gebärmutter offensichtlich aktiv ist. Kontraktionen in der Schwangerschaft sind völlig normal, und die Frauen, die „vorzeitige Wehen" haben, ohne dass der Muttermund sich öffnet, sind in der Regel **NICHT** diejenigen, deren Kind tatsächlich zu früh kommt. Sie werden von Ihrer FrauenärztIn vermutlich etwas häufiger als üblich zu Vorsorgeuntersuchungen gebeten. Dabei wird per Ultraschall oder vaginaler Untersuchung überprüft, ob sich der Gebärmutterhals verkürzt oder der Muttermund öffnet.

Was kann ich tun?
Wehenhemmende Medikamente sind zwar wirksam, um die Aktivität der Gebärmutter zu reduzieren, verhindern jedoch wahrscheinlich keine Frühgeburt. Besprechen Sie mit Ihrer Hebamme und Ihrer Ärztin/Ihrem Arzt, ob Sie Medikamente einnehmen sollen. Es gibt auch die Möglichkeit, naturheilkundliche Mittel einzusetzen, die frei von Nebenwirkungen sind. Bettruhe zur Vermeidung von Frühgeburten hat sich nicht als sinnvolle Maßnahme bewährt – Schonung ist jedoch sicher eine gute Idee.

Die Faustregel lautet: Alles, was Ihnen gut tut, ist auch für die Erhaltung der Schwangerschaft gut.
Verwöhnen Sie sich und Ihr Kind mit gutem Essen, Ruhe und Entspannung. Falls Sie schon ein oder mehrere Kinder haben, können Sie sich eventuell eine Unterstützung im Haushalt durch die Krankenkasse holen. Ihre Hebamme berät Sie hier gerne.

Was kann die Hebamme für mich tun?
Die Hebamme kann Vorsorgeuntersuchungen im Wechsel mit der Ärztin/dem Arzt auch bei Ihnen zu Hause durchführen. Wenn Sie beunruhigt sind, können Sie sich an sie wenden. Die Anzahl der Hebammenbesuche in der Schwangerschaft ist nicht begrenzt. Ihre Krankenkasse übernimmt die Kosten. Ihre Hebamme berät Sie auch dazu, wie Sie die besten Bedingungen für sich und Ihr Kind schaffen, falls es tatsächlich zu früh zur Welt kommen sollte (Kinderklinik, Stillen usw.)

((Hebammenstempel))

▸ **Abb. 10.10** Empfehlungen für Schwangere mit vorzeitigen Wehen.

Informationen für Schwangere

Empfehlungen für Schwangere, die Zwillinge erwarten

Herzlichen Glückwunsch zu Ihrer Schwangerschaft!

Sie erwarten Zwillinge. Neben der doppelten Freude haben manche Zwillingseltern auch die „doppelte Menge Fragen". Wir haben einige Informationen für Sie zu diesem Thema zusammengestellt.

Wie kommt es eigentlich zur Zwillingsschwangerschaft?
Zwillings- oder Mehrlingsschwangerschaften entstehen entweder spontan oder durch Fruchtbarkeitsbehandlungen. Es gibt Schwangerschaften mit eineiigen Geschwistern (die dann immer auch das gleiche Geschlecht haben und sich „zum Verwechseln" ähnlich sehen). Diese entstehen sehr früh in der Schwangerschaft durch eine vollständige Teilung der befruchteten Zelle. Eine andere Möglichkeit ist die zeitgleiche Entwicklung von Geschwistern aus zwei unabhängigen Eizellen. Diese Kinder sind ganz „normale" Geschwister, die „zufällig" zur gleichen Zeit kommen. Entsprechend sind sie sich nicht ähnlicher als andere Geschwister auch. Diese Zwillinge haben getrennte Fruchtblasen und Mutterkuchen. Die eineiigen Zwillinge teilen sich manchmal beides.

Was muss ich bei der Zwillingsschwangerschaft beachten?
Eventuell werden Sie die „normalen" Schwangerschaftsbeschwerden wie Rückenschmerzen oder Sodbrennen etwas stärker als Frauen mit nur einem Kind bemerken. Auch tritt hoher Blutdruck bei Zwillingsmüttern etwas häufiger auf als bei Einlingsschwangeren. Daher werden Sie vermutlich häufiger als alle vier Wochen zur Vorsorgeuntersuchung gebeten.

Manchmal kommen Zwillinge etwas früher als einzelne Kinder. Es ist daher sinnvoll, sich rechtzeitig für Geburtsvorbereitungskurse oder andere Angebote anzumelden. Ihre Hebamme informiert Sie auch bereits in der Schwangerschaft über Themen wie das Stillen von Zwillingen.

Was kann die Hebamme für Sie tun?
Die Hebamme berät sie bei allen Fragen und Sorgen bezüglich der Schwangerschaft, der Geburt und der Wochenbettzeit. Sie kann auch im Wechsel mit Ihrer Ärztin/Ihrem Arzt die Vorsorgeuntersuchungen durchführen. Nach der Geburt kann sie 8 Wochen und bei Bedarf weit darüber hinaus zu Ihnen nach Hause kommen und Ihnen bei allen auftauchenden Fragen zur Seite stehen. Alle diese Leistungen werden von der Krankenkasse übernommen.

Folgende **Angebote für Zwillings- oder Mehrlingseltern** finden Sie in Ihrer Region:

Zwillingstreff:

Stillgruppe:

((Hebammenstempel))

► **Abb. 10.11** Empfehlungen für Schwangere, die Zwillinge erwarten.

Informationen für Schwangere

Empfehlungen für Schwangere, deren Kind möglicherweise verzögert wächst

Herzlichen Glückwunsch zu Ihrer Schwangerschaft!

Sie sind mit der Diagnose (Verdacht auf) Wachstumsverzögerung Ihres Kindes zu Ihrer Hebamme gekommen. Wir haben für Sie einige Informationen dazu zusammengestellt.

Was ist „Wachstumsverzögerung"?
Eine Verzögerung oder ein Stillstand des kindlichen Wachstums in der Schwangerschaft kann auf eine Funktionsstörung des Mutterkuchens (Plazenta) hinweisen. Wenn die Versorgung des ungeborenen Kindes knapp wird, sorgt es auch weiterhin für eine gute Durchblutung seines Gehirns (es entwickelt also keine Hirnschäden), es legt sich aber ein weniger dickes „Speckpolster" an und erscheint daher bei der Ultraschallmessung oder der Tastuntersuchung zart.

Was bedeutet das für mein Kind?
Bei der Verdachtsdiagnose bedeutet das zunächst nur, dass Ihr Kind möglicherweise etwas kleiner oder leichter ist als das „durchschnittliche Kind" zu diesem Schwangerschaftszeitpunkt. Davon abgesehen, dass Ultraschallmessungen auch heute noch ungenau sein können, beinhaltet dies zunächst keine Aussage darüber, wie es Ihrem Kind geht oder ob es früher geboren wird. Wichtig ist lediglich, dass Ihr Baby **gleichmäßig weiterwächst.** Dies wird von Ihrer Ärztin/Ihrem Arzt mit Ultraschallmessungen und von der Hebamme durch Tastuntersuchungen beobachtet.

Was kann ich tun?
Sie können vielleicht die Ernährungslage für Ihr Baby verbessern, indem Sie sich eiweiß- und vitaminreich ernähren (weitere Tipps von Ihrer Hebamme). Außerdem ist alles, was die Durchblutung fördert, gut für Ihr Kind, z. B. Spaziergänge an der frischen Luft.

Grundsätzlich gilt: **Alles, was Ihnen gut tut, ist gut fürs Baby.**

Wenn Sie um das Wohlergehen Ihres Kindes besorgt sind, kann die Hebamme Ihnen eine „Bewegungstabelle" mitgeben; so können Sie sich an der „Beobachtung" der Entwicklung Ihres Kindes noch weiter beteiligen.

▸

▸ **Abb. 10.12** Empfehlungen für Schwangere, deren Kind möglicherweise verzögert wächst, Teil 1.

Informationen für Schwangere

Was kann die Hebamme für mich tun?
Sie kann das Wachstum Ihres Kindes mit Ihnen gemeinsam beobachten und einige der nötigen Untersuchungen durchführen. Sie gibt Ihnen Tipps zur Ernährung und berät Sie im Hinblick auf den weiteren Verlauf der Schwangerschaft. Wenn Sie möchten, hat sie auch die Möglichkeit, Sie mit naturheilkundlichen Maßnahmen zu unterstützen.

Wenn Sie Fragen oder Sorgen bezüglich der Schwangerschaft haben, wenden Sie sich an sie. Alle Hebammenleistungen werden von der Krankenkasse übernommen.

((Hebammenstempel))

▸ **Abb. 10.13** Empfehlungen für Schwangere, deren Kind möglicherweise verzögert wächst, Teil 2.

Informationen für Schwangere

Empfehlungen für Schwangere beim Überschreiten des Geburtstermins

Ihr Geburtstermin ist um einige Tage überschritten. Wir haben für Sie einige Informationen zum Thema Terminüberschreitung zusammengestellt, die Ihnen vielleicht helfen, Entscheidungen über den weiteren Verlauf Ihrer Schwangerschaft zu treffen.

Was bedeutet Terminüberschreitung?
Die Überschreitung des (errechneten) Geburtstermins ist ein häufiges Phänomen. Davon abgesehen, dass es sehr schwierig ist, einen genauen Geburtstermin zu bestimmen, bleiben sehr viele Kinder über den groben Richtwert „40 Wochen" hinaus noch etwas im Bauch der Mutter. Das ist in fast allen Fällen völlig normal und bedeutet möglicherweise, dass die Bedingungen in der Gebärmutter so gut sind, dass noch kein Grund für das Kind besteht, diese Situation zu verändern. Tatsächlich werden nur etwa 5 % aller Kinder genau am errechneten Termin geboren.

Wie geht es jetzt weiter?
Innerhalb der ersten Woche nach dem errechneten Termin werden Sie von Ihrer Hebamme oder Ihrer FrauenärztIn etwa alle zwei bis drei Tage zum CTG (Herzton-Wehen-Schreiber) und eventuell zum Ultraschall gebeten. Diese Vorsichtsmaßnahme wird für den unwahrscheinlichen Fall getroffen, dass der Mutterkuchen seine Funktion einschränkt (in diesem Fall würde Ihnen dann eine Geburtseinleitung empfohlen).

Ab der 42. Schwangerschaftswoche (also mehr als 7 Tage über Termin) steigt die Möglichkeit einer Funktionsstörung des Mutterkuchens statistisch gesehen leicht an. Sie haben daher die Möglichkeit, eine Geburtseinleitung durchführen zu lassen. Wenn Sie noch etwas warten möchten, wird Ihre Hebamme/Ihre ÄrztIn Ihnen weiterhin häufige CTG-Kontrollen empfehlen.

Was kann meine Hebamme für mich tun?
Ihre Hebamme kann die jetzt häufigen Vorsorgeuntersuchungen nach individueller Absprache mit Ihnen durchführen. Sie erklärt Ihnen, welche Möglichkeiten Sie haben, sich über den weiteren Schwangerschaftsverlauf zu entscheiden. Auch über die verschiedenen Möglichkeiten und den Ablauf einer Geburtseinleitung unter den örtlichen Gegebenheiten kann sie Sie informieren. Falls Sie das wünschen, kann die Hebamme Sie auch über naturheilkundliche Möglichkeiten zur Unterstützung beraten.

Tipps
- Um sich vor gut gemeinten Anrufern zu schützen, die auch alle schon ungeduldig werden, können Sie vielleicht einen nett besprochenen Anrufbeantworter benutzen.
- Nehmen Sie sich für die nächsten Tage ein paar schöne Dinge vor, die Sie nachher mit Baby nicht mehr so einfach organisieren können: Kino, Friseur, Essen gehen ...

▸ **Abb. 10.14** Empfehlungen für Schwangere beim Überschreiten des Geburtstermins.

Informationen für Schwangere

Empfehlungen für Schwangere, die Blutungen hatten

Herzlichen Glückwunsch zu Ihrer Schwangerschaft!

Sie hatten in dieser Schwangerschaft zu einem oder mehreren Zeitpunkten Blutungen. Wir haben zu diesem Thema einige Informationen für Sie zusammengestellt.

Was heißt „Blutungen"?
Mit Blutung bezeichnet man das Erscheinen von frischem, hellrotem Blut während der Schwangerschaft. Die Menge liegt dabei über einem geschätzten Teelöffel voll bis hin zu Regelstärke oder mehr. Bräunliche, leichte Schmierblutungen dagegen werden nicht als „Blutung" gewertet.

Woher kommen Blutungen in der Schwangerschaft?
Manchmal kommt es in der Schwangerschaft zu spontan einsetzenden Blutungen. In etwa der Hälfte der Fälle lässt sich dafür keine Ursache finden. Bei den übrigen Schwangeren liegt der Mutterkuchen sehr tief in der Gebärmutter oder er löst sich an einer Stelle etwas von der Gebärmutterwand ab. Wenn der Ablösungsprozess zum Stillstand kommt, bildet sich an dieser Stelle ein „Bluterguss" (Hämatom), der weiter keine Konsequenzen haben muss.

Wie gefährlich sind denn Blutungen?
Eine Blutung, die zum Stillstand gekommen ist, hat keine weiteren Auswirkungen auf Sie oder Ihr Kind. Sollte in Ihrem Fall ein tief liegender Mutterkuchen die Ursache sein, wird Ihnen vermutlich eine Kaiserschnittgeburt angeraten, damit es bei Einsetzen der Wehen nicht erneut zu einer starken Blutung kommt.

Was muss ich beachten?
Sie sollten sich beim Wiedereinsetzen einer Blutung sofort in die nächstgelegene Klinik begeben, um die Ursache zu klären und die tatsächliche Gefährdung abschätzen zu lassen. Eventuell fühlen Sie sich beruhigter, wenn Sie einen möglichen „dringenden Fall" gedanklich durchspielen (Wer betreut das Geschwisterkind? Ist unsere Wohnung/Hausnummer für den Krankenwagen gut zu finden? Sind die Anmeldeformalitäten in der Geburtsklinik geregelt?).

Was kann die Hebamme für mich tun?
Ihre Hebamme steht Ihnen für Vorsorgeuntersuchungen, die Sie eventuell etwas häufiger als vor dem Auftreten der Blutung durchführen lassen, zur Verfügung. Wenn Sie aus irgendeinem Grund besorgt sind oder „zwischendurch" eine Beratung oder Untersuchung wünschen, können Sie sie gern ansprechen.

((Hebammenstempel))

▶ **Abb. 10.15** Empfehlungen für Schwangere, die Blutungen hatten.

11 Beratung der Schwangeren

Renate Egelkraut und Susanne Teuerle

11.1 Rahmenbedingungen

Susanne Teuerle

Die Beratung der Schwangeren nimmt im Rahmen der Schwangerschaftsbetreuung in der Regel einen großen Raum ein. In den Mutterschaftsrichtlinien und der NICE-Guideline wird festgehalten, zu welchen Themen wann im Rahmen der Schwangerenvorsorge beraten werden soll (s. Kap. 1.2). Die Verantwortlichen haben also erkannt, dass die Aufklärung und verständige Mitwirkung der Schwangeren maßgeblich zu einem gesunden Verlauf von Schwangerschaft, Geburt und Wochenbett beitragen.

§ Vertragliche Regelung

Im **Vertrag über die Versorgung mit Hebammenleistungen** nach § 134 a, SGB V, § 3, Abs. 2 heißt es hierzu:

„Hebammen ... wirken darauf hin, dass die Versicherten eigenverantwortlich und durch gesundheitsbewusste Lebensführung und aktive Mitwirkung dazu beitragen, den Verlauf von Schwangerschaft, Geburt und Wochenbett optimal zu unterstützen."

Weiterhin ist mit dem Patientenrechtegesetz 2013 die gesetzliche Pflicht verankert, die Patientinnen (bei Hebammen die betreuten Frauen) durch **Aufklärung** in die Lage zu versetzen, sich für die Angebote der Gesundheitsförderung informiert entscheiden und in Untersuchungen und Maßnahmen einwilligen zu können [10]. Eine in diesem Sinne gelingende Beratung erfordert eine Beratungsstrategie, welche die Persönlichkeit, Autonomie und Ressourcen der Frau berücksichtigt.

Hierbei ist festzustellen, dass die Vergütungshöhen für die Leistungen im Rahmen der Schwangerschaftsbetreuung nur wenig Spielraum für ausgiebige Beratungen lassen. Der Zeitaufwand dafür ist offensichtlich nicht vorgesehen. In der **Vergütungsvereinbarung** ist geregelt, dass im Rahmen einer Schwangerenvorsorgeuntersuchung allgemeine (!) Beratung stattfindet und die Leistungsziffer „Beratung" nicht zusätzlich abgerechnet werden darf. Im Übrigen kann aber auch bei einer Gebührenhöhe von aktuell 6,53 € für eine Beratung keine individuelle Beratungsleistung, sondern „nur" das knappe, allgemeine Informieren über nachgefragte Sachverhalte gemeint sein.

Für die einzelne Hebamme bleibt es so unter Umständen eine Herausforderung, neben ihrem eigenen Qualitätsanspruch an Schwangerenvorsorge und -beratung auch den **betriebswirtschaftlichen Aspekt** in ihrer Arbeit zu berücksichtigen und die Frauen über Umfang und Inhalt der Betreuung aufzuklären.

Die Beratung ist wie jede andere Leistung im Rahmen der Hebammenbetreuung **ein Angebot**, das die Schwangere annehmen, aber auch ablehnen kann. Die Hebamme sollte also vor der Beratung sicherstellen, dass die Schwangere diese Leistung tatsächlich wünscht.

11.1.1 Beratungsgrundsätze

! In der Beratungsforschung zeigt sich, dass vor allem anderen die Beziehung zwischen Beraterin und Klientin den entscheidenden Einfluss auf das Gelingen eines Beratungsprozesses hat.

Die Beratungsbeziehung ist also wichtiger für den Erfolg als irgendeine gewählte Methode: „Ohne eine offene, vertrauensvolle und auf Zusammenarbeit orientierte Beziehung aller Beteiligten ist keine erfolgversprechende Beratung möglich." [14].

Der Psychotherapeut Carl Rogers beschreibt in seinem Konzept der klientenzentrierten Beratung die heute „klassischen" **Merkmale der Beratungsbeziehung**:

- **Empathie**: das Bemühen, sich in die Lage der Ratsuchenden hineinzuversetzen und ihre Möglichkeiten und Grenzen nachzuvollziehen
- **Akzeptanz** (Wärme): die Ratsuchende wird so wie sie ist akzeptiert und ihr wird mit Wärme begegnet

- **Authentizität** (Echtheit): die Beratung findet durch eine unverfälschte Kommunikation statt; die Beraterin verstellt sich nicht [12]

Diese Merkmale der Beratungsbeziehung sind keine Methode, keine „Kommunikationstricks". Sie kennzeichnen vielmehr eine entsprechende Haltung der Beraterin.

Sich durch das (Kennen-)Lernen von Beratungskonzepten und -methoden ein Handwerkzeug für Beratung anzueignen, erleichtert und steigert den Beratungserfolg. Daher ist es hilfreich, sich mit entsprechenden Fortbildungen zu schulen. Mit der Reflexion der eigenen Haltung und der bestehenden Beratungsbeziehung zur betreuten Frau können Hebammen jedoch **sofort** beginnen – für sich allein, aber auch und vor allem interkollegial, z. B. im Rahmen von Qualitätszirkeln und interkollegialer Beratung.

Allerdings geht es in der Beratung durch die Hebamme nicht um einen intensiven, mehrstufigen Beratungs- und ganz sicher nicht um einen therapeutischen Prozess. Dies gilt es in der Arbeitsbeziehung mit der Frau abzugrenzen und zu klären!

Oft sind es **einfache Informationen**, die der Frau gegeben werden – das „beste Wissen", das die Hebamme der Frau zur Verfügung stellt [11].

Die **NICE-Guideline „Antenatal Care"** weist auf die Beratungsgrundsätze in der Schwangerenvorsorge hin:

Die Informationen sollen:

- Für alle Frauen leicht verständlich sein (auch für Frauen mit Einschränkungen der Sinneswahrnehmungen, Lernstörungen und solchen, die Sprachschwierigkeiten haben)
- die Frauen in die Lage versetzen, informierte Entscheidungen zu treffen
- klar und einheitlich, ausgewogen und präzise sein und aktuellen Evidenzen entsprechen
- durch geschriebene Informationen unterstützt werden

Die betreute Frau soll:

- respektiert werden, auch wenn ihre Ansichten und Entscheidungen andere als die eigenen sind
- die Gelegenheit erhalten, Sorgen zu besprechen und Fragen zu stellen
- ausreichend Zeit haben, ihre Entscheidungen zu treffen
- die Details der Tests und Screeningverfahren im Rahmen der Schwangerenvorsorge rechtzeitig vor den jeweiligen Terminen erfahren und diskutieren können
- erfahren, dass sie die Tests in Anspruch nehmen, aber auch ablehnen kann

11.2 Beratungsthemen im Rahmen der Schwangerschaftsvorsorge

Zur Orientierung sind die Vorgaben der Richtlinien der ärztlichen Betreuung in der Schwangerschaft (Mutterschaftsrichtlinien) in ▶ **Tab. 11.1** und die der NICE-Guideline in ▶ **Tab. 11.2** zusammengefasst.

Im Rahmen des allgemeinen Beratungsteils bei einer Schwangerenvorsorgeuntersuchung erhält die Schwangere also Informationen zu den Unter-

▶ **Tab. 11.1** Beratungsthemen nach den Mutterschaftsrichtlinien.

Zeitpunkt	Aufklärung und Beratung
Ohne Angabe	Beratung in ausreichendem Maße
Ohne Angabe	Beratung über die Risiken einer HIV-Infektion; Empfehlung eines HIV-Antikörpertests
Ohne Angabe	Beratung der Schwangeren über die Impfung gegen saisonale Influenza
Ohne Angabe	Ernährungsmedizinische Beratung
Ohne Angabe	Unterrichtung der Schwangeren über ihren Rechtsanspruch auf Beratung nach § 2 Schwangerschaftskonfliktgesetz
Ohne Angaben	Bei Anhaltspunkten für ein genetisch bedingtes Risiko Aufklärung über die Möglichkeiten humangenetischer Beratungen und Untersuchungen
Vor dem ersten Ultraschall-Screening (8. – 12. SSW)	Aufklärung über Ziele, Inhalte und Grenzen sowie mögliche Folgen der US- Untersuchung
Im letzten Trimenon	Beratung der Schwangeren über die Bedeutung der Mundgesundheit für Mutter und Kind

▶ **Tab. 11.2** Beratungsthemen nach der NICE-Guideline „Antenatal Care".

Zeitpunkt	Aufklärung und Beratung
Erstkontakt	Aufklärung über • Folsäuresubstitution • Lebensmittelhygiene, Schutz vor durch Lebensmittel übertragbare Infektionen • Lebensführung inklusive Rauchen, Drogenkonsum, Alkohol und Medikamente • sämtliche Bestandteile der Schwangerenvorsorge inklusive der Risiken der Tests, ihrer Vorteile und Grenzen
Ca. 10. SSW	Spezifische Aufklärung zu folgenden Themen: • bei Frauen unter 25 über das erhöhte Auftreten von Chlamydieninfektionen in ihrer Altersgruppe und Angebot des entsprechenden Tests • Entwicklung des Kindes im Verlauf der Schwangerschaft • Ernährung und Vitamin-D-Substitution • Übungen inklusive Beckenbodenübungen • Screenings in der Schwangerenvorsorge, Risiken und Vorteile der Screeningtests • Ablauf der Schwangerenvorsorge (Zeitplan) • Planen des Geburtsortes • Stillen • Geburtsvorbereitungskurs • Mutterschaftsgeld
Ca. 16. SSW	Aufklärung über die Routine-Ultraschalluntersuchung zur Identifizierung fetaler Anomalien
Ca. 34. SSW	Aufklärung über Vorbereitungen auf die Geburt (inklusive Geburtsplan, Bewegung während der Geburt, Schmerzbewältigung)
Ca. 36. SSW	Aufklärung über • Stillen • Umgang mit dem Neugeborenen, Vitamin-K-Prophylaxe, Neugeborenenscreening • Wochenbettgestaltung, Babyblues und postnatale Depressionen
Ca. 38. SSW	Aufklärung über das Vorgehen bei rechnerischer Übertragung
Ab 41. SSW (ab ET)	Aufklärung über das Vorgehen bei rechnerischer Übertragung

suchungen in der Schwangerenvorsorge, zu typischen Veränderungen durch die Schwangerschaft, Hinweise zur Lebensführung und Ernährung sowie zu nötigen und hilfreichen Vorbereitungen auf Geburt, Wochenbett und Elternschaft.

Praxistipps

- Derart **allgemeine Beratungen** können auch außerhalb der Schwangerenvorsorgeuntersuchungen stattfinden und gesondert abgerechnet werden. Letzteres auch dann, wenn die Beratung mittels Kommunikationsmedium wie Telefon oder E-Mail erfolgt (Vorsicht: Datenschutz!).
- Falls **physiologische Veränderungen** zu Beschwerden führen, bei denen die Schwangere Hilfe benötigt (s. Kap. 12), die über eine allgemeine Beratung hinausgeht, sollte dies gesondert außerhalb der Schwangerenvorsorgeuntersuchung stattfinden, entsprechend dokumentiert und abgerechnet werden.

11.3 Physiologische Veränderungen in der Schwangerschaft

Susanne Teuerle

Die in der Schwangerschaft wahrgenommenen Veränderungen sind zu einem großen Teil eine Folge hormonell gesteuerter Anpassungsvorgänge zur Aufrechterhaltung der Schwangerschaft, für die optimale Entwicklung des Fetus und zur Vorbereitung auf die Geburt [2]. Sie geben am häufigsten Anlass zur Beratung.

11.3.1 Humanes Choriongonadotropin (hCG)

Physiologische Veränderungen

- Stark erhöhte Konzentration zu Beginn der Schwangerschaft bis etwa 12. SSW; dann über-

nimmt die Plazenta ausreichend die Funktion und hCG fällt ab.
- Führt u. a. zu Anpassungsleistungen des Stoffwechsels, unterdrückt mütterliche Abstoßungsreaktionen, unterstützt die Einnistung und embryonale Entwicklung, fördert das Wachstum des Myometriums und hemmt gleichzeitig seine Kontraktilität

Wahrnehmbare Wirkungen
- Steigerung des Appetits
- Erhöhung der Fettspeicherung
- Beschleunigter Abfall des Blutzuckerspiegels
- Möglicherweise Verursachung von Übelkeit und Erbrechen

11.3.2 Steroidhormone (Progesterone, Östrogene)

Physiologische Veränderungen
- Sog. „Plazentahormone", Produktion im Zusammenspiel des mütterlichen und fetalen Organismus
- Die Konzentration nimmt kontinuierlich im Verlauf der Schwangerschaft zu
- Führt u. a. zu Anpassungsleistungen des Stoffwechsels, des Kreislaufsystems, des Bewegungsapparates und des Verdauungssystems

Wahrnehmbare Wirkungen
- Gewebeauflockerung
- Steigerung der Herzfrequenz
- Hyperventilation
- Steigerung von Appetit und Durst
- Stimmungsschwankungen
- Zunächst kontinuierlich sinkender Blutdruck, im letzten Trimenon Stabilisierung
- Erhöhung der Sensibilität der Geschmacksknospen
- Veränderung von Schlafmuster und Schlafqualität
- Darmträgheit
- Anschwellen der Schleimhäute
- Vermehrte Sekretion der Vaginalschleimhäute (Fluor)
- Herabsetzung des Vaginal-pH (das Vaginalmilieu wird weniger sauer)
- Vergrößerung der Brüste

11.3.3 Schilddrüsenhormone

Physiologische Veränderungen
- Erhöhung der Schilddrüsenfunktion zur Unterstützung der Stoffwechselleistungen während der Schwangerschaft (dadurch auch erhöhter Jodbedarf)
- Physiologischer „Schwangerschaftshyperthyreoidismus"

Wahrnehmbare Wirkungen
- Erhöhung der Körpertemperatur
- Steigerung des Appetits
- Raschere Ermüdung
- Möglicherweise Verursachung von Übelkeit

11.3.4 Nebennieren- und Hypophysenhormone

Physiologische Veränderungen
- Durch die Wirkung der Steroidhormone erhöht sich die Konzentration verschiedener Nebennieren- und Hypophysenhormone, wodurch es u. a. zu einer Steigerung der Kortisol- und Prolaktinproduktion kommt.

Wahrnehmbare Wirkungen
- Verbesserung kortisolsensibler Erkrankungen wie Ekzeme, Allergien und rheumatischer Arthritis
- Verstärkte Hautpigmentierung
- Bildung von Kolostrum

Das zunehmende Gewicht sowie die räumliche Ausdehnung von Gebärmutter und Fetus führen zu weiteren wahrnehmbaren **Veränderungen im Körpergefühl** der Schwangeren. Es wird „eng" im Bauch und unter den Rippen, es drückt und zieht und immer schneller wird eine Position unbequem.

Neben den hormonellen Auswirkungen führen auch die **psychischen Anpassungsleistungen** der Schwangeren zu Veränderungen in der Gemütslage der Frau. Sie empfindet möglicherweise Ambivalenzen, Ängste und wird dünnhäutig und sensibel.

► **Abb. 11.1** fasst allgemeine Informationen und Empfehlungen für schwangere Frauen zusammen.

Informationen für Schwangere

Schwangerschaftstypische Veränderungen

Herzlichen Glückwunsch zu Ihrer Schwangerschaft!

Vermutlich haben Sie bereits selbst festgestellt, dass durch die Schwangerschaft die eine oder andere Veränderung bei Ihnen aufgetreten ist. Obwohl manche Veränderungen unter Umständen Beschwerden verursachen können, sind sie in der Regel völlig normal und haben keinen Krankheitswert. Bei Unsicherheiten können Sie sich an Ihre Hebamme wenden. Sie wird Sie beraten und ggf. untersuchen.

Damit Sie die auftretenden Veränderungen besser verstehen und bewerten können, sind die wichtigsten hier zusammengestellt.

Typische Veränderungen in der Schwangerschaft

Erhöhter Energiebedarf
Die Entwicklung des ungeborenen Kindes benötigt zusätzliche Kraft und Energie. Es kann also sein, dass Sie schneller erschöpft und müde oder auch hungriger und durstiger sind als sonst. Außerdem sind Kreislauf und Atmung stärker gefordert, so dass Sie möglicherweise bei Anstrengung viel schneller „außer Puste" geraten oder Ihnen bei einer Kreislaufbelastung schwindlig wird. Der Energiebedarf ist in der Regel in den ersten und in den letzten Monaten der Schwangerschaft sowie während der Wachstumsphasen des Kindes besonders erhöht.

Erhöhte Sensibilität
Häufig schärfen sich in der Schwangerschaft die Sinne und die Empfindsamkeit. Schwangere sind oft geruchsempfindlicher, reizempfänglicher, schlafloser und viel „dünnhäutiger". Diese Veränderungen sind sehr wichtig, denn sie verfeinern Ihre Wahrnehmung, so dass Sie z. B. Überlastungen eher spüren, Ihr Kind im Bauch fühlen und sich an die Veränderungen feinfühlig anpassen können. Letztlich ist dies auch eine Vorbereitung auf die Zeit mit Ihrem neugeborenen Kind, wo es besonders wichtig wird, dessen Bedürfnisse wahrzunehmen.

Besondere Stimmungen
Schwangere bewegen sich oft zwischen „himmelhoch jauchzend" und „zu Tode betrübt". Dies liegt auch an der erhöhten Sensibilität. Vor allem aber sind die Schwangerschaft und die Aussicht auf das Mutterwerden ein Spannungsbogen zwischen Glück, Stolz, Liebe, Herausforderung, Anstrengung, Verantwortung, Veränderung, Sorge und Angst. Selten trifft einen Menschen ein solcher Spannungsbogen so heftig und allumfassend wie durch eine Schwangerschaft. Kein Wunder also, dass Schwangere in der Regel beileibe nicht die ständig strahlenden „Bilderbuchmütter" in Person sind, sondern eher in ihrer Stimmungslage schwanken. ▶

▶ **Abb. 11.1** Schwangerschaftstypische Veränderungen, Teil 1.

Informationen für Schwangere

Auflockerung des Gewebes
Damit sich Bauch und Bänder mit zunehmendem Wachstum des Kindes gut dehnen können, lockert sich das Gewebe auf. Diese Auflockerung wird zentral gesteuert und beschränkt sich daher nicht nur auf den Bauch, sondern beeinflusst jedes Gewebe im Körper. Das bedeutet, dass u. a. auch die Gelenke „lockerer" werden, die Blutgefäße, das Zahnfleisch, der Darm und die Muskulatur. Daher neigen Schwangere auch zu so unbeliebten Erscheinungen wie Krampfadern, Wassereinlagerungen, Verdauungsproblemen, Zahnfleischbluten und Kreislaufproblemen.

Wachstum von Gebärmutter und Kind
Das zunehmende Gewicht von Gebärmutter und Kind stellt besondere „statische" Herausforderungen an Ihren Körper: Rücken, Bauch, Becken und Beckenboden müssen deutlich mehr halten und tragen, obwohl das Gewebe aufgelockert ist. Dadurch kann es ziehen, drücken und schmerzen. Weiterhin nimmt die Gebärmuttermuskulatur zur Vorbereitung auf die Geburt deutlich an Größe und Kraft zu. Bei diesem Wachstums- und Vorbereitungsprozess kommt es oft auch zu Kontraktionen, sogenannten Übungs- oder Schwangerschaftswehen. Hierbei wird der Bauch hart und es zieht möglicherweise etwas, ohne dass sich der Muttermund öffnet. All diese Erscheinungen treten besonders häufig in Wachstumsphasen und in den letzten Schwangerschaftsmonaten auf.

▸

▸ **Abb. 11.2** Schwangerschaftstypische Veränderungen, Teil 2.

Informationen für Schwangere

Empfehlungen

Veränderungen und Belastungen wahrnehmen

Für Ihr Wohlbefinden und Ihre Gesundheit ist es vor allem wichtig, auftretende Veränderungen, Bedürfnisse und Belastungsgrenzen ernst zu nehmen und sich darauf einzustellen. Solange es Ihnen gut geht, können Sie Ihren Tätigkeiten wie gewohnt weiter nachgehen!

Bei Belastung sollten Sie Entlastungsmöglichkeiten suchen. Oft hilft auch ein Gespräch mit Ihrer Hebamme, um möglichen Belastungsfeldern auf die Spur zu kommen. Sprechen Sie bei Bedarf Ihre Hebamme an, sie wird sich Zeit für ein ausführliches Gespräch nehmen.

Entlastung organisieren

Vielleicht tut es Ihnen gut, sich gezielt Raum zur Ruhe, Entspannung und Erholung einzuräumen, z. B. durch ausreichenden Schlaf, Pausen, Mittagsschläfchen oder Spaziergänge. Möglicherweise wird es nötig, Alltagsabläufe zu verändern. Bereiche, die dies besonders häufig betrifft, können sein:

- **Arbeitsplatz:** Hier kann die Kenntnis des Mutterschutzgesetzes hilfreich sein.
- **Haushalt, Kinder:** Umstrukturierungen und weitere helfende Hände können entlasten (Partner, Eltern, Geschwister, Freunde, Nachbarn, Babysitter, Haushaltshilfen).
- **Sport:** Möglicherweise tut es gut, die Anforderungen zurückzuschrauben oder auf weniger belastende oder angepasste Sportarten wie Schwimmen oder Schwangerengymnastik auszuweichen.
- **Reisen:** Planen Sie eine Reise möglichst in den mittleren Schwangerschaftsmonaten, in dieser Zeit fühlen sich Schwangere in der Regel am leistungsstärksten und ausgeglichensten. Lassen Sie sich vor der Reiseplanung durch Ihre Hebamme beraten.

Ernährungsregeln

Versuchen Sie, sich regelmäßig, ausgewogen und abwechslungsreich zu ernähren. Bevorzugen Sie möglichst naturbelassene, frische Nahrungsmittel und meiden Sie Fast Food, Konserven, Zucker, Zuckeraustausch-, Farb- und Konservierungsstoffe. Regelmäßige, häufige, ruhige und entspannte Mahlzeiten (ca. 5 am Tag) beugen Übelkeit, Erschöpfung und Unterzuckerung vor. Achten Sie darauf, regelmäßig und ausreichend zu trinken (mindestens 1,5 Liter am Tag). Nehmen Sie keine Vitamin- oder Mineralpräparate ein, ohne dies zuvor mit Ihrer Hebamme oder Gynäkologin/-en zu besprechen. Lassen Sie sich zu Fragen der Ernährung durch Ihre Hebamme beraten.

▶

▶ **Abb. 11.3** Schwangerschaftstypische Veränderungen, Teil 3.

Informationen für Schwangere

Zigaretten, Alkohol, Kaffee, Medikamente meiden
Versuchen Sie, diese Substanzen so weit wie möglich zu reduzieren. Zigaretten, Alkohol und Coffein sind ungesund für Sie und Ihr Kind, möglicherweise können sie die Entwicklung Ihres Kindes sogar beeinträchtigen. Lassen Sie sich hierzu durch Ihre Hebamme beraten.

Orienvtierungshilfe:

- höchstens 3 Tassen nicht zu starken Kaffee pro Tag
- Am sichersten ist es, ganz auf Alkohol zu verzichten.
- Zigarettenkonsum so weit wie möglich reduzieren, am besten ganz damit aufhören. Möglicherweise helfen hier spezielle Entwöhnungsprogramme.
- Nehmen Sie keinerlei Medikamente ohne vorherige Rücksprache mit Ihrer Hebamme oder Gynäkologin/-en ein, auch keine pflanzlichen oder homöopathischen Arzneien.

Sexualität
Sie können alles tun, was Ihnen Spaß macht und brauchen keinesfalls auf Sex zu verzichten. Möglicherweise sind Ihre sexuellen Bedürfnisse in der Schwangerschaft verändert. Darauf sollten Sie und Ihr Partner Rücksicht nehmen und vielleicht werden Sie vor allem in der fortgeschrittenen Schwangerschaft andere, bequeme und lustspendende Positionen ausprobieren müssen. Bei Frühgeburtsbestrebungen oder Beschwerden sollten Sie sich von Ihrer Hebamme beraten lassen.

Schwangerschaftsbeschwerden
Sollten beeinträchtigende Schwangerschaftsbeschwerden auftreten, die Sie selbst nicht ausreichend lindern können, können Sie Kontakt mit Ihrer Hebamme aufnehmen. Gegen einige der Beschwerden kann etwas getan werden.

Erwähnen Sie Besonderheiten bei den Schwangerenvorsorgeuntersuchungen und fragen Sie bei Unklarheiten nach. Ihre Hebamme wird sich Zeit nehmen und möglicherweise einen gesonderten Termin anbieten.

Lassen Sie es sich gut gehen!

((Hebammenstempel))

► **Abb. 11.4** Schwangerschaftstypische Veränderungen, Teil 4.

11.4
Allgemeine Lebensweise

Susanne Teuerle

Die Beratung zur allgemeinen Lebensweise orientiert sich an den geschilderten Veränderungen und Bedürfnissen der Schwangeren sowie an den Bedürfnissen und dem Schutz des ungeborenen Kindes. Hierbei sollten die **gewohnten Lebensumstände der Schwangeren berücksichtigt** werden, sonst ist eine Beratung kaum effektiv. Dabei können z.B. der Beruf, das familiäre, soziale, religiöse und kulturelle Umfeld, die gesundheitliche Verfassung, die Unterstützungsmöglichkeiten, die wirtschaftliche Situation von Bedeutung sein.

Um die Lage der Schwangeren und mögliche Belastungsfelder richtig einschätzen und adäquat beraten zu können, ist eine **sorgfältige Anamnese** wichtig (s. Kap. 4). Die Schwangere ist über das Ziel der Anamnese und der Beratung aufzuklären, damit sie darin einwilligen und mitwirken kann.

Mit Rücksicht auf die möglicherweise veränderten Bedürfnisse kann grundsätzlich die gewohnte allgemeine Lebensweise fortgesetzt werden.

! Kern der Beratung sollte es hier sein, die Schwangere darin zu bestärken, ihre Bedürfnisse und veränderten Empfindungen und Möglichkeiten wahrzunehmen, sie zu akzeptieren und ggf. Veränderungen an ihrer gewohnten Lebensweise herbeizuführen.

Die Schwangere sollte darüber aufgeklärt werden, dass sich ihre gewohnte Leistungsfähigkeit vermindern und ihr Bedürfnis nach Schonung und Erholung erhöhen können. Dies kann sich in Zeiten besonders fordernder Anpassungsleistungen beispielsweise in der Früh- und Spätschwangerschaft und in Wachstumsphasen des ungeborenen Kindes temporär verstärken. Dadurch kann sich die Notwendigkeit einer allgemeinen oder auch zeitweisen Veränderung der allgemeinen Lebensweise ergeben.

11.5
Ernährung

Susanne Teuerle

Im Netzwerk „Gesund ins Leben – Netzwerk Junge Familien“ hat eine Expertinnengruppe 2012 **Empfehlungen zur Ernährung und Bewegung in der Schwangerschaft** entwickelt. Beteiligt waren u.a. die Deutsche Gesellschaft für Hebammenwissenschaften, das Bundesinstitut für Risikobewertung, die Nationale Stillkommission und die Deutsche Gesellschaft für Ernährung. Die folgenden Ratschläge orientieren sich an diesen evidenzbasierten Empfehlungen.

11.5.1 Grundprinzipien

- In der Schwangerschaft steigt der **Energiebedarf** (Kalorienbedarf) leicht an, im letzten Trimenon beträgt er etwa 10% mehr als bei nicht schwangeren Frauen.
- Der **Bedarf an Vitaminen und Mineralstoffen** steigt zum Teil erheblich an, weshalb besonders in der Schwangerschaft eine ausgewogene, gesunde und abwechslungsreiche Ernährung wichtig wird.

Eine gesunde und ausgewogene Ernährung bedeutet

- Regelmäßige Mahlzeiten
- Viele kalorienarme/kalorienfreie Getränke (mindestens 1,5 Liter täglich)
- Viel pflanzliche Nahrung (Gemüse, Obst, Vollkornprodukte)
- Mäßiger Verzehr von tierischen Produkten: Milch und Milchprodukte (eher fettarm als sahnig), fettarmes Fleisch und (fettreicher) Fisch (Meeresfisch trägt zur Versorgung mit Jod, Vitamin D und der Omega-3-Fettsäure DHA bei)
- Sparsamer Verzehr von Lebensmitteln mit einem hohen Anteil gesättigter Fettsäuren (vor allem in fetten Milch- und Fleischprodukten, Kokosfett, das häufig in Keksen verwendet wird) sowie Süßigkeiten und Snackprodukten

11.5.2 Nahrungsergänzungsmittel

Von der Einnahme von **Vitamin- und Mineralpräparaten** ist bis auf wenige Ausnahmen grundsätzlich abzuraten. Häufig wird der Tagesbedarf dadurch um ein Vielfaches überschritten, was in seinen Auswirkungen auf die Gesundheit von Mutter und Kind in der Schwangerschaft nicht ausreichend untersucht ist [23].

Der Bedarf an **Jod und Folat** steigt in der Schwangerschaft derart an, dass die Deckung über die normale Ernährung nicht ausreichend scheint. Daher wird eine Zufuhr durch **Ergänzungspräparate** empfohlen:

- **Folsäure** 400 µg/Tag bis zum Ende des ersten Trimenons
- **Jod** 100 (– 150) µg/Tag zusätzlich zur Zufuhr in der Ernährung durch die Verwendung von jodiertem Speisesalz und dem Verzehr von 2-mal pro Woche Seefisch und Milchprodukten.

> **Cave**
> **Für Frauen mit einer Schilddrüsenerkrankung kann eine erhöhte Jodzufuhr sehr problematisch sein. Daher ist bei bestehendem Verdacht oder bekannter Erkrankung eine Jodzufuhr ärztlich abzuklären.**
> **Algen- und Tangpräparate weisen exzessiv hohe Mengen an Jod auf und sollten daher in der Schwangerschaft nicht verzehrt werden.**

Falls nicht regelmäßig **Fisch** verzehrt wird, ist eine Zufuhr von **Omega-3-Fettsäure DHA** zu empfehlen (200 mg täglich).

Schwangeren, die sich selten in der Sonne aufhalten oder die sich in der Sonne bedecken (weniger als 5–10 Minuten tägliche Bestrahlung von Gesicht und Armen in den Sommermonaten) und Schwangeren mit dunklem Hauttyp wird empfohlen, sich in der Schwangerschaft mit **Vitamin D** (20 µg täglich) über ein Supplement zu versorgen.

Eisensupplemente werden nur beim angenommenen Vorliegen einer Unterversorgung (Hb < 10,5 mg %, s. Kap. 7) empfohlen.

11.5.3 Vegetarierinnen

Durch eine vegetarische Ernährung mit Milch und Eiern (**ovo-lakto-vegetarisch**) kann der Nährstoffbedarf ausreichend gesichert werden. Besonderes Augenmerk bei dieser Ernährungsform sollte auf den ausreichenden Verzehr von Milchprodukten, Eiern, Hülsenfrüchten und Getreideprodukten zur Versorgung mit Eiweiß und Eisen gelegt werden. Schwangere Frauen, die sich schon lange fleischlos ernähren, weisen häufiger einen **Mangel an Zink und Vitamin B_{12}** auf. Hier ist die Einnahme entsprechender Ergänzungspräparate zu erwägen.

Vegetarierinnen, die sich rein pflanzlich ernähren („**vegan**") scheinen in der Schwangerschaft keine ausreichende Versorgung mit verschiedenen Nährstoffen zu erreichen, was vor allem Risiken für die neurologische Entwicklung des Kindes birgt. Hier sollten eine gezielte ernährungsmedizinische Beratung und in deren Rahmen die **Einnahme von Supplementen** empfohlen werden.

11.5.4 Schutz vor Infektionen

Durch rohe tierische Produkte und erdnah gewachsenes Gemüse können **Listerien und Toxoplasmen** übertragen werden. Daraus resultierende Infektionen können zu schweren Schädigungen des ungeborenen Kindes führen.

Präventionsmaßnahmen

- Grundsätzlich sollten **Obst und Gemüse** frisch zubereitet, gründlich gewaschen und erdnah gewachsene Lebensmittel nach Möglichkeit geschält werden.
- **Mit Erde behaftetes Gemüse** sollte getrennt von anderen Lebensmitteln aufbewahrt werden.
- Nach dem **Kontakt mit rohen tierischen Produkten** sollten vor der weiteren Speisenzubereitung gründlich die Hände gewaschen werden.
- In der Schwangerschaft sollte der **Verzehr roher tierischer Produkte** vermieden werden. Dazu gehören rohes bzw. nicht durchgebratenes Fleisch und roher Fisch, Rohwurst und -schinken (Salami, Teewurst ...), Rohmilch(-produkte), rohe Eier (und Produkte daraus), Weichkäse und Räucherfisch.

11.6 Genussmittel und Drogen

Susanne Teuerle

Die Anamnese, Aufklärung und Beratung zum Konsum von Genussmitteln und Drogen ist unter Umständen heikel, da ein Suchtverhalten beim Konsum eine Rolle spielen kann und die Risiken gesellschaftlich üblicher Genussmittel wie Kaffee, Alkohol, Zigaretten und Cannabis nicht selten heruntergespielt werden. Diese unglückliche Kombination kann dazu führen, dass die Schwangere in ihrer Umgebung wenig Unterstützung erfährt und mit den (Sucht-/)Genussmitteln, die weiterhin um sie herum konsumiert werden, konfrontiert bleibt. Dies erschwert ihre Bemühungen um eine Reduzierung. Möglicherweise kann in dieser Situation eine gemeinsame Beratung der Schwangeren mit ihrem Partner hilfreich sein.

Eine Besonderheit stellen der **Konsum illegaler Rauschmittel** und das Vorliegen einer **starken Abhängigkeit** dar. Hier geht die Beratung über die allgemeinen Anforderungen im Rahmen der Schwangerenvorsorge hinaus und es ist die Hinzuziehung spezialisierter Stellen angeraten (s. Kap. 11.16.4)

Beim Vorliegen einer starken Abhängigkeit sollte die **Zeit mit dem Neugeborenen vorbereitet werden**. Neben einer möglicherweise erforderlichen fachkundigen Begleitung des Entzugs beim Neugeborenen, kann eine Unterstützung der Mutter bzw. der Eltern erforderlich werden, damit diese ihre Versorgungs- und Erziehungsaufgabe wahrnehmen können und das Kindeswohl geschützt wird. Hier sollte die Schwangere bestärkt und unterstützt werden, bereits in der Schwangerschaft Kontakt zum Jugendamt aufzunehmen.

! Nach der Geburt ist die Hebamme beim Verdacht einer Kindeswohlgefährdung, z. B. durch eine Suchterkrankung der Mutter bzw. Eltern, verpflichtet, das Jugendamt zu informieren.

11.6.1 Kaffee/Tee

Kaffee, schwarzer und grüner Tee sowie Coca-Cola enthalten als problematische Substanz **Koffein** bzw. **Tein.** Beides kann in Maßen genossen werden. Bis zu drei Tassen koffeinhaltiger Getränke pro Tag gelten als unbedenklich. Vom Genuss koffeinhaltiger Energydrinks ist abzuraten, da diese in der Regel sehr hohe Koffeindosen enthalten.

Koffein und Tein begünstigen durch die **Anregung des Stoffwechsels** und die **Freisetzung von Stresshormonen** Hypertonie, Unruhe, Magenreizungen und Schlafstörungen – Erscheinungen, die durch die physiologischen Veränderungen in der Schwangerschaft ohnehin vermehrt auftreten. Bei entsprechenden Beschwerden sollte auch an eine weitere Einschränkung oder den Verzicht auf diese Genussmittel gedacht werden.

Koffein/Tein erschwert die **Resorption von Eisen und Kalzium.** Eine erforderliche Substitution sollte daher in einem deutlichen zeitlichen Abstand zum Genuss von Kaffee oder schwarzem/grünem Tee erfolgen.

11.6.2 Zigaretten

! Rauchen hat definitiv schädliche Auswirkungen auf das ungeborene Kind. Daher sollten Schwangere nicht rauchen und sich auch nicht in Räumen aufhalten, in denen geraucht wird [6].

Bei **neugeborenen Kindern** rauchender Mütter kommen signifikant häufiger ein geringeres Geburtsgewicht, Fehlbildungen, vorzeitige Plazentalösungen [6] sowie eine erhöhte Säuglingssterblichkeit und SIDS-Rate vor. Weiterhin ist das Risiko für spätere Allergien und Adipositas erhöht. Die Schwangere sollte auch auf mögliche Entzugserscheinungen bei ihrem neugeborenen Kind vorbereitet werden.

Fortbildungen zur Rauchfrei-Beratung fördern die eigene Beratungspraxis. Darüber hinaus sollten die Schwangeren auf Programme zur Unterstützung der Raucherentwöhnung aufmerksam gemacht werden (Infos bei der BzgA).

11.6.3 Alkohol

Alkohol in der Schwangerschaft kann zur Schädigung von Gewebe und Nervenzellen, verminderter Intelligenz, Fehlbildungen und Wachstumsstörungen beim Kind führen. Je seltener und in je geringeren Dosen Alkohol in der Schwangerschaft konsumiert wird, desto geringer scheint das Risiko zu sein, dass das kindliche Gehirn geschädigt wird. Es lassen sich jedoch **keine sicheren Grenzwerte** festlegen, so dass empfohlen wird, dass Schwangere am besten gar keinen Alkohol trinken sollen [24].

! Schwangere sollten Alkohol meiden. Am sichersten ist es, keinen Alkohol zu trinken [6].

In der **NICE-guideline** wird die Evidenzlage dahingehend interpretiert, in den ersten 3 Schwangerschaftsmonaten zum Schutz vor Fehlgeburten den 0-Alkohol-Konsum zu empfehlen und Schwangere, die nicht auf Alkohol verzichten wollen, darüber aufzuklären, höchstens ein- oder zweimal in der Woche nicht mehr als zwei Einheiten Alkohol zu konsumieren (entspricht etwa einem kleinen Glas Wein [125 ml], zwei kleinen Bieren [0,2 l] oder einem Schnaps [25 ml]) und bei einer einmaligen Gelegenheit „exzessiven" Trinkens nicht mehr als 5 Standarddrinks (entspricht etwa 7,5 Einheiten) zu konsumieren. Diese „Lockerung" der 0-Konsum-Empfehlung trägt möglicherweise der Annahme Rechnung, dass bei bestehender Sucht durch die 0-Konsum-Forderung der psychische Stress derart ansteigen könnte, dass sich das Suchtverhalten verstärkt und dadurch sogar eher mehr Alkohol getrunken wird.

Die strengen **0-Konsum-Empfehlungen** wiederum folgen möglicherweise der Annahme, dass je strenger die Vorgabe, desto weniger Alkohol getrunken wird und eine „Lockerung" eher die Botschaft „wird schon nicht so schlimm sein" vermittelt und deswegen eher mehr Alkohol getrunken würde.

11.6.4 Cannabis (Haschisch, Marihuana)

Beim Konsum von Cannabis in der Schwangerschaft sind Risiken der Sprach- und Gedächtnisstörungen für Mutter und Kind sowie Lernstörungen beim Kind bekannt. Für den Konsum von Cannabisprodukten mit Tabak (Joints) gilt zusätzlich das gleiche wie für Zigaretten [8]. Sicherheitshalber sollten Schwangere auf den Konsum von Cannabisprodukten verzichten.

11.6.5 Ecstasy, Amphetamine, Speed, Kokain

Der Konsum von Ecstasy, Amphetaminen, Speed oder Kokain begünstigt zum Teil schwere Fehlbildungen des Herzens und Nervensystems beim ungeborenen Kind. Weiterhin führt Kokain beim Neugeborenen zu Entzugserscheinungen.

Cave

Extrem gefährlich ist der Konsum von Crack (rauchbares Kokain). Hier kann es durch einen einzigen Trip durch Gefäßspasmen zu einer Hypoxie mit Hirnschädigungen des Kindes und zu einer vorzeitigen Plazentalösung kommen [8].

Die Schwangere sollte den Konsum umgehend einstellen.

11.6.6 Opiate (Heroin, Morphium, Methadon, Polamidon ...)

Beim Konsum von Opiaten treten häufiger **Retardierungen** und **Frühgeburtlichkeit** auf. Opiate haben keine teratogene Wirkung, passieren jedoch die Plazentaschranke und machen das ungeborene Kind abhängig [8]. Teratogene und sonstige gefährliche Auswirkungen (Frühgeburtlichkeit, Amnioninfektion u. a.) haben jedoch Beimengungen, wie sie beim im Straßenhandel erworbenem Heroin üblich sind.

Hinzu kommt bei Injektionen mit unreinem Besteck die **Gefahr einer Infektion mit HIV und Hepatitis**, so dass die entsprechenden serologischen Tests hier besonders ratsam sind.

Heroinabhängige Frauen sollten umgehend einem **Methadon-/Polamidonprogramm** Polamidonprogrammzugeführt werden. Hier wird mit begleitender psychosozialer Betreuung Methadon/Polamidon an dafür zugelassenen Stellen kontrolliert und über die Krankenkasse finanziert abgegeben. Dies schützt die Schwangere auch vor der Notwendigkeit riskanter Beschaffungskriminalität.

Cave
Ein unsachgemäßer Entzug während der Schwangerschaft kann zu Schwangerschaftskomplikationen bis hin zur Fehlgeburt führen [8].

Unter Umständen besteht für schwangere heroin-/methadonabhängige Frauen regional im Rahmen von **Suchthilfeprogrammen** die Möglichkeit, besondere wirtschaftliche Hilfen zu erhalten. Hierüber sollte sich die Hebamme informieren und die Schwangere ggf. darüber aufklären.

Der eintretende **Entzug beim Neugeborenen** muss überwacht und medikamentengestützt verlaufen!

11.6.7 Benzodiazepine, Barbiturate

Führen zu lang anhaltenden **Entzugserscheinungen** beim neugeborenen Kind. Wegen der Gefahr von Komplikationen bei der Mutter durch abruptes Absetzen sollte die Dosierung dieser Substanzen langsam reduziert werden [8].

11.6.8 Andere Medikamente

! Wegen möglicher schädlicher Wirkungen auf Schwangerschaft und Fetus sollte die Notwendigkeit einer Medikamenteneinnahme sorgfältig und ggf. ärztlich geprüft werden!

Dies gilt auch für **nicht verschreibungspflichtige Medikamente** sowie Arzneien und Behandlungsmethoden aus dem Bereich der Komplementärmedizin wie Phytotherapie, Homöopathie, Traditionelle Chinesischen Medizin oder Aromatherapie.

Wirkungen und Nebenwirkungen insbesondere in Schwangerschaft und Stillzeit sollten bekannt und unbedenklich sein. In vielen Fällen gibt es hierzu allerdings keine gesicherten Erkenntnisse. Entsprechend sollten Nutzen und Risiken einer Medikamenteneinnahme sorgfältig abgewogen werden.

11.7 Sexualität

Susanne Teuerle

! Sexuelle Aktivität in der Schwangerschaft stellt kein bekanntes Risiko für Schwangerschaftskomplikation dar!

Es gibt allerdings eine **Ausnahme**: Sex mit einem/einer neuen oder wechselnden Partnern/Partnerinnen ohne die Verwendung von Präservativen oder vergleichbarem Schutz birgt grundsätzlich ein erhöhtes Risiko für sexuell übertragbare Erkrankungen, die wiederum ein Risiko für die Schwangerschaft und das ungeborene Kind bedeuten. Nach **ungeschütztem Sex mit (einem) weiteren Sexualpartner/-innen** sollte der Schwangeren empfohlen werden, die Screeningverfahren zur Diagnostik der sexuell übertragbaren Erkrankungen Zytomegalie, HIV, Chlamydien, Lues und Hepatitis B zu wiederholen.

11.8 Arbeit/Tätigkeiten

Susanne Teuerle

! Solange sich die Schwangere wohlfühlt und gesund ist, kann sie ihren Tätigkeiten wie gewohnt nachgehen.

Das **Mutterschutzgesetz** regelt **Tätigkeits- und Beschäftigungsverbote** während der Schwangerschaft am Arbeitsplatz. Neben der Möglichkeit einer Krankschreibung durch die Ärztin besteht mit einem entsprechenden Attest auch die Möglichkeit eines Beschäftigungsverbots, ggf. auch teilweise für bestimmte Tätigkeiten oder Arbeitszeiten, so dass die Schwangere beispielsweise die Arbeitszeit reduzieren kann („individuelles Beschäftigungsverbot", §§ 3 + 4 MuSchG).

Das Mutterschutzgesetz sollte jeder Hebamme vorliegen. Es bietet eine gute Orientierung, worauf auch bei einer selbstständigen Tätigkeit und im Alltag geachtet werden sollte.

Eine Berufsgruppe, die ständig mit dem Tragen von Lasten > 5 kg befasst ist, ständig heben, sich strecken und hocken muss und am Arbeitsplatz einer erhöhten Unfallgefahr ausgesetzt ist, ist die Gruppe der **Hausfrauen und Mütter von (Klein-) Kindern**. Deren Arbeitszeit übersteigt ständig 8 Stunden am Tag und das an 7 Tagen pro Woche. Hier regelt der Gesetzgeber kein Beschäftigungsverbot, Mutterschutzfristen oder einen grundsätzlichen Anspruch auf Haushaltshilfe. Schwangere Mütter sind häufiger erschöpft und leiden verstärkt unter Beschwerden wie Rückenschmerzen und Senkungsbeschwerden. Es kann hilfreich sein, die Schwangere auf diese Benachteiligung aufmerksam zu machen, damit sie Erschöpfungsanzeichen schneller ernst nimmt. Gegebenenfalls sollte mit der Schwangeren nach Möglichkeiten der Entlastung gesucht werden (Umstrukturierung der familiären Arbeitsverteilung, Unterstützung im sozialen Netz oder durch örtliche ehrenamtliche Dienste, Haushaltshilfe ...).

11.9 Körperpflege und Kleidung

Susanne Teuerle

Besonderheiten beim Thema Körperpflege und Kleidung ergeben sich vor allem durch folgende schwangerschaftsbedingte Veränderungen:

Neigung zu:

- verstärkter Transpiration
- Hautjucken und Hautausschlag (Pruritus)
- verstärktem Fluor
- Candida-Erkrankungen (genitalem Soor)
- Hautunreinheiten, fettiger oder trockener Haut
- Karies und Zahnfleischentzündungen
- verstärkter Pigmentierung

Daraus folgt, dass die gewohnte Körperpflege und Kleidung unter Umständen verändert werden muss, damit die Schwangere sich weiterhin „in ihrer Haut wohlfühlt".

Folgende Empfehlungen können der Schwangeren bei Unsicherheiten oder dem Auftreten von Beschwerden hilfreich sein:

11.9.1 Einsatz von Pflegeprodukten

- Verwendung von Pflegeprodukten entsprechend des pH-Werts der betroffenen Hautregion:
  - Genitalbereich 3,5–4,5
  - restliche Haut 5,5–6,5
- möglichst parfümfreie Produkte
- gute Hautverträglichkeit (z. B. dermatologische Tests, pflanzliche Inhaltsstoffe, keine Konservierungsmittel)

Nach wie vor ist der Einsatz von **Haarfärbemitteln** bei Schwangeren und Stillenden nicht empfohlen. Zwar wurde in den letzten Jahren der Einsatz krebserregender Substanzen in Haarfärbemitteln verboten, andere bedenkliche Substanzen jedoch nicht. Angesichts der Vielzahl verschiedener und immer neu auf den Markt kommender Substanzen empfiehlt die Deutsche Akademie für Kinder- und Jugendheilkunde, in Schwangerschaft und Stillzeit grundsätzlich aufs Haarefärben zu verzichten. Wer dies nicht möchte, sollte Naturfarben einsetzen (Vorsicht bei Henna: hier werden häufig Pestizide eingesetzt) [27].

11.9.2 Mund- und Zahnhygiene

Das Zahnfleischgewebe wird in der Schwangerschaft aufgelockert, wodurch eine Blutungsneigung entsteht und sich Bakterien stärker vermehren können. Dadurch steigt das Risiko von **Zahnfleischentzündungen** und Karies. Zahnfleischentzündungen wiederum erhöhen das Risiko für **Fehlgeburten**.

Über diese Zusammenhänge sollte die Schwangere aufgeklärt und ihr empfohlen werden, neben der Durchführung einer sorgfältigen Mund- und Zahnhygiene im ersten und zweiten Trimenon zahnärztliche Kontrolluntersuchungen und eine professionelle Zahnreinigung durchführen zu lassen [28].

11.9.3 Kleidung

Praktische Tipps

- Vor allem im Bauch- und Beckenbereich sollte die Kleidung nicht zu eng sein, wobei das Tragen spezieller Schwangerschaftsmieder bei Bedarf unbedenklich ist.
- Die Kleidung sollte Schutz vor Sonnenstrahlung bieten (v. a. bei Neigung zu Pigmentflecken).

Orientierungshilfe bei der Auswahl geeigneter Produkte können Zeitschriften wie Ökotest und test bieten.

11.9.4 Baden, Sauna, Solarium

Aufs **warme Baden** und **Saunen** sollte die Schwangere nur bei Varikosis und Frühgeburtsbestrebungen verzichten. Ansonsten kann sie wie gewohnt und wie es ihr gefällt und gut tut baden, duschen, saunen, schwimmen ... Da der Kreislauf Schwangerer häufig instabiler ist, sollten Bade- und Saunatemperatur aber nicht zu hoch sein und Bad und Saunagang nicht zu lange dauern. Hierauf sollte die Schwangere unter Berücksichtigung ihrer normalen Gewohnheiten achten.

Ausgedehntes Sonnenbaden und die konzentrierte Bestrahlung in **Solarien und Sonnenbänken** geht – unabhängig von der Schwangerschaft – mit einem deutlich erhöhten Hautkrebsrisiko einher und ist daher auf keinen Fall zu empfehlen. Die Auswirkungen auf das ungeborene Kind sind hierbei nicht geklärt.

11.10 Sport

Susanne Teuerle

! Sportliche Aktivität in der Schwangerschaft ist gesund und förderlich für Mutter und Kind!

Der Schwangeren sollte **tägliche Bewegung** auch im Freien empfohlen werden (frische Luft und Vitamin-D-Synthese durch Sonnenlicht). Allerdings sollte sportliches Training so moderat durchgeführt werden, dass die Schwangere sich währenddessen noch unterhalten kann.

Aufgrund der hormonell bedingten Auflockerung des Gewebes, auch im Bereich der Bänder und Gelenke, sollte in der Schwangerschaft auf **Sportarten mit hohem Sturz- und Verletzungsrisiko** verzichtet und keine neue Sportart mit ungewohnten Bewegungsabläufen aufgenommen werden.

Bestimmte Sport- bzw. Bewegungsarten können Schwangerschaftsbeschwerden entgegenwirken oder lindern. Dazu gehören auf die Schwangerschaft abgestimmte **Gymnastikübungen und Schwimmen**. Die Schwangere sollte auf speziell auf die Schwangerschaft abgestimmte Gymnastik- und Bewegungsangebote hingewiesen werden (z. B. Schwangerschaftsgymnastik, -schwimmen, -yoga).

11.11 Reisen

Susanne Teuerle

Reisen können, abhängig von der Befindlichkeit der Schwangeren, grundsätzlich unternommen werden. In der Regel bietet sich das **mittlere Trimenon** dafür besonders an, da sich die Schwangere in diesem Zeitraum meist am wohlsten fühlt.

Abzuraten ist von **Fernreisen** in Länder mit erhöhter Gefahr für Magen-Darm-Erkrankungen und bedrohlicheren Infektionskrankheiten. Besonders problematisch sind Länder, in denen Infektionskrankheiten vorkommen, gegen die üblicherweise vor der Reise geimpft wird, da **Impfungen** während der Schwangerschaft vermieden werden sollten oder gar kontraindiziert sind.

Weiterhin sind Fernreisen in der Regel mit **Langzeitflügen** verbunden, die grundsätzlich die Thrombosegefahr erhöhen. Falls doch ein Langzeitflug ansteht, sollte die Schwangere diesem Risiko durch das Tragen von Kompressionsstrümpfen entgegenwirken.

Die Schwangere sollte bei ihren Reiseplänen bedenken, dass **manche Fluggesellschaften** Schwangere grundsätzlich oder ab der 36. SSW nicht mehr mit sich fliegen lassen oder eine ärztliche (!) Unbedenklichkeitsbescheinigung verlangen.

Bei **Autofahrten** ist darauf zu achten, dass der Dreipunktgurt nicht über dem Bauch, sondern darüber oder darunter verläuft.

! Egal wohin die Reise geht: Es sollte möglichst kurz vor Antritt noch eine Vorsorgeuntersuchung stattfinden und die Schwangere sollte auf jeden Fall ihren Mutterpass mitnehmen.

11.12 Haustiere

Susanne Teuerle

Während der Schwangerschaft ist nichts Besonderes in der Haltung von Haustieren zu beachten.

Katzen können Überträgerinnen von Toxoplasmen sein. Die Erreger reifen im ausgeschiedenen Katzenkot heran, daher sollte das Katzenklo frühzeitig und regelmäßig gereinigt werden. Bei der Gartenarbeit sollten Schwangere zum Schutz vor „reifem" Katzenkot Handschuhe tragen. Bei begründetem Verdacht auf eine Infektion kann ein Test zum Nachweis von Toxoplasmoseantikörpern durchgeführt werden.

Bereits in der Schwangerschaft zum Thema gemacht werden können allerdings die **Vorbereitungen für die Zeit mit dem Neugeborenen**. Hierbei sollten folgende Fragen von der Schwangeren möglichst **vor der Geburt** geklärt werden:

- Wie viel Dreck macht das Tier (Haare, Federn, Streu ...)? Muss im Hinblick darauf der Wohn-/Schlaf-/Ess-Platz des Tieres verlegt werden, damit das Neugeborene vor diesen potenziellen Allergenen möglichst weitgehend geschützt ist?
- Hat das Tier Angewohnheiten, die das Neugeborene gefährden könnten (z. B. Ablecken, Schlafen im Bett, aggressives Verhalten, Beute ins Bett legen) oder könnte es eifersüchtig auf das Kind werden? Gegebenenfalls müssten noch in der Schwangerschaft entsprechende Erziehungsmaßnahmen durchgeführt und der Schlafplatz des Kindes für das Tier unerreichbar gestaltet werden.
- Wie aufwendig ist die Pflege des Tieres und ist dies auch in der Wochenbettzeit durchführbar? Evtl. muss jemand mit der vorübergehenden Pflege beauftragt werden.

11.13 Vorbereitung auf Geburt und Wochenbett, Kurse

Susanne Teuerle

Es ist sinnvoll, die Schwangere über ihre Möglichkeiten zur Vorbereitung auf Geburt und Wochenbett zu beraten und Empfehlungen auszusprechen. Die Beratung hierzu sollte **unbedingt rechtzeitig** erfolgen. Was rechtzeitig ist, hängt auch von regionalen Besonderheiten ab. In Regionen mit besonders hoher Hebammendichte im Verhältnis zur Geburtenzahl können sich Schwangere oft etwas mehr Zeit lassen, um sich für ein Angebot zu entscheiden. In anderen Gegenden empfiehlt es sich, bereits sehr früh nach einer Hebamme zur Geburts- und/oder Wochenbettbetreuung zu suchen.

Die Hebamme sollte selbst über relevante Angebote in der Umgebung informiert sein oder Informationen bereithalten (Hebammenzentralen, Listen, Broschüren, Zeitschriften ...). Etliches wird die vorsorgende Hebamme vielleicht selbst anbieten und darüber die Schwangere bereits beim Erstkontakt informieren.

Beratungsbedarf besteht zu folgenden Angeboten und anstehenden Entscheidungen (regional möglicherweise unterschiedlich, eingeschränkt oder erweitert):

- Wahl des Geburtsortes: Hausgeburt oder (welches) Geburtshaus oder (welches) Krankenhaus?
- Entscheidung, stationär oder ambulant zu entbinden
- Suche nach einer geburtsbegleitenden oder das Wochenbett betreuenden Hebamme
- Mutterschutzregelungen
- Schwangerschaftsgymnastik, Yoga o. Ä.
- Geburtsvorbereitungskurs (mit/ohne Partner, fortlaufend, Wochenende, Mehrgebärende)
- Säuglingspflegekurs
- Wahl einer/-s Kinderärztin/-arztes
- Hinweise zu Möglichkeiten wie Dammmassage, geburtsvorbereitender Akupunktur u. Ä.
- Mögliche finanzielle Hilfen
- Vorbereitungen aufs Wochenbett (Hilfe bei Versorgung und Haushaltsführung, Erstausstattung, Wochenbettbedarf)
- Informationen zum Stillen

11.14
Finanzielle Hilfen

Susanne Teuerle

Über das Angebot finanzieller Hilfen in der Schwangerschaft und danach sollte sich die Hebamme regelmäßig informieren. Möglicherweise ändern sich durch Gesetzgebung und andere Gründe die derzeit bestehenden Angebote.

> **Praxistipp**
> Einen guten Überblick über die aktuellen Leistungen bieten das Infoportal www.familienplanung.de und Broschüren der Bundeszentrale für gesundheitliche Aufklärung.

Die folgende Auflistung gibt einen Überblick über bestehende Möglichkeiten finanzieller Leistungen. Über Höhe der Zahlungen, Fristen der Antragsstellungen und nähere Bedingungen gibt es über die Kommunen in der Regel aktuelle Broschüren, Informationen im Internet oder anderes.

11.14.1 Gesetzliche Leistungen

- **Arbeitslosengeld** (AlG): AlG I abhängig vom bisherigen Einkommen, AlG II (Grundsicherung für Arbeitssuchende) abhängig vom Bedarf (vergleichbar mit Sozialhilfe); Beantragung bei der Bundesagentur für Arbeit
- **Sozialhilfe:** einkommens- und vermögensabhängig; als laufende Hilfe zum Unterhalt, als vorübergehende Hilfe in bestimmten Lebenslagen, als einmalige Hilfe anlässlich Schwangerschaft und Geburt (z. B. Erstausstattung); Anspruchsprüfung und Beantragung beim Sozialamt
- **Mutterschaftgeld:** Ausgleich des Verdienstausfalls während der Mutterschutzfristen abhängig von der Art des Krankenversicherungsverhältnisses; bei bestehendem Arbeitsverhältnis stockt der Arbeitgeber auf die Höhe des letzten durchschnittlichen Nettoeinkommens auf; Zahlung während der Mutterschutzfrist oder einmalig; Beantragung in der Schwangerschaft bei der Krankenkasse oder beim Bundesversicherungsamt (für Frauen, die nicht selbst Mitglied einer gesetzlichen KK sind), Bescheinigung durch Hebamme oder Ärztin über ET erforderlich
- **Elterngeld:** einkommensabhängig: 67 % des Nettogehalts des Elternteils, der nach der Geburt zu Hause bleibt bzw. in Teilzeit geht (mindestens 300 Euro, höchstens 1800 Euro); Bezugsdauer 12–14 Monate ab der Geburt; Antrag und Zahlung nach der Geburt; zu beantragen je nach Bundesland bei: Versorgungsamt, Bezirksamt, Jugendamt, Amt für Familie und Soziales, Landesamt für Soziales und Versorgung, Landeskreditbank oder Amt für soziale Dienste
- **Landeserziehungsgeld:** nur in Bayern, Sachsen, Thüringen; einkommensabhängig; Zahlung im 2. und 3. Lebensjahr des Kindes; Beantragung wie Elterngeld
- **Kindergeld:** von der Geburt bis zum 18. Lebensjahr, bei Ausbildung bis zum 27. Lebensjahr des Kindes, Höhe abhängig von der Kinderanzahl; zu beantragen nach der Geburt beim Arbeitsamt/Familienkasse
- **Kindbezogene Steuerentlastungen:** Kinderfreibetrag (statt Kindergeld), Freibetrag für Betreuung und Erziehung oder Ausbildung (statt Kindergeld), Haushaltsfreibetrag, Kinderbetreuungskosten; Berücksichtigung nach der Geburt im Rahmen der Veranlagung zur Einkommenssteuer durch das Finanzamt
- **Unterhaltsleistungen:** z. B. bei getrennt lebenden Elternteilen; einkommensabhängige Zahlung durch den Elternteil, mit dem das Kind nicht zusammenlebt; bei zu geringem Einkommen besteht die Möglichkeit eines Unterhaltsvorschusses in Darlehensform durch das Jugendamt, Beantragung beim bzw. ggf. Regelung durch das Jugendamt
- **Wohngeld:** einkommens- und personenabhängige Bezuschussung der Wohnkosten; Beantragung bei Wohngeldstelle
- **Jugendhilfen:** einkommensabhängige Übernahme der Kosten für die Unterbringung des Kindes in einer Kindertagesstätte oder bei einer Tagesmutter sowie Inanspruchnahme von Erziehungsberatung etc., Beantragung beim Jugendamt

11.14.2 Freiwillige Leistungen

- **Bundesstiftung „Mutter und Kind“:** einmalige Hilfe für Schwangere in wirtschaftlicher Notlage, einkommensabhängig; Antrag muss **in** der Schwangerschaft gestellt werden; Beantragung bei Schwangerenberatungsstellen
- **Landesstiftungen:** je nach Bundesland; einmalige Hilfe für Schwangere und/oder Alleinerziehende in Notlage, einkommensabhängig; Bedingungen unterschiedlich; Beantragung in der Regel **in** der Schwangerschaft bei Schwangerenberatungsstellen
- **Bischöflicher Hilfsfonds:** einmalige Hilfe für Schwangere in Notlage, einkommensabhängig; Beantragung **in** der Schwangerschaft bei katholischen Schwangerenberatungsstellen (Caritas, SkF u. a.)
- **Sonstiges:** regional möglicherweise weitere Hilfsangebote, z. B. durch Studentenwerke, Vereine, Arbeiterwohlfahrt

11.15 Beratung über serologische Befunde

Renate Egelkraut

Über die zu erhebenden Laborbefunde sollte die Hebamme sich an den akut relevanten Themen orientieren und dies zum Beratungsinhalt machen. Ein **Beispiel**: Zu Beginn einer Schwangerschaft ist es **nicht** notwendig, mit der Frau über den anstehenden Hepatitis-B-Antigennachweis zu sprechen, wenn es in der Anamnese der Frau keine Anhaltspunkte dafür gibt. Dies hat Zeit bis zum letzten Trimenon (32. bis 36. SSW).

Die Hebamme sollte immer daran denken, dass ihr kein/e Fachfrau/-mann gegenübersitzt. Selbstverständlich muss sie ihrer **Aufklärungs-/Beratungspflicht** (nach der aktuell gültigen „Mutterschafts-Richtlinie“) nachkommen, jedoch in angemessener Form. Das heißt, sie muss nicht ihr ganzes Wissen auf diesem Gebiet vorstellen, sondern kann sich an den Fragen orientieren, die die Schwangere stellt.

Wenn die Schwangere/das Paar mit **besonderen Befunden** auf sie zukommt, z. B. Ringelröteln (Synonyme *Erythema infectiosum, fünfte Krankheit*, engl. *fifth disease*) bei Geschwisterkindern im Kindergarten, muss sie auch auf diesem Gebiet beraten und aufklären. Nur präventiv ist zu ungewöhnlichen Befunden jedoch kein Gespräch notwendig, wenn Lebensform (z. B. keine Katzen im Haushalt) und Anamnese keinen Anlass bieten.

Im Folgenden finden Sie **mögliche Antworten auf häufige Fragen** der schwangeren Frauen zu serologischen Befunden.

11.15.1 Blutgruppenbestimmung

Wann sollte meine Blutgruppe bestimmt werden?

Im ersten Schwangerschaftsdrittel (am besten ab der 4. – 12. Schwangerschaftswoche), möglichst bei der ersten Schwangerenvorsorge bei Ihrer Hebamme.

Ist dies immer notwendig?

Nein, dies kann unterlassen werden, wenn ein ärztlicher Blutgruppennachweis (z. B. Blutspenderausweis) vorliegt. Wenn die Blutgruppe in einem alten Mutterpass dokumentiert ist, ist eine erneute Bestimmung ebenfalls nicht notwendig. Blutspenderausweis und alter Mutterpass sollten im neuen Mutterpass fixiert (kleben oder tackern) werden.

Ist die Blutgruppe meines Partners auch wichtig?

Wenn Sie Rhesus-negativ sind, kann auch die Blutgruppe des Vaters von Bedeutung sein (z. B. Blutspenderausweis!). Ist der Vater Ihres Kindes ebenfalls Rhesus-negativ, kann die Gabe von Anti-D-Immunglobulinen in der 28. Schwangerschaftswoche und nach der Geburt wegfallen. Auch hier ist es notwendig, einen ärztlichen Blutgruppennachweis in den aktuellen Mutterpass einzufügen.

11.15.2 Antikörpersuchtest

Wann wird dieser Test durchgeführt?

Im ersten und zweiten Schwangerschaftsdrittel (4. - 12. SSW und 24. - 28. SSW), auch wenn bei Ihnen der Rhesus-Faktor positiv ist.

Nach welchen Antikörpern wird hier gesucht?

Beim Antikörpersuchtest wird nach nicht regulären Antikörpern gesucht. Sind welche vorhanden, werden sie analysiert und ihr Titer bestimmt. Der Suchtest gibt Auskunft darüber, ob es im mütterlichen Organismus zur Antikörperbildung gegenüber roten Blutkörperchen (Erythrozyten) des Kindes gekommen ist.

Was ist, wenn der Antikörpersuchtest positiv ist?

Ist der Antikörpersuchtest positiv (Titer zwischen 1 : 8–1 : 32), sollte noch einmal nach zwei Wochen kontrolliert werden. Ab wann es sich um einen kontrollbedürftigen Wert handelt, gibt das Labor bekannt. Ist der Titer bei der Kontrolle um mindestens zwei Titerstufen angestiegen, spricht dies für eine Auseinandersetzung des Körpers mit fremden roten Blutkörperchen.

Welche Schritte müssen darauf folgen?

Sie werden dann zu einer Gynäkologin/einem Gynäkologen überwiesen, um Genaueres festzustellen. Dort kann eine Fruchtwasseruntersuchung (Amnionzentese) als notwendig vorgeschlagen werden. Meist wird diese in der 15. bis 18. Schwangerschaftswoche durchgeführt. Damit wird der Bilirubin-Gehalt (Abbauprodukt der roten Blutkörperchen) im Fruchtwasser bestimmt. Ein Antikörpersuchtest und eine Ultraschalluntersuchung erfolgen dann im Abstand von 1–2 Wochen.

Gibt es Gründe, weshalb der Antikörpersuchtest von vornherein häufiger bestimmt werden muss?

Ja, wenn eine Schwangere eine belastende Anamnese hat, z. B. wenn in der letzten Schwangerschaft ein positiver Antikörpersuchtest gefunden wurde, dann sollte alle vier Wochen ein Antikörpersuchtest erfolgen.

Was ist, wenn der Antikörpersuchtest negativ ist?

In diesem Fall ist es egal, ob Ihr Rhesus-Faktor positiv oder negativ ist. Ist der Antikörpersuchtest negativ, hat Ihr Körper keine Antikörper gegenüber den roten Blutkörperchen des Kindes gebildet.

Ist Ihr Rhesus-Faktor negativ und die beiden Antikörpersuchteste ebenfalls, wird zwischen der 28. und 32. Schwangerschaftswoche eine Standarddosis Anti-D-Immunglobuline gespritzt.

Was ist Anti-D? Ist dies gefährlich?

Die Namen der Präparate können Rhesogam® P (pasteurisiert) oder Partobolin® lauten. Bei beiden Medikamenten handelt es sich um ein aus menschlicher Blutflüssigkeit (Plasma) hergestelltes Arzneimittel, das gewissenhaft auf Hepatitis B und HIV getestet wurde.

Selten treten Übelkeit, Erbrechen, Unwohlsein, Kopfschmerzen und Kreislaufreaktionen auf. Gelegentlich kommt es zu Temperaturerhöhungen und Schüttelfrost.

Was bewirkt Anti-D?

Das Anti-D-Immunglobulin neutralisiert die roten Blutkörperchen (Erythrozyten) des Kindes im mütterlichen Organismus. Normalerweise wirkt es 12 Wochen.

Kann mir auch die Hebamme dieses Mittel verabreichen?

Nein! Anti-D darf nur von einem Arzt/einer Ärztin verschrieben werden und wird von diesem in einen Muskel gespritzt.

Da es sich um Fremdeiweiß handelt, kann es dabei in seltenen Fällen zu einem allergischen Schock kommen. Den Hebammen ist es im häuslichen Rahmen oder in ihrer Praxis nicht möglich, schnell und angemessen auf eine allergische Reaktion zu reagieren!

11.15.3 Röteln

Wann sollte der Röteln-Titer bestimmt werden?

Liegt der Nachweis über zwei erfolgte Rötelnimpfungen (Impfpass) vor, ist von einer Immunität auszugehen, weitere Maßnahmen, wie Titerkontrollen, sind dann in der Schwangerschaft nicht erforderlich.

Nur bei Schwangeren, bei denen kein Nachweis über zwei erfolgte Rötelimpfungen vorliegt, ist eine serologische Bestimmung des Antikörperstatus als Nachweis einer anzunehmenden Immunität notwendig.

Wenn bei einer Frau die Immunität in den vergangenen Jahren mithilfe eines Tests bereits überprüft und dokumentiert wurde (beispielsweise im Rahmen der vorherigen Schwangerschaft), gilt diese Bestimmung als Nachweis der Immunität.

Warum ist die Erkennung einer Rötelninfektion in der Schwangerschaft so wichtig?

Von allen Infektionen in der Schwangerschaft sind die Röteln wegen ihrer hohen Fehlbildungsrate am meisten gefürchtet.

Welche Strategie wird in der Schwangerenvorsorge beim Thema Röteln angewandt?

Aufgrund der konsequenten Impfstrategie wurde in den meisten europäischen Staaten während der vergangenen Jahre die zuvor übliche Untersuchung der Schwangeren auf Rötelnimmunität eingestellt. Aktuell beschränkt sich die Testung (Blutuntersuchung) auf nicht geimpfte Frauen oder solche, bei denen der Verdacht auf eine akute Infektion besteht.

Durch einen Antikörpertest (ELISA) wird die Konzentration der Antikörper im Blut gemessen und üblicherweise in IE/l (Internationale Einheiten pro Liter) oder IU/l (International Units) bzw. U/l angegeben. Die alternative Angabe „Titer 1:X" bezieht sich auf die früher übliche Messmethode. Für Röteln wird das ELISA-Ergebnis oft noch aus praktischen Gründen so umgerechnet, z. B. kann man einen Röteln-Titer mit > 1 : 32 angeben.

Titer von 10 oder 15 IU/ml gelten als ausreichend für den Nachweis der Immunität.

Kann ich mich vor einer Ansteckung in der Schwangerschaft schützen?

Ja, bei schwangeren Frauen mit negativem oder unbekanntem Immunstatus im ersten und zweiten Schwangerschaftsdrittel und nach einem sicheren oder fraglichen Kontakt mit Rötelnkranken kann eine passive Vorbeugung mit Röteln-Immunglobulinen stattfinden. Dies macht jedoch nur Sinn, wenn die Gabe bis zum 8. Tag nach dem Kontakt erfolgt.

Durch die Gabe von Immunglobulinen kann der Infektionsbeginn oft nicht verhindert werden. Werden die Immunglobuline nach dem 8. Tag verabreicht, können sie die Infektion jedoch verzögern, so dass die kritische Zeit für das Kind eventuell überstanden ist.

Sind am 11. Tag nach dem Kontakt mit einer infizierten Person keine IgM-Antikörper nachweisbar, kann man davon ausgehen, dass keine Ansteckung stattfand. Dann kann von weiteren Untersuchungen abgesehen werden.

Kontakte mit Menschen, die an Röteln erkrankt sind, können nie ganz vermieden werden, denn schon vor dem Auftreten von Symptomen werden die Viren ausgeschieden.

Ist es nicht möglich, in der Schwangerschaft eine Rötelnschutzimpfung durchzuführen?

Nein, dies ist nicht nötig. Die Gabe von Röteln-Immunglobulinen reicht im Kontaktfall aus. Wurde versehentlich in der Schwangerschaft geimpft, besteht nach aktuellen Untersuchungen keine schwerwiegende Gefahr für das ungeborene Kind.

Wenn ich mit Rötelnviren in der Schwangerschaft infiziert wurde, wie stellt man fest, ob mein Kind erkrankt ist?

In der 13. bis 17. Schwangerschaftswoche besteht die Möglichkeit, mithilfe der pränatalen Diagnostik (Fruchtwasserpunktion, Nabelschnurpunktion) Antikörper im kindlichen Blut nachzuweisen. Immer wenn beim ungeborenen Kind IgM-Antikörper nachgewiesen werden, bedeutet dies, dass das Kind erkrankt ist, denn die mütterlichen IgM sind so groß, dass sie die Plazenta nicht passieren können.

Neue Studien zeigen, dass eine Rötelninfektion beim Kind auch nach der 17. Schwangerschaftswoche auftreten kann, sie bleibt jedoch ohne schwerwiegende Folgen.

11.15.4 Chlamydieninfektion

Zu welchem Zeitpunkt sollte die Urinprobe abgegeben werden?

In den ersten 14 Schwangerschaftswochen ist eine Urinprobe nicht unbedingt erforderlich, weil erst danach eine Therapie mit Antibiotika (Erythromycin 4-mal 500 mg) für die Dauer von wenigstens 14 Tagen möglich ist. Der Geschlechtspartner muss ebenfalls therapiert werden. Bei einem neuen Intimpartner sollte der Test wiederholt werden.

Warum wird ausgerechnet nach diesem Erreger gesucht?

Die Bakterien der Gattung Chlamydia trachomatis stellen heute die häufigste Geschlechtskrankheit dar. Sie ist **nicht** meldepflichtig.

Die Gebärmutterhalsinfektion tritt bei 2–11 % aller Schwangeren auf. Mindestens die Hälfte der Kinder infizierter Mütter werden bei einer vaginalen Geburt ebenfalls infiziert.

Kann ich selbst erkennen, ob ich an einer Chlamydieninfektion erkrankt bin?

Nein, die durch Chlamydien bedingten Harn- und Genitalinfektionen können ohne Laboruntersuchungen nicht diagnostiziert werden.

Eine deutliche Symptomatik, z. B. eine Entzündung der Schleimhaut des Gebärmutterhalses, kann ein Hinweis sein. Bei einer Spiegeleinstellung erkennt die Hebamme ein eitriges Gebärmuttersekret, eine Schwellung oder eine entzündliche Rötung am äußeren Muttermund. Häufig sind die Entzündungszeichen am Gebärmutterhals aber nur sehr schwach ausgeprägt, so dass sie leicht übersehen werden können.

Bei Frühgeburtsbestrebungen muss ebenfalls an eine Chlamydieninfektion gedacht werden!

Sollte sich das Neugeborene angesteckt haben, kommt es typischerweise zu einer Augenentzündung.

Reicht es nicht, mir einfach Blut abzunehmen?

Nein, Blutuntersuchungen haben bei der Akutdiagnostik ihre Bedeutung verloren, weil beispielsweise IgA-Antikörper im Serum mehr als ein Jahr hartnäckig nachweisbar bleiben kann.

Der Nachweis von chlamydienspezifischen Antikörpern im Blut gibt lediglich einen Hinweis auf die Auseinandersetzung des Körpers mit Chlamydia trachomatis, ohne den Infektionsort zu kennzeichnen.

11.15.5 Lues (Syphilis)

Wann sollte dafür Blut abgenommen werden und warum?

Beim ersten Vorsorgetermin bei Ihrer Hebamme. Die Lues ist eine nichtnamentliche meldepflichtige Geschlechtskrankheit. Sie ist aber auch die Infektion, bei der man am besten durch diagnostische und therapeutische Maßnahmen eine Übertragung auf die Gebärmutter und das ungeborene Kind verhüten kann.

Wie kann ich mich und mein Kind mit dem Syphiliserreger anstecken?

Der Erreger ist ein Bakterium (Treponema pallidum). Der häufigste Übertragungsweg ist der ungeschützte Geschlechtsverkehr. In seltenen Fällen erfolgt die Übertragung der Bakterien beim Kontakt mit infizierten Haut- und Schleimhautveränderungen.

Sollten Sie erkrankt sein, wird der Embryo bzw. Fetus in jedem Fall über die Plazenta infiziert, wenn keine ausreichende Behandlung über längere Zeit während der Schwangerschaft durchgeführt wird.

Ist es möglich, Syphilis in der Schwangerschaft zu behandeln?

Ja! Das Mittel der Wahl ist Penicillin. Für eine ausreichende Behandlung muss ein wirksamer Penicillinspiegel von mindestens zwei bis drei Wochen erreicht werden.

Für eine effektive Therapie der Syphilis connata (= im Mutterleib erworbene Syphilis) muss auch beim **Neugeborenen** die Penicillinkonzentration in gleicher Höhe und über die gleiche Zeit wie bei der Mutter erfolgen. Es besteht **Behandlungspflicht**!

Wird das Blutergebnis in den Mutterpass eingetragen?

Nein! Im Mutterpass muss nur dokumentiert werden, dass eine Lues-Suchreaktion durchgeführt wurde, nicht das Ergebnis!

11.15.6 Hepatitis B

Wann sollte nach Hepatitis B gesucht werden?

In der 32. – 40. Schwangerschaftswoche. Dabei sollten Sie beachten, dass viele Kliniken das Neugeborene aktiv und passiv innerhalb der ersten Lebensstunden impfen, wenn kein aktueller Befund vorliegt.

Warum wird dieser Laborbefund erst so spät in der Schwangerschaft bestimmt? Besteht keine Gefahr für das Kind?

Nach bisherigen weltweiten Erfahrungen läuft die Schwangerschaft mit einer akuten Hepatitis-B-Infektion ohne Schädigung des Kindes ab, egal in welchem Schwangerschaftsalter sich dieses befindet. Das Übertragungsrisiko des Hepatitis-B-Virus auf das Neugeborene beträgt bei der Geburt 70–80 %.

Ist der Geschlechtsverkehr die einzige Möglichkeit der Übertragung?

Nein, auch bei einer Bluttransfusion kann eine Infektion stattfinden.

Gibt es eine Behandlungsmöglichkeit?

Da eine Ausbreitung/Verschlechterung der Erkrankung während der Schwangerschaft nur in seltenen Fällen beobachtet wird, kann mit der Therapie gegen den Virus bis nach der Geburt gewartet werden.

Alle Neugeborenen von Hepatitis-B-Antigen-positiven Müttern sollten unmittelbar nach der Geburt, auf jeden Fall aber innerhalb von 12 Stunden, geimpft werden.

11.15.7 Hämoglobinbestimmung

Wie oft muss der Eisenwert in meiner Schwangerschaft bestimmt werden?

Wenn in Ihrer Krankengeschichte (Anamnese) keine Besonderheit vorliegt (z. B. niedriger Ausgangswert < 11 g/dl), erfolgt in der Schwangerschaft meist dreimal eine Untersuchung des Hämoglobins. Meist wird diese mit anderen Blutabnahmen verbunden:

- in der Frühschwangerschaft mit den anderen Blutabnahmen
- in der 24. – 28. SSW mit dem Antikörpersuchtest .
- in der 32. – 34. SSW mit dem Hepatitis-B-Test (HBsAg).

Reicht es nicht, mir in den Finger zu pieksen?

Nein! Das Testergebnis ist am sichersten aus venösem Blut zu ermitteln. Die Blutentnahme aus dem Ohr oder Finger (Kapillarblut) führt durch falsche Abnahme (zu viel Desinfektionsmittel Hb ↓, zu starkes Drücken Hb ↑, schlechte Wartung) zu vielen Schwankungen.

Muss ich auf alle Fälle in der Schwangerschaft Eisen einnehmen?

Nein! Bei einer normalen Schwangerschaft ist ein physiologischer Verlauf des Eisenspiegels zu erkennen. Bis zur 28. Schwangerschaftswoche fällt der Hb meist um 1–2 g/dl %, um sich dann bis zur Mitte des letzten Schwangerschaftsdrittels zu erholen!

Was ist der Grund für diese Entwicklung?

Sowohl die Anzahl der roten Blutkörperchen (Erythrozytenzahl) als auch der rote Blutfarbstoff (Hämoglobin) und der Hämatokrit (Anzahl der zellulären Bestandteile am gesamten Blutvolumen) ist bei Frauen niedriger als bei Männern.

Natürlicherweise kommt es in der Schwangerschaft trotz einer Vermehrung der gesamten roten Blutkörperchenmasse aufgrund der vermehrten Blutflüssigkeitsmenge zu einem Abfall des Hämoglobinwertes. Die Blutflüssigkeitsmenge (Plasmavolumen) steigt ab der 6. Schwangerschaftswoche. Der Gipfel wird zwischen der 24. und 37. Schwangerschaftswoche mit der Vermehrung des Plasmavolumens um 40–45 % im Vergleich zu nicht schwangeren Frauen erreicht.

Um die 16. – 22. Schwangerschaftswoche hat sich ein neues Gleichgewicht zwischen Plasma- und Erythrozyten-Volumen gebildet.

Ab welchem Wert sollte in der Schwangerschaft etwas unternommen werden?

Erst unterhalb eines Hämoglobinwertes von 10 g/dl und eines Hämatokrit von 33 % spricht man von einer Schwangerschaftsanämie!

Sollten Sie typische Symptome entwickeln, die auf einen niedrigen Hb hinweisen (z. B. Schwindel, starke Müdigkeit, Mundwinkel-Rhagaden, Blässe, häufige Infekte), kann trotz eines scheinbar guten Eisenwerts eine Ernährungsberatung sinnvoll sein.

Wenn ich mich trotz guter Hämoglobinwerte schlecht fühle? Gibt es noch zusätzlich sinnvolle Laboruntersuchungen?

Ja, die Bestimmung des Ferritins. Ein Abfall des Ferritins ist der erste krankhafte Parameter bei einer Eisenmangelanämie, gefolgt von einem Abfall des Eisens im Blut, während der Hämoglobinwert noch kompensiert wird. Der eigentliche Abfall des Hämoglobinwerts folgt erst danach.

Was ist Ferritin?

Ferritin ist ein hochmolekulares Glykoprotein, das in einer Konzentration von 15–300 µg/l physiologisch ist. Ein Spiegel im Blut unter 12 µg/l zeigt einen Eisenmangel an.

11.15.8 Scheiden-pH-Wert-Bestimmung

Sollte die pH-Wert-Messung des Scheidenfluors in der Schwangerenvorsorge eine Routinemaßnahme sein?

Nein! Nur bei entsprechenden Beschwerden kann bei einer vaginalen Untersuchung der pH-Wert der Scheide bestimmt werden.

Kann ich diesen Wert selbst bestimmen?

Ja, wenn Sie selbst diesen Wert bestimmen wollen, reicht es bei einer unkomplizierten Schwangerschaft im Allgemeinen aus, die Messung einmal pro Woche vorzunehmen.

Wenn Sie bereits in dieser oder einer vorangegangenen Schwangerschaft unter Infektionen der Scheide gelitten haben oder wenn Sie ein erhöhtes Risiko für eine Frühgeburt haben, ist eine häufigere pH-Wert-Bestimmung sinnvoll.

Welche Werte sind normal?

Der Säuregehalt wird durch den sog. pH-Wert angegeben: Je saurer eine Flüssigkeit ist, desto niedriger ist deren pH-Wert. Normale Werte für den pH-Wert im Scheideneingangsbereich liegen zwischen 4,0 und 4,4.

Wenn durch eine Schwächung der körpereigenen Abwehr oder durch ungünstige äußere Bedingungen die Milchsäure-Bakterien von fremden Keimen verdrängt werden, kann dies meist am pH-Wert im Scheideneingangsbereich erkannt werden: Er steigt auf Werte über 4,4 an.

Welche Folgen hat ein pH-Wert über 4,4?

Wenn der pH-Wert einmal nicht im Normalbereich ist, kann dies verschiedene Ursachen haben, er kann z. B. durch die Samenflüssigkeit nach Geschlechtsverkehr verändert sein (12 Std. bis zur nächsten Messung warten). Das Testpapier kann auch mit Urinresten in Berührung gekommen sein (Urin kann ganz unterschiedliche pH-Werte haben).

Eine Antibiotikatherapie verändert ebenfalls den Säuregehalt. Wenn die vaginalen pH-Werte ansteigen, empfiehlt sich deshalb eine „Nachkur" mit einem Lactobacillus-Präparat (z. B. Vagiflor®), um die häufig durch die Therapie in Mitleidenschaft gezogene Vaginalflora wieder zu normalisieren.

Sollte sich nach einem wiederholten Test der Wert bestätigen, sollten Sie Ihre Hebamme informieren.

11.15.9 Toxoplasmose

Muss bei jeder Schwangeren ein Toxoplasmosetest gemacht werden?

Nein! Sollten Sie positive IgG-Antikörper haben, ist dies nicht erforderlich. Auch wenn Sie keine Antikörper haben, ist ein Test nur bei einem begründeten Verdacht (z. B. wenn bei Ihnen Katzen im Haushalt leben oder Sie einen Garten bewirtschaften) notwendig.

In Deutschland haben 26–54 % der schwangeren Frauen eine Toxoplasmainfektion vor der Schwangerschaft durchgemacht.

Wo und wie kann ich mich anstecken?

Der Hauptwirt, in dessen Darmschleimhaut die geschlechtliche Vermehrung der Toxoplasmoseerreger stattfindet, ist die Katze (20 % der Tiere sind infiziert). Diese scheiden mit dem Kot Toxoplasmen aus. Mit Staub und Wind verbreiten sich die Erreger und werden von anderen Tieren und Menschen über den Mund (oral) aufgenommen.

Drei Infektionsmöglichkeiten mit dem Erreger Protozoon Toxoplasma gondii kommen beim Menschen in Betracht:

- Orale Aufnahme von Zysten in nicht ausreichend erhitzten Fleisch- und Wurstwaren (meist vom Schwein)
- Orale Aufnahme von Oozysten über Lebensmittel (z. B. Salate), Wasser, Gegenstände und Erdboden, welcher mit Katzenkot in Kontakt gekommen ist (z. B. während der Gartenarbeit). Katzenkot ist erst nach einer Reifezeit von mindestens 3 Tagen infektiös.
- Der Übertritt über die Plazenta auf den Feten während einer akuten Toxoplasmainfektion der werdenden Mutter.

Was passiert, wenn ich mich während der Schwangerschaft mit dem Erreger infiziere?

Kommt es während der Schwangerschaft zu einer Erstinfektion, so sind der Zeitpunkt der Infektion, die Infektionsdosis, die körpereigene Abwehr sowie die mütterliche Antikörper-Übertragung über die Plazenta von Bedeutung.

Je früher die Infektion stattfindet, umso eher gelingt es der mütterlichen Abwehr, dagegen Antikörper zu bilden, weil der Erreger im ersten Schwangerschaftsdrittel sehr viel mehr Zeit braucht, um die Plazenta zu passieren.

Im ersten Schwangerschaftsdrittel soll es in 4–15 % und im letzten Drittel in mindestens 60 % der Fälle zu einer Infektion des Kindes kommen. Dies hängt mit der sich ständig verändernden Struktur der Plazenta zusammen.

Ist im Falle einer Ansteckung eine Behandlung möglich?

Ja, mit Antibiotika, die Medikamente überwinden die Plazentaschranke. Ein bereits infizierter Fetus wird mitbehandelt.

Wie kann ich mich vor einer Ansteckung schützen?

- Nur gekochtes oder gebratenes Fleisch oder Wurstwaren essen.
- Gemüse, Salat und Früchte gut waschen.
- Hände mit Seife waschen – besonders wichtig nach der Gartenarbeit, nach der Küchenarbeit und vor dem Essen!
- Wenn Sie **eine Katze** halten, brauchen Sie sich nicht von dieser zu trennen!

Zusätzlich sollten Sie Folgendes beachten:

- Nur Dosen- oder Trockenfutter verwenden! Kein rohes Fleisch zur Fütterung der Katze
- Wenn möglich, die Katze in der Wohnung halten.
- Den Kotkasten täglich – am besten von einer anderen Person – leeren lassen. (Kot nie länger als 24 Stunden liegen lassen.)

11.15.10 HIV

Warum sollte ich mich in der Schwangerschaft auf HIV testen lassen?

Der Test wird jeder Schwangeren angeboten. Die Kosten werden von den Krankenkassen übernommen. Sollte eine Infektion vorliegen, besteht die Gefahr einer Ansteckung des ungeborenen Kindes in der Gebärmutter während der gesamten Schwangerschaft, bei der Geburt und durch Muttermilch. Bevorzugt findet die Ansteckung jedoch im letzten Drittel der Schwangerschaft, insbesondere während der Geburt, statt. Selten ist eine aufsteigende Infektion durch die Scheide die Ursache.

In den letzten Jahren konnte das Infektionsrisiko des Kindes von 30 % auf unter 2 % gesenkt werden.

Ob eine spontane Geburt oder ein vorsorglicher Kaiserschnitt möglich/notwendig ist, muss individuell mit dem interdisziplinären Team einer Geburtsklinik mit Schwerpunkt HIV besprochen werden.

Wann ist kein Test notwendig?

Ein Test wird immer empfohlen, auch wenn Sie nicht zu den sogenannten Risikogruppen gehören.

Wird das Testergebnis im Mutterpass dokumentiert?

Nein! Das Ergebnis wird Ihnen mündlich mitgeteilt und nicht im Mutterpass eingetragen. Dort wird lediglich vermerkt, ob eine Beratung zum HIV-Test stattfand. Es wird auch nicht vermerkt, ob der Test durchgeführt wurde. Eine Meldepflicht wie für andere sexuell übertragbare Krankheiten besteht nicht.

Kann ich mich auch anonym testen lassen?

Es gibt auch die Möglichkeit, sich anonym testen zu lassen, z. B. beim Gesundheitsamt, (AIDS-Beratungsstellen) oder in einem Tropeninstitut. Das Ergebnis wird dann nur Ihnen persönlich mitgeteilt.

11.15.11 Streptokokken-Infektion der Gruppen B

Wann sollte der Abstrich erfolgen?

Im letzten Schwangerschaftsdrittel, wenn ein medizinischer Grund (Indikation) dafür vorliegt! Dies können aktuelle vorzeitige Wehen sein oder eine auffällige Krankengeschichte, wenn z. B. das letzte Kind eine Frühgeburt oder an Streptokokken B erkrankt war.

Was heißt es, wenn bei mir in der Schwangerschaft Streptokokken B gefunden werden?

Wenn Streptokokken B erstmals nachgewiesen wurden, ohne dass Symptome aufgetreten sind, ist dies ohne große Bedeutung. Diese Bakterien befinden sich bei 10 % aller Frauen in der normalen Scheidenflora.

Sollte dies behandelt werden?

Nein! Eine vorbeugende Behandlung hat sich als nicht effektiv erwiesen. Häufig findet innerhalb von wenigen Tagen eine erneute Besiedelung der Vagina statt, und die Rate von Streptokokken B bei der Geburt unterscheidet sich nicht zwischen behandelten und nicht behandelten Schwangeren.

Müssen bei der Geburt besondere Punkte beachtet werden?

Ja! Wenn folgende Besonderheiten zutreffen, wird eine Therapie mit Antibiotika bei der Geburt dringend empfohlen:

- Frühgeburt vor Vollendung der 37. Schwangerschaftswoche
- vermutetes Geburtsgewicht unter 2500 g
- Fieber der Mutter während der Geburt, unabhängig vom Schwangerschaftsalter
- Geburt eines Streptokokken-B-infizierten Kindes bei einer vorausgegangenen Schwangerschaft

11.15.12 Pilzinfektion (Soor)

Wie kann festgestellt werden, ob ich eine Pilzinfektion habe?

Meist reichen die Beschreibung der Beschwerden (typischer Juckreiz) und der optische Befund aus. Häufig haben betroffene Frauen Erfahrung mit dieser Infektion.

Ist die Diagnose dann immer noch fraglich, kann bei der Frauenärztin/beim Frauenarzt ein Abstrich aus der Scheide (Nativpräparat) gemacht werden. Der Erreger ist meist Candida albicans.

Hat eine Infektion Konsequenzen für das Kind?

Nein! Hefepilzinfektionen führen **nicht** wie bakterielle Infektionen zur Frühgeburt.

Bei der vaginalen Geburt kommt es zur Übertragung der Hefepilze auf die Haut des Neugeborenen, von dort werden Mund und Darm besiedelt. Die Pilzinfektion kann dann auf die Brustwarzen „zurückgegeben“ werden.

Ist eine Therapie in der Schwangerschaft möglich?

Ja! Die Therapie sollte dem Beschwerdebild angemessen sein. Therapiemöglichkeiten sind:

- Antimykotika (rezeptfrei erhältlich)
- Ernährungsumstellung (weniger billige Kohlenhydrate = Weißmehl-Produkte)
- Knoblauchtampon
- Joghurtspritze
- Vagiflor®
- Hygieneregeln (z. B. keine Scheidenspülungen)
- Eine Partnertherapie ist nicht notwendig, wenn dieser symptom- und beschwerdefrei ist.

11.15.13 Gonorrhö (Tripper)

Wann sollte ein Abstrich erfolgen?

Nur bei Verdacht sollte nach dem Erreger (Neisseria gonorrhoeae) gesucht werden. Besteht eine Infektion, ist diese meldepflichtig.

Welche Symptome können ein Hinweis auf eine Infektion sein?

Bei Frauen können die Beschwerden in der Frühphase sehr mild sein. Ausfluss und leichtes Brennen beim Wasserlassen können auftreten. Wenn die Schleimdrüsen im Bereich der äußeren weiblichen Geschlechtsteile befallen sind, kommt es zu der sehr schmerzhaften Entzündung der Bartholin'schen Drüsen. Möglicherweise kommt es zu übel riechendem Ausfluss aus der Scheide.

Welche Gefahr besteht für mein Neugeborenes?

Früher wurden die Kinder nach einer Infektion bei einer Spontangeburt häufig blind. Dies ist heute nur noch sehr selten der Fall. Zum einen hat die Infektionshäufigkeit nachgelassen, zum anderen kann diese schwere Komplikation durch eine gezielte Antibiotikatherapie verhindert werden.

Die Durchführung der Credéschen Augenprophylaxe (Silbernitrat) wird heute nicht mehr empfohlen.

11.15.14 Ringelröteln (Synonyme Erythema infectiosum, Fünfte Krankheit, fifth disease)

Muss ich etwas Besonderes beachten, wenn im Kindergarten Ringelröteln ausgebrochen sind?

Ja! Die Hebamme sollte bei Ihnen IgG-Antikörper gegen Parvovirus B 19 und den IgM-Antikörper bestimmen. Ca. 40–60 % der Erwachsenen haben Antikörper gegen Parvovirus B 19.

Sollten Sie keine spezifischen Antikörper besitzen, muss beachtet werden, dass das Virus während der gesamten Schwangerschaft über die Plazenta auf das Kind übertragen werden kann. Die Übertragungsrate wird mit ca. 33 % angegeben!

Bis der Laborbefund vorliegt, sollten Sie den Kontakt mit an Ringelröteln erkrankten Kindern meiden.

Welche Gefahren bestehen für mein ungeborenes Kind?

Bei einer Infektion in der Schwangerschaft kann es zu einer Blutarmut des Kindes kommen.

11.15.15 Zytomegalie

Was ist Zytomegalie?

Das Zytomegalie-Virus (CMV) gehört zur Gruppe der Herpesviren. Ein charakteristisches Merkmal der Herpesviren ist, dass sie nach der Erstinfektion versteckt im Organismus verbleiben und dass es durch meist unbekannte Einflüsse zu einer Wiederbelebung der Viren mit oder ohne Krankheitssymptomatik kommen kann.

Wie kann ich feststellen, ob ich an Zytomegalie erkrankt bin?

Durch die Bestimmung von speziellen IgG- und IgM-Antikörpern.

Welche Gefahren gibt es in der Schwangerschaft?

Eine Übertragung über die Plazenta ist während der gesamten Schwangerschaft möglich, zu einer Infektion kann es auch unter der Geburt kommen.

Eine Reaktivierung des Virus in der Schwangerschaft ist auch nach abgelaufener Primärinfektion vor der Schwangerschaft möglich, das heißt, im Gegensatz zu anderen Infektionen stellt ein positiver Antikörper-Titer keinen sicheren Infektionsschutz dar.

Deutlich seltener kommt es bei einem erneuten Ausbruch der Krankheit in der Schwangerschaft zu einer erworbenen Erkrankung des Kindes bei der Geburt.

11.15.16 Herpes-simplex-Virus

Welche Krankheiten werden durch das Herpes-simplex-Virus ausgelöst?

Das Herpes-simplex-Virus Typ 1 (HSV 1) ist in der Regel der Erreger des Lippenherpes, während eine Infektion mit dem Herpes-simplex-Virus Typ 2 zum Herpes im Genitalbereich führt.

Sind beide Arten gleich gefährlich?

Nein! Gefährlich für das Kind ist in erster Linie Typ 2. Grundsätzlich werden zwei Formen der Herpesinfektion im Genitalbereich (Herpes genitalis) unterschieden:

- die **Primärinfektion** (Erstinfektion): Sie wird meist beim Sexualkontakt erworben.
- das **Rezidiv**: Hier findet ein erneuter Ausbruch der Erkrankung durch sich im Körper befindende Viren statt.

Wie kann ich feststellen, ob ich an Herpes im Genitalbereich erkrankt bin?

Manche Menschen haben keine oder nur sehr leichte Beschwerden. Andere können schwere Beschwerden wie Fieber, Muskelschmerzen und Kopfschmerzen haben. Begleitet werden diese Symptome von brennenden Schmerzen an den Geschlechtsteilen und/oder am After. Es können Probleme beim Wasserlassen auftreten. Bei Rezidiven (Reaktivierung) ist die Symptomatik milder und lokal begrenzter als bei der Erstinfektion.

Im Verdachtsfall sollte von der Gynäkologin aus dem Bläscheninhalt ein Abstrich gemacht werden und eine Blutabnahme erfolgen.

Muss bei einem Erregernachweis immer ein Kaiserschnitt erfolgen?

Nein! Bei einer Wiederkehr (Reaktivierung) der Herpesinfektion nicht, da hier nur ein relativ geringes Risiko (1–5 %) besteht, dass die Viren über die Plazenta übertragen werden.

Ein Kaiserschnitt muss nicht generell durchgeführt werden, wenn zur Entbindungszeit keine Symptome vorliegen. Dieser ist auch nicht notwendig, wenn bei Beginn der Wehentätigkeit Herpesläsionen sichtbar sind.

Nur bei Läsionen am Gebärmutterhals oder in der Vagina sollte primär ein Kaiserschnitt erfolgen.

Auch wenn kurz vor der Geburt der Verdacht auf eine **primäre Infektion** mit Herpes-simplex-Viren 2 besteht, muss dringend zu einem geplanten Kaiserschnitt geraten werden.

Ist eine Therapie in der Schwangerschaft möglich?

Ja! Die Behandlung des Herpes genitalis mit speziellen (antiviralen) Medikamenten (Virustatika) kann den Krankheitsverlauf um einige Tage verkürzen und die Beschwerden mindern. Die Wirksamkeit der Medikamente ist umso größer, je früher sie bei den ersten Anzeichen eines Ausbruchs eingenommen werden.

Welche Gefahren bedeutet der Lippenherpes in der Schwangerschaft?

Dieser hat in der Schwangerenvorsorge keine Bedeutung. Nach der Geburt ist es jedoch wichtig, das Baby so lange wie möglich vor den Herpesviren zu schützen.

Zu Zeiten einer akuten Erkrankung sollten Sie deshalb einen Mundschutz tragen und jeglichen Mundkontakt mit dem Säugling unbedingt vermeiden. Das betrifft selbstverständlich auch seinen Schnuller und sein Spielzeug!

11.15.17 Windpocken (Varizellen, Herpes zoster, Spitzblattern)

Woher weiß ich, ob ich immun bin?

Etwa 90 % aller Schwangeren haben Antikörper gegen Windpocken. Diese können durch einen Bluttest nachgewiesen werden.

Gibt es eine Impfung, wenn ich noch keine Windpocken hatte?

In der Schwangerschaft nicht. Sie können sich vor dem Eintritt einer Schwangerschaft gegen Windpocken impfen lassen. Danach sollten Sie jedoch noch mindestens drei Monate warten, bis Sie schwanger werden, um den Fetus nicht zu gefährden.

Was sollte ich tun, wenn ich keine Antikörper besitze und den Verdacht habe, mich mit Windpocken in der Schwangerschaft infiziert zu haben?

Dann sollte erst eine Blutuntersuchung erfolgen. Falls keine Antikörper vorhanden sind und ein Kontakt zu Windpocken bestand, kann eine passive Immunisierung mit Immunglobulinen vorgenommen werden. Dieser Schutz ist nur wirksam, wenn er unmittelbar – spätestens aber 96 Stunden nach der möglichen Ansteckung – stattfindet.

11.15.18 Listeriose

Warum sind Listerien in der Schwangerschaft so gefährlich?

Listerien gehören zu den ganz wenigen Bakterien, die in der Lage sind, bei einer Schwangeren die Plazentaschranke zu überwinden und das ungeborene Kind direkt bedrohlich zu infizieren. Die Listeriose ist eine seltene Infektionskrankheit, die für gesunde Erwachsene unbedenklich ist, aber für Kleinkinder, Schwangere, ältere und immungeschwächte Menschen lebensgefährlich sein kann.

Warum gehört ein Listeriosetest dann nicht zu den Standarduntersuchungen bei Schwangeren?

Da 30 % der gesunden Erwachsenen Listerienträger sind, geht man davon aus, dass ein ausreichender Schutz besteht. Doch im Vergleich zur Normalbevölkerung sind Schwangere zehnmal anfälliger für Listeriose. Eine Listeriose-Erkrankung des Neugeborenen ist meldepflichtig.

Wo kommen die Bakterien her?

Der eigentliche Standort der Listerien dürfte der Boden sein. Von dort kommen pflanzliche Lebensmittel mit den Bakterien in Kontakt. Über die Nahrungskette gelangen die Listerien auch in Tiere, so dass auch Fleisch und Fleischprodukte sowie Milch und Milchprodukte von Listerien befallen sein können. Gefährdet sind insbesondere Lebensmittel, die lange gelagert werden.

Wie kann ich eine Übertragung verhindern?

Kochen und Braten der Nahrung beseitigt die Listerien zuverlässig, wenn sie nicht die Chance erhalten, in Kälteinseln zu überleben, wie dies bei unsachgemäßem Aufwärmen im Mikrowellenherd geschieht. Da die Bakterien jedoch empfindlich gegen Hitze sind, sind alle frisch erhitzten Lebensmittel frei von Listerien, also z. B. frisch gekochte Speisen, frisch geöffnete Konserven oder frisch geöffnete pasteurisierte Milch.

Da Listerien im landwirtschaftlichen Bereich weit verbreitet sind, kommt es meistens über nicht ausreichend erhitzte Lebensmittel tierischen Ursprungs zu einer Übertragung. Aus diesem Grund sollten Sie während der Schwangerschaft alle rohen Lebensmittel vom Tier – also rohes Fleisch, Rohmilch und Rohmilchkäse – meiden.

Was ist Rohmilchkäse?

Rohmilchkäse erkennen Sie daran, dass auf der Verpackung entweder „aus Rohmilch“ oder bei französischem Käse „au lait cru“ angegeben ist. Wenn diese Angaben fehlen, handelt es sich um Käse aus pasteurisierter Milch. Listerien können sich aber auch beim Käse aus pasteurisierter Milch auf der Rinde ansiedeln (insbesondere beim sogenannten Rotschmierekäse, z. B. Münsterkäse). Darum sollten Sie während der Schwangerschaft die Rinde des Käses immer abschneiden.

Welche Lebensmittel sollte ich sonst noch meiden?

Auch rohes und nicht ganz durchgegartes Fleisch und roher Fisch sollten während der Schwangerschaft gemieden werden. Dies gilt auch für Rohschinken (z. B. Parmaschinken, Lachsschinken),

Rohwurst (z. B. Salami, Katenwurst, Mettwurst, Cervelatwurst, Teewurst) und rohen Fisch (z. B. Räucherlachs, Forellenfilets, marinierter Hering).

Obst und Gemüse sind relativ selten mit Listerien behaftet. Falls ja, lassen sich die Listerien insbesondere bei glatten Oberflächen aber gut abwaschen. Die einzige Ausnahme sind (Blatt-)Salate, weil sie eine große Oberfläche haben und auch roh verzehrt werden. Darum sollten Sie während der Schwangerschaft keinen Krautsalat und keine vorgefertigten Schnittsalate essen und Blattsalate vor dem Verzehr gründlich waschen. Wenn Sie auswärts essen und Zweifel an einem ordnungsgemäßen Umgang mit den Lebensmitteln haben, dann sollten Sie auf rohe Lebensmittel verzichten und durchgegartes Essen bevorzugen.

Gibt es eine Therapie?

Ja! Beim Verdacht auf Listeriose wird sofort antibiotisch behandelt (mit Penicillin, Ampicillin oder Erythromycin).

11.15.19 Trichomonadeninfektion

Welche Gefahr geht von Trichomonaden aus?

Eine Trichomonadeninfektion in der Schwangerschaft erhöht das Risiko für Frühgeburten. Nach der Geburt besteht die Gefahr einer Entzündung der Gebärmutterschleimhaut (postpartale Endometritis).

Kann ich selbst erkennen, ob ich daran erkrankt bin?

Der Verdacht besteht, wenn folgende Symptome auftreten:

- Ausfluss (Extremfall grünlich/gelblich – schaumig)
- eventuell mit Brennen, Juckreiz und Schmerzen
- unregelmäßige Rötungen im Bereich von Vagina und Muttermund
- unangenehmer Geruch

Ist eine Therapie möglich?

Ja! Die Indikation zur Verordnung von Metronidazol 2 g ist streng zu stellen. Der Partner muss mitbehandelt werden.

11.15.20 Harnwegsinfektionen (Akute Zystitis)

Gibt es eine erhöhte Wahrscheinlichkeit, in der Schwangerschaft an Harnwegsinfektion zu erkranken?

Ja, besonders wenn Sie vor der Schwangerschaft häufiger damit zu tun hatten. Harnwegsinfektionen entwickeln sich bei 10 % aller Schwangeren.

Wie stelle ich fest, ob ich einen Harnwegsinfekt habe?

Mithilfe von Urinsticks, die Sie bei der Schwangerenvorsorge erhalten. Es ist normal, dass dabei Blutbestandteile (Mikrohämaturie) und weiße Blutkörperchen (Leukozyturie) angezeigt werden. Deshalb ist dieser Wert als Diagnosehilfe allein eingeschränkt.

Hilfreich ist auch die Symptombeschreibung, die meist sehr typisch ist, z. B.

- häufige Entleerung kleiner Harnmengen
- schmerzhafte Harnentleerung
- nicht zu unterdrückender Harndrang
- Unterbauchbeschwerden
- Schmerzen in den Flanken/beim Wasserlassen
- Fieber und Rückenschmerzen

Welche Ursachen gibt es?

In der Schwangerschaft sind es dieselben wie außerhalb:

- Trinkverhalten (Trinkmenge pro Tag zu gering)
- Bekleidung (bauchfreie Mode)
- Hygienefehler auf der Toilette (die richtige Reinigung erfolgt von vorne nach hinten).

Welche Therapie ist dann notwendig?

Im Gegensatz zum Vorgehen bei nicht schwangeren Frauen wird auch ein beschwerdefreier Bakterienbefall (dies sind die meisten) in der Schwangerschaft antibiotisch behandelt, da jede dritte Schwangere unbehandelt eine Nierenbeckenentzündung (Pyelonephritis) entwickelt.

Zusätzliche Maßnahmen:

- Trinkvolumen erhöhen (Nieren- und Blasentee)
- Warmhalten der Blasen- und Nierenregion
- Bei Fieber unbedingt Bettruhe

Besteht eine Gefahr für das Baby?

Eine frühzeitige Therapie scheint die Frühgeburtsgefahr zu verringern.

11.16 Nützliche Adressen

Renate Egelkraut und Susanne Teuerle

11.16.1 Ernährung

Gesund ins Leben – Netzwerk Junge Familie
www.gesundinsleben.de
verantwortlich: aid infodienst
Ernährung, Landwirtschaft, Verbraucherschutz e. V.
Geschäftsstelle: Gesund ins Leben – Netzwerk Junge Familie
Maria Flothkötter
Heilsbachstraße 16, 53123 Bonn
Telefon: 0 228 8 499-0

Verband für unabhängige Gesundheitsberatung e. V.
Sandusweg 3, 35 435 Wetterberg/Gießen
Telefon: 0 641 80 896-0
www.ugb.de
www.ugb.de/artikel/schwangerschaft

11.16.2 Finanzielle und soziale Hilfen, Konfliktberatung

Kommunale Schwangerschaftsberatungsstellen, in der Regel am örtlichen Gesundheitsamt angegliedert

Regionalstellen folgender Verbände:
pro familia
Bundesverband
Stresemannallee 3, 60596 Frankfurt am Main
Telefon: 069 269 57 790
www.profamilia.de

Sozialdienst katholischer Frauen e. V.
Bundesgeschäftsstelle
Agnes-Neuhaus-Straße 5, 44135 Dortmund
Telefon 0 231 557 026-0
www.skf-zentrale.de

Deutscher Caritasverband
Karlstr. 40, 79104 Freiburg
Telefon: 0 761 200-0
www.caritas.de

Diakonie Deutschland – Evangelischer Bundesverband
Caroline-Michaelis-Straße 1, 10115 Berlin
Telefon: 030 6 5211-0
www.diakonie.de

donum vitae Bundesverband
Breite Str. 27, 53111 Bonn
Telefon: 0 228 386 7 343
www.donumvitae.org

Deutsches Rotes Kreuz
DRK-Generalsekretariat
Carstennstr. 58, 12205 Berlin
Telefon: 030 8 5404-0
Schwangerenberatung:
www.drk.de

Bundesstiftung Mutter und Kind
Bundesministerium für Familie, Senioren, Frauen und Jugend
Glinkastraße 24, 10117 Berlin
Telefon: 030 201 79 130
www.bundesstiftung-mutter-kind.de

11.16.3 Raucherinnenentwöhnung

Bundeszentrale für gesundheitliche Aufklärung
Ostmerheimer Str. 220, 51109 Köln
Telefon: 0221 8 992-0
Telefonberatung zur Raucherentwöhnung (kostenpflichtig!): 01 805 313 131
www.rauchfrei-info.de

11.16.4 Sucht

Bundeszentrale für gesundheitliche Aufklärung
Ostmerheimer Str. 220, 51109 Köln
Telefon: 0221 8 992-0
www.bzga.de

Deutsche Hauptstelle für Suchtfragen e. V.
Verbund verschiedener Träger (Freie Wohlfahrtspflege, Selbsthilfeverbände, Fachverbände etc.), Auflistung der einzelnen Mitglieder und Kontakte auf der Homepage
Westenwall 4, 59065 Hamm
Telefon: 02 381 9 015-0
www.dhs.de

Frauennetzwerk Sucht
www.frauennetzwerk-sucht.lagaya.de

11.16.5 Drogen, Medikamente und Impfungen

Pharmakovigilanz- und Beratungszentrum für Embryonaltoxikologie
Charité – Universitätsmedizin Berlin
Spandauer Damm 130, Haus 10, 14050 Berlin
Telefon: 030 30 308-111 (Beratung)
Umfangreiche Informationen und Medikamentensuche auf der Homepage:
www.embryotox.de

11.16.6 Alleinerziehend

Verband alleinerziehender Mütter und Väter, Bundesverband e. V.
Hasenheide 70, 10967 Berlin
Telefon: 030 695 9 786
www.vamv.de
Portal: www.die-alleinerziehenden.de

11.16.7 Berufstätigkeit

Verband berufstätiger Mütter e. V.
Rathenauplatz 33, 50674 Köln
Telefon: 0 221 941 4 999
www.vbm-online.de

11.16.8 HIV

Deutsche AIDS-Hilfe e. V.
Wilhelmstr. 138, 10963 Berlin
Telefon: 030 690 0870
www.frauenundhiv.info

11.16.9 Sonstige Beratungsstellen und Selbsthilfegruppen

Datenbank für den Sozialbereich
www.werhilftwem.de

11.17 Literatur

[1] Bundeszentrale für gesundheitliche Aufklärung: evidenzbasiertes Infoportal www.familienplanung.de

[2] Coad J, Dunstall M. Anatomie und Physiologie für die Geburtshilfe. München: Urban & Fischer; 2007

[3] Commonwealth of Australia, 2009: Australian guidelines to reduce health risks from drinking alcohol. http://www.nhmrc.gov.au/_files_nhmrc/publications/attachments/ds10-alcohol.pdf

[4] Enkin et al. Effektive Betreuung während Schwangerschaft und Geburt. Bern: Hans Huber; 2006

[5] Stiefel/Geist/Harder, Hebammenkunde, 5. Aufl. Stuttgart: Hippokrates; 2013

[6] „Gesund ins Leben – Netzwerk Junge Familien". Handlungsempfehlungen Ernährung in der Schwangerschaft. Bonn: aid-Infodienst; 2012

[7] Mändle C et al. Das Hebammenbuch. Stuttgart: Schattauer; 2003

[8] Nagel M, Siedentopf J-P. Schwangerschaft – Sucht – Hilfe. Ein Leitfaden zum Casemanagement. Berlin: Charité Campus Virchow-Klinikum; 2002

[9] NICE (National Institute for Clinical Excellence) (2008). National Collaborating Centre for Women's and Children's Health (Review 2011): Clinical Guideline Antenatal Care, http://www.nice.org.uk/nicemedia/live/11 947/40 145/40 145.pdf

[10] Patientenrechtegesetz 2013. http://www.bgbl.de

[11] Sackett et al.1997. Was ist Evidenzbasierte Medizin und was nicht? Münchener Medizinische Wochenzeitschrift; 44

[12] Schäfers R. Gesundheitsförderung durch Hebammen. Stuttgart: Schattauer; 2011

[13] Schwarz C. Empowerment: Strategien entwickeln. Deutsche Hebammen Zeitschrift; 9

[14] Sickendiek U et al. Beratung – Eine Einführung in sozialpädagogische und psychosoziale Beratungsansätze. Weinheim: Juventa; 2008

[15] zu Sayn Wittgenstein F, Hrsg. Geburtshilfe neu denken – Bericht zur Situation und Zukunft des Hebammenwesens in Deutschland. Bern: Hans Huber; 2007

[16] Enders G. Infektionen und Impfungen in der Schwangerschaft. München: Urban & Schwarzberg; 1991

[17] Petersen EE. Infektionen in Gynäkologie und Geburtshilfe. 5. Aufl. Stuttgart: Thieme; 2011

[18] Martius G, Breckwoldt M, Pfleiderer A. Lehrbuch der Gynäkologie und Geburtshilfe. 2. Aufl. Stuttgart: Thieme; 1996

[19] Jung EG: Dermatologie. 3. Aufl. Stuttgart: Hippokrates; 1995

[20] Robert Koch-Institut. Infektionsepidemiologisches Handbuch meldepflichtiger Krankheiten für 2001

[21] Rockenschaub A. Gebären ohne Aberglauben. 3. Aufl. Wien: Fakultas; 2005

[22] Schindele E. Pfusch an der Frau. Frankfurt a. M.; 1997

[23] BZgA. www.familienplanung.de/schwangerschaft/gesundheit-und-ernaehrung/ernaehrung/

[24] Australian guidelines to reduce health risks from drinking alcohol (2009); 67ff.

[25] National Colaborating Centre for Women's and Children's Health 2008 (Review 2011). Clinical Guideline Antenatal Care, p. 95

[26] Ökotest Nov. 2000

[27] Bundeszentrale für gesundheitliche Aufklärung, www.familienplanung.de/schwangerschaft/gesundheit-und-ernaehrung/gesund-leben/

[28] BZgA. www.familienplanung.de/schwangerschaft/beschwerden-und-krankheiten/beschwerden/zaehne-und-zahnfleischbluten/

12 Hilfe bei Schwangerschaftsbeschwerden

Susanne Teuerle

12.1 Allgemeine Grundsätze

Die vielfältigen Einwirkungen in der Schwangerschaft durch physische und psychische Anpassungsprozesse, den Nähr- und Sauerstoffbedarf des ungeborenen Kindes, das Gewicht von Uterus und Fetus, soziale Veränderungen und anderes führen zu Veränderungen, Belastungen und häufig auch zu Beschwerden bei der Schwangeren. Dies ist **physiologisch** und besitzt im Allgemeinen keinen Krankheitswert (s. auch Kap. 11). Bei der Beurteilung von Schwangerschaftsbeschwerden gilt es neben der Beratung und Hilfe, die Entwicklung und Grenze zum Pathologischen zu erkennen und die Schwangere ggf. rechtzeitig in ärztliche Behandlung zu überweisen.

Schwangerschaftsbeschwerden gehören also zu einer Schwangerschaft dazu, nahezu jede Schwangere erlebt sie. Je nach Persönlichkeit, Informationsstand und Situation der Schwangeren sowie Art und Ausprägung der Beschwerden beeinträchtigen und beunruhigen diese mal mehr und mal weniger. Fast alle Beschwerden verschlimmern sich bei körperlicher oder seelischer Belastung.

12.1.1 Anamnese

Die Hilfe bei Schwangerschaftsbeschwerden erfordert eine sorgfältige Anamnese und die Aufklärung der Schwangeren über die Art und Ursache der Beschwerde.

Neben einer allgemeinen Anamnese (s. Kap. 4) interessiert bei den Schwangerschaftsbeschwerden zusätzlich:

- Wann sind die Beschwerden erstmalig aufgetreten? War ein Auslöser erkennbar?
- Was verschlimmert die Symptomatik, was bessert sie?
- Welcher Art sind die Beschwerden genau: Zeitpunkt, Lokalisation, Ausdehnung usw.?

Nach dem Erfassen der genauen Umstände der Beschwerden können gemeinsam mit der Schwangeren Empfehlungen erarbeitet werden, die sich an ihrer speziellen Situation, ihren Ressourcen und Belastungsfeldern orientieren.

! In vielen Fällen reichen Informationen über die Ursachen, mögliche verschlimmernde Faktoren und einfache Maßnahmen aus, damit die Schwangere in einer für sie zufriedenstellenden Weise selbst mit den Beschwerden umgehen, sie lindern und ihr Auftreten bzw. eine Verschlimmerung verhindern kann.

12.1.2 Entlastung

Viele Schwangerschaftsbeschwerden, z. B. Rückenschmerzen, Übelkeit, Schlafstörungen und Uteruskontraktionen, können nur effektiv gelindert werden, wenn die Schwangere sich entlastet oder entlastet wird. Dies wird je nach Situation **sehr individuell** möglich sein und es kann der Schwangeren helfen, wenn die Hebamme mit ihr und möglicherweise ihrem Partner/ihrer Partnerin gemeinsam überlegt, was entlastet und verändert werden kann.

Möglichkeiten wären:

- weniger oder keine Haushaltspflichten mehr, Entlastung vor allem von körperlich anstrengenden oder aufreibenden Aufgaben
- andere Zeitpläne, andere Strukturierung zu Hause und am Arbeitsplatz
- regelmäßige Übernahme der Kinder durch Babysitter o. Ä.
- Ausbau und Inanspruchnahme des sozialen Netzes
- Gespräch mit Arbeitgeber/-in, Kollegen/-innen mit dem Ziel, Entlastung/Schonung möglich zu machen
- Krankschreibung (ärztliche Verordnung)
- (Partielles) Beschäftigungsverbot (ärztliche Verordnung)
- Haushalts-/Familienhilfe (möglicherweise ärztliche Verordnung)
- Ehrenamtliche Unterstützungsangebote vor Ort

12.1.3 Naturheilverfahren und Komplementärmedizin

Darüber hinaus können unter Umständen weitere Maßnahmen erforderlich oder gewünscht werden, um der Schwangeren Linderung zu verschaffen und der Verschlimmerung einer Beschwerde vorzubeugen. Diese Maßnahmen kommen in der Regel aus den Bereichen der **Naturheilkunde**, es handelt sich also um Anwendungen, bei denen Faktoren der natürlichen Umwelt eingesetzt werden [9]: Bewegung, Ruhe, Wärme, Kälte, Licht, Luft, Wasser, Pflanzen, Mineralien, Ernährung, Entspannung, Gespräche, Beratung zur Lebensführung usw. Diese Verfahren sind vielfach in ihrer Wirksamkeit untersucht und belegt.

Des Weiteren sind bei Hebammen und Schwangeren auch Verfahren aus der **Komplementärmedizin** beliebt und nachgefragt: Homöopathie, Akupunktur, Anthroposophische Medizin, Kinesiologie usw. Hier ist in vielen Fällen die Wirksamkeit **nicht** belegt bzw. es liegen wie beispielsweise im Falle der Homöopathie sogar Belege für die Nichtwirksamkeit vor [11].

Bei der Anwendung sollte sich die Hebamme bewusst sein, dass jede Maßnahme zur Hilfe bei Schwangerschaftsbeschwerden aus dem Bereich naturheilkundlicher, medizinischer oder komplementärmedizinischer Verfahren ein Eingreifen in einen bis dahin selbstständig verlaufenden Prozess darstellt und somit als **Intervention** zu bezeichnen ist [10]! Bei der Betreuung natürlicher Vorgänge wie einer Schwangerschaft sind aber grundsätzlich Zurückhaltung und die „gekonnte Nichtintervention“ geboten.

! Die Notwendigkeit einer Intervention muss immer sorgfältig abgewogen und die Frau am Entscheidungsprozess beteiligt werden.

Die Schwangere ist über die Vor- und Nachteile der erwogenen Maßnahme sowie darüber aufzuklären, ob und mit welchen Ergebnissen die Wirkungen der Maßnahme erforscht sind [10] [12].

Von der betreuenden Hebamme ist zu erwarten, dass sie in der Anwendung der Verfahren wie in jedem ihrer Arbeitsbereiche geschult ist, sich weiter darin fortbildet und ihr Handeln kritisch reflektiert.

Zur **Wirkung von naturheilkundlichen und komplementärmedizinischen Maßnahmen** in der Schwangerschaft liegen nur wenige Evidenzen vor [13]:

- **Himbeerblättertee** hat weder eine gewünschte Wirkung noch unerwünschte Nebenwirkungen in der Schwangerschaft (weder hinsichtlich Übelkeit noch hinsichtlich geburtsvorbereitender Wirkung).
- **Ingwer** hat eine positive Wirkung bei Übelkeit und Erbrechen in der Schwangerschaft und keine unerwünschten Nebenwirkungen.
- **Akupressur** des Punktes Pe 6 hat vermutlich einen positiven Effekt bei Übelkeit und Erbrechen.
- **(Wasser-)Gymnastik** und **Rückenmassagen** haben positive Wirkungen zur Vorbeugung und Linderung von Rückenschmerzen in der Schwangerschaft.

12.2 Erschöpfung/Müdigkeit/Hypotonie

Erschöpfungszustände und Hypotonie treten häufig im ersten Trimenon auf, verursacht durch Umstellungs- und Anpassungsprozesse zu Beginn der Schwangerschaft, und dann wieder im letzten Trimenon aufgrund der zunehmenden körperlichen Belastungen und der häufigeren Schlafstörungen. Im mittleren Trimenon kommen diese Beschwerden deutlich seltener vor.

Oft ist die Schwangere im **Zusammenhang mit erkennbaren Faktoren** erschöpft, z. B. durch körperliche oder seelische Belastung, durch andere Beschwerden wie Übelkeit oder während eines Wachstumsschubes des Feten.

! Bei einem anhaltenden Erschöpfungszustand sollten eine Anämie und eine Hypothyreose ausgeschlossen werden.

12.2.1 Empfehlungen

- Entlastung, Schonung, Erholung
- Behandlung erschöpfender Beschwerden
- regelmäßige, vollwertige und abwechslungsreiche Ernährung (s. Kap. 11)

- ausreichende Flüssigkeitszufuhr (mindestens 1,5 Liter)
- Maßnahmen zur Anregung des Kreislaufs: z. B. Bewegung an der frischen Luft, Wechselduschen, Kneippbäder, Anwendung von Rosmarin (Tee, Waschungen, Bäder ...)
- ausgleichende und entspannende Maßnahmen zur Unterstützung der Erholung: Entspannungsübungen, Anwendung von Lavendel, Melisse (Tee, Waschungen, Bäder ...)

12.3 Hämorrhoiden

Hämorrhoiden sind erweiterte, manchmal prolabierte Gefäße im Bereich des Anus. Betroffen sind die Äste der A. haemorrhoidalis, es handelt sich im weitesten Sinne also um Varizen.

In der Schwangerschaft wird das Auftreten von Hämorrhoiden und auch Vulvavarizen (s. Kap. 12.17 Varizen) durch die gefäßauflockernde Wirkung des Progesterons, den Druck durch Uterus und Kind auf den Beckenboden sowie durch Obstipation begünstigt.

Oft drücken, schmerzen und jucken die Hämorrhoiden, in manchen Fällen können sie auch bluten und sich entzünden.

Die Problematik kann sich durch die Geburt zunächst verstärken, bildet sich aber im Verlauf des Wochenbetts in der Regel gut zurück.

12.3.1 Empfehlungen

- einengende Kleidung und Positionen (langes Sitzen, längere Autofahrten usw.) vermeiden
- Hochlagerung von Beinen und Becken, dabei Beckenbodengymnastik, um den Blutrückfluss aus den gestauten Gefäßen zu unterstützen (im Liegen Keilkissen oder Aktenordner unterm Po, Knie-Ellbogen-Position)
- Verdauung unterstützen (s. Kap. 12.8 Obstipation) und lange Toilettensitzungen vermeiden
- Sorgfältige Anal- und Intimhygiene/-pflege: keine alkalischen oder parfümierten Reinigungssubstanzen, keine Feuchttücher verwenden, Anus ggf. mit Pflegecremes behandeln
- Kühlung durch Auflage eines kühlschrankkalten, mit Quark gefüllten Fingerlings (abgeschnittener Finger eines Untersuchungshandschuhs), Vorsicht mit Eisanwendungen: hier kann es durch Überreizung und kompensatorischem lokalen Temperaturanstieg zu einer Verschlimmerung kommen
- Anwendung von Hamamelis, Eichenrinde, Rosskastanie, Arnika, Wacholder, Zypresse (Salben, Auflagen, Teilbäder, Zäpfchen usw.)
- Ggf. Überweisung zu Gynäkologen, Hausarzt, Proktologen

12.4 Hautjucken (Pruritus)

In der Schwangerschaft besteht eine Neigung zu Juckreiz, der in der Regel frühestens am Ende des ersten Trimenons beginnt und sich dann oft bis zum Ende der Schwangerschaft steigert. 1–2 Tage nach der Geburt klingt die Symptomatik meist ab.

Am stärksten betroffen sind die Hautregionen an Bauch, Oberschenkeln und Fußrücken. Die Ursache ist unklar, vermutet wird eine progesteronbedingte Ablagerung von Gallensalzen in der Haut. Abgegrenzt werden muss eine allergische Reaktion oder eine Candida-Infektion.

Eine krankhafte Form ist der **Pruritus gravidarum**, ein generalisierter, starker Juckreiz, der durch eine schwangerschaftsinduzierte Lebererkrankung (intrahepatische Schwangerschaftscholestase) verursacht wird und von Übelkeit, Erbrechen und Ikterus begleitet sein kann. Hier ist die Überweisung in ärztliche Betreuung erforderlich, damit die Erkrankung genau abgeklärt und behandelt werden kann.

12.4.1 Empfehlungen

- Kratzen vermeiden, um keine Hautdefekte zu verursachen
- Reize wie ätherische Öle, Korbblütler (Calendula, Arnika usw.) parfümierte Waschmittel usw. vermeiden
- Keine Öle, stattdessen eine feuchtigkeitsspende Körperlotion verwenden, die Harnstoff (Urea) enthält
- Bäder mit Meersalz und Kieselerde
- Leberstärkende Tees: Löwenzahnwurzel und -kraut, Mariendistel (in der Schwangerschaft kein Schöllkraut!)

12.5
Karpaltunnelsyndrom

Das Karpaltunnelsyndrom entsteht durch eine durch Wassereinlagerungen hervorgerufene Kompression des Nervus medianus im sogenannten Karpaltunnel, einer knorpelig-bindegewebigen Röhre, die den Nerv durch das Handgelenk führt.

Dies führt zu Kribbeln, brennenden Schmerzen, Taubheitsgefühl, einem Gefühl von Schwellung und Sensibilitätsstörungen in den vom N. medianus innervierten Regionen: daumennahe Handinnenseite, die ersten drei Finger (Daumen bis Mittelfinger, die Innenseite des Ringfingers). Die Beschwerden verschlimmern sich typischerweise nachts im Schlaf durch die bewegungslose Position der Arme.

12.5.1 Therapiemöglichkeiten

Das Karpaltunnelsyndrom ist ausgesprochen hartnäckig und schwierig zu therapieren. Oft hält die Symptomatik noch wochen- bis monatelang nach der Geburt an. Es gibt keine sicher effektive Behandlungsmethode außer einer **Operation**, die nur durchgeführt werden sollte, wenn die Symptomatik unverändert länger als 4 Monate über die Geburt hinaus andauert. Die Chance, dass sich das Karpaltunnelsyndrom nach der Geburt von selbst wieder zurückbildet, ist erfahrungsgemäß sehr groß und die Beschwerdefreiheit tritt erst nach 10–20 Tagen ein. Wird bereits in der Schwangerschaft operiert, ist die Gefahr eines Rezidivs hoch, da die Ursache Schwangerschaft fortbesteht.

In der Schwangerschaft wird das Karpaltunnelsyndrom zur Linderung der Symptomatik vorwiegend durch **Ruhigstellung** mit einer Schiene, Lymphdrainage und ggf. Kortisonspritzen therapiert. Dies macht eine Überweisung in die ärztliche Praxis erforderlich.

12.5.2 Empfehlungen

- Lauwarme Salzbäder des betroffenen Unterarms und der Hand
- Kühlende Umschläge am Handgelenk
- Vorsichtiges Dehnen der Muskulatur im Nacken-, Schulter-, Arm- und Handgelenksbereich zur Lockerung, Förderung der Beweglichkeit und Erhöhung der Durchblutung in den betroffenen Regionen
- Überweisung zur weiteren Behandlung an einen Arzt

12.5.3 Differenzialdiagnosen

Schmerzen und Taubheitsgefühl in den Händen und Fingern können auch durch **Verspannungen und Blockaden im Schulter- und Halswirbelbereich** verursacht sein. Betroffen sind dann in der Regel nicht nur die vom N. medianus innervierten Regionen. Hier helfen die beim Karpaltunnelsyndrom genannten Maßnahmen nicht, oft aber Dehnungsübungen für die Schulter- und Nackenregion. Eine physiotherapeutische Behandlung kann angezeigt sein.

12.6
Kontraktionsneigung

Kontraktionen kommen in der Schwangerschaft regelmäßig vor. Nicht immer bemerkt die Schwangere davon etwas. Manchmal spürt sie den hart werdenden Bauch, manchmal geht die Kontraktion auch mit einem spürbaren Ziehen im Unterbauch und/oder am Kreuzbein einher. **Schwangerschaftswehen** fördern die Uterus- und Plazentadurchblutung sowie das Wachstum der Muskelzellen des Myometriums zur Vorbereitung auf die Geburtsarbeit. Gegen Ende der Schwangerschaft nehmen Häufigkeit und Intensität der Kontraktionen oft zu, besonders häufig treten Kontraktionen am Abend auf.

Typischerweise nehmen Kontraktionsstärke und -frequenz im **Zusammenhang mit Belastungen** zu (Stress, körperliche Anstrengung, Wachstumsschub des Feten usw.). Oft wird eine Kontraktion auch unmittelbar durch einen Reiz ausgelöst (z. B. durch Positionswechsel, sexuelle Aktivität).

In der Regel stören Schwangerschafts- und Vorwehen wenig. Mitunter können sie jedoch beeinträchtigen, den Schlaf stören und Anlass zur Sorge sein, dass sich Frühgeburtsbestrebungen entwickeln.

Werden Kontraktionen **schmerzhaft, palpabel und regelmäßig**, sollte untersucht werden, ob sich die Zervix verändert.

Cave

Da Frühgeburtsbestrebungen häufig durch vaginale Infektionen ausgelöst werden, ist bei einem entsprechenden Verdacht eine vaginale Untersuchung so lange kontraindiziert, bis das Vorliegen einer vaginalen Infektion ausgeschlossen werden konnte.

Die Zervix sollte durch eine vorsichtige Spekulumeinstellung beurteilt werden. Zur (begleitenden) Betreuung bei Verdacht/Vorliegen von Frühgeburtsbestrebungen/vorzeitigen Wehen s. Kap. 10.

12.6.1 Empfehlungen

- Aufklärung der Schwangeren

Bei Beschwerden durch Kontraktionen:
- Schonung, Entlastung, ggf. ärztliche Krankschreibung
- Förderung von Erholung und Entspannung:
  - Entspannungsübungen
  - Wärmeanwendungen (nicht Hitze!) durch Wärmflasche oder Entspannungsbad
  - Anwendungen mit Melisse, Lavendel, Johanniskraut, Hopfen und eventuell auch Baldrian (Vorsicht: Baldrian kann stark sedierend wirken)

12.7 Mutterbandschmerzen

Die von Dehnungsschmerzen betroffenen sogenannten Mutterbänder sind die runden Mutterbänder (Ligamenta rotundum oder Ligamenta teres uteri) und die Gebärmutter-Kreuzbein-Bänder (Ligamenta sacrouterina). Die Mutterbänder halten und stabilisieren den Uterus im Becken- und Bauchraum.

Hierbei ziehen die **runden Mutterbänder** als kräftige, im Querschnitt runde Stränge jeweils von der Seite des Uterus zum Schambein. Im Bindegewebe sind kontraktile Muskelanteile eingelagert, die ein **krampfartiges Ziehen** verursachen können. Die Dehnung wird hier im **Leistenbereich** empfunden.

Die Gebärmutter-Kreuzbein-Bänder ziehen als breite gefächerte Bänder jeweils von den Seiten des Uterus nach hinten zur Innenseite des Kreuzbeins. Die Dehnung wird hier vor allem als **Ziehen am Kreuzbein** empfunden.

In den meisten Fällen treten Mutterbandschmerzen phasenweise während Wachstumsschüben oder durch körperliche Belastungen (Gehen, Stehen, Tragen usw.) auf. In selteneren Fällen können Mutterbandschmerzen vor allem im letzten Trimenon nahezu ständig begleiten.

12.7.1 Empfehlungen

- Verschlimmernde Faktoren vermeiden
- Vermehrt Entspannungspausen einlegen
- Wärmeanwendungen (Bäder, Wärmflasche ...)
- Haltungsschule, um die Stabilisierung der Gebärmutter im Becken-/Bauchraum zu unterstützen:
  - Nicht ins Hohlkreuz fallen, Steißbein in Richtung Boden ziehen
  - Das Becken kippen, als wolle man das Kind ins Becken wie in einen Korb betten (Schambein Richtung Nabel heben)
  - Die Knie locker halten, den hinteren Punkt des Scheitels wie an einem Marionettenfaden nach oben ziehen
- Bei krampfartigem Ziehen evtl. Einnahme von Magnesium
- Tragen eines Stützmieders/Schwangerschaftsmieders

12.8 Obstipation

Der Einfluss des Progesterons führt zu einer Herabsetzung von Tonus und Motilität des Darmes. Dadurch verlangsamt sich die Darmtätigkeit, was wiederum vermutlich zu einer erhöhten Rückresorption von Wasser und damit zu einer Verhärtung des Stuhles führt. Auch die zunehmende Kompression des Darms durch den sich ausdehnenden Uterus erschwert die Darmpassage und begünstigt Flatulenz. Viele Schwangere leiden infolgedessen an Obstipation und Blähungen.

12.8.1 Empfehlungen

- Ausreichende Flüssigkeitszufuhr (mindestens 1,5 Liter)
- Ausreichende Bewegung
- Entspannte Toilettengänge mit ausreichend Zeit, aber keine „ewigen Sitzungen“ (belastet sonst den Beckenboden und begünstigt die Entwicklung von Hämorrhoiden)

- Morgens nach dem Aufstehen ein Glas warmes Wasser oder ein warmes Apfelschorle trinken
- Ballaststoffreiche Kost (Vollkornprodukte, Obst, Gemüse)
- Verdauungsfördernde Nahrungsmittel:
  - Eingeweichte Trockenfrüchte samt Einweichwasser
  - Flohsamen, Leinsamen (am besten über Nacht gequollen, immer mit reichlich Flüssigkeit einnehmen)
  - Weizenkleie (auch mit reichlich Flüssigkeit)
- Gegen Blähungen und Völlegefühl: Anwendungen mit Fenchel, Kümmel, Anis, Salbei, Majoran, Minze (als Kraut, Samen oder Öl, Verwendung als Gewürz, Tee, Einreibungen, Bauchwickel, Bäder ...)

12.9 Ödeme

Ca. 80 % aller Schwangeren entwickeln im Verlauf der Schwangerschaft mehr oder weniger stark ausgeprägte Ödeme. Ursache hierfür ist vermutlich die gewebeauflockernde Wirkung des Progesterons, wodurch Wasser aus dem Blutkreislauf durch die aufgelockerten Gefäßwände ins umliegende Gewebe aussackt. Weiterhin führt der zunehmende Druck des Uterus zur Belastung des Blutrückflusses im Bereich des Beckens und des Beckenbodens, was wiederum die Rückresorption des Wassers aus dem Gewebe erschwert.

Typischerweise treten die Ödeme verstärkt im Bereich der Akren auf und nehmen im Tagesverlauf zu (Wirkung der Schwerkraft durch die aufrechte Position). Im Verlaufe der Nacht verringern sich die Ödeme dann durch die liegende Position. Manchmal allerdings sammelt sich das Wasser dadurch nachts vermehrt im Gesicht und führt dort zu Schwellungen, was nach dem Aufstehen rasch nachlässt.

Ödeme haben prinzipiell keinen Krankheitswert, sie können jedoch ein **Symptom der Präeklampsie** sein (s. Kap. 10).

> **Cave**
> **Wenn Ödeme bereits in der Frühschwangerschaft oder sehr rasch oder generalisiert auftreten, sollten durch Blutdruckmessungen und die Untersuchung auf Proteinurie weitere Anzeichen einer Präeklampsie kontrolliert werden.**

Je nach der Lage des ungeborenen Kindes kann der venöse Rückfluss im Bereich des Beckens einseitig besonders erschwert sein, was zur Verstärkung der Ödeme auf dieser Seite führen kann. Dieses Phänomen kann also durchaus physiologisch sein. Da sich eine **tiefe Beckenvenenthrombose** allerdings ebenfalls durch einseitige Ödeme zeigen kann, sollte hier eine entsprechende Differenzialdiagnose erfolgen:

Anzeichen einer tiefen Beckenvenenthrombose:

- Rasche Entwicklung der Symptomatik
- Ödeme/Schwellung, Überwärmung des betroffenen Beins
- Schmerzen
- Klassische Druckpunktschmerzen vor allem in Kniekehle und der Mitte der Fußsohle
- Livide Verfärbung der Haut
- Sichtbare Umgehungskreisläufe an der Oberfläche des Beins
- Fieber

12.9.1 Empfehlungen

- Bewegung! Besonders wohltuend ist Bewegung im Wasser, da hier der Wasserdruck auf das Gewebe dem Austreten des Wassers aus dem Gefäßsystem entgegenwirkt.
- Pausen im Liegen, dabei möglichst die Beine hochlegen
- Kreislaufanregende und venenstärkende Maßnahmen (s. auch Kap. 12.17 Varizen):
  - Wechselduschen
  - Venengymnastik
  - herzwärts gerichtete Massagen der Akren
  - äußerliche Anwendungen mit Rosskastanie, Rosmarin, Hamamelis (Waschungen, Einreibungen, Bäder ...)
- Ausreichend trinken, um den Kreislauf in Schwung zu halten und damit das Wasser, das im Gewebe steckt, nicht im Kreislaufsystem „fehlt“.
- Salzarme Kost bringt **keine** Verbesserung und ist möglicherweise gerade bei Ödemen und hinsichtlich der Entwicklung einer Präeklampsie sogar schädlich!
- Vorsicht mit entwässernden Maßnahmen und Diuretika in der Schwangerschaft, da sie die Nieren belasten können; dies betrifft auch Brennnesselkraut.

- Nach Empfehlung der AG-Gestosefrauen hilft eine Kost, die reich an tierischem Eiweiß ist, durch das enthaltene Albumin, Wasser verstärkt im Kreislauf zu halten.

12.10 Rückenschmerzen

Die Empfindung von Rückenschmerz scheint sehr subjektiv und stark von Belastungen und Vorerkrankungen abhängig zu sein. Daher lässt sich nur schwer sagen, wie weit diese Schwangerschaftsbeschwerde verbreitet ist. Die Angaben bewegen sich zwischen 35 und 60 %.

Ursachen hierfür sind die veränderte Statik durch das Gewicht des Uterus, die Dehnung der Bauch- und Beckenbodenmuskulatur und die hormonell bedingte Lockerung des gesamten Bewegungsapparates (Bänder, Gelenke, Muskulatur). Je nach Auftreten und Ausmaß können Rückenschmerzen nicht nur das Wohlbefinden stark beeinträchtigen, sondern die körperliche Aktivität und das Leistungsvermögen einschränken sowie Schlafstörungen verursachen.

Belastende Faktoren können übermäßige Bewegungen, bestimmte Bewegungen, aber auch Bewegungsarmut sein. Sitzen und Stehen sind für den Rücken sehr belastende Positionen.

Lokalisiert ist der Schmerz überwiegend im Bereich der Lendenwirbelsäule, weiterhin betrifft er oft Schulter- und Nackenregion, seltener den Brustwirbelbereich. Beim Vorliegen einer **Ischialgie** (Reizung des Nervus ischiadicus) strahlen die Schmerzen vom Iliosakralgelenk an der Rückseite des Beines bis zur Ferse aus.

12.10.1 Empfehlungen

- **Entlastung!**
- Vermeidung verschlimmernder Bewegungen und Positionen
- **Haltungsschule:**
  - Nicht ins Hohlkreuz fallen, Steißbein in Richtung Boden ziehen
  - Das Becken kippen, als wolle man das Kind ins Becken wie in einen Korb betten (Schambein Richtung Nabel heben)
  - Die Knie locker halten, den hinteren Punkt des Scheitels wie an einem Marionettenfaden nach oben ziehen
- **Beckenbodengymnastik!** Lernen, die Beckenbodenspannung auch bei Bewegung aufrechtzuerhalten und insbesondere bei Belastungen wie Bücken oder Heben gezielt aufzubauen
- Schwimmen und Wassergymnastik
- Wärmeanwendungen an den betroffenen Regionen (z. B. Bäder, Wärmflasche, Heizdecke, Rotlicht, Heilwolle)
- **Gezielte Gymnastik je nach Lokalisation:** Schultergürtel, Brust-/Lendenwirbelbereich, Rumpf- und Bauchmuskulatur, Hüftmuskulatur/Ab- und Adduktoren). Dabei sollten Elemente sowohl zur Stärkung, als auch zu Lockerung, Dehnung und Entspannung enthalten sein. **Gymnastikklassiker:**
  - Die **„Beckenuhr“** (Feldenkrais): Rückenlage, angezogene Beine, mit dem Becken Uhrzeiten kippen und kreisen
  - **Pferd-Katze:** im Vierfüßlerstand im Atemrhythmus vom geraden „Pferderücken“ in den „Katzenbuckel“ wechseln, dabei den Rücken bewusst in die Länge dehnen (▶ **Abb. 12.1a**, ▶ **Abb. 12.1b**)
- **Lockerung durch Schütteln:** die Schwangere kniet in bequemer Kleidung in Vierfüßler- oder Knie-Ellbogen-Position, ein/e Partner/Partnerin schüttelt vibrierend Pobacken und Becken der Frau, während diese verlängert ausatmet und die Beckenregion bewusst entspannt (▶ **Abb. 12.2**)
- Massagen der betroffenen Regionen
- Je nach Bedarf und Vorliebe Anwendungen von Arnika, Rosmarin, Latschenkiefer, Fichtennadeln zur Kräftigung und Durchblutungsförderung oder Anwendungen von Lavendel und Melisse zur Entspannung (Massageöl, Bäder usw.)

! Bei übermäßig schweren, sehr plötzlich auftretenden oder sich trotz der Maßnahmen nicht bessernden Schmerzen sollte eine Überweisung an Orthopädin, Hausärztin oder Gynäkologin erfolgen, um die Ursachen genauer zu untersuchen und ggf. mit weiteren Therapien zu behandeln.

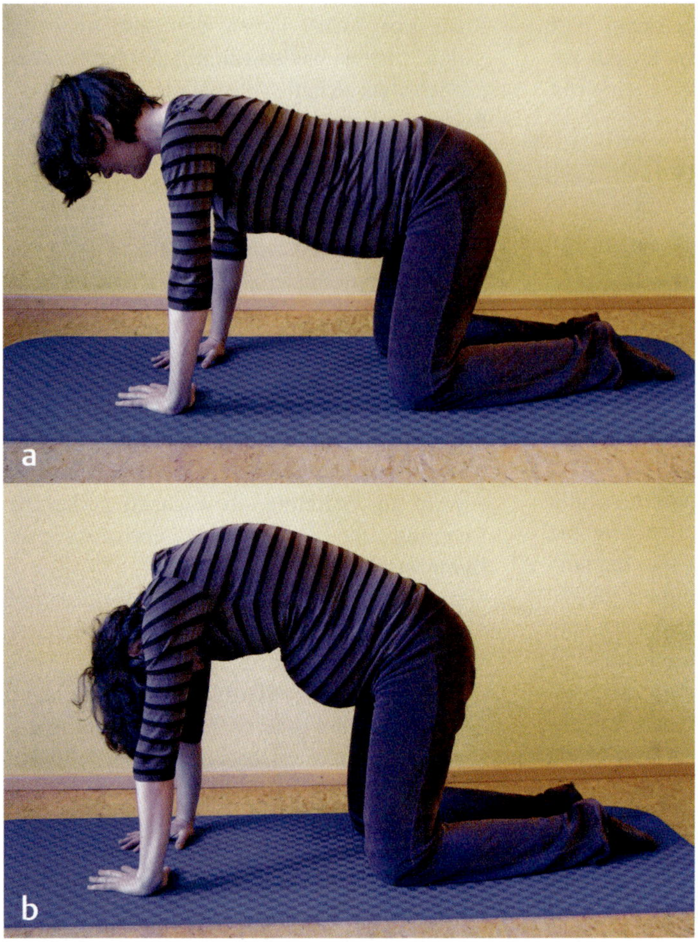

► **Abb. 12.1** Übung Pferd – Katze.

a Pferderücken
b Katzenbuckel

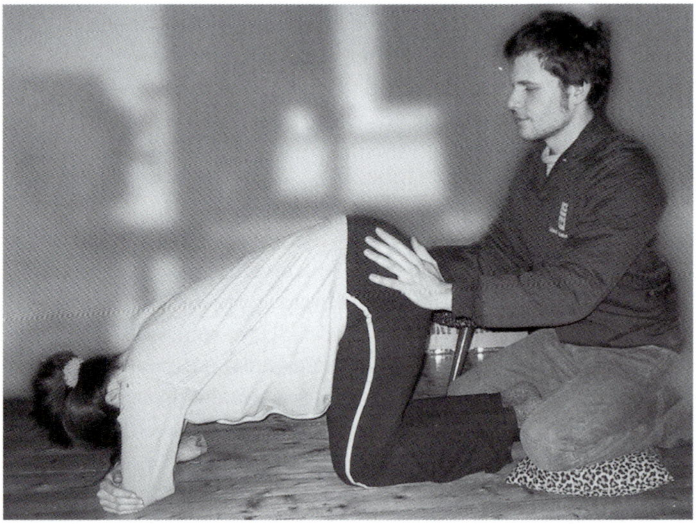

► **Abb. 12.2** „Äpfelschütteln".

12.11
Schlafstörungen

Viele Schwangere stellen eine veränderte Schlaftiefe fest, die sich manchmal schon zu Beginn der Schwangerschaft und im letzten Trimenon sehr häufig einstellt. Die Schwangere wird immer wieder wach und findet unterschiedlich gut wieder in den Schlaf.

Dies liegt häufig an Ursachen wie vermehrtem Harndrang, unbequem gewordener Schlafposition, Rücken-, Hüft-, Symphysenschmerzen, Sodbrennen, Wadenkrämpfen oder sonstigen Beschwerden.

Andererseits beeinflussen auch die Schwangerschaftshormone Progesteron und Östrogen den Schlaf. Die Tiefschlafphasen nehmen ab und die von Wachmomenten begleiteten REM-Phasen nehmen zu. In den sogenannten REM-Phasen (REM = rapid eye movement) wird viel geträumt, somit kann man den Schlafstörungen den Sinn einer Art „Psychohygiene" abgewinnen, da Träume möglicherweise dazu dienen, im Unterbewusstsein „aufzuräumen" und Ängste und Konflikte zu bearbeiten.

Da Erstgebärende deutlich häufiger von Schlafstörungen betroffen sind als Mehrgebärende, liegt es vermutlich auch an nervöser Unruhe, weshalb die Schwangere zur Unzeit plötzlich hellwach liegt und mit kreisenden Gedanken und vielleicht auch mit diffuser Angst nicht wieder in den Schlaf findet.

12.11.1 Empfehlungen

- Gespräch über mögliche Ursachen der Schlafstörungen; vielleicht lassen sich beunruhigende, schlafraubende Vorstellungen klären oder bearbeiten
- Schlafraubende Beschwerden behandeln
- Durch Hilfsmittel wie Kissen und Rollen die Schlafposition unterstützen
- Den **Tagesablauf** regelmäßig und möglichst reizarm gestalten, tagsüber Entspannungs- und Ruhepausen einrichten
- Ausreichende Bewegung auch an der frischen Luft
- **Vor dem Schlafengehen** ein Entspannungsbad nehmen (z. B. mit Lavendel, Melisse oder Fichtennadel), eine Tasse warmen Tee aus Melisse, Johanniskraut, Hopfen, Baldrian oder eine Tasse warme Milch mit Honig trinken
- Anleitung zu **Entspannungsübungen**, z. B. autogenes Training als Einschlafhilfe
- In gut gelüfteten, abgedunkelten Räumen schlafen

12.12
Sodbrennen

Unter Sodbrennen versteht man brennende Schmerzen in der Speiseröhre hinter dem Sternum. Das Auftreten von Sodbrennen wird mit fortschreitender Schwangerschaft immer häufiger, im letzten Trimenon sind davon 60–70 % aller Schwangeren betroffen.

Die genauen Ursachen sind unklar. Vermutlich kommt es zu einem Reflux durch den hormonell bedingt aufgelockerten Mageneingangsschließmuskel (Kardia) und die zunehmende Verdrängung des Magens nach oben durch den wachsenden Feten. Sodbrennen stellt keine Gefahr für Schwangere und Fetus dar, nur sehr selten führt es zu Komplikationen wie einer Entzündung der Ösophagusschleimhaut.

Ähnlich wie bei Übelkeit sollte auch hier bei einer eher unklaren Symptomatik und somit fraglichen Oberbauchbeschwerden zur **Abgrenzung einer Präeklampsie** der Blutdruck gemessen und der Urin auf Proteinurie untersucht werden.

In der Regel tritt das Sodbrennen phasenweise auf, bei manchen Frauen besteht es allerdings fast permanent. Meist verschlimmert es sich im Liegen, durch den verstärkten Reflux in der Horizontalen bedingt, und verursacht so oft Schlafstörungen. Auch hier verschlimmern häufig Stress und typische Nahrungsmittel die Beschwerden ähnlich wie bei Übelkeit: z. B. fette, stark gewürzte Speisen, Saures wie bestimmte Obstsorten (manchen Frauen hilft jedoch Saures!), Süßes (v. a. raffinierter Zucker), Kaffee, schwarzer Tee, Zigaretten, Kohlensäure.

12.12.1 Empfehlungen

- Vermeidung säurebildender Nahrungsmittel wie Kaffee, schwarzer Tee, Zucker, Zitrusobst, Hülsenfrüchte
- Regelmäßige, kleine Mahlzeiten einnehmen, dabei gut kauen
- Möglichst nicht während, sondern zwischen den Mahlzeiten trinken, um eine Verstärkung des Re-

fluxes durch Erhöhung des Magenvolumens und Verflüssigung des Mageninhaltes zu vermeiden
- Nicht unmittelbar vor dem Hinlegen essen
- Mit (leicht) erhöhtem Oberkörper schlafen
- Essen von Haselnüssen, Mandeln
- Im Akutfall kann helfen: trockenes Brot oder Haferflocken (gründliches Kauen und Durchspeicheln), ein Esslöffel Sahne oder Kondensmilch, Saft roher geriebener Kartoffeln
- Tee von Ingwer, Fenchel, Koriandersamen, Kümmel, Salbei, Pfefferminze
- Ggf. in Absprache mit Hausarzt oder Gynäkologe Anwendung von Antazida, Alkalia, Präparaten mit Alginsäure

12.13 Striae gravidarum

Keine Schwangerschaftsbeschwerden im eigentlichen Sinne sind die bläulich schimmernden Streifen in der Haut, die durch den hormonellen Einfluss auf das Bindegewebe und dessen Dehnung an Bauch, Brüsten, Gesäß, Oberschenkeln und Oberarmen entstehen können. Sie beunruhigen die Schwangeren allerdings oft, vor allem da bekannt ist, dass die Streifen zwar kleiner und blasser werden, aber nie wieder vollständig verschwinden. Somit ist das Vorbeugen und Behandeln von Striae ein häufiger Wunsch.

Es gibt leider kein Mittel, mit dem entstandene Streifen erfolgreich behandelt werden könnten, und auch die Empfehlungen zur Vorbeugung haben keinen nachgewiesenen Effekt. Durch die Förderung der Durchblutung und Stärkung des Bindegewebes ist ein Effekt aber denkbar.

12.13.1 Empfehlungen

- Belastungen der Hautdurchblutung vermeiden (z. B. enge Kleidung, Rauchen)
- Sanfte Massagen der gefährdeten Regionen mit pflanzlichen Ölen (besonders hoher Vitamin-E-Gehalt in Weizenkeimöl, Olivenöl, Sonnenblumenöl) oder mineralischen Ölen, die mit Vitamin E angereichert sind
- Durchblutungsfördernde Maßnahmen: Wechselduschen, Schwimmen, Gymnastik, Spaziergänge usw.

12.14 Symphysenschmerzen

Unter Symphysenschmerzen werden Schmerzen an der Symphyse verstanden, die möglicherweise bis zu den Hüften und in die Beine ausstrahlen oder sogar den gesamten Beckenbereich betreffen können, einschließlich der Iliosakralgelenke.

Verursacht werden die Beschwerden durch die hormonell bedingte Auflockerung des Bindegewebes der Symphyse, so dass eine schmerzhafte Verschiebung der Beckenknochen gegeneinander möglich wird. Verstärkt wird dies durch den zunehmenden Druck im Beckenring und auf die Symphyse durch den wachsenden Fetus. In der Regel sind vor allem starke Beschwerden leider nur unzureichend therapierbar.

Die **Häufigkeit** von Symphysenschmerzen wird unterschiedlich mit 0,03–3 % angegeben. Die Beschwerden treten erstmalig am häufigsten im zweiten und dritten Trimenon auf (44 % bzw. 45 %), weniger häufig im ersten (ca. 9 %) und noch seltener während Geburt und Wochenbett (ca. 2 %).

Das Ausmaß der Beschwerden reicht von einer leichten Beeinträchtigung, z. B. nur in Seitenlage oder nach langem Gehen, bis hin zu derartig starken Schmerzen, dass die betroffene Frau sich kaum mehr bewegen kann. In der Regel sind die Seitenlage und asymmetrische Beckenbewegungen besonders unangenehm und verschlimmernd, z. B. Gehen, in Schrittstellung hocken oder agieren (Schuhe anziehen etc.), auf einem Bein stehen usw.

Verschlimmert werden die Beschwerden auch durch ein Hohlkreuz und durch eine für den Druck auf die Symphyse ungünstige dorsoposteriore Lage des Kindes.

12.14.1 Empfehlungen

- **Schonung und Entlastung**: bereits früh, möglichst ab dem ersten Auftreten von Beschwerden (ggf. ärztliche Krankschreibung, [partielles] Beschäftigungsverbot)
- Sanfte Kräftigung der beckenumgebenden Muskulatur, dabei Vorsicht: asymmetrische Bewegungen kann eine von Symphysenschmerzen betroffene Schwangere vor allem im Stehen, oft auch im Knien nicht durchführen, daher bevor-

zugt **Übungen im Sitzen oder in Stehen** anleiten, z. B.
- aufrechter Sitz auf einem Stuhl, wechselseitig ein Bein gegen die außen am Oberschenkel aufliegende Hand drücken (▶ **Abb. 12.3**)
- im Stehen: im Prinzip die gleiche Übung mit lockeren Knien, wobei hier eine Hilfsperson den Druck von außen gegen die Oberschenkel aufbaut (evtl. stützt sich die Schwangere vorn ab).

- Beckenbodengymnastik

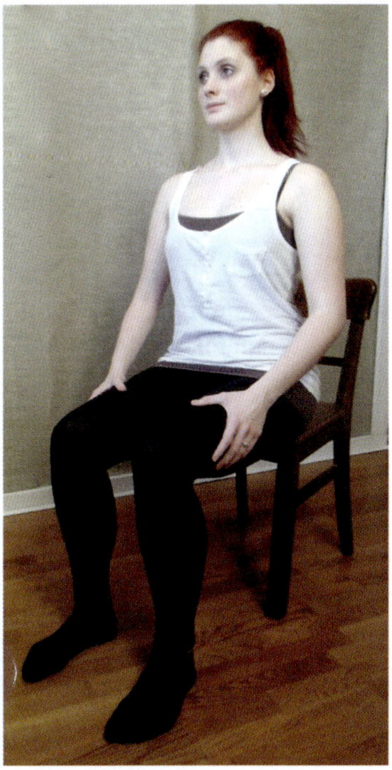

▶ **Abb. 12.3** Übung gegen Symphysenbeschwerden.

Entlastung der Symphyse

- **Haltungsschule:**
  - Nicht ins Hohlkreuz fallen, Steißbein in Richtung Boden ziehen
  - Das Becken kippen, als wolle man das Kind ins Becken wie in einen Korb betten (Schambein Richtung Nabel heben)
  - Die Knie locker halten, den hinteren Punkt des Scheitels wie an einem Marionettenfaden nach oben ziehen
  - Beckenhochlagerung: z. B. Knie-Ellbogen-Position, Indische Brücke (▶ **Abb. 12.4**)
  - In Seitenlage das obere Bein in Hüfthöhe mit einem Kissen oder Polster stützen
  - Schwangerschaftstützmieder
  - Symphysengurt (verordnungsfähig. Wichtig: der Gurt muss auch bei fortgeschrittener Schwangerschaft tragbar sein!)
  - Überweisung zur weiteren Therapie (Physiotherapie u. Ä.)

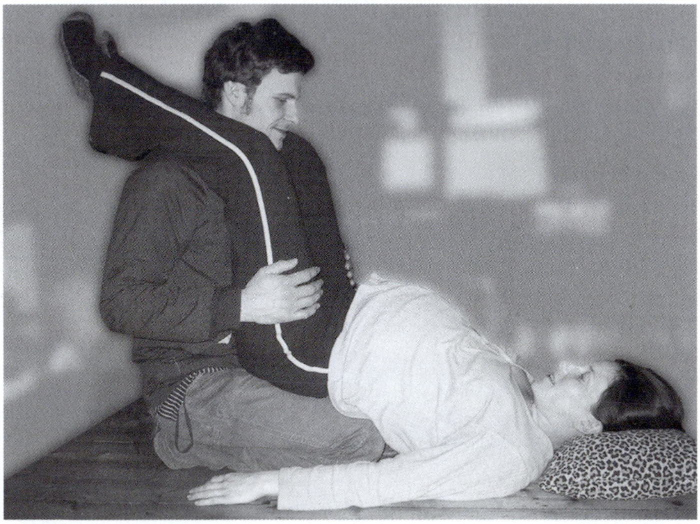

▶ **Abb. 12.4** Indische Brücke.

Geburtsmodus

Beim Vorliegen einer **Symphysenlockerung** sollte nicht grundsätzlich eine primäre Sectio angestrebt werden! Bei einer Sectio werden Anteile des Diaphragma pelvis (tiefste Beckenbodenschicht) verletzt, die für den Heilungsprozess der Symphysenlockerung nach der Geburt wichtig sind.

Bei einer ausgeprägten Lockerung kann einer Symphysenruptur unter der Geburt durch eine Wassergeburt oder eine Geburt im Vierfüßlerstand vorgebeugt werden.

12.15 Übelkeit und Erbrechen

Im ersten Trimenon sind etwa 80 % aller Schwangeren von Übelkeit und ca. 50 % von Übelkeit mit Erbrechen (Emesis) betroffen. Die Ursache ist immer noch nicht eindeutig bekannt. Man geht von der Wirkung des hCG im ersten Trimenon aus. Auch kann eine Unterzuckerung Ursache für Übelkeit sein. Diese Form vergeht, sobald die Schwangere etwas isst. Bei den meisten betroffenen Frauen (ca. 90 %) hören die Symptome in der 16. – 20. SSW auf.

Meist ist die Übelkeit morgens besonders stark und verschlimmert sich bei Nüchternheit (niedriger Blutzucker) oder Reizen wie Zähneputzen oder starken Gerüchen. Stress scheint die Symptomatik zu verschlimmern.

Viele Schwangere bemerken eine **Verschlimmerung durch bestimmte Lebensmittel**, typischerweise durch stark Gewürztes, Fettes, Süßes (Gezuckertes), Kaffee, schwarzen Tee, Kohlensäure. Die meisten Betroffenen fühlen sich sehr erschöpft und angestrengt und leiden unter der fehlenden Lebenslust und Freude an der Schwangerschaft.

Emesis hat keine Auswirkungen auf das Wohlbefinden und die Entwicklung des Feten. Es scheint sich im Gegenteil mit dem Auftreten einer Emesis das Risiko einer Fehlgeburt leicht zu verringern. Allerdings beeinträchtigen Übelkeit und Erbrechen das Wohlbefinden und Leistungsvermögen der Schwangeren oft beträchtlich.

Eine Schwangerschaftskomplikation stellt die **Hyperemesis** dar. Betroffen sind davon durchschnittlich 0,35 % der Schwangeren. Hier können durch sogenanntes „unstillbares" Erbrechen ernste Störungen im Flüssigkeits- und Elektrolythaushalt sowie Nährstoffmangelsituationen auftreten.

! Eine Hyperemesis erfordert eine ärztliche Betreuung und wird in der Regel in der Klinik behandelt.

12.15.1 Empfehlungen bei Emesis

- Verschlimmernde Faktoren vermeiden
- Stress reduzieren (ggf. ärztliche Krankschreibung)
- Entlastung, Ruhepausen, Entspannungs- und Atemübungen
- **Häufige kleine Mahlzeiten;** möglicherweise hilft es, schon vor dem Aufstehen eine Kleinigkeit zu sich zu nehmen und etwas Warmes zu trinken
- Bewegung an der frischen Luft
- Ingwer hat eine erwiesene Wirkung gegen Übelkeit: milde Tees aus frischer Ingwerwurzel oder mit einer frisch angeschnittenen Ingwerwurzel über die Zunge streichen
- **Akupressur** von Akupunkturpunkt Pe 6 (Neiguan) (▶ **Abb. 12.5**) hat vermutlich einen Effekt zur Reduktion von Übelkeit: Der Punkt liegt auf der Innenseite des Unterarms drei Querfinger von der Handgelenksbeugefalte entfernt zwischen den beiden in der Regel gut tastbaren Sehnen (M. flexor carpi radialis und M. palmaris longus; die Sehnen treten deutlicher hervor, wenn Daumen und Mittelfinger zusammengeführt werden), dort mit der Fingerspitze kräftig

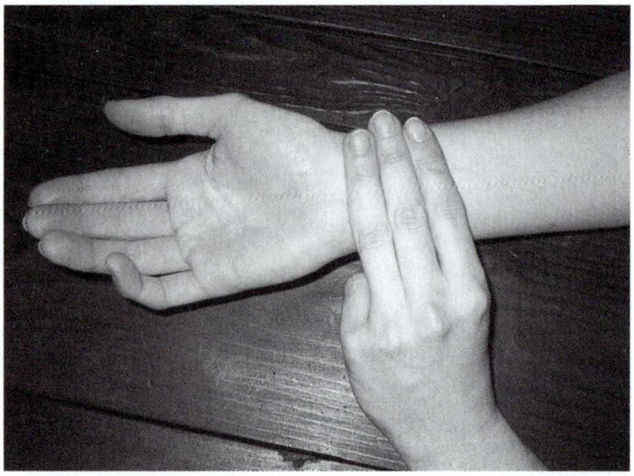

▶ **Abb. 12.5** Auffinden des Akupunkturpunkts Perikard 6 (Neiguan).

in die Tiefe drücken (der Punkt liegt etwa 1 Zentimeter unter der Hautoberfläche), leicht bewegen bis man den sensiblen Punkt erreicht, jeweils ca. eine Minute akupressieren, 4- bis 5-mal rechts und links abwechseln
- Evtl. Überweisung in ärztliche Betreuung zur Klärung eines Einsatzes von **Antiemetika**

Cave

Beim Anhalten oder erstmaligen Auftreten der Symptomatik nach der 16. SSW sollten zur Abklärung einer Präeklampsie der Blutdruck gemessen und der Urin auf Proteinurie untersucht werden.

12.16 Vaginaler Ausfluss

Unter dem Einfluss der hormonellen Veränderungen in der Schwangerschaft nimmt die Durchblutung der Vaginalschleimhaut zu und die Drüsensekretion verstärkt sich. Daher kommt es typischerweise zu einem verstärkten, dünnflüssigen vaginalen Ausfluss. Der saure pH-Wert des Vaginalsekrets erschwert die Besiedelung der Vagina mit pathogenen Keimen und schützt so vor Infektionen. Die Erhöhung des vaginalen Ausflusses hat in der Schwangerschaft also auch protektive Wirkung.

Eine Behandlung ist daher nicht angezeigt. Im Gegenteil, eine übertriebene Intimhygiene mit Vaginalspülungen und Intimsprays ist kontraproduktiv und potenziell schädlich.

Cave

Wenn der Ausfluss jedoch einen scharfen oder unangenehmen Geruch hat, deutlich gefärbt (z. B. grün oder gelb) oder krümelig ist und/oder mit Jucken oder Schmerzen der Vaginalschleimhaut oder Schmerzen beim Wasserlassen verbunden ist, können eine vaginale Infektion, eine Vulvadermatitis oder eine allergische Reaktion vorliegen.

Bei einem entsprechenden Verdacht sollte eine **Abstrichuntersuchung** veranlasst werden. Liegt eine **bakterielle Infektion** vor, muss diese ärztlich behandelt werden. Bakterielle Vaginalinfektionen stehen im Verdacht, einen vorzeitigen Blasensprung und vorzeitige Wehen zu verursachen.

Anders verhält es sich bei einer **Candida-Infektion**. Es liegen keine Evidenzen vor, dass diese Pilzinfektion mit dem Erreger Candida albicans eine schädigende Wirkung auf das ungeborene Kind hat. Allerdings besteht bei einer Candidiasis die Gefahr einer vaginalen bakteriellen Superinfektion und einer Infektion des Neugeborenen (Soor) durch Kontamination während der Geburt. Ein Soor beim Neugeborenen ist nicht bedrohlich und sehr gut behandelbar. Wegen der Gefahr einer Superinfektion sollte die Candidiasis behandelt werden.

12.16.1 Empfehlungen

In der Schwangerschaft bleibt der pH-Wert des Vaginalmilieus zwar sauer, durch die Wirkung des Östrogens steigt der pH-Wert der Vagina jedoch von ca. 3,5–4,0 auf 4,5–5,0, womit die Keimabwehr in der Schwangerschaft nicht mehr so effektiv ist wie sonst. Daher enthalten die folgenden Empfehlungen Hinweise auf unterstützende Maßnahmen zur Gesunderhaltung des Vaginalmilieus.

Zur **Vorbeugung und zur Nachbehandlung von Vaginalinfektionen**:
- Locker sitzende Schlüpfer aus Baumwolle verwenden
- Slipeinlagen mit Synthetik vermeiden; falls Slipeinlagen verwendet werden, diese häufig wechseln, da die Zellulose der Watteanteile im feucht-warmen Milieu einen Nährboden für Keime bietet; ggf. leicht zu wechselnde Einlagen aus Baumwolle benutzen (z. B. Windeleinlagen für Stoffwindeln)
- Intimbereich „lüften", z. B. ohne Schlüpfer schlafen
- Zuckerkonsum reduzieren
- Im Genitalbereich keine alkalische Seife, sondern Produkte mit dem Vaginalmilieu entsprechendem pH-Wert verwenden
- Biojoghurt vaginal anwenden: Tampon darin tunken, einführen und etwa 4 Stunden liegen lassen
- Präparate mit Milchsäurebakterien oder Vitamin C vaginal 10–14 Tage anwenden

12.17 Varizen

Die durch den Einfluss des Progesterons aufgelockerten Gefäßwände und Venenklappen begünstigen ein Aussacken der venösen Gefäße. Hinzu kommen die schwangerschaftsbedingte Erhöhung des Blutvolumens und ein Stauungseffekt durch den vergrößerten Uterus im Beckenbereich, was ebenfalls die Gefäße belastet. Daher kommt es in der Schwangerschaft nicht selten zur Entwicklung neuer oder einer Verschlimmerung bereits bestehende Varizen und Besenreiser.

Die in der Schwangerschaft vergrößerten und ausgesackten Gefäße bilden sich nach der Geburt meist vollständig zurück und verursachen in der Regel keinen Schaden. Sehr ausgeprägte Varizen können allerdings in seltenen Fällen zu Venenentzündungen und in noch selteneren Fällen zu einer Thrombose führen.

Varizen sind typischerweise an den Innenseiten der Unterschenkel, in den Kniekehlen und in Knöchelnähe, an der Vulva und am Anus (s. auch Kap. 12.3 Hämorrhoiden) lokalisiert.

12.17.1 Empfehlungen

- Vermeidung von langem Stehen und Sitzen
- Falls sich längeres Stehen nicht vermeiden lässt, eine Übung als „Venenpumpe" zwischendurch ausführen: rasch wiederholtes Auf-die-Zehenspitzen-Hochstellen
- **Bewegung!** Bei Varizen besonders empfehlenswert: Schwimmen, Wassergymnastik, Radfahren, Spazieren
- **Häufige Hochlagerung von Beinen und Becken** (Keilkissen oder Aktenordner unterm Po, Knie-Ellbogen-Position, dabei **Venengymnastik**: Beckenbodengymnastik, Zehenkrallen, Füßekreisen, komplette Beinmuskulatur im Wechsel an-/entspannen)
- herzwärts gerichtete Bein-/Fußmassage
- Venenstärkung/Kreislaufanregung durch Wechselduschen, Kneippbäder
- Keine Hitze durch Sauna und warme Bäder!
- Zur Linderung der Beschwerden **angepasste Kompressionsstrümpfe** tragen (zur Vorbeugung des Auftretens oder der Verschlimmerung von Krampfadern scheinen diese allerdings nicht zu nutzen), Kompressionsstrümpfe können ärztlich verordnet werden, so dass die Krankenversicherung die Kosten übernimmt
- Äußerliche Anwendungen mit Rosmarin, Hamamelis, Eichenrinde, Rosskastanie, Arnika, Wacholder, Zypresse (kühlende Auflagen, Waschungen, [Teil-]Bäder, Einreibungen, kühlende Gels usw.)

12.18 Wadenkrämpfe

Sie werden vermutlich durch Magnesium- und Kalziummangel verursacht und treten vor allem in der zweiten Schwangerschaftshälfte häufiger auf.

12.18.1 Empfehlungen

- Vielfältig und ausgewogen ernähren, vor allem Kalzium benötigt die Anwesenheit anderer Vitamine und Mineralien, um gut aufgenommen werden zu können
- **Wichtige Kalzium- und Magnesiumlieferanten:** Milchprodukte, Nüsse, Mandeln, Vollkornprodukte, grünes Freilandgemüse
- Flache Schuhe tragen
- Wadenmuskulatur dehnen, z. B. lange Ausfallschritte, dabei die Ferse des hinteren Fußes auf den Boden drücken
- Regelmäßige Bewegung
- Kreislauffördernde Maßnahmen (Kap. 12.2, Kap. 12.17)
- **Im Akutfall:** Wadenmuskulatur dehnen (das Bein strecken und den Fuß zu sich hin ziehen). Wenn man keine Varizen hat: Wärmeanwendungen (feucht-warme Wickel, Wärmflasche, Heizkissen ...)
- Ggf. Magnesium- und Kalziumsubstitution

12.19 Zahnfleischbluten

Eine hormonell bedingte Gewebeauflockerung und eine verstärkte Durchblutung sind die Ursachen für Zahnfleischbluten. Hierdurch kommt es zu einer erhöhten Anfälligkeit für Keimbesiedelung, Karies und Entzündungen. Ebenfalls hormonell bedingt kann es zu blutgefäßreichen Gewebswucherungen zwischen den Zähnen, sogenannten Schwangerschaftsepuliden, kommen.

Zahnfleischentzündungen erhöhen das **Risiko für Frühgeburten!** Daher empfehlen sich in der Schwangerschaft zusätzliche zahnärztliche Kontrollen sowie professionelle Zahnreinigungen (jeweils im ersten und zweiten Trimenon).

12.19.1 Empfehlungen

- Sorgfältige Mundhygiene! Zahnseide verwenden!
- Zähneputzen mit weicher Zahnbürste
- Mundspülungen und Zahnfleischmassagen mit Mund-/Zahnfleischbalsam oder -tinktur (Ratanhia, Salbei etc.)
- Zuckerkonsum stark reduzieren
- Beim Vorliegen von Schwangerschaftsepuliden ggf. Überweisung zur Zahnärztin

12.20 Literatur

[1] Bundeszentrale für gesundheitliche Aufklärung. www.familienplanung.de/schwangerschaft/beschwerden-und-krankheiten/beschwerden/

[2] Coad, Y., Dunstall, M. 2007: Anatomie und Physiologie für die Geburtshilfe

[3] Stiefel, Geist, Harder. Hebammenkunde. 5. Aufl. Stuttgart: Hippokrates; 2013

[4] Jänicke C, Grünwald J, Brendler T. Handbuch Phytotherapie; 2003

[5] Kuse S. EPH-Gestose und HELLP-Syndrom aus meiner Sicht. AG Gestose-Frauen e. V.; 2000

[6] Mändle, Opitz-Kreuter. Das Hebammenbuch. 5. Aufl. Stuttgart: Schattauer; 2007

[7] NICE (National Collaborating Centre for Women's and Children's Health) 2008, (Review 2011). Clinical Guideline Antenatal Care. www.nice.org.uk

[8] Römer A. Akupunktur für Hebammen, Geburtshelfer und Gynäkologen, 5. Aufl. Stuttgart: Hippokrates; 2013

[9] Pschyrembel. Klinisches Wörterbuch. 256. Aufl.; 1990

[10] Schäfers et al. DGHWi-Stellungnahme zu Interventionen in der Hebammenarbeit. Zeitschrift für Hebammenwissenschaft 01/2013

[11] Shang A, Huwiler-Muntener K, Nartey L, Juni P, Dorig S, Sterne JA, Pewsner D, Egger M. Are the clinical effects of homoeopathy placebo effects? Comparative study of placebo-controlled trials of homoeopathy and allopathy. Lancet; 2005

[12] Patientenrechtegesetz 2013. www.bgbl.de/Xaver/start.xav?startbk=Bundesanzeiger_BGBl&bk=Bundesanzeiger_BGBl&start=//*

[13] NICE (National Collaborating Centre for Women's and Children's Health) 2008, (Review 2011). Clinical Guideline Antenatal Care, p. 94, p. 107 f, p. 112

13 Förderung der Kontaktaufnahme zwischen Mutter und Kind

Sabine Friese-Berg

Die Förderung des Kontaktes der Mutter zum Kind muss in der Hebammenarbeit ein wesentlicher Schwerpunkt sein. Untersuchungen der letzten 20 Jahre zeigen deutlich, dass viele Probleme unserer Gesellschaft und eines jeden Einzelnen auch in Zusammenhang mit dem vorgeburtlichen Leben stehen. Die Hebamme muss die Mutter-Kind-Einheit bewusst begleiten [1] und wie eine Einheit behandeln. Diese Begleitung sollte idealerweise die ganze Schwangerschaft und mindestens die ersten 9 Monate nach der Geburt andauern.

13.1 Erkenntnisse aus der pränatalen Psychologie

Die psychischen und physischen Fähigkeiten und Reaktionsmöglichkeiten des Kindes sind maßgeblich erforscht. Die neuen Forschungsbereiche Psychoendokrinologie und Psychoimmunologie beginnen, die Komplexität der mütterlichen Gesundheit in Zusammenhang mit der des Kindes auf medizinisch-wissenschaftlicher Ebene zu erfassen.

Die Pränatalpsychologie verfügt mit einem anderen Forschungsansatz über eine lange und breite Forschungsgrundlage (z. B. durch Arbeiten von Fedor-Freybergh, Chamberlain, Janus, Verny, Dowling, Emerson). Bereits **ab der 7. SSW** ist das Gehirn des ungeborenen Kindes so entwickelt, dass die Nervenzellen beginnen, Kontakt zueinander aufzunehmen. Zwischen den Enden der Nervenfasern bilden sich Synapsen aus, welche die Sinneseindrücke des Kindes signifikant prägen. Sehr früh entwickelt das Kind ein rhythmisches Aktivitätsmuster, das an den Lebensstil der Mutter angepasst ist. Es reagiert auf akustische und taktile Reize, auf körperliche Tätigkeiten der Mutter genauso wie auf deren Emotionen. Ihre Stimme kann es von anderen Frauenstimmen unterscheiden [3]. Sein Tastsinn hilft ihm, auf elterlichen psychotaktilen Kontakt zu reagieren. Sein Geschmacksinn gibt ihm eine Möglichkeit, auf feinstofflicher Ebene die Nahrung der Mutter kennenzulernen, und es reagiert auf helles Licht sowie laute Geräusche.

Zwischen der **28. und 32. SSW** verfügt das Kind vermutlich bereits über eine Art Bewusstsein, also über ein beginnendes Wissen von sich selbst und der Außenwelt. Der zerebrale Cortex – der Sitz der Gedanken im Großhirn – ist im 8. und 9. Schwangerschaftsmonat fast ebenso gut entwickelt wie zum Zeitpunkt der Geburt.

13.1.1 Auswirkungen von Stress in der Schwangerschaft

Bildet eine Frau in einer akuten Situation oder chronisch **Stresshormone** aus (z. B. Adrenalin und Noradrenalin), gelangen diese durch den Blutkreislauf in den Uterus und können auch beim Kind Stressreaktionen hervorrufen.

! Andauernder Stress während der Schwangerschaft erhöht die Wahrscheinlichkeit, eine Frühgeburt zu haben oder ein untergewichtiges, zu Koliken neigendes oder hyperaktives Kind zur Welt zu bringen.

Auch die kindlichen Reflexe, welche für eine normale Geburt unentbehrlich sind, können durch Stresshormone gestört werden [4].

Die Schwangerenvorsorge ist heute mehr auf eine technisch-medizinische Betreuung ausgerichtet. Nahezu jede Geburt findet innerhalb einer Klinik statt, in der sich die Technisierung und der medizinische Standard auf einem sehr hohen Level befinden. Das gesamte System „Schwangerschaft und Geburt“ ist auf die **Suche nach Pathologien** und deren vorausschauende Vermeidung durch ärztliche Intervention orientiert. Die Schwangere wird in diesem System zur „Patientin“ und die Schwangerschaft zu einem „Befund“. Auch wenn die Mortalitätsrate auf einem niedrigen Niveau angekommen ist und kaum weiter gesenkt werden kann, mehren sich doch die Hinweise, dass das Konzept an seine Grenzen gerät [5].

Eine Denkweise, welche die Pathologie ins Zentrum stellt, kann die Kommunikation mit der Frau beeinträchtigen, wodurch sowohl die Betreuung selbst als auch langfristig das Outcome negativ beeinflusst werden [5]. Bei der Frau kommt es zu **Missverständnissen und Unsicherheiten**, welche wiederum Stress erzeugen. Dieser wirkt der ungestörten vorgeburtlichen Entwicklung als Belastung entgegen und kann chronischen Stress bei ungeborenen Kindern erzeugen. Er kann den weiteren Entwicklungsverlauf der Schwangerschaft stören und belasten [8] [9].

Das **Ultraschallbild**, das den Frauen in der Regel als erste Kontaktmöglichkeit dient, wird ausschließlich zum Normabgleich genutzt. Die emotionale Komponente des inneren Kontaktes zum Kind bleibt meist unberührt. Das erste Trimenon als Phase der inneren Umstellung der Mutter ist geprägt von Ambivalenzen und Chaos, ausgelöst durch hormonelle Veränderungen und widersprüchliche innere Bilder. Das Entstehen des „mütterlichen Bodens“ durch eine vorsichtige innere Annäherung und Phantasiebegegnung mit dem Kind wird durch das Ultraschallbild verändert. Sofort ist das Kind sichtbar und vielleicht verunsichern positive oder negative Befunde die Frau. Sie verlässt den Kontakt, manchmal sogar bewusst bis zur endgültigen (Schein-)Diagnose „Gesundes Kind“. Dabei sind diese ersten Wochen bis zur Hälfte der gesamten Schwangerschaftsdauer für die Entwicklung einer sicheren vorgeburtlichen Bindung wesentlich.

13.1.2 Stärkung der Ressourcen in der Schwangerschaft

Die neuen Forschungen der Psycho-Neuro-Endokrinologie und Immunologie (PNEI) belegen den Zusammenhang von Körper und Geist auf einer integrativ-medizinischen Ebene [10] [11]. Die innere Kommunikation des Nerven-, Hormon- und Immunsystems bildet das primäre Reaktions- und Anpassungssystem des Körpers und vereinigt die wichtigen Regulationsfunktionen des Organismus. Verena Schmid nennt diese Funktionen die **„Säulen der Gesundheit“** [1].

In einer dreidimensionalen Beobachtung richtet die Hebamme ihre Aufmerksamkeit auf die Zeichen der Physiologie und sammelt Informationen über die Frau auf den **drei Ebenen** [1]:

1. körperliche Ebene
2. Verhaltens- und Umweltebene
3. Emotions- und Beziehungsebene.

Jeder Ebene kann die Hebamme **passende Methoden der Intervention** zuordnen. Diese können Berührung, Massagen, manuelle Behandlungen, Körperarbeit oder auch andere Methoden sein, die das parasympathische System aktivieren und die Frau in einen ruhigeren Rhythmus bringen. Sie fördern die innere Kommunikation und wirken stärkend auf die Säulen der Gesundheit. Die Einschätzungsfähigkeit muss eine Basiskompetenz jeder salutophysiologisch arbeitenden Hebamme sein.

Auf der Grundlage der vorhandenen Forschungsergebnisse ist anzunehmen, dass sich die Persönlichkeit eines Kindes durch die intensive Kommunikation mit den Eltern (insbesondere der Mutter) festigt und stärkt. Es gibt keine solidere Grundlage für die psychische Entwicklung eines Kindes als das Gefühl, im Mutterleib geliebt zu werden.

Die **Kontaktarbeit mit dem Kind** ist immer auch ein körperlicher Kontakt mit der Mutter, eine Unterstützung ihrer Phantasiewelt, eine Ressourcensuche und -stärkung und die Fähigkeit der Tiefenentspannung und Kontaktaufnahme. Die Kontaktarbeit in der Schwangerschaft unterstützt:

- die positive Beziehung der Frau zum eigenen Körper
- die Tiefenkommunikation mit dem Kind
- die positive Beziehung zum Kind, die auch während der Geburt besteht
- bestimmte und doch flexible Vorstellungen von dem Kind und von der bevorstehenden Geburt
- die Fähigkeit des Sich-Einlassens auf das Kind und die Geburt
- das Bewusstsein, das Kind in eine tragende Gemeinschaft zu gebären
- die Partnerebene
- die vertrauensvolle Beziehung zu dem Geburtshilfeteam
- das Kohärenzgefühl der Frau.

Kohärenzgefühl (Sence of Coherence) drückt aus, in welchem Ausmaß die Frau ein Gefühl des Vertrauens darauf hat, dass die Ereignisse in ihrem Leben und in der Schwangerschaft vorhersehbar und erklärbar sind, dass sie genügend Ressourcen hat, um ihnen zu begegnen, und dass sich die Herausforderung für sie und ihr Kind lohnt (Verstehbarkeit, Handhabbarkeit, Sinnhaftigkeit). Die ganzheitliche Gesundheitsförderung steht dabei im Vordergrund – also eine Arbeit im Sinne der Salutogenese.

! Das Kind reagiert mit größter Wahrscheinlichkeit auf das zugewandte Verhalten der Mutter in der Schwangerschaft.

Jede Aktion der Mutter – wenn sie z. B. ihren Bauch streichelt, spricht, singt oder tanzt – gibt dem Kind die Botschaft, dass die Mutter aktiv da ist. Auf dieser Ebene können sich auch der **Vater und andere Familienmitglieder** an der Kommunikation beteiligen. Das Kind reagiert auf die Kontaktaufnahme, indem es tritt und sich bewegt. Eine schwangere Frau kann sogar lernen, zwischen einem zufriedenen und einem protestierenden Strampeln zu unterscheiden.

Wenn Eltern liebevoll und regelmäßig mit dem ungeborenen Kind kommunizieren, können sie einen **fördernden Dialog** mit ihm aufbauen, der noch lange über die Geburt hinaus wirkt. Eine derartige Kommunikation, die auf dem Verhalten der Mutter und des Vaters aufbaut, wird normalerweise von Interaktionen auf der psychischen Ebene begleitet. Mit „**psychischer Kommunikation**“ wird die Fähigkeit des Kindes bezeichnet, auf die eigenen oder die Gefühle und Gedanken der Mutter zu reagieren. Babys erfassen die emotionale Botschaft, die sprachlich übermittelt wird, ebenso wie unausgesprochene Einstellungen und Affekte.

Wir Erwachsenen leben davon, geliebt, gelobt und respektiert zu werden. Mit Kindern, geborenen und ungeborenen, ist das nicht anders. Jeder Gedanke und jeder Kontakt, der dem in der Entwicklung befindlichen Kind **ein Gefühl von Glück oder Ruhe** vermittelt, kann die Vorbedingung für eine sichere, ausgeglichene und heitere Grundstimmung im späteren Leben sein.

Dieses Glück und diese Geborgenheit sind entscheidend für die Entwicklung der „**Engramme**“, das sind die ersten Eingangseindrücke der Umwelt, die als affektives Bewusstsein im kindlichen Gehirn entstehen, noch bevor sich das rational-logische Bewusstsein ausbildet Der Kontakt, auf den es bei jeder „seinsbestärkenden“ Begleitung ankommt, wird von Frans Veldman, dem Begründer der Haptonomie, **psychotaktiler Kontakt** genannt [29]. Das Wichtigste bei diesem Kontakt ist die Tatsache, dass das ganze Wesen berührt wird (s. Kap. 13.3.1).

13.2 Besonderheiten in den einzelnen Phasen der Schwangerschaft

Jedes einzelne Trimester ist durch bestimmte Themen geprägt, auf welche spezifisch und individuell eingegangen werden sollte. Aufgabe der Hebamme ist es, die Frau in ihrer jeweiligen Wahrnehmung zu unterstützen und ihr Ressourcen zur Verfügung zu stellen, welche ihr helfen, die anstehenden Herausforderungen positiv zu bewältigen.

! Die affektive Begleitung durch eine Hebamme ist ein reales und ebenso wichtiges Konzept wie jedes Medikament und jede chirurgische Intervention.

13.2.1 Das erste Trimenon

Oftmals ist der Beginn einer Schwangerschaft mit dem Gefühl der Ungewissheit und des Ausgeliefertseins an ein neuartiges, unbekanntes Geschehen verbunden. Der Gedanke an das Kind wird zunächst ausgeschaltet, weil das Erlebnis der eigenen Fruchtbarkeit im Mittelpunkt des elterlichen Interesses steht [19] [20] [21]. Erst wenn die Schwangere ihre veränderte Identität akzeptiert hat, kann nach und nach das Bild des Kindes in ihrer Psyche entstehen [22]. Die erste Phase ist durch die Abwesenheit der Repräsentanz eines Kindes gekennzeichnet.

Die **Entwicklungsaufgabe** in diesem Stadium besteht darin, den Fötus in sich behalten zu können: Er darf nicht als auszustoßender Fremdkörper oder Eindringling erscheinen, obwohl oder auch gerade weil er nicht nur eigene Anteile repräsentiert, sondern auch Anteile des Partners [23][24].

Die Kontaktarbeit zielt hier auf eine Stärkung der mütterlichen Körperwahrnehmung und auf die Akzeptanz der Schwangerschaft ab.

In dieser Phase kann die Hebamme der Frau durch Gespräche, eine erste Anamnese und eine erste Untersuchung am Ende des Trimenons unterstützend zur Seite stehen. Durch eine affektive, psychotaktile Annäherung verhilft sie der Frau und dem Partner zu einem ersten Kontakt. Des Weiteren können Massagen und energetische Behandlungen (z.B. Metamorphose-Behandlung, Leibarbeit nach Dürckheim), Entspannungsübungen und Visualisierungen sowie eine gezielte Ernährung hilfreich sein, um erste Wurzeln zu schlagen.

Die **Ressourcen der Frau** im ersten Trimenon sind eine gezielte Aufmerksamkeit auf das Kind durch Atmungsübungen und Spaziergänge sowie Träume und Visualisierungen. Die Reaktionssteigerung kann durch frühes Schlafengehen, freie Tage, Auszeiten während des Tages und Entspannungsübungen erfolgen. Im sozialen Umfeld ist es förderlich, in den Mittelpunkt gestellt zu werden, das gesamte Ökosystem zu aktivieren und einen Rückhalt zu erfahren.

13.2.2 Das zweite Trimenon

In der 18. bis 24. SSW manifestiert sich das ungeborene Kind nur indirekt. Dadurch besteht die Möglichkeit ungestörter Projektionen ohne Realitätsprüfung. Die meisten werdenden Mütter führen nun eine **innere Zwiesprache mit ihrem imaginierten Kind**, welche Ausdruck der emotionalen Besetzung ist. „Was die Mutter beglückt, ist nicht die biologische Reproduktion und auch nicht der Embryo, sondern das Traumkind" [21]. Das ungeborene Kind wird in das Selbst der werdenden Mutter integriert, als Teil ihres Körpers oder als Erweiterung ihres Selbst, als Idealselbstanteil [23] [24].

Wenn die Mutter im zweiten Trimenon die **Kindsbewegungen** bewusst wahrnimmt, tritt zunehmend auch das reale, biologische Kind als ein von ihr getrenntes Wesen in Erscheinung. Das „Schwangerschaftskind" ist dann nicht mehr nur ausschließlich das Produkt der mütterlichen Psyche. Das heißt aber auch, die **Realität und Autonomie des „wirklichen" Kindes** und damit auch das nahende Ende der Illusion des erhofften, idealen und omnipotenten Kindes anzuerkennen [21] [25]. Der Prozess der imaginären Gleichheit, der völligen Verschmelzung von Mutter und Kind, wird unterbrochen. Es kommt zur Vorstellung des Babys als ein getrenntes und eigenständiges Wesen [20] [23].

Im 2. Trimenon steigen die Endorphine, Gammaglobine, Leukozyten und Lymphozyten und somit die Energie der Frau. Ein **lustvolles Empfinden der Schwangerschaft** steht im Zentrum. Auch hier können Massagen, Ernährung und das Ökosystem dazu beitragen, den Parasympathikus zu steigern.

Die **Kommunikation mit dem Kind** erfolgt durch einen affektiven Kontakt und liebevolle Berührung, Phantasie, Geschmack und Stimme.

Alle gängigen Kontakttechniken, die in dieser Phase einsetzen, wollen den Zugang zur rechten Hirnhälfte fördern und somit die intuitiven Fähigkeiten der Mutter aktivieren.

13.2.3 Das dritte Trimenon

Das dritte Trimenon ist durch eine beginnende Unterscheidung von Mutter und Kind geprägt, die durch die zunehmend spürbaren Kindsbewegungen eingeleitet wird. Eine zunehmende Unruhe entsteht, anfängliche Ängste kehren zurück.

Das Risiko für Disstress steigt an, daher ist eine intensivere Betreuung erforderlich.

Die Handlungen der Frau richten sich zunehmend auf die Geburt. Durch **aktive Körperarbeit** und das Üben von Gebärpositionen können die Beckenbodenlösung unterstützt und das Koheränzgefühl der Frau gesteigert werden. Entspannung und freie Bewegung helfen, die Symbiose von Mutter und Kind zu lockern, ein aktives Einbeziehen des Kindes ist hierbei unbedingt erforderlich. Eine affektive Begleitung durch die Hebamme unterstützt diesen Prozess. Die Arbeiten beziehen jetzt mehr die anstehende körperliche Trennung und die Geburt mit ein.

Die **affektive Unterstützung der Geburt** ist eine gute Weiterführung der Schwangerschaftsbegleitung.

Der psychotaktile Kontakt zwischen Mutter und Kind senkt den Schmerzmittelbedarf während der Geburt um bis zu 50–60 %.

Der zusätzliche Kontakt durch den Partner kann besonders in der Eröffnungsphase den Schmerzmittelbedarf um fast 100% senken. Der präsente psychotaktile Kontakt zur Hebamme oder zum Geburtshelfer verbessert ebenfalls die Geburtssituation in Bezug auf Wehenmittelgabe, Episiotomierate und Geburtsmodus [27].

Gebären hat mit Sich-sicher-fühlen, Achtsamkeit, Ruhe, Stille und Geduld zu tun. Ein ausgewogenes Hormonspiel, eine parasympathische vegetative Lage und eine emotional gestärkte Frau mit ihrem durch gute Kontaktarbeit gestärkten Kind sind die Voraussetzungen dafür, dass sich die Dynamik der Geburt gut entfalten kann. Eine schützende Umgebung, eine Begleitung im Kontakt zu sich und dem Kind und eine sichere, ihren individuellen Bedürfnissen angepasste, affektive Atmosphäre helfen der Frau, sich während der Schwangerschaft und der Geburt zu entfalten [17].

13.3 Praktisch bewährte Methoden

Es gibt verschiedene Möglichkeiten der Kontaktförderung und Begleitung in den einzelnen Schwangerschaftsphasen. Folgende Methoden haben sich u. a. bewährt und können gut in die praktische Hebammenarbeit integriert werden:

- Affektiver Kontakt
- Haptonomie
- Beckenlösung
- Taktile und verbale Stimulation
- Musiktherapie nach Tomatis
- Vorgeburtliche Kontaktaufnahme nach Verny
- Leibarbeit nach Dürkheim
- Bioenergetische Arbeiten
- Massagen

13.3.1 Affektiver Kontakt

Der Kontakt, auf den es bei jeder „seinsbestärkenden" Begleitung ankommt, wird auch affektiver oder psychotaktiler Kontakt oder Berührung genannt.

! Das Wichtigste bei diesem Kontakt ist die Tatsache, dass das ganze Wesen berührt wird.

Das rein körperliche, aus Gewohnheit objektiv agierende Anfassen, z. B. das Tasten des Muttermundes, Leopold'sche Handgriffe oder das Tasten einer Wehe, ist nicht damit gemeint. Dies sind technische, effektive, mechanische Berührungen. Sie können aber auch bei jeder Untersuchung oder Behandlung in eine affektiv-bestärkende, die „ganze Frau" umfassende Berührung verändert werden.

Bei der **psychotaktilen Kontaktaufnahme** entsteht ein Raum für Intimität, Kontakt und Offenheit. Die Frau fühlt sich in ihrem Herzen berührt, sie fühlt sich sicher und kann so einen sicheren Kontakt zu sich und zu ihrem Kind erleben. Dieses Erleben ist eine Ressource für die weitere Schwangerschaft, die Geburt und das Wochenbett. Diesen Raum zu stärken und zu bewahren ist eine lohnende Aufgabe für Hebammen.

In der psychotaktilen Annäherung ist die **synchrone Atmung** ein deutlicher Indikator für einen guten Kontakt aller im therapeutischen Setting beteiligten Personen. Auch ohne weitere Berührung kann die Hebamme mit der Frau und dem Partner nur über die Atmung im affektiven Kontakt sein. Die vertiefte Atmung wirkt lösend in diesem Raum und stimuliert das vegetative Nervensystem.

Die psychotaktile Begleitung beginnt mit einem **Erstkontakt**. Dadurch sollen die Basissicherheit, die Basispräsenz und das Gespür für den eigenen Körper und den des Kindes aktiviert werden. Gleichzeitig wird eine vertrauensvolle Beziehung zur begleitenden Person aufgebaut.

Die **Eltern** werden eingeladen, ihre ganze Zuneigung und Liebe an das Kind zu geben, indem sie ihre **Hände „liebevoll, leicht und lauschend"** auf den Bauch legen und über diese Hände zum Kind hin spüren (▶ **Abb. 13.1**). Auch kopflastige Paare schaffen das schnell und erleben den weichen Bauch und den direkten Kontakt zum Kind.

! Die Eltern lernen so, ihr Kind mehr zu spüren. Sie laden es in ihre Hände ein.

Manchmal reagiert das **Kind** sehr aktiv, manchmal ruhig und zögerlich. Es folgt den Händen nach rechts und links, nach oben und unten. Dies kann bei Vena-cava-Problemen, bei Myomen, Zwerchfellspannungen oder Magenproblemen sehr entlastend sein.

Durch die affektive Annäherung kommt es zu einer **Tonusadaptation**, d. h. zu einer Entspannung von Muskeln und Sehnen und gleichzeitig zu einer Veränderung des seelischen Befindens. Während

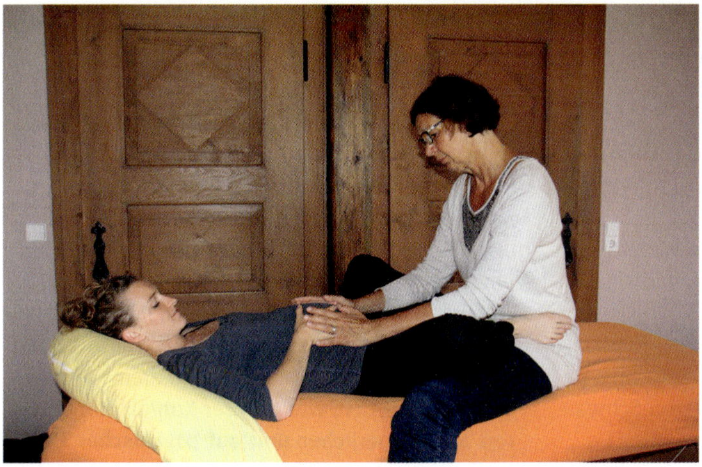

► **Abb. 13.1** Affektive Kontaktaufnahme zum Kind.

der Geburt hat diese Tonusveränderung eine Entspannung des Beckenbodens und Zwerchfells zur Folge. Ein besonderes Atemtraining ist dabei nicht erforderlich.

Für den **Partner** eröffnet sich die Welt des Kontaktes zum Kind über die Mutter. Er lernt, im affektiven Kontakt (indem er seine Hände auf den Bauch der Mutter legt) seiner Frau und seinem Kind ganzheitlich zu begegnen.

Auch die **Reduktion der Schmerzempfindlichkeit** kann bei einer Übung demonstriert werden. Dazu wird ein Schmerzreiz mit und ohne affektiven Kontakt gesetzt. Der Unterschied ist für die Frau deutlich.

Wenn sich ein Paar für eine Hebammenbegleitung mit affektiver Arbeit entscheidet, hat es alle zwei Wochen einen Einzeltermin mit der Bezughebamme (IGe-Leistung).

Bei der Frau beobachtet die Hebamme:

- die Silhouette (Wie trägt sie ihr Kind?)
- die Michaelis-Raute
- die Beckenstellung
- eine mögliche Blockade im Iliosakralgelenk
- Verspannungen

Daraus wird ein **Behandlungsplan** entwickelt.

Als Erstes lernt die Frau/das Paar eine „gefühlte Verbindung" zueinander und zu dem Kind zu entwickeln. Die Frau lernt durch die Berührung des Partners die Ganzheit ihres Becken-Bein-Segmentes kennen und wird bestätigend modelliert.

Dann lernt sie, ihr **Kind affektiv zu tragen**. Die Bauchdecken verlieren dabei an Spannung und werden weicher, sodass das Kind eingeladen werden kann, sich gut zu platzieren. Dies bedeutet für Vater und Mutter auch, den Bauch mit dem Kind als Kontaktpartner zu spüren und zu erfahren. Die Hebamme ist nur Vermittler. Das Entscheidende ist dabei die Kontaktaufnahme, welche sich vom bloßen Handauflegen und Fühlen, wenn das Kind strampelt, unterscheidet.

Die Frau erfährt, wie sie **ihren Bauch** auf eine ganz einfache Art **selbst umarmen** kann, ohne dabei etwas falsch zu machen: Sie gibt über ihre Hände die gefühlte Liebe an sich und ihr Kind weiter und erzeugt seine enge Verbindung. Durch die Kontaktaufnahme zum Kind und die bessere Durchblutung des Uterus wird auch mehr Oxytocin freigesetzt und erreicht über die Blutbahn das Kind. Hormonell wird die Verbindung (Beziehung) zwischen Mutter und Kind so weiter gefestigt. Es ist zu vermuten, dass auch der väterliche Oxytocinspiegel im affektiven Kontakt steigt.

Dieses glückliche Zusammensein, die Ausdehnung des Kontaktes auf die Dreisamkeit, der Kontakt zum Kind und zum eigenen Körper, die Entstehung von Intimität, die Angstreduzierung und die Verbesserung der Schwangerschaftssituation sind viele **Gründe für eine affektive Kontaktarbeit** in der Schwangerschaft.

Wenn Hebammen affektiv arbeiten, fließt die Affektivität in alle Arbeits- und Lebensbereich ein, sie lässt sich auch sehr gut in die Routinearbeit integrieren. Zu den **affektiven Methoden** zählen Atemarbeit, Singen, Bewegung, Partnerübungen, Lockerung des Beckens, Beckenboden, Dehnung, Eigenwahrnehmung, Energiearbeit, Kreativitätsförderung sowie Antizipationstraining.

Gerade in unserer Zeit, in der das Gespür und das Vertrauen für den eigenen Körper oft nicht sehr stark sind, sind solche Fokussierungen sinn- und wirkungsvoll. Abgesehen davon, dass sie einen gezielten Nutzen haben, z. B. die Lockerung des Beckens, haben alle diese Übungen Wirkung auf mindestens eine „Säule der Gesundheit" (Verena Schmid). Die Stärkung einer Säule beeinflusst auch die anderen Säulen und kräftigt somit das gesamte System.

Für die Frauen bedeutet dies

- ein gutes Körpergefühl und die Stärkung des muskulären Tonus für den Verlauf von Schwangerschaft und Geburt,
- Stärkung der Selbstwahrnehmung und des Immunsystems,
- Regulation der Emotionen,
- Vertrauen in sich und die Kraft des Kindes,
- Stärkung der Funktion der Plazenta,
- positives Imprinting des Körpergedächtnisses von Mutter und Kind,
- gesunde Sexualität,
- Abbau von chronischem Stress, Angst und Spannung,
- bessere Einstellung des kindlichen Kopfes.

Alles zusammen kann eine Verbesserung des Schwangerschaftserlebens und des geburtshilflichen Outcomes zur Folge haben.

13.3.2 Haptonomie

Die Grundlage der affektiven Berührung ist die Haptonomie. Der Begriff **Haptonomie** entspringt dem griechischen Terminus „hapsis": Tastsinn, Fühlsinn, Takt- und Feingefühl, das Berühren – im Sinne von „den anderen erreichen", ihn in seinem Innersten bewegen, damit sind auch die sinnlichen Empfindungen gemeint. „**Hapto**" (vom Verb hapsis) bedeutet: Ich berühre, ich vereinige, ich stelle eine Verbundenheit her. Im übertragenen Sinne: Ich nehme mit jemandem taktilen Kontakt auf, um heilend zu wirken und zu bestärken. „**Nomes**" heißt: Gesetz, Norm, Ordnung.

Frans Veldman sen. entwickelt die Haptonomie als Wissenschaft des menschlichen Gefühlslebens. Die Haptonomie erforscht, wie der Mensch in der Welt steht, sein „So"-Sein – „Da"-Sein, seine Kontakt- und Beziehungsfähigkeit. Sie wird deshalb auch Wissenschaft der Affektivität genannt. Die prä- und postnatale Eltern-Kind-Begleitung ist der Schwerpunkt der Haptonomie.

Über das **Wesen der Haptonomie** zu schreiben, ist ein Problem, so wie es auch ein Problem ist, über Liebe oder Spiritualität zu schreiben. Grundlage ist die Wesenheit eines Menschen (im Gegensatz zu seiner rationalen Wirklichkeit). Grundbegriffe sind die Basissicherheit, die fundamentale Qualität der völligen Autonomie und der gleichzeitigen Kontakt- und Liebesfähigkeit. Diese Basissicherheit kann im Kontakt zu anderen Menschen gefördert werden, wenn dieser Kontakt **ein Berühren auf körperlicher und auf psychischer Ebene** ist. Dieses zu vermitteln, ist die Aufgabe der Hebamme in der Begleitung der schwangeren Frau.

Nach Auffassung der Haptonomie entscheidet die Qualität der Beziehung zwischen Eltern und Kind darüber, ob sich die **kindliche Basissicherheit** entfalten kann. Beim Fehlen dieser affektiven „Seinsbestätigung" verkümmert die Kontakt- und Ausdrucksfähigkeit des Kindes. Entfaltet sie sich, kann der kleine Mensch in eine berührte, offene, sichere Lebensweise geführt werden, sein Vertrauen, seine Grundsicherheit und seine Geborgenheit werden gestärkt. Entwicklung kann sichere Entfaltung sein.

Das ungeborene Kind ist besonders empfänglich für psychotaktile Kontaktstimuli. In der frühen Schwangerschaft findet dies eher noch passiv statt, später werden die Kinder immer aktiver. Das Kind reagiert auf eine Kontaktaufnahme und übernimmt sogar Eigeninitiative. Es antwortet seiner Umwelt, besonders den Eltern.

Info

Nähere Informationen über die Haptonomie:
www.fortbildungszentrum-bensberg.de
www.haptonomie.com

13.3.3 Massagen

Massagen sind ein sehr gutes Mittel, um die inneren Ressourcen der Frau zu stärken, und für Hebammen sind sie eine Möglichkeit, die Hände nicht nur zur Diagnose, sondern auch als therapeutisches Mittel einzusetzen.

! Durch das Berührt-Werden kann die Frau sich öffnen, sich entspannen, ihr Kind spüren und den Kontakt zur Hebamme intensivieren.

Diese Form der Kommunikation stärkt alle Ebenen: Mutter – Kind, Mutter – Hebamme und Hebamme – Kind. Der Parasympathikus der Frau wird angeregt, die Endorphinproduktion gesteigert und damit das mütterliche Wohlbefinden gestärkt. Oftmals kann man das Weitwerden sichtlich beobachten: Der Bauch ist nach einer Massage größer, die Fruchtwassermenge gesteigert, die Bewegung des Kindes verstärkt.

Beispiele:
- Nacken-Rücken-Massage
- Fußmassage
- Gesichtsmassage

13.3.4 Verbale Stimulation

Ab der 8. SSW ist die Entwicklung des Innenohrs mit dem Gleichgewichts- und Hörorgan abgeschlossen. Das Außenohr wird sichtbar. Etwa ab der 20. Woche kann der Fetus hören, und zwischen der 22. und 24. Woche kann der Vater beginnen, mit dem ungeborenen Kind zu reden. Am wichtigsten ist jedoch die **Stimme der Mutter**. Diese braucht das Kind so notwendig wie Sauerstoff und Nahrung.

! Wenn die Eltern immer wieder liebevoll mit dem ungeborenen Kind sprechen, tun sie bereits viel, um die Basis für eine gegenseitige Verständigung zu legen.

13.3.5 Musiktherapie nach Tomatis

Wissenschaftliche Untersuchungen haben gezeigt, dass **Barockmusik** (z.B. Kompositionen von Bach, Corelli, Händel und Vivaldi) und **viele Werke von Mozart** einem Tempo von 60–70 Takten in der Minute folgen. Das kommt der Frequenz menschlicher Herzschläge im Ruhezustand sehr nahe. Bei Studenten, denen Mozart-Musik vorgespielt wurde, verbesserte sich die Konzentrationsleistung merklich. Es konnte nachgewiesen werden, dass diese Musik die Alphawellen im Gehirn stimuliert. Das sind diejenigen Hirnströme, die mit Konzentration und dem Gefühl innerer Ruhe in Verbindung gebracht werden [30] [31].

Der französische Wissenschaftler Alfred Tomatis wies nach, wie **vorgeburtliches Hören** auf das Kind wirkt, dass es durch hohe Frequenzen stimuliert wird und dass die Töne über mütterliche Knochenvibrationen das Ohr erreichen. Das Becken wirkt dabei wie ein Resonanzkörper. Besonders wichtig ist die Stimme der Mutter, die in dem hörbaren Bereich zwischen 2000 und 3000 Hertz liegt. Im ähnlichen Frequenzbereich wie die mütterliche Stimme liegen die Musik von Mozart sowie Barockmusik.

Tomatis experimentierte mit sehr unterschiedlichen Musikstücken – mit klassischer und moderner Musik verschiedener Komponisten, mit traditioneller und zeitgenössischer Musik aus verschiedenen Kontinenten und mit Kompositionen von Mozart. Dabei entdeckte er, dass die **therapeutische Wirkung der Mozart-Musik** einzigartig und mit nichts anderem zu vergleichen ist. Das Ohr ist ein Organ, das Bewegung, Gefühl und Töne integriert, das unser Werden, also unsere Entwicklung, maßgeblich beeinflusst – im Mutterleib sind wir sozusagen ganz und gar Ohr.

Da die Musik von Mozart, unabhängig von der kulturellen Zugehörigkeit, bei allen Schwangeren dieselbe Wirkung zeigt, ist sie für die Kontaktaufnahme zum Kind besonders geeignet. Die vitalisierende Wirkung und die befreiende und heilende Kraft, die von ihr ausgeht, versetzt uns in unseren Primärzustand und ist damit mit der Wirkung der Stimme der Mutter gleichzusetzen. Eine Frau sollte also, wann immer sie Lust dazu hat, ein Stück von Mozart anhören. Damit erzielt sie eine ähnliche Wirkung als wenn sie mit ihrem Kind spricht oder singt [32].

Die vorgeburtliche Zeit wappnet das Kind für die neue Welt nach der Geburt. Je positiver die Einstellung der Mutter zu ihrem Kind ist, desto häufiger erfolgt die Kontaktaufnahme, egal ob mit Händen, Gedanken oder Musik. Dies alles unterstützt die Vernetzung im kindlichen Gehirn.

! Das Ziel der Musiktherapie ist es, das Kind mit allen Sinnen zu berühren und es dadurch zu stärken.

13.3.6 Nonverbaler Dialog zwischen Mutter und Kind

Der tiefe nonverbale Dialog kann von der frühen Schwangerschaft an mit der Frau geübt werden. Dazu legt sich die Mutter bequem an einen wohligen Ort und fokussiert ihre Wahrnehmung auf das

Kind. In einem **Tagtraum** lässt sie innere „Gesprächsbilder" vom Kind aufsteigen und gerät so in einen tiefen Kontakt mit dem Kind. Mehr und mehr wird sie die Signale des Kindes erkennen und Kontakt zu ihm aufnehmen können.

13.3.7 Vorgeburtliche Kontaktaufnahme nach Verny

Der Prä- und Perinatalpsychologe Thomas R. Verny [28] ist einer der Ersten, der diese frühe Kontaktaufnahme durch weitere Kontaktübungen ergänzt. Er empfiehlt folgende zusätzliche Methoden, die auch angewandt werden können, wenn keine haptonomische Ausbildung vorliegt und wenn man zusätzlich zum liebevollen Berühren oder der Gedankenreise zum Kind weitere Möglichkeiten nutzen möchte:

Tagebuch schreiben

Das Schreiben eines Tagebuches kann der schwangeren Frau helfen, sich ihre eigenen Gefühle zur Schwangerschaft bewusst zu machen, Probleme mit dem Körperbild zu überwinden, mit dem Kind innerlich Kontakt aufzunehmen und sich mit tief sitzenden Ängsten auseinanderzusetzen.

Traumarbeit

Mit dem Aufzeichnen und Interpretieren ihrer Träume kann die Frau Zugang zu verborgenen Gefühlen bekommen.

Modellieren mit Ton

Wenn man die Augen schließt und mit einem Klumpen Knetmasse oder Ton spielt, kann man nach der Theorie von Verny mit seiner eigenen Geburtserfahrung in Kontakt kommen und ein größeres Gefühl von Nähe zum eigenen Kind entwickeln. Dies fördert die Wahrnehmung und den Ausdruck der eigenen Möglichkeiten.

Freies Malen

Freies Malen, je nach Zeit und Lust, bringt unmittelbar aus dem Unbewussten Bilder hervor und kann helfen, mit den wahren Gefühlen zu dem ungeborenen Kind in Kontakt zu kommen und sogar manche lange vergessene Erinnerungen an die eigen Geburt aufleben zu lassen.

Affirmationen

Eine Affirmation (Bestätigung) ist ein positiver Gedanke, der im Bewusstsein verankert wird. Wenn man die Affirmation immer wieder vor sich hin sagt, kann man sich schließlich ihrer positiven Botschaft öffnen. Gleichzeitig werden die negativen Denkmuster, die dem Inhalt der Affirmation widersprechen, bewusst und schließlich gelöscht.

Beispiele:

- Ich bin liebenswert und aufrichtig.
- Ich kann Krisensituationen bewältigen und Verantwortung übernehmen.
- Ich habe Vertrauen zu mir.
- Ich bin kreativ und einfallsreich.

Die Übung wird zweimal täglich je zwei Minuten lang ausgeführt.

13.3.8 Bioenergetische Arbeit

Jede Form der bioenergetischen Arbeit zielt auf eine Regulation, Lösung und das Fließen der Energien der behandelten Person ab. Dies führt zu einer **Stimulation des Parasympathikus**, zu einem Entspannungsreflex im Becken und in allen Körperbereichen und zu einer emotionalen Öffnung. Bioenergetische Arbeit aktiviert das Kind und setzt vor allem Endorphine frei.

! In der Bioenergetischen Behandlung sind die leichten Berührungen, zum Teil auch ohne Bewegung, die wesentlichen Auslöser eines euphorisch, tiefenentspannten Zustandes der Mutter. Sie kann nun einen tiefen Kontakt zum Kind aufnehmen.

Auch das **Kind** profitiert von den regelmäßigen Behandlungen. Neben der Sicherheit des mütterlichen Kontaktes wird es mobil und weich in seinen Bewegungen. Das begünstigt die Geburt. Die bioenergetische Arbeit löst Blockaden und pränatale sowie perinatale Traumata, sowohl in der Mutter als auch beim Kind.

Zu den bioenergetischen Arbeiten gehören z. B.

- die sanfte bioenergetische Massage nach Eva Reich
- die polare Kreuzbein-Hals-Massage
- der polare Kreis
- die Metamorphose-Massage.

Der polare Kreis

Vorbereitung

Die **Frau** liegt bequem und entspannt sich.

Die **Massierende** setzt sich bequem neben die Frau und atmet langsam. Wenn sich ihre Hände in einer der unten beschriebenen Positionen befinden, stellt sie sich vor, dass ihre Atmung in einem Kreis fließt, zwischen beiden Händen, über die Arme und Schultern. Wenn es hilft, kann sie sich die Luft der Atmung farbig oder leuchtend vorstellen. Sie entwickelt dabei ein Gefühl des Weitwerdens.

Grundprinzip: Die Massierende bleibt so lange mit ihren Händen in einer Stellung, bis sie die Wärme oder ein anderes Zeichen der fließenden Energie spürt. Danach wechselt sie langsam zur nächsten Stellung.

Massage

- Zu Beginn die Hände auf den Hinterkopf der Frau legen, wie bei einer Gesichtsmassage.

Die Massierende stellt sich dann an die **rechte Seite der Frau**:

- Hände auf die Stirn und auf den Bauch legen (▸ **Abb. 13.2**)
- Auf die rechte Schulter und das linke Hüftgelenk (▸ **Abb. 13.3**)

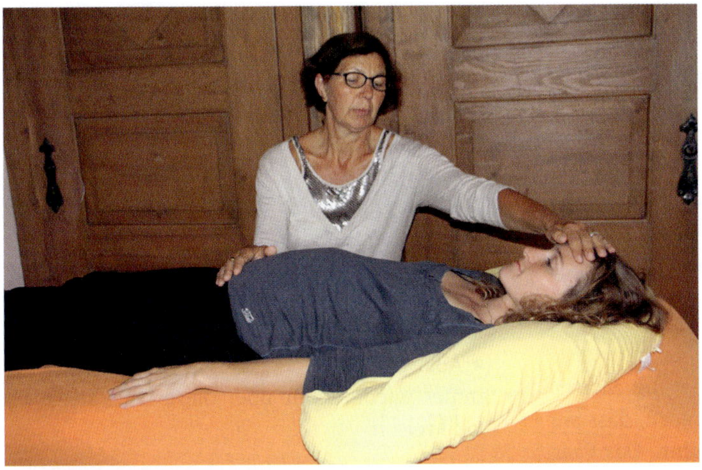

▸ **Abb. 13.2** Der polare Kreis.

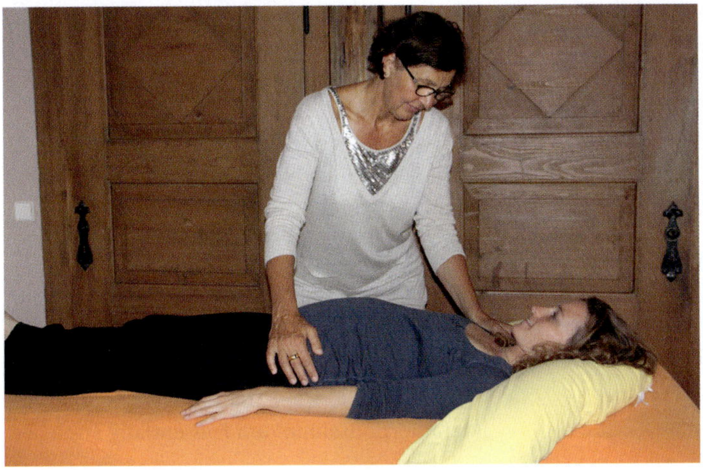

▸ **Abb. 13.3** Der polare Kreis.

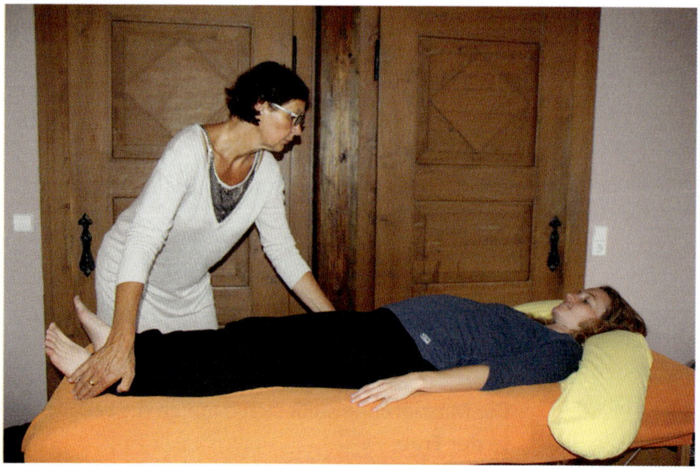

► **Abb. 13.4** Der polare Kreis.

- Auf den rechten Ellbogen und das linke Knie
- Auf das rechte Handgelenk und das linke Fußgelenk (► **Abb. 13.4**)
- Auf beide großen Zehen (leicht halten)

Dann stellt sie sich an die **linke Seite der Frau**:

- Hände auf das rechte Fußgelenk und das linke Handgelenk legen
- Auf das rechte Knie und den linken Ellbogen
- Auf das rechte Hüftgelenk und die linke Schulter

Danach wird der Kontakt langsam gelöst.

Die Metamorphose-Massage

Dies ist eine spezifische Massage für die Mutter und das Kind. Die Technik ist so einfach, dass sie auch vom Partner erlernt werden kann. Das Paar kann sie gegenseitig zu Hause durchführen.

Die Metamorphose-Massage eignet sich besonders für die Frühschwangerschaft und für die frühe Wochenbettphase. Sie hat einen **tiefen beruhigenden und heilenden Effekt**, weshalb sie auch bei Depressionen hilfreich ist. In der Praxis wird außerdem häufig beobachtet, dass diese Massage das Drehen des Kindes aus der Steißlage in die Kopflage fördert.

Die Massage führt zu hohen Endorphinausschüttungen. Während der Wehen hilft sie, den Trancezustand einzuleiten, der die Öffnung und die Schmerzlinderung unterstützt. Dem Kind gibt die Massage Sicherheit und Kraft.

Anleitung:

Die Frau kann bei der Massage sitzen oder auf dem Rücken oder der Seite liegen.

Kopf

- Sanft vor- und rückwärts über die „Metamorphoselinie" am Kopf streichen. Die Linie verläuft auf dem Scheitel bis zum Hinterhaupt (► **Abb. 13.5**)
- Man kann auch kleine Kreise machen, die kaum die Haut berühren (► **Abb. 13.6**)
- Die Linie verläuft weiter an der Nackenhaargrenze, hinter den Ohren aufwärts bis an den oberen Ohrpunkt am M. temporalis (► **Abb. 13.7**).
- Immer wieder sanft über diese Linie streichen und kreisen.

Hand

- Eine Hand der Frau in beide Hände nehmen und sanft vor- und rückwärts über die Daumenballenlinie und die Linie an der Daumeninnenseite streichen.
- Ab und zu über das Handgelenk, von der Innen- zur Außenseite, streichen.
- Dann die Hand und den Daumen wechseln.

Fuß

- Den Fuß der Frau zwischen beide Hände nehmen, als würde es sich um ein Neugeborenes handeln, und ihn eine Weile halten.
- Dann die Hand vor- und rückwärts über die „Metamorphoselinie" am Fuß entlang streichen,

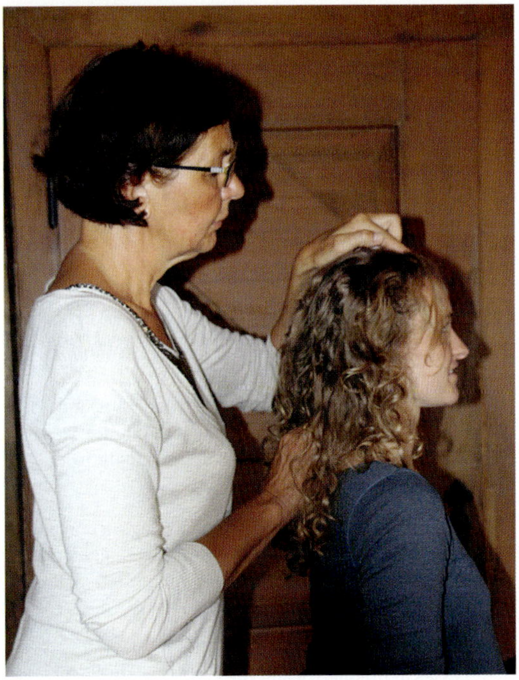

▸ **Abb. 13.5** Metamorphose-Massage.

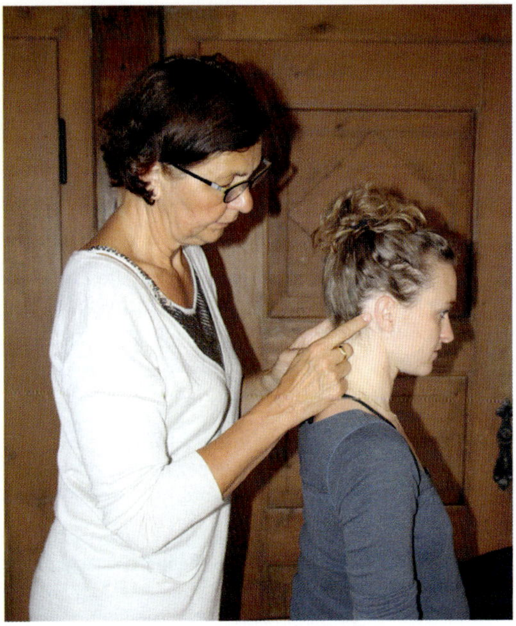

▸ **Abb. 13.7** Metamorphose-Massage.

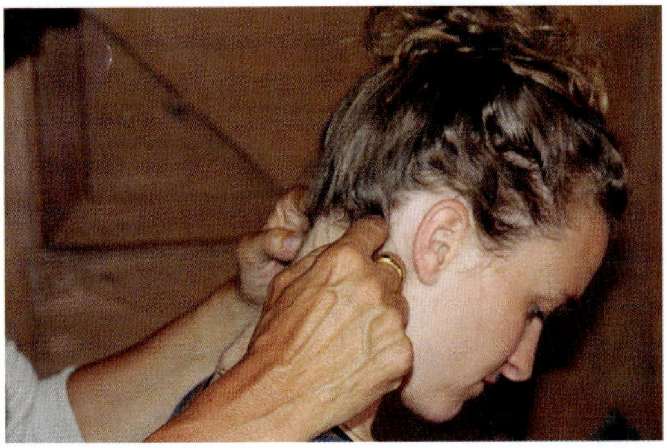

▸ **Abb. 13.6** Metamorphose-Massage.

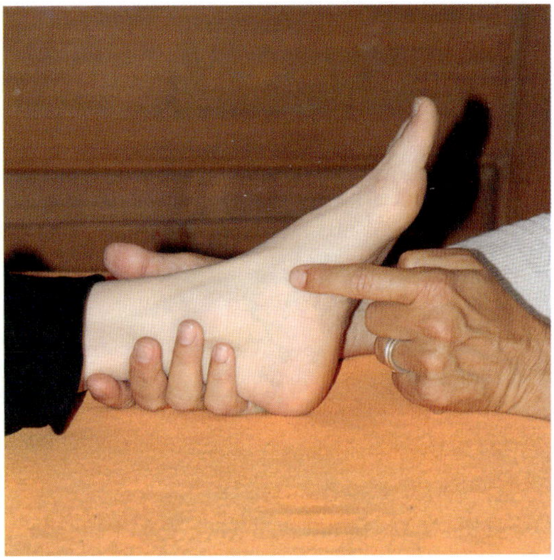

▸ **Abb. 13.8** Metamorphose-Massage.

in kleinen Kreisen, die die Haut kaum berühren (▸ Abb. 13.8).

Die Metamorphoselinie beginnt am großen Zeh und verläuft an der Innenseite des Fußes bis zur Ferse.

Die vollständige Massage wird in der Schwangerschaft vor allem bei schwierigen Situationen verwendet (ca. 60 Min.). Die reine Fußbehandlung kann immer genutzt werden.

13.4 Literatur

[1] Schmid V. Schwangerschaft, Geburt und Mutterwerden – Ein salutogenetisches Betreuungsmodell. Hannover: Staude; 2011

[2] Krüll M. Die Geburt ist nicht der Anfang. Stuttgart: Klett-Cotta; 1990

[3] Kisilevsky BS, Hains SMJ, Lee K. (2003). Effects of experience of fetal voice recognition. Psycholog Sci 14: 220–224

[4] Fedor-Freybergh PG. Prenatal and Perinatal Psychology and Medicine. Mattes; 1993

[5] Baumgärtner B, Stahl K. Einfach schwanger? Wie erleben Frauen die Risikoorientierung in der ärztlichen Schwangerenvorsorge? Frankfurt: Mabuse; 2005

[6] Schwarz CM (2008). Entwicklung der geburtshilflichen Versorgung – am Beispiel geburtshilflicher Interventionsraten 1984–1999 in Niedersachsen. Dissertation an der Technischen Universität Berlin. Online einsehbar: www.opus4.kobv.de/opus4-tuberlin/files/1946/schwarz_clarissa.pdf [Stand: 23.02.2013]

[7] Bauer N. Der Hebammenkreißsaal. Osnabrück: Universitätsverlag; 2011

[8] Hüther G, Krens I. Das Geheimnis der ersten neun Monate – Unsere frühesten Prägungen. Ostfildern: Patmos; 2013

[9] Odent M. Die Wurzeln der Liebe. Wie unsere wichtigste Emotion entsteht. Düsseldorf: Walter; 2001

[10] Ehlert U, Känel R von (Hrsg.). Psychoendokrinologie und Psychoimmunologie. Springer; 2011

[11] Goleman D. Emotionale Intelligenz. München: Deutscher Taschenbuch Verlag; 2009

[12] Kehlemann S. Verkörperte Gefühle – Der anatomische Ursprung unserer Erfahrungen und Einstellungen. München: Kösel; 1999

[13] Bauer J. Warum ich fühle, was du fühlst. München: Heyne; 2006

[14] Odent M. Von Geburt an gesund – Was wir tun können, um lebenslange Gesundheit zu fördern. München: Kösel; 1989

[15] Rockenschaub A. Gebären ohne Aberglaube – Fibel und Plädoyer für die Hebammenkunst. Wien: Facultas; 2001

[16] Klaus MH, Kennell JH, Klaus PH. The doula book: How a trained labor companion can help you have a shorter and healthier birth. 2. Aufl. Cambridge: MA, Perseus Publishing; 2002

[17] Ramsayer B. Die physiologische Geburt. In: Schwarz C, Stahl K. Evidenz & Praxis, Band 3. Hannover: Staude; 2013

[18] Enkin MW, Keirse MJNC, Renfrew MJ. Effektive Betreuung während Schwangerschaft und Geburt. Ein evidenzbasiertes Handbuch für Hebammen und GeburtshelferInnen. 2. Aufl. Bern: Huber; 2006

[19] Rubin R. (1975). Maternal tasks in pregnancy. Maternal Child Nursing Journal, 4. Aufl.; 143–153

[20] Brazelton TB, Cramer B. Die frühe Bindung: Die erste Beziehung zwischen dem Baby und seinen Eltern. Stuttgart: Klett-Cotta; 1991

[21] Soulé M. Das Kind im Kopf – das imaginäre Kind. In: Stork J, Hrsg. Neue Wege im Verständnis der allerfrühsten Entwicklung des Kindes. Stuttgart: frommann-holzboog; 1990

[22] Seiden-Miller R. (1978). The social construction and reconstruction of physiological events: Acquiring the pregnancy identitiy. Studies in symbolic interaction 1: 181–204

[23] Bibering G. (1961). A study of the psychological processes in pregnancy and the earliest mother-child relationship. Psychoanalytic Study of the Child: 16: 9–24

[24] Raphael-Leff J. Psychotherapy with pregnant women. In: Blum B, Hrsg. Female Psychology: Contemporary psychoanalytic views. Journal of the American Psychoanalytic Association. Suppl. 24, 5. New York: International Universities Press; 1977: 51–68

[25] Bürgin D. Über einige Aspekte der pränatalen Entwicklung. In: Nissen G, Hrsg. Psychiatrie des Säuglings- und des frühen Kleinkindalters. Bern: Huber; 1982: 23–25

[26] Kestenberg JS. What are the ingredients in bonding prenatally and postnatally? Vortrag, International Congress of Pre- and Perinatal Psychology. Jerusalem 1989

[27] Djalali M (2003). Analyse von 250 haptonomisch begleiteten Geburten. Die Hebamme, 16: 15–161

[28] Verny T, Weintraub P. Das Leben vor der Geburt. Rogner & Bernhard; 1992

[29] Veldman F. Haptonomie. Bijleveld; 1987

[30] Tomatis A. Der Klang des Lebens. Hamburg: Rowohlt; 1987

[31] de Jong TM. Im Dialog mit dem Ungeborenen. Via Nova; 2004

[32] Puls R. Sanfte Töne. München: Nymphenburger; 1994

Teil 3
Organisation

14 Modelle der Schwangerenvorsorge durch Hebammen

Ute Lange, Anne Wallheinke, Rainhild Schäfers

14.1 Schwangerenvorsorge im häuslichen Umfeld der Frau

Ute Lange

Der ursprünglichste Ort für eine Vorsorgeuntersuchung in der Schwangerschaft ist das Zuhause der Frau.

14.1.1 Vorteile

Vorsorgeuntersuchungen im häuslichen Rahmen haben viele praktische Vorteile.

Für die Schwangere:

- kein Organisationsaufwand (Transport, Kinderbetreuung)
- Mitgestaltung der Rahmenbedingungen des Termins
- keine Wartezeiten in fremder Umgebung
- Integration anderer Familienmitglieder in die Untersuchungen (falls gewünscht)
- Wahrnehmung der Schwangerschaft als einen „privaten" und nicht medizinischen Prozess

Für die Hebamme:

- Einblick in die Lebensbedingungen der Schwangeren
- keine Praxiskosten
- Termin organisatorisch einfach in die Hausbesuche zu integrieren

! Vorsorge zu Hause stützt die Wahrnehmung der Frau von der Schwangerschaft als einem primär gesunden Prozess. Die Frau bestimmt wesentliche Rahmenbedingungen des Termins und bleibt so in einer aktiven Rolle.

Oftmals bieten Hebammen die Leistung der Schwangerenvorsorge nicht mit der gleichen Selbstverständlichkeit an wie die häusliche Wochenbettbetreuung. Das ist insofern unverständlich, als die Vorsorge zum grundständigen Aufgabenfeld der Hebamme gehört.

Wenn eine Hebamme zögert, Schwangerenvorsorge anzubieten, kann sie sich folgende **Fragen** stellen:

- Fühle ich mich fachlich kompetent?
- Ist es für mich selbstverständlich, dass die Schwangerenvorsorge zu den Aufgaben der Hebamme gehört?
- Ist es für mich selbstverständlich, dass eine gesunde Schwangere die Hebamme als Fachfrau für die Vorsorgeuntersuchungen auswählt?
- Scheue ich die Konkurrenzsituation mit den ortsansässigen Ärzten? Kann ich mich einer fachlichen Diskussion stellen?

Bei Unklarheit können diese Maßnahmen Abhilfe schaffen:

- das Lesen von Fachliteratur
- der Besuch von Kongressen, Fortbildungen, Qualitätszirkeln
- Austausch mit Kolleginnen, eine Mentorin suchen
- Vernetzung vor Ort mit Hebammen, Ärzten, Beratungsstellen

14.1.2 Praktische Tipps

Bietet die Hebamme Schwangerenvorsorge im häuslichen Rahmen an, muss sie die **notwendigen Materialien und Instrumente** mit sich führen. Dies sind insbesondere:

- Blutdruckmessgerät
- Handschuhe
- Urin-Stix
- Zentimetermaß (für die Symphysen-Fundus-Messung)
- Dokumentationsbögen
- Labormaterialien, inkl. Stauschlauch und Desinfektion
- Hörrohr bzw. Dopton.

Ein paar **organisatorische Punkte** sind zu beachten:

- Nimmt die Frau einen Teil der Vorsorgeuntersuchungen auch bei einem Arzt/einer Ärztin wahr oder macht die Hebamme nur eine Urlaubsvertretung, müssen Laborbefunde zeitnah zur Frau geschickt werden, um Doppeluntersuchungen zu vermeiden und den Informationsfluss zu sichern.
- Falls nötig bzw. gewünscht, sollte geregelt sein, wo die Schwangere **Ultraschalluntersuchungen** wahrnehmen kann.
- Eine reibungslose Überweisung an Arzt/Ärztin oder Klinik bei Bedarf setzt **das Wissen um lokale Gegebenheiten** voraus.

Für manche Frauen ist ihr Zuhause jedoch kein sicherer und entspannter Ort. Andere finden es grundsätzlich anstrengend, eine fremde Person in ihre Wohnung zu lassen, und versuchen dies möglichst zu vermeiden. Unter anderem diese Frauen werden es bevorzugen, Vorsorgetermine in einer Praxis wahrzunehmen.

14.2 Schwangerenvorsorge im Team einer Hebammenpraxis oder eines Geburtshauses

Anne Wallheinke

! Die Schwangerenvorsorge im Hebammenteam, d. h. mit Wechsel der vorsorgenden Hebammen, macht hauptsächlich bei einer geplanten Geburtshilfe mit dem gleichen Team Sinn.

In unserem Geburtshaus arbeiten z. B. zwei Dreierteams in der Geburtshilfe.

Ziele der gemeinsamen Vorsorge sind die intensivere Wahrnehmung der Schwangeren bezüglich der medizinischen Parameter und ihrer persönlichen Befindlichkeit, ein kollegialer Austausch, die Reflexion der Arbeit und die gemeinsame Verantwortung der Kolleginnen bei der Betreuung. Die so organisierte Schwangerenvorsorge ermöglicht eine effektive kollegiale Kommunikation und lässt genügend Raum für eine professionelle Bindung zwischen den Hebammen und der zu betreuenden Frau.

14.2.1 Voraussetzungen

Wichtige Voraussetzungen bei der gemeinsamen Vorsorge sind

- das Vertrauen in die fachliche Kompetenz der Teamkolleginnen
- ein ähnlicher Stil im Umgang mit den Klientinnen
- ein ähnlicher Umgang mit den zu erhebenden Parametern, auch bezüglich des zeitlichen Rahmens.
- eine gute und übersichtliche Dokumentation und bei Besonderheiten prägnante Gesprächsprotokolle.
- regelmäßige Teamsitzungen in kurzen Intervallen (1-mal wöchentlich) zum intensiven Austausch über Befunde und eventuelle Besonderheiten. In unserem Geburtshaus trifft sich das gesamte Team 1-mal wöchentlich 3,5 Stunden zur Praxisorganisation und ggf. zur Fallbesprechung sowie ca. alle 3 Wochen zur Supervision.

14.2.2 Teamorganisation

Die **Teamsitzungen** im „Kleinteam" sollten möglichst einmal pro Woche (ca. 2 Stunden) stattfinden. Dabei geht es ausschließlich um die gemeinsam betreuten Schwangeren. Alle Besonderheiten (Befunde etc.) werden dabei besprochen. In der Praxis hat es sich bewährt, gezielt über alle Schwangeren, die sich ca. 8 Wochen vor dem errechneten Geburtstermin befinden, noch einmal zu sprechen.

In einem **Vorsorgesystem mit 2 Hebammen** sollten die Vorsorgen möglichst zweimal hintereinander bei derselben Hebamme stattfinden. Da einige Schwangere jedes 2. Mal die Vorsorgen bei ihrem Arzt/ihrer Ärztin wahrnehmen, wird dieses System ohnehin häufiger unterbrochen und die Kontinuität schwieriger.

Bei einer **Vorsorge in einem Dreierteam** versuchen wir, ein Vorsorgesplitting auf 3 Hebammen zu vermeiden. Die jeweils 3. Kollegin des Teams wird in diesem Falle durch den Geburtsvorbereitungskurs, ggf. zusätzliche Beratungstermine oder einen obligatorischen Hausbesuch 4 Wochen vor dem errechneten Geburtstermin Kontakt und Vertrauen herstellen.

14.2.3 Zeitlicher Rahmen

Für die **erste Vorsorge** in unserem Geburtshaus setzen wir eine Stunde an. Eine ausführliche medizinische und Sozialanamnese (ca. 1 Stunde) wird an einem gesonderten Termin vorher erhoben.

Alle **weiteren Vorsorgen** limitieren wir auf ungefähr eine halbe Stunde, die schriftliche Dokumentation erfolgt danach. Bei Besonderheiten weiten wir diese Sitzungen auch aus, versuchen aber immer, eine Grenze einzuhalten, was bei einem professionellen Kontakt durchaus sinnvoll ist.

Wenn es nicht in erster Linie um ein medizinisches Problem geht, können wir weitere Termine als **Beratungstermine** vereinbaren, möglichst bei derselben Kollegin, um den „roten Faden" nicht zu verlieren.

14.2.4 Besonderheiten der Betreuung

Unsere Erfahrungen zeigen, dass Schwangere beim ersten Kind seltener gleich zu Beginn der Schwangerschaft eine Hebammenpraxis aufsuchen, so dass einige Anfangsserologien oft nicht mehr notwendig sind.

Bei der **ersten Vorsorge** in einer Hebammenpraxis sollte der übliche Ablauf der Untersuchungen besprochen werden, auch die möglichen Unterschiede zur ärztlichen Schwangerenvorsorge.

Wenn die Schwangere eine ausschließliche Hebammenvorsorge wünscht, machen wir sie auf die Unterschiede hinsichtlich der ärztlichen Mutterschaftsrichtlinien aufmerksam. Da wir Geburtshilfe leisten, ist für uns zur Absicherung eine Ultraschalluntersuchung (Fehlbildungsscreening) Bedingung. Die meisten Laboruntersuchungen sind in unserem Geburtshaus möglich, ebenso eine CTG-Überwachung bei einer Terminüberschreitung.

Bei einer **gemeinsamen Vorsorge durch Hebammen und Frauenarzt/-ärztin** ist eine gute Kooperation erstrebenswert. Mit vielen ärztlichen Praxen haben wir diesbezüglich positive Erfahrungen gemacht.

14.2.5 Abrechnung

Da wir in unserem Geburtshaus nicht über ein Abrechnungspoolsystem verfügen, rechnet jede Hebamme ihre eigenen Leistungen ab. Alle Kolleginnen bezahlen einen Mietanteil an das Geburtshaus.

14.3 Schwangerenvorsorge im Team einer gemeinsamen Praxis von Frauenärztin und Hebamme

Ute Lange

Die Zusammenarbeit von Hebammen und ÄrztInnen in der Schwangerenvorsorge kann unterschiedlich ausgeprägt sein. Entweder arbeiten beide Berufsgruppen räumlich getrennt und pflegen eine Kooperation im Sinne gut funktionierender Absprachen oder sie entscheiden sich zu einer räumlich engen Zusammenarbeit in Form einer gemeinsamen Praxis. Die folgenden Ausführungen beziehen sich in erster Linie auf das letztere Modell, Einzelaspekte lassen sich aber auch auf Konzepte mit räumlicher Trennung übertragen.

Die **Zusammenarbeit in gemeinsamen Praxisräumen** weist in einigen Punkten Besonderheiten auf. Die Schwangeren assoziieren eine Zusammenarbeit der Berufsgruppen, auch wenn diese nicht oder nur schlecht geregelt ist, und nehmen Hebamme und ÄrztIn in Beziehung zueinander wahr. Die **Auseinandersetzung mit der eigenen Berufsrolle** ist für die Hebamme dann dringlicher als in Hebammenpraxen ohne direkte frauenärztliche Anbindung. Abgekoppelte Hebammenpraxen verdeutlichen die Eigenständigkeit des Berufes schon in der äußeren Form und schaffen damit für Schwangere und Hebamme klarere Verhältnisse bezüglich der Grenzen und Möglichkeiten der jeweiligen Arbeitsaufträge. In einer Praxiskooperation muss diese Autonomie bewusst gepflegt und gestaltet werden.

Das Modell der Schwangerenvorsorge von Hebamme und ÄrztIn in gemeinsamen Räumlichkeiten wird zunehmend populärer. Aus vielfältigen Gründen steigen Hebammen meist nachträglich in eine bereits bestehende ärztliche Praxis ein. Sie erhoffen sich meist einen erleichterten Zugang zum Arbeitsgebiet der Schwangerenvorsorge, den Kontakt zu Frauen in einem frühen Stadium der Schwangerschaft und eine partnerschaftliche Zusammenarbeit. Die Zusammenarbeit von Hebamme und ÄrztIn macht **Synergieeffekte** möglich und bedeutet kurze Wege bei Fragestellungen und Überweisungen in beide Richtungen.

! Die gleichberechtigte Zusammenführung der Sichtweisen beider Berufsgruppen macht eine andere Dimension der Betreuung möglich und kann sich bereichernd auf die Situation der Schwangeren auswirken.

Wird die charakteristische Arbeits- und Denkweise der Hebamme im Betreuungsprozess nicht deutlich, ist der Sinn der Zusammenarbeit jedoch fraglich, die Schwangere könnte dann auch in der ausschließlich ärztlichen Vorsorge bleiben.

Die **Voraussetzungen für eine gemeinsame Schwangerenvorsorge** sind regional und individuell sehr verschieden. Jede Hebamme muss ihr eigenes Konzept mit der ÄrztIn ihrer Wahl entwickeln und eigene Schwerpunkte setzen. Eine respektvolle Zusammenarbeit bedarf einer intensiven Kommunikation. Die Einflüsse organisatorischer und räumlicher Bedingungen dürfen in ihrer Wirkung auf den Betreuungsprozess nicht unterschätzt werden.

14.3.1 Verträge und Vereinbarungen

! Die Zusammenarbeit von Hebamme und ÄrztIn sollte vor Beginn vertraglich geregelt werden.

Schwierige Aspekte lassen sich viel leichter zu Beginn des Projektes diskutieren, wenn (noch) keine aktuellen Probleme im Raum stehen. Ein **Vertrag** regelt u. a. folgende Punkte:

- Vertragsdauer
- Anteil an Miete, Nebenkosten, Verbrauchsmaterialien
- Abrechnungsmodalitäten
- Versicherungsmodalitäten
- Kündigungsfristen
- Regelungen im Falle von langer Krankheit oder Tod
- Haftungsbeschränkungen
- Umgang mit der (gemeinsamen) Dokumentation
- Umgang mit den Datenschutzbestimmungen und der Schweigepflicht
- Bedingungen für die Aufnahme weiterer Personen in die Kooperation
- Urlaubs-/Krankheitsvertretung

Neben rechtlichen Bedingungen sollten im Hinblick auf die partnerschaftliche Kooperation folgende **Fragen** angesprochen werden:

- Welche Motivationen führen die VertragspartnerInnen zusammen?
- Welche Vorteile erwartet die Hebamme/die ÄrztIn für die Schwangere?
- Welchen Gewinn erhofft sich jede VertragspartnerIn (materiell, ideell, zeitlich) für sich selber und die eigene Arbeit?
- Wie definiert die Hebamme/die ÄrztIn ihre jeweilige Rolle im Betreuungsprozess?

Einige Vorhaben zur strukturellen und inhaltlichen Ausgestaltung der Kooperation müssen sich erst in der realen Praxis bewähren. Gegebenenfalls können in einem frühen Stadium der Zusammenarbeit **zeitlich befristete Abmachungen** getroffen werden, die nach einem vereinbarten Zeitraum korrigiert werden können. Für Vereinbarungen sollte das Konsensprinzip gelten.

14.3.2 Abrechnung

Die Hebamme ist freiberuflich tätig. Sie kann eine Vorsorgeuntersuchung nur dann abrechnen, wenn sie diese in den Mutterpass eingetragen hat. Ist im Konzept der Praxiskooperation ein routinemäßiger, von medizinischen Indikationen unabhängiger Kontakt zur ÄrztIn nach jedem Hebammentermin geplant, hat die „Hebammenvorsorge" den Charakter einer assistierenden Tätigkeit und kann nur mit der Gebühr für „Beratung" abgerechnet werden.

! Die parallele Betreuung durch Hebamme und ÄrztIn während desselben Vorsorgetermins mindert die Position der Hebamme und führt zur Überversorgung der Frau.

Ebenfalls zu vermeiden sind routinemäßige Vorsorgeuntersuchungen in einem engeren Rhythmus als dem in den Mutterschaftsrichtlinien empfohlenen. Neben den finanziellen Belastungen für das Gesundheitssystem signalisieren die häufigen Termine eine unangemessene Bedürftigkeit der Schwangeren. Die Sicherheit für Mutter und Kind wird dadurch nicht erhöht.

Die Möglichkeit der Schwangerenvorsorge durch Hebamme und ÄrztIn im Team wird durch aktuelle gesundheitspolitische Entwicklungen beeinflusst. Erkundigen Sie sich über den derzeitigen Stand der rechtlichen Bestimmungen.

14.3.3 Terminplanung

Manche Hebammen haben feste Sprech- und Anwesenheitszeiten in der Praxis. Eine flexible Terminplanung ermöglicht hingegen planerische Unabhängigkeit und kommt dem Arbeitsalltag der Hebammen oftmals mehr entgegen.

14.3.4 Räumlichkeiten

Die Hebamme sollte die Vorsorgen in einem **eigenen Raum** durchführen. Dies entspricht der Eigenständigkeit ihrer Arbeit und ermöglicht ihr Unabhängigkeit in der Terminvergabe. Die Verhandlungen über die Raumkosten sollten unbedingt vor der Zusammenarbeit geführt werden.

Es wird Schwangere geben, die das vorgestellte Praxiskonzept nicht für sich nutzen und ausschließlich von der Hebamme oder im Wechsel mit einer anderen ÄrztIn versorgt werden wollen. Auch solche Frauen wird die Hebamme in ihrem Raum betreuen wollen. Daher ist es wichtig zu klären, dass dieser auch losgelöst von dem Praxismodell genutzt werden kann.

Im günstigsten Fall haben Hebammen die Chance, mit der ÄrztIn die gemeinsame Praxis neu aufzubauen. Dann können die Bedürfnisse beider Berufsgruppen von Beginn an in die Planung einfließen.

14.3.5 Weiterbildung und Supervision

Der **gemeinsame Besuch von Fortbildungen**, insbesondere der lokalen Institutionen, stärkt die Zusammenarbeit und die Verankerung im ortsansässigen Netz.

Gemeinsame Supervision hat sich bewährt, um im geschützten Rahmen interne Probleme ansprechen und/oder schwierige Betreuungsfälle klären zu können. Da die Kommunikation im Konfliktfall erschwert ist, empfiehlt es sich, Supervisionstermine im Vorfeld als feste Regelung einzuführen. Der Rhythmus der Treffen kann vom Team variabel festgelegt werden.

14.3.6 Teamsitzung

Die gemeinsame Betreuung der Schwangeren setzt einen funktionierenden Informationsfluss zwischen ÄrztIn und Hebamme voraus. Neben der Möglichkeit, telefonisch oder im Praxisablauf Kontakt miteinander aufzunehmen, bieten Teamsitzungen die Gelegenheit zur Zusammenführung der jeweiligen Einschätzungen. Im Krisenfall können gemeinsame Betreuungskonzepte abgestimmt werden.

! Die Schwangeren müssen über die Teamsitzungen als Teil des Konzepts informiert werden und ihnen grundsätzlich zustimmen.

14.3.7 Inhaltliche Absprachen

Zu wiederkehrenden **allgemeinen Themen und Fragen** wie der Ernährung in der Schwangerschaft, dem Umgang mit Anämien oder Empfehlungen zur Linderung von Schwangerschaftsbeschwerden sollten gemeinsame Standpunkte gefunden werden. Im Bedarfsfall werden Regelungen neu diskutiert und angepasst. Grundlage für die Absprachen sollten aktuelle wissenschaftliche Erkenntnisse und die zusammengeführten Erfahrungen von Ärztin und Hebamme sein.

14.3.8 Rhythmus der Vorsorgetermine bei ÄrztIn und Hebamme

Die Schwangere sollte wählen können, wie sie die Berufsgruppen entsprechend ihren Bedürfnissen in Anspruch nimmt:

- ÄrztIn und Hebamme im Wechsel
- nur bei der Hebamme oder der ÄrztIn
- variabel im Verlauf der Schwangerschaft

Wechselt die Schwangere im Laufe der Schwangerschaft einen der Kooperationspartner, sollte dies für sie nicht den Abschied von der anderen Betreuungsperson bedeuten. Die Praxiskooperation ist meist nur ein Teil des Angebotsspektrums von Hebamme und ÄrztIn, welches auch die Zusammenarbeit mit anderen Akteuren des Gesundheitssystems einschließt. Das Besondere einer vertrauensvollen und inhaltlich abgestimmten Zusammenarbeit in gemeinsamer Praxis wird durch unverbindlichere Konzepte meist nicht erreicht.

14.4 Schwangerenvorsorge durch Hebammen in einer Geburtsklinik

Rainhild Schäfers

Neben der häuslichen Atmosphäre und der Hebammen- oder Gynäkologenpraxis kann als Setting für die hebammengeleitete Schwangerenvorsorge auch die Klinik gewählt werden. Um die Autonomie der Hebamme in der Schwangerenvorsorge so weit wie möglich zu wahren, muss dies jedoch auf **freiberuflicher Basis** erfolgen.

Nach den §§ 39 und 109 des Sozialgesetzbuches (SGB V) besteht für den **Träger eines zugelassenen Krankenhauses** die Pflicht, ärztliche Behandlung bereitzustellen. Zur ärztlichen Behandlung gehören nach § 28 SGB V auch Hilfeleistungen von anderen Personen, wenn ein Arzt diese angeordnet hat und sie von ihm verantwortet werden. Schwangerenvorsorge als Früherkennungsmaßnahme zählt innerhalb einer Klinik zu den ärztlichen Tätigkeiten (vgl. § 28 SGB V).

! Führt eine Hebamme innerhalb einer Klinik ohne angegliederte Schwangerenambulanz (= Chefarztambulanz) im Rahmen ihres Angestelltenverhältnisses Schwangerenvorsorge durch, geschieht dies demnach unter der Verantwortung des diensthabenden Arztes.

Zudem wäre diese Art der Vorsorge, sofern die Schwangere gesetzlich versichert ist, ein „Service des Hauses", da sie aufgrund eines nichtvorhandenen Sicherstellungsauftrags durch die Kassenärztliche Vereinigung als Leistung den Versicherungsträgern nicht in Rechnung gestellt werden kann.

Krankenhäuser mit angegliederter Schwangerenambulanz sind in den Sicherstellungsauftrag der Kassenärztlichen Vereinigung integriert. Eine Vorsorge in einer solchen Ambulanz wird durch die Versicherungsträger finanziell nach dem einheitlichen Bewertungsmaßstab (= EBM; Gebührenkatalog der gesetzlichen Versicherungsträger) oder der Gebührenordnung für Ärzte (= GOÄ; Gebührenkatalog der privaten Versicherungsträger) vergütet. An Krankenhäuser angegliederte Schwangerenambulanzen stehen nach § 107 SGB V fachlich-medizinisch unter ständiger ärztlicher Leitung. Vor diesem Hintergrund wird deutlich, dass, sofern eine Hebamme Schwangerenvorsorge im Rahmen ihres Angestelltenverhältnisses durchführt, hier nicht von einer eigenverantwortlichen, hebammengeleiteten Schwangerenvorsorge gesprochen werden kann.

Gleiches gilt für die sogenannten **Hebammensprechstunden**, die vielerorts in den Krankenhäusern eingerichtet werden. Auch hier kann nicht von einer Eigenverantwortlichkeit gesprochen werden, wenn diese Hebammensprechstunden im Rahmen eines Angestelltenverhältnisses absolviert werden.

! Die Schwangerenvorsorge in der Klinik durch eine freiberufliche Hebamme stellt eine bedingt autonome Hebammentätigkeit dar.

Zu diesem Zweck mietet die Hebamme geeignete Räumlichkeiten in der Klinik an und ist nur durch einen Mietvertrag an das Haus gebunden. In den Räumen als hebammengeleitete Einheit führt sie **eigenverantwortlich** Vorsorgeuntersuchungen im Fall normal verlaufender Schwangerschaften, Beratungen, Hilfe bei Schwangerschaftsbeschwerden und Vorwehen sowie unterschiedliche Kurse rund um die Geburt durch.

14.4.1 Vorteile

Der Vorteil einer derartigen Allianz liegt zweifelsohne in den **Synergieeffekten**, die durch die Existenz einer hebammengeleiteten Einheit in einem Krankenhaus erreicht werden. Für die Schwangeren stellt sich die Bekanntmachung der Kooperation mit einer Hebammenpraxis im Haus, z. B. durch Hinweistafeln im Eingangsbereich der Klinik, als zusätzliches Angebot derselben dar. Die Hebammen hingegen erlangen einen größeren Bekanntheitsgrad, z. B. durch die Möglichkeit, Flyer der Praxis während verschiedener Informationsveranstaltungen des Krankenhauses zu verteilen.

Ein weiterer Vorteil ist der **geschützte Rahmen**, den eine Klinik sowohl für die Schwangere als auch für die Hebamme bieten kann, sofern beide mit der hebammengeleiteten Schwangerenvorsorge nicht vertraut sind. Geht die Schwangere in eine Klinik zur Vorsorge, empfindet sie es möglicherweise nicht als außergewöhnlich oder gar als ein Wagnis, wenn diese Vorsorge von einer Hebamme durchgeführt wird. Die Hebamme wiederum hat die Möglichkeit, sich auf ihre Weise der hebammengeleiteten Schwangerenvorsorge zu nähern. Sie kann z. B. bei besonderen Vereinbarungen mit der Klinikleitung auf das CTG-Gerät des Kreißsaals zurückgreifen, sofern sie dieses für sinnvoll erachtet.

Auch wenn die antepartale **Kardiotokographie** keine evidenzbasierte Maßnahme in der Schwangerenvorsorge darstellt, mögen viele Hebammen nicht zuletzt aus Gewohnheit und einem Sicherheitsbedürfnis auf ihren Einsatz nicht verzichten. Darüber hinaus ist die routinemäßige CTG-Kontrolle ab der 28. SSW mittlerweile gängige Praxis in vielen gynäkologischen Praxen geworden, obwohl der routinemäßige Einsatz der antepartalen Kardiotokographie in den Mutterschafts-Richtlinien ausgeschlossen wird. Frauen werden von ihrer Gynäkologin/ihrem Gynäkologen häufig dazu aufgefordert, sofern sie Schwangerenvorsorge bei einer Hebamme wahrnehmen wollen, diese zu fragen, ob sie auch über ein CTG-Gerät verfügt. So stellt sich für Hebammen, denen die hebammengeleitete Schwangerenvorsorge nicht vertraut ist, das CTG-Gerät als ein unverzichtbares Instrument dar.

Die Gelegenheit, jederzeit ein CTG in der Klinik schreiben zu können, erleichtert einer Hebamme möglicherweise den Schritt, in der Schwangerenvorsorge tätig zu werden. Auf diese Weise kann sie in diesem Tätigkeitsfeld Erfahrungen sammeln, die sie u. a. dazu ermutigen, auf eine antepartale Kardiotokographie gemäß den Mutterschafts-Richtlinien und den vorhandenen Evidenzen in der Schwangerenvorsorge gänzlich zu verzichten und sich so der hebammengeleiteten Schwangerenvorsorge zu nähern.

14.4.2 Nachteil

Der große Nachteil der hebammengeleiteten Schwangerenvorsorge in einer Klinik ist die grundsätzliche **Gefährdung der autonomen Hebammentätigkeit**. Jede Hebamme sollte sich die Bedeutung ihrer Autonomie auch in einem Krankenhaus, sofern sie hier auf freiberuflicher Basis tätig ist, vergegenwärtigen. Der regelmäßige Austausch mit freiberuflichen Kolleginnen, die ebenfalls die Schwangerenvorsorge als ihr Tätigkeitsfeld gewählt haben, in lokalen Qualitätszirkeln ist nicht zuletzt aus diesem Grund anzustreben.

14.4.3 Vertragliche Regelungen

Die Arbeit auf freiberuflicher Basis innerhalb einer hebammengeleiteten Einheit in einem Krankenhaus bedeutet nicht, dass es der Hebamme nicht möglich wäre, parallel an der jeweiligen Klinik auch angestellt zu sein. Eine derartige Mischform erfordert jedoch genaueste vertragliche Regelungen. Als Absicherung dieser Arbeitsstruktur lediglich Synergieeffekte sowohl für die Hebamme als auch für den Krankenhausträger anzuführen und auf entsprechende vertragliche Regelungen zu verzichten, konterkariert jedes Professionalisierungsbestreben in der Berufsgruppe der Hebammen.

! Generell ist auch aus haftungsrechtlichen Gründen jeder Hebamme anzuraten, auf ein Minimum an Verträgen zu bestehen.

Zu diesem **Minimum** zählen:

1. Kooperationsvertrag mit der Geschäftsführerin/dem Geschäftsführer der Einrichtung
2. Geschäftsraummietvertrag
3. Kooperationsvereinbarungen mit den in die geburtshilfliche Abteilung leitenden Ärztinnen/Ärzten

Erweiternd können hinzukommen:

1. Gesellschaftsvertrag (sofern es sich um ein Hebammenteam handelt)
2. Kooperationsvereinbarung mit den im Kreißsaal tätigen Hebammen
3. Kooperationsvereinbarung mit dem Pflegepersonal

! Jede Hebamme und jede Krankenhausdirektion kann die Verträge ihren Bedürfnissen entsprechend gestalten. Eine abschließende Prüfung der Verträge auf ihre Zweck- und Rechtmäßigkeit durch eine(n) erfahrene(n) Juristin/Juristen ist dabei sehr zu empfehlen.

Kooperationsvertrag mit der Einrichtung

Der Kooperationsvertrag beginnt, nachdem die Vertragsparteien namentlich genannt wurden, mit den Grundlagen des Vertrages (= Philosophie des Hauses) und einer Präambel, in der die **Aufgaben der Hebamme** innerhalb der angegliederten Hebammenpraxis sowie das Ziel des Vertrages festgehalten werden.

Des Weiteren müssen das Vertragsverhältnis (Mietvertrag als Basis, so dass der Status der Freiberuflichkeit untermauert wird), die Stellung der Hebamme (Freiberuflichkeit) sowie die Rechte und Pflichten aufgeführt werden. Dieser Teil des Vertrages ist genau zu formulieren und ggfs. in mehreren Sitzungen zu überarbeiten, damit von vorneherein weitestgehend potenzielle Interessenkonflikte ausgeschlossen werden.

Ist die Hebamme beispielsweise **gleichzeitig an dem jeweiligen Krankenhaus angestellt**, so können sich aus dieser Mischform arbeitsrechtliche Besonderheiten ergeben. Ein Beispiel: Eine Hebamme wird aufgrund einer Verletzung an einem Finger für die Kreißsaaltätigkeit arbeitsunfähig geschrieben. Ihr freiberuflicher Status und die Art der Arbeit erlauben es ihr jedoch, in ihrer Praxis z. B. als Kursleiterin tätig zu sein. Den Vertragspartnern sollten derartige Eigenheiten, die sich aus der Mischform Freiberuflichkeit/Angestelltenverhältnis ergeben können, vor Vertragsabschluss bewusst sein und sie sollten ggfs. entsprechende Vorgehensweisen vertraglich regeln.

Sofern die Hebamme zur sachgemäßen Durchführung ihrer Tätigkeit auf **Geräte und Materialien der Einrichtung** zurückgreift, ist ein **Nutzungsentgelt** vertraglich festzuhalten. Auch sollte festgehalten werden, wie die Vertretung bei einer Abwesenheit der Hebamme geregelt ist.

Haftungs- und Versicherungsschutz der Hebamme finden in dem Vertrag ebenso Erwähnung wie eine Entwicklungsklausel, in der festgelegt wird, wie im Falle des Ausscheidens eines Vertragspartners, z. B. durch Pensionierung, zu verfahren ist.

Abschließend werden Vertragsdauer, die Möglichkeit auf Änderung und Ergänzung des Vertrages sowie der Gerichtsstand festgehalten. Üblich ist es, am Ende eines Vertrages eine sogenannte **salvatorische Klausel** hinzuzufügen. Diese besagt lediglich, dass, sofern eine Bestimmung des Vertrages unwirksam sein sollte, die Rechtswirksamkeit des gesamten Vertrages hiervon unberührt bleibt.

Geschäftsraummietvertrag

Generell ist zu überdenken, ob ein Mietvertrag sich als separater Vertrag oder als Anhang der Kooperationsvereinbarung als sinnvoll erweist. Handelt es sich um **zwei einzelne Verträge**, besteht z. B. die Möglichkeit, dass ein Vertrag gekündigt wird, während der andere bestehen bleibt. Im anderen Fall wären bei einer Kündigung gleich beide Verträge betroffen.

Ein Geschäftsraummietvertrag bietet gegenüber einem privaten Mietvertrag gewisse Vorteile. So werden hier im Besonderen die Verwendung von **Außenreklame** (Praxisschild oder Anbringen eines Hinweisschildes über einen festgelegten Zeitraum bei der Verlegung der Praxis nach Beendigung des Mietverhältnisses) sowie der **Wettbewerbsschutz** geregelt. Letzterer betrifft die Verpflichtung des Vermieters, während der Mietzeit weder auf dem Mietgrundstück noch auf einem ihm gehörenden Nachbargrundstücke gewerbliche Räume an Mitbewerber der Mieterin zu vermieten.

Unabhängig davon, um welche Vertragsform es sich handelt, ist in dem Vertrag aufzuführen, dass die Verantwortlichkeit der **Instandhaltung der Zugangswege** zu den Mieträumen bei dem Vermieter liegt.

Zu empfehlen ist außerdem, das **Recht auf Untervermietung** in den Mietvertrag zu integrieren, so dass es der Hebamme möglich ist, z. B. im Erkrankungsfall oder zu Urlaubszeiten die Räumlichkeiten an eine Kollegin zu übergeben. So bleibt die Eigenverantwortlichkeit beider Hebammen gewahrt.

Nicht zuletzt auch um eine Handlungsfähigkeit der Hebamme gegenüber der Geschäftsführerin/dem Geschäftsführer der Einrichtung als Vertragspartner zu bewahren, werden mit dem Mietvertrag ein **Mietpreis** in angemessener Höhe sowie **Kündigungsmodalitäten** festgelegt.

Kooperationsvertrag mit den ärztlichen VertreterInnen

In einem Kooperationsvertrag mit den leitenden Ärztinnen/Ärzten der geburtshilflichen Abteilung einer Klinik wird eine konfliktfreie, **gleichberechtigte Zusammenarbeit** der Vertragspartner vereinbart.

! Eine Weisungsbefugnis der Ärztinnen/Ärzte im Fall einer normal verlaufenden Schwangerschaft besteht aufgrund des freiberuflichen Status der Hebamme nicht.

Das **Recht der Schwangeren auf Information** sowohl über die ärztliche wie auch über die hebammengeleitete Schwangerenvorsorge und damit die Pflicht der Vertragspartner, diese zur Verfügung zu stellen, findet hier ebenso Erwähnung wie der Respekt vor der Entscheidung der Schwangeren, welche Art der Betreuung sie für sich in Anspruch nehmen möchte. Dies gilt auch für die Betreuung einer Frau mit einem hohen Schwangerschaftsrisiko. Beide Vertragsparteien verpflichten sich außerdem zu einem **regelmäßigen Informationsaustausch**.

Handelt es sich bei den Ärztinnen/Ärzten um Belegärzte der Abteilung, wäre es denkbar, mit dem Kooperationsvertrag für die Schwangerenvorsorge ein **Betreuungsschema** zu vereinbaren. Bestimmte Vorsorgeuntersuchungen würden so von vorneherein der Hebamme vorbehalten. Doppeltermine sollten dabei generell vermieden werden.

! Das Recht der Schwangeren auf freie Arzt- und Hebammenwahl außerhalb einer Krankenhausbehandlung wird durch diese Form der Kooperation nicht eingeschränkt, sondern bleibt weiter garantiert.

Gesellschaftsvertrag

Mieten **mehrere Hebammen** Räumlichkeiten in einer Klinik an, so sollten diese mit einander einen Gesellschaftsvertrag abschließen. Hierbei muss zunächst eine Einigung über die Wirtschaftsform erfolgen (Praxisgemeinschaft oder Gemeinschaftspraxis). Darüber hinaus erfolgt eine Festsetzung der Gesellschaftsform (Partnerschaftsgesellschaft, Gesellschaft bürgerlichen Rechts o. Ä.). Wirtschafts- und Gesellschaftsform sollten neben dem Namen der Praxis in allen Verträgen aufgeführt sein, um so den miet- und haftungsrechtlichen Aspekt zu verdeutlichen.

Kooperationsvereinbarung mit den im Kreißsaal tätigen Hebammen

Für eine vertrauensvolle Zusammenarbeit wird in dieser Vereinbarung vor allem die Verpflichtung zu einem **regelmäßigen Informationsaustausch** festgelegt. Hierzu zählt auch, dass bei Neuanstellungen noch innerhalb der Probezeit Räumlichkeiten und Organisationsabläufe sowohl der Hebammenpraxis als auch des Kreißsaales vorgestellt werden. Darüber hinaus können hier individuelle Absprachen getroffen werden, z. B. das Vorgehen im Erkrankungsfall.

Kooperationsvereinbarung mit dem Pflegepersonal

Da davon auszugehen ist, dass vielen Pflegekräften der Status der Hebamme innerhalb der angegliederten Hebammenpraxis unbekannt ist, wird dieser in der Vereinbarung noch einmal explizit erwähnt mit dem besonderen Hinweis darauf, dass **stationär aufgenommene Schwangere** keine Vorsorgeuntersuchungen in der Hebammenpraxis vornehmen lassen können. Auch im Fall einer Kooperationsvereinbarung mit dem Pflegepersonal können darüber hinaus weitere individuelle Absprachen getroffen werden.

Die beiden letztgenannten Kooperationsvereinbarungen sollten in ihrer Bedeutung nicht unterschätzt werden, steigern sie doch bei einer hohen Fluktuation unter dem Personal die Chance der Beständigkeit der hebammengeleiteten Einheit in einer Klinik und damit die der Schwangerenvorsorge durch Hebammen.

14.5 Literatur

[1] Das Fünfte Buch Sozialgesetzbuch – Gesetzliche Krankenversicherung – (Artikel 1 des Gesetzes vom 20. Dezember 1988, BGBl. I S. 2477, 2482), das durch Artikel 3 des Gesetzes vom 7. August 2013 (BGBl. I S. 3108) geändert worden ist

[2] Usinger W (Hrsg.) (2009). Der neue EBM. Korrekte Abrechnung und spezielle Möglichkeiten zur Privatliquidation nach GoÄ und IGeL. Bd. 1 + 2. Mercking: Forum GesundheitsMedien

[3] Mutterschafts-Richtlinien, Richtlinien des Bundesausschusses der Ärzte und Krankenkassen über die ärztliche Betreuung während der Schwangerschaft und nach der Entbindung, in der Fassung vom 10. Dezember 1985 (veröffentlicht im Bundesanzeiger Nr. 60a vom 27. März 1986), zuletzt geändert am 18. Juli 2013 (veröffentlicht im Bundesanzeiger AT 19.09.2013 B2, in Kraft getreten am 20. September 2013)

[4] Schäfers R (2003). Hebammengeleitete Schwangerenvorsorge im Krankenhaus. In: Hebammenforum 3:158–160

[5] Internetadressen: www.frankfurt-main.ihk.de/recht/mustervertrag/ihk/index.html

15 Ausstattung, Räume und Hilfsmittel

Regine Knobloch, Denize Krauspenhaar

15.1 Ausstattung

Die Bedürfnisse der Frauen sind verschieden. Manche Frauen, die kleine Kinder haben, sind froh, einmal in Ruhe ohne Kinder aus dem Haus zu gehen und in der **Praxis der Hebamme** Zeit für sich selbst und das neue Baby zu haben. Manche Frauen wollen auch nicht zu viel Einblick in ihre Wohnung (und damit in ihre Privatsphäre +) bieten, sie fühlen sich auf neutralem Boden in der Hebammenpraxis wohler. Für einen Erstkontakt bietet die Hebammenpraxis eine unverbindliche Möglichkeit des Kennenlernens und Beschnupperns.

Andere Frauen mit kleinen Kindern oder körperlichen Beschwerden schätzen das Nicht-aus-dem-Haus-Müssen und empfinden es als große Erleichterung, wenn die Hebamme zu ihnen nach Hause kommt. Eine **Betreuung in der Wohnung der Frau** ist für die Hebamme in der Regel mit mehr Aufwand verbunden: Sie muss sich, bevor sie morgens aus dem Haus geht, sehr genau überlegen, welche Ausrüstung sie an diesem Tag mitnehmen muss, sie muss Fahrzeiten einkalkulieren und sich mehrmals auf eine neue Umgebung einstellen. Diese Form bietet aber andererseits Hebammen, denen – aus welchen Gründen auch immer – keine Praxisräume zur Verfügung stehen, ebenfalls die Möglichkeit, ihr Tätigkeitsspektrum um die Schwangerenvorsorge zu erweitern.

! Die Schwangerenvorsorge lässt sich ohne großes Equipment gestalten. Ein eigener Praxisraum ist nicht unbedingt erforderlich. Alles was für die Vorsorge notwendig ist, passt unkompliziert in die Hebammentasche.

Die Minimalausrüstung besteht aus:

- Dopton (Holzhörrohr)
- Blutdruckmessgerät
- Urin-Teststreifen
- Maßband
- Untersuchungshandschuhen
- Stauschlauch
- Labormaterial
- Gravidarium
- Dokumentationspapieren.

Praktisch sind **Sets für bestimmte Tätigkeiten**, z. B. für eine Blutentnahme: Blutröhrchen, Aufkleber für Blutröhrchen, Monovetten, Alkoholpads, Pflaster, Stauschlauch, Laborüberweisungsschein.

15.2 Praxisräume

Für die Räume einer Hebammenpraxis gibt es bisher **keine definierten Vorschriften** wie etwa für eine Physiotherapie- oder Logopädie-Praxis.

Vor der Unterzeichnung eines Mietvertrags oder der Planung mit Eigentum ist jedoch die **Kontaktaufnahme mit den zuständigen Behörden** unbedingt erforderlich.

Info
Einheitliche Behördennummer 115
Nähere Informationen unter www.115.de

Die Aufnahme einer Hebammenpraxis ist dem zuständigen **Gesundheitsamt** anzuzeigen. Das Gesundheitsamt kann einen Besichtigungstermin vereinbaren und Auflagen erteilen (etwa Hygienevorschriften). Manche Gesundheitsämter nehmen die Meldung der Praxiseröffnung nur zur Kenntnis.

! Die Praxiseröffnung bedarf keiner Genehmigung oder formalen Bestätigung.

Wenn die **Praxis in einem reinen Wohngebiet** eröffnet werden soll, muss die örtliche Baubehörde davon in Kenntnis gesetzt werden. Die Baubehörde hat die Aufgabe, darüber zu wachen, dass der Charakter des Gebietes nicht verändert wird, wenn es als reines Wohngebiet ausgewiesen ist.

Möglicherweise werden Auflagen gemacht, Parkplätze zur Verfügung zu stellen.

Außerdem empfiehlt sich für Sicherheitsvorkehrungen und Arbeitsschutzmaßnahmen die Kontaktaufnahme zum **Gewerbeaufsichtsamt**, insbesondere für die Planung von Bauvorhaben.

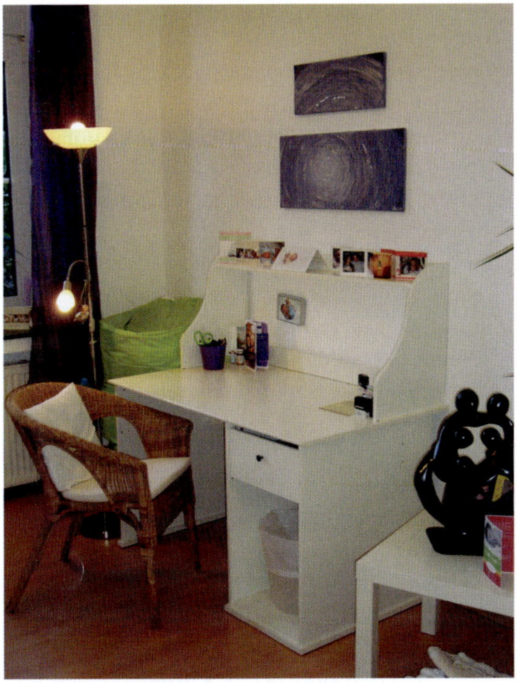

▶ **Abb. 15.1** Beispiel für die Gestaltung von Räumen in der Hebammenpraxis.

Idealerweise ist eine Hebammenpraxis auch mit öffentlichen Verkehrsmitteln gut erreichbar. Möglichst im Erdgeschoss gelegen oder mit Fahrstuhl erreichbar, erleichtert es Hochschwangeren oder Frauen mit vorzeitigen Wehen den Zugang, wenn ihnen keine Treppen zugemutet werden.

Neben dem eigentlichen Sprechzimmer sollte es einen **Warteraum** oder eine Wartezone geben mit mindestens zwei Stühlen (für die Schwangere und eine Begleitperson).

Der **Büroraum** kann gleichzeitig der Aufenthaltsraum für die Hebamme sein mit der Gelegenheit, ein warmes Getränk zubereiten zu können.

Wenn Kurse abgehalten werden sollen, braucht man außerdem einen **Gruppenraum**.

Zwei **Toiletten** sollten vorhanden sein, eine für Besucher, eine für das Personal. Eine Vorschrift für Hebammenpraxen gibt es jedoch nicht.

Die **Medizinprodukte-Betreiberverordnung** (MPBetreibV) ist zu beachten. Sie gilt für Geräte wie CTG, Babywaage und Blutdruckgerät [4].

▶ **Abb. 15.1** und ▶ **Abb. 15.2** zeigen Beispiele aus Hebammenpraxen.

Die **Checkliste** zur Einrichtung der Praxisräume ▶ **Abb. 15.3** erleichtert die Planung.

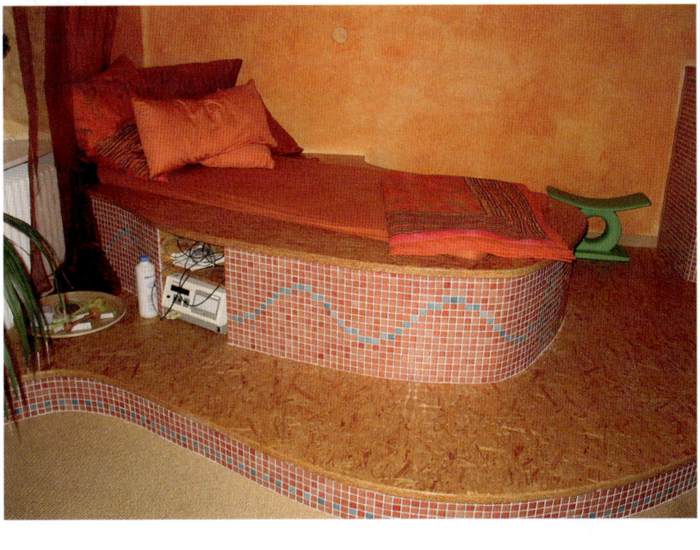

▶ **Abb. 15.2** Beispiel für die Gestaltung von Räumen in der Hebammenpraxis.

15.3

Bezugsadressen

15.3.1 Ausstattung

Bei den aufgeführten Adressen bekommt man (fast) alles, was eine Hebamme zur Durchführung der Schwangerenvorsorge als Ausstattung benötigt, einschließlich des CTG-Gerätes. (Man kann auch nach gebrauchten CTG-Geräten fragen!)

- Rikepa Demo, www.rikepademo.de
- Gottlob Kurz, www.gottlob-kurz.de
- Medelo, www.medelo.de
- o.k. Medicalteam, www.okmedical-team.de

Stirnlampen sind im Wanderbedarf erhältlich.

Informationen zur **Arbeitssicherheit** gibt es bei der BGW-Berufsgenossenschaft für Gesundheitsdienst und Wohlfahrtspflege unter www.bgw-online.de (z. B. Hautschutz- und Hygieneplan für Hebammen; Elektrische Geräte und Anlagen).

15.3.2 Broschüren und Faltblätter

BZgA – Bundeszentrale für gesundheitliche Aufklärung
51101 Köln
www.bzga.de und
poststelle@bzga.de

- Informationsmaterial für Schwangere nach einem auffälligem Befund in der Pränataldiagnostik
- Sichergehn – Verhüten für sie und ihn
- Rauchfrei in der Schwangerschaft – Ich bekomme ein Baby – Ratgeber für Schwangere und ihre Partner
- Rundum – Schwangerschaft und Geburt
- Ich bin dabei! – Vater werden
- Eltern sein – Die erste Zeit zu dritt
- Mutterpasshüllen
- Datenschutz bei frühen Hilfen

Deutscher Hebammenverband e. V.
Postfach 1724, 76006 Karlsruhe
Tel. 0721 9 81 89-0
www.hebammenverband.de
und info@hebammenverband.de
Bestellbar über den Shop:

- Die Arbeit der Hebamme (in Deutsch, Türkisch, Griechisch, Englisch, Französisch, Polnisch, Spanisch, Portugiesisch)
- Die Arbeit der Familienhebamme (in Deutsch)
- Mutterpässe
- Gravidarium
- Kaiserschnitt: Ja! Nein! Vielleicht!
- Poster Gebärhaltungen und Schwangerschaftsgymnastik

Zum Download:

- Empfehlung zum Vorgehen bei Terminüberschreitung
- Ernährung in der Schwangerschaft – Handlungsempfehlungen kompakt
- Empfehlungen für die traumasensible Begleitung durch Hebammen
- Empfehlungen zur Schwangerenvorsorge durch Hebammen
- Empfehlungen zur Stillbegleitung durch Hebammen
- Konzept Qualität in der Freiberuflichkeit
- Zeugnis über den mutmaßlichen Tag der Geburt
- Gemeinsame Vorsorge durch Hebamme und Gynäkologin

Elwin Staude Verlag
www.staudeverlag.de
Eltern-Infos u. a. zu den Themen

- Schwangerenvorsorge
- Wahl des Geburtsortes
- Schwangerschaft
- Gesunde Ernährung in der Schwangerschaft und Stillzeit
- Kindliche Herztöne – was sie uns sagen
- Informiert entscheiden

Bundesministerium für Familie, Senioren, Frauen und Jugend
www. bmfsfj.de, Service-Telefon 030 201 79 130
Bundeseinheitliche Behördennummer 115
Publikationen:

- Leitfaden zum Mutterschutz
- Elterngeld und Elternzeit
- Merkblatt Kindergeld (Arbeitsagentur)
- Merkblatt Kinderzuschlag (Arbeitsagentur)
- Bundesstiftung Mutter und Kind
- Früher beruflicher Wiedereinstieg in den Beruf
- Alleinerziehend – Tipps und Informationen (VAMV)

Nationales Zentrum Frühe Hilfen
www.nzfh.de – Familienhebammen

15.3.3 Literatur und Links

[1] Deutscher Hebammenverband. Praxisbuch für Hebammen: Erfolgreich freiberuflich arbeiten. Stuttgart: Hippokrates; 2011

[2] Appuhn P, Bothner F. Die eigene Praxis. Handbuch für selbständige Physiotherapeuten, Logopäden, Ergotherapeuten. 6. Aufl. Berlin: physio.de Informationsdienste; 2011

[3] Just S. Geburtshäuser und Hebammenpraxen. Ein Bildband. Hannover: Staude; 2007

[4] Verordnung über das Errichten, Betreiben und Anwenden von Medizinprodukten (Medizinprodukte-Betreiberverordnung – MPBetreibV). Download unter www.gesetze-im-internet.de/bundesrecht/mpbetreibv/gesamt.pdf

Checkliste

Checkliste: Einrichtung der Praxisräume

Räume

- ☐ Lage der Räume, Erreichbarkeit?
- ☐ In welchem Zustand sind die Räume? Welche Investitionen in eine Renovierung werden nötig? Sind Umbaumaßnahmen erforderlich?
- ☐ Ist eine gewerbliche Nutzung der Räume erlaubt?
- ☐ Wer schließt den Mietvertrag ab (z.B. die Hebamme allein, gemeinsam als GbR oder PartnerschG)?
- ☐ Telefonanschluss/Telefonanlage/Anrufbeantworter/mobiles Telefon
- ☐ Installationen/elektrische Leitungen/Heizung/Sanitäre Einrichtungen/Bodenbelag
- ☐ Praxisschild
- ☐ Werbung

Wartezone

- ☐ Garderobe
- ☐ Mindestens 2 Stühle
- ☐ Regal für Faltblätter/Zeitungen/Infomaterial
- ☐ Kinderstühlchen/-tisch
- ☐ Bilderbücher/Spielmaterialien
- ☐ Pinnwand
- ☐ Papierkorb
- ☐ Lampe
- ☐ Evtl. Dekoration

Aufenthaltsraum der Hebamme

- ☐ Kühlschrank
- ☐ Zubereitungsmöglichkeit von warmen Getränken (Wasserkocher)
- ☐ Tisch
- ☐ Stühle

Büro

- ☐ Schreibtisch
- ☐ Schreibtischstuhl
- ☐ Computer
- ☐ Abschließbares Fach oder abschließbarer Schrank für Dokumentationsunterlagen und Medikamente
- ☐ Dokumentationsunterlagen
- ☐ Mutterpässe
- ☐ Telefon mit Anrufbeantworter
- ☐ Papierkorb
- ☐ Lampe

▸

▸ **Abb. 15.3** Checkliste: Einrichtung der Praxisräume, Teil 1.

Checkliste

- ☐ Pinnwand
- ☐ Briefpapier/Umschläge/Briefmarken
- ☐ Schreibstifte
- ☐ Schere/Locher/Hefter/Klebstreifen/Büroklammern
- ☐ Adressenregister
- ☐ Ordner
- ☐ Stempel
- ☐ Materialien zum Auslegen, z.B. Information über Mutterschutzgesetz, Erziehungsgeld, Raucherprävention, Pränataldiagnostik, Stillen

Küche/Küchenzeile

- ☐ Kühlschrank
- ☐ Kochgelegenheit für das Zubereiten warmer Getränke
- ☐ Waschbecken
- ☐ Geschirr/Besteck
- ☐ Geschirrhandtücher
- ☐ Lampe
- ☐ Abfalleimer

Bad

- ☐ Einmalhandtücher/Einmalhandtuchhalter
- ☐ Seifenspender/Flüssigseife
- ☐ Händedesinfektion
- ☐ Abfalleimer mit Deckel
- ☐ Toilettenpapier
- ☐ Becher zum Sammeln von Urin
- ☐ Wickelgelegenheit für mitgebrachte Kleinkinder
- ☐ Anleitung zur richtigen Händedesinfektion

Untersuchungsraum

- ☐ Liege, Sofa oder Bett
- ☐ Lagerungskissen
- ☐ Dopton, Hörrohr, evtl. CTG, Kontaktgel für Dopton und CTG (für das Dopton kann als Kontaktgel auch ein Gleitgel benutzt werden)
- ☐ Tisch und Stühle oder andere Sitzgelegenheit, evtl. Sitzball
- ☐ Ablagemöglichkeit für Instrumente/Materialien
- ☐ Schrank zur Aufbewahrung von Instrumenten
- ☐ Blutdruckmessgerät/Stethoskop; beim Blutdruckmessgerät soll alle 2 Jahre eine messtechnische Kontrolle durchgeführt werden (z. B. beim Eichamt)
- ☐ Gravidarium, um das Schwangerschaftsalter zu bestimmen
- ☐ Stauschlauch

►

► **Abb. 15.4** Checkliste: Einrichtung der Praxisräume, Teil 2.

Checkliste

- ☐ Labormaterialien (Hautdesinfektionsmittel, Monovetten, Monovettenkanülen, Aufkleber zum Beschriften der Blutröhrchen; Gefäße für Urin, wenn Sediment bestimmt oder auf Chlamydien untersucht werden soll; evtl. Abstrichmaterialien, Zellstoffkompressen, hypoallergenes Pflaster, Überweisungscheine fürs Labor)
- ☐ Sicherheitscontainer für den Abwurf von Kanülen, Lanzetten, Ampullen, Akupunkturnadeln Einmalhandschuhe zur Arbeitshygiene bei Blutentnahmen und der vaginalen Untersuchung der Schwangeren, unsteril und steril
- ☐ pH-Indikatorstreifen (Laborbedarf, über die Apotheke zu beziehen, ist wesentlich günstiger als vorgefertigte Handschuhe mit pH-Indikator)
- ☐ Thermometer mit Schutzhüllen
- ☐ Handtücher/Decken
- ☐ Handspiegel und Taschenlampe, um mit der Frau zusammen den Vulvabereich anschauen zu können (z. B. eine alte Dammnaht, Vulvavarizen oder um die Kontraktionsfähigkeit des Beckenbodens zu beobachten)
- ☐ evtl. (Einmal-)Spekula
- ☐ evtl. Stirnlampe für gezieltes Licht für die Darstellung der Portio
- ☐ evtl. Paravent, um der Frau auf der Untersuchungsliege oder beim Umziehen einen Sichtschutz bieten zu können
- ☐ Geeichte Personenwaage zur Ermittlung des Gewichts der Schwangeren
- ☐ Schwangerschaftstest zur Bestimmung von HCG im Urin
- ☐ Maßband zur Messung des Symphysen-Fundus-Abstandes und evtl. des Bauchumfangs der Schwangeren
- ☐ Urinteststäbchen zur Bestimmung von Eiweiß und Zucker im Urin
- ☐ Lackmuspapier oder Bromthymollösung (Bromthymol blau 50 mg + Ethanol abs. 20 + Aq. bidest. ad 100,0) zur Bestimmung von Fruchtwasserabgang.

▸ **Abb. 15.5** Checkliste: Einrichtung der Praxisräume, Teil 3.

16 Dokumentation

Regine Knobloch

16.1 Dokumentationspflicht

Die Notwendigkeit der Dokumentation ergibt sich aus den Hebammen-Berufsordnungen der Bundesländer bzw. den Landes-Hebammengesetzen, dem Rahmenvertrag über die Versorgung mit Hebammenhilfe nach § 134 a SGB V und dem Patientenrechtegesetz.

In den **Berufsordnungen** der Bundesländer bzw. den Landes-Hebammengesetzen wird bestimmt, dass die Hebamme ihre Feststellungen zu dokumentieren habe. Ihnen liegt der Gedanke der Qualitätssicherstellung und des Qualitätsmanagements zugrunde.

Was und wie dokumentiert werden soll, ist in den Berufsordnungen eher allgemein festgehalten. Das Niedersächsische Hebammengesetz (NHebG) aus dem Jahr 2004 regelt hierzu:

§ Niedersächsisches Hebammengesetz § 5 Aufzeichnungen:

Hebammen haben über

1. die von ihnen getroffenen Feststellungen zum Vorliegen und zum Verlauf einer Schwangerschaft, zum Verlauf einer Geburt, zum Gesundheitszustand der Schwangeren, der Gebärenden, der Mutter und des Neugeborenen,
2. die Behandlung, Pflege und Betreuung der Schwangeren, der Gebärenden, der Mutter und des Neugeborenen,
3. die von ihnen verabreichten Arzneimittel und
4. den wesentlichen Inhalt der von ihnen geleisteten Aufklärung Aufzeichnungen zu fertigen.

Im Jahr 2013 ist das **Patientenrechtegesetz** im Bürgerlichen Gesetzbuch (§§ 630 a-h BGB) in Kraft getreten. Dieses Gesetz regelt jetzt, was im Laufe der Jahre bereits durch Rechtsprechung Gültigkeit hatte. Durch das Patientenrechtegesetz soll Augenhöhe mit den Behandlern hergestellt werden.

Nach **§ 630 f** ist der Behandelnde **zur Dokumentation verpflichtet**:

- in unmittelbarem zeitlichen Zusammenhang (also nicht erst nach der Rückkehr nach Hause, sondern während des Kontaktes mit der Frau)
- in Papierform oder elektronisch (bisher hat sich die elektronische Dokumentation wie bei Ärzten noch nicht durchgesetzt)
- Berichtigungen oder Änderungen müssen erkennbar bleiben (auf Papier durch einfache Streichungen ohne Überklebungen o. Ä.)
- Anamnese, (Hebammen-)Diagnosen, Untersuchungen und deren Ergebnis, Befunde, Therapien und ihre Wirkung, Maßnahmen und deren Ergebnis
- Aufklärung und Einwilligung (z. B. bei Akupunktur, außerklinischer Geburt)
- Aufbewahrung der Dokumente 10 Jahre (sofern die Berufsordnung nicht etwas anderes vorgibt)

Die **Aufbewahrungsfrist** ist in den Berufsordnungen der Länder geregelt. Sie hat Vorrang vor dem Patientenrechtegesetz. In der Regel sind 10 Jahre vorgeschrieben, vereinzelt jedoch auch 30 Jahre. Davon unabhängig kann die Haftungsfrist wegen eines Behandlungsfehlers erst nach 30 Jahren verjähren, weshalb eine Aufbewahrung von 30 Jahren empfohlen wird [10].

Die Dokumentation ist so aufzubewahren, dass Unbefugte keinen Zugriff auf die Unterlagen der Betreuten haben.

In einer Hebammenpraxis sollten die Unterlagen in einem **abschließbaren Schrank** untergebracht werden.

Akten, die langfristig aufbewahrt werden, sollte die Hebamme so lagern, dass sie vor unbefugtem Zugriff und Zerstörung (z. B. durch Feuchtigkeit oder Kleinkinder) sicher sind.

Eine **elektronische Dokumentation** und ihre Archivierung müssen hohe technische Anforderungen erfüllen, um vor Gericht eine Beweissicherung zu gewährleisten. Diese Anforderungen sind heute bei der Dokumentation der freiberuflichen Hebammen noch nicht erfüllt [12].

Die Dokumentation erfüllt **5 Funktionen**:

- Sie ist ein Arbeitsmittel im Sinne einer Gedächtnisstütze.
- Sie macht Hebammenarbeit sichtbar.
- Sie dient der Herstellung bzw. Verbesserung der Information, Kommunikation und Kooperation und ist somit ein wesentlicher Bestandteil der Qualitätssicherung.
- Sie dient der Beweissicherung bei Schadensfällen.
- Sie erleichtert die Abrechnung und ist ein Nachweis der Abrechnungsfähigkeit der erbrachten Leistung.

16.2 Information, Einwilligung und Aufklärung in der Dokumentation

Im **§ 630 c BGB** Mitwirkung der Vertragsparteien; Informationspflichten wird (übertragen auf das Verhältnis von Hebamme und Frau) festgeschrieben, dass

- die Hebamme und die Schwangere zusammenwirken sollen
- der Frau in verständlicher Weise eine Maßnahme oder Behandlung und im Verlauf die voraussichtliche gesundheitliche Entwicklung erklärt werden muss (Sicherungsaufklärung)
- vor Betreuungsbeginn die Frau darüber in Textform [13] informiert werden muss, wenn Kosten entstehen, die von der Frau selbst getragen werden müssen.

Die **Sicherungsaufklärung** hat zum Ziel, der Frau zu erklären, was sie in nächster Zeit erwartet und wann sie sich an einen Arzt oder eine Klinik wenden soll. Themen könnten u. a. Möglichkeiten des Geburtsbeginns oder das Verhalten bei vorzeitigen Wehen sein.

Fallbeispiel
Mögliche Dokumentation
„Möglichkeiten des Geburtsbeginns besprochen (Wehen, Blasensprung, FW-Farbe, Schleimabgang), achten auf Blutung, Kindsbewegungen und Befinden, bei jeglicher Unsicherheit Anruf in der Klinik."

Die Dokumentation kann vereinfacht werden. Bei **typischen Beratungsthemen** wie „Ernährung in der Schwangerschaft bei Gestationsdiabetes", „Vorgehen bei Überschreiten des errechneten Termins", „SIDS-Prophylaxe", „Stillvorbereitung" oder den „Möglichkeiten des Geburtsbeginns" können Standards (bzw. Arbeitsanleitungen) in einem Qualitätsmanagementhandbuch hinterlegt werden, so dass in der Dokumentation darauf verwiesen werden kann.

! Abweichungen vom Standard müssen jedoch extra beschrieben werden.

In unserem Fallbeispiel könnte da auch stehen: „Möglichkeiten des Geburtsbeginns besprochen nach Standard. Wg. Ängsten auf Kontaktaufnahme mit Klinik besonders hingewiesen."

Abkürzungen sollten in einem Abkürzungsverzeichnis im Qualitätshandbuch hinterlegt werden, damit auch noch nach Jahren nachvollziehbar bleibt, was damit gemeint war.

Um die Frau **über Kosten zu informieren**, die nicht von den Krankenkassen übernommen werden, eignet sich am besten der **Behandlungsvertrag** (s. Kap. 17).

In den **§§ 630 d und e** geht es um die **Einwilligung** und die **Aufklärungspflichten**.

! Vor der Durchführung einer medizinischen Maßnahme, insbesondere wenn sie einen Eingriff in den Körper oder die Gesundheit darstellt, ist die Hebamme verpflichtet, die Einwilligung der Frau einzuholen.

Eine Einwilligung ist z. B. bei einer **außerklinischen Geburt** und bei einer Behandlung mit **Akupunktur** erforderlich. Eine Unterschrift der Frau ist zwar nicht erforderlich, jedoch aus Beweisgründen sinnvoll.

- Bevor die Frau einwilligen kann, muss sie zunächst über sämtliche Umstände im Hinblick auf die Diagnose und Betreuung bzw. Behandlung und über deren Dringlichkeit aufgeklärt werden (**Risikoaufklärung**).
- Die Aufklärung erfolgt mündlich, ergänzend kann jedoch auch ein Informationsblatt verwendet werden.
- Wenn die Frau im Zusammenhang mit der Einwilligung und Aufklärung einen Text unter-

schrieben hat, muss ihr eine Kopie davon angefertigt werden.
- Bei der Aufklärung ist auch auf Alternativen zur Maßnahme hinzuweisen, wenn mehrere medizinisch gleichermaßen indizierte und übliche Methoden zu wesentlich unterschiedlichen Belastungen und Risiken führen können.

Die Aufklärung muss sich danach orientieren, ob die Frau ihren Wunsch nach einer anderen Betreuung als nach dem allgemein üblichen Standard aufrechterhalten würde, wenn sie über alle Umstände, insbesondere die medizinischen Risiken, aufgeklärt ist. Nur wenn die Frau weiß, welche Möglichkeiten und Konsequenzen sich aus dem jeweiligen Handeln ergeben, kann sie eine Entscheidung treffen, die für sie persönlich richtig ist.

Fallbeispiel

Terminüberschreitung

Eine Schwangere ist am Termin. Die Hebamme spricht über die weitere Vorgehensweise mit ihr. Dazu gehören Informationen über die übliche Vorgehensweise in der Klinik wie Ultraschallkontrolle und Einleitung bei ET + 7, die Empfehlungen der ärztlichen Leitlinien und die Empfehlungen des DHV. Außerdem erfragt sie, welche Wünsche die Schwangere hat und welches Infomaterial der Frau ausgehändigt wurde, z. B. das Merkblatt „Wenn die Geburt des Babys auf sich warten lässt".

Mögliche Dokumentation

„39 + 6 SSW, Gespräch über Vorgehen bei Überschreiten des ET nach AA, Frau ist guter Dinge, wurde selbst 12 Tage nach dem ET geboren ohne Einleitung."

Die Hebamme hat das **Selbstbestimmungsrecht der Frau** zu achten. Vor jeder Handlung bedarf es der Einwilligung der Frau. Dies betrifft nicht nur therapeutische Maßnahmen wie Fußreflexzonenmassage, die Gabe von homöopathischen Mitteln oder Akupunktur, sondern auch **jede an der Frau ausgeführte Handlung** wie das Abtasten des Bauches, eine vaginale Untersuchung oder eine Blutentnahme.

Um eine **informierte Zustimmung** („Informed Consent") zu erhalten, müssen folgende Punkte besprochen werden:
- Welche Maßnahme soll durchgeführt werden?
- Welche Frage soll damit beantwortet werden?
- Was kann bei der Durchführung der Maßnahme geschehen, birgt sie ein Risiko in sich?
- Was kann diese Maßnahme nicht?
- Welche Aussagekraft hat diese Maßnahme?
- Können weitere Maßnahmen notwendig werden?
- Welche Alternativen gibt es dazu?
- Weiteres Vorgehen nach der Maßnahme.

16.3 Mutterschaftsrichtlinien, Leitlinien, Empfehlungen

Der Gemeinsame Bundesausschuss als oberstes Beschlussgremium der Ärzte und Krankenkassen hat die Inhalte der Schwangerschaftsvorsorge durch Ärzte in den Mutterschaftsrichtlinien festgelegt.

Der **Deutsche Hebammenverband** (DHV e. V.) hat 2004 Empfehlungen für die Schwangerenvorsorge durch Hebammen und 2011 die Empfehlungen zum Vorgehen bei Terminüberschreitung erstellt. Darüber hinaus wurden Stellungnahmen, Empfehlungen und Leitlinien von den Fachverbänden herausgegeben (z. B. zur Anwendung des CTGs, zum Vorgehen beim vorzeitigen Blasensprung oder Stellungnahme zum Screening auf asymptomatische Bakteriurie).

! Die Mutterschaftsrichtlinien und die Empfehlungen und Leitlinien der Berufs- und Fachverbände werden in Schadensfällen zur Beurteilung der erforderlichen Sorgfalt herangezogen.

Wenn die Hebamme bestimmte Untersuchungen nicht durchführt, die in den Mutterschaftsrichtlinien festgelegt sind oder von den Fach- oder Berufsverbänden empfohlen werden, muss sie die Frau darüber informieren und begründen, warum sie auf diese Untersuchung verzichtet, bzw. an einen Arzt verweisen.

Der **umgekehrte Fall** wird sicher häufiger vorkommen, nämlich dass die Frau sagt, sie möchte eine bestimmte Untersuchung nicht. Hier hat die Hebamme die Aufgabe, sie über die Konsequenzen aufzuklären, damit die Frau noch einmal abwägen kann, ob sie auf diese Untersuchung tatsächlich verzichten will. Diese Beratung und die Entscheidung der Frau müssen dokumentiert werden.

16.4
Dokumentation im Mutterpass

Der Mutterpass spiegelt den ärztlichen Blickwinkel der Mutterschaftsrichtlinien wider. Im Mutterpass werden der **Verlauf der Schwangerschaft** und **besondere Befunde** dokumentiert. Seit Mitte der 1980er Jahre liegt das Schwergewicht des Mutterpasses auf Ultraschall-Untersuchungen. Mit 5 Seiten (von 16 pro Schwangerschaft) im Mutterpass nimmt die Dokumentation der Ultraschallbefunde einen breiten Raum ein. Für die Zukunft ist die aktive Mitgestaltung der Schwangerenbetreuung durch die Hebammen auch bei der Neuentwicklung des Mutterpasses und der Neuformulierung der Mutterschaftsrichtlinien wünschenswert und unumgänglich.

Wenn die Schwangere den Mutterpass ausgehändigt bekommt, wird mit ihr über den **Befundkatalog** des Mutterpasses gesprochen werden. Nach den anzukreuzenden Möglichkeiten im Mutterpass haben bis zu 80% aller deutschen Schwangeren „Befunde". Im Gespräch mit der Frau kann die Hebamme erklären, welche Befunde hier welche konkreten Auswirkungen auf die Schwangerschaft bzw. die Geburt haben können.

! Jede Fachkraft, die eine Vorsorgeuntersuchung durchführt, hat diese auch im Mutterpass zu dokumentieren.

Bei einer **gemeinsamen Betreuung von Hebamme und Arzt** trägt jeder die von ihm durchgeführte Untersuchung ein und versieht sie mit seinem Namenskürzel. Auf der ersten Innenseite des Mutterpasses finden sich Stempel von allen Fachkräften, die die Schwangerenvorsorge durchführen.

Werden **mehr als 14 Untersuchungen** durchgeführt (z.B. beim Überschreiten des Geburtstermins), wird sinnvollerweise ein zusätzliches Blatt des Gravidogramms eingelegt. Möglich ist, aus einem neuen Mutterpass eine Reihe von Untersuchungsterminen auszuschneiden und an den unteren Rand zu kleben und nach innen umzuschlagen oder das gesamte neue Gravidogramm einzulegen und am rechten oberen Rand festzutackern. Weitere Untersuchungen auf irgendeiner anderen Seite in den Mutterpass einzutragen, ist wegen der fehlenden Übersichtlichkeit nicht sinnvoll. Es muss erkennbar sein, wer was wann wie und warum getan hat.

Auch ein außenstehender Dritter soll erkennen können, welche Maßnahmen vorgenommen wurden. Das bedeutet, dass Eintragungen **aus sich heraus verständlich** sein müssen. So verbietet es sich z.B., einen Eintrag unter „Kardiotokographische Befunde" vorzunehmen, wenn lediglich die Herztöne abgehört wurden.

Praxistipp
Der Mutterpass kann über die Berufsverbände der Hebammen kostenlos bzw. gegen Portoersatz bezogen werden.

16.5
Eigene Dokumentation

Bei einer Vorsorgeuntersuchung wird **doppelt dokumentiert**. Die Untersuchungsergebnisse werden sowohl in den Mutterpass (► **Abb. 16.1**) eingetragen als auch in die eigenen Dokumentationsformulare. Hilfreich sind solche Dokumentationssysteme, in denen ein Gravidogramm wie im Mutterpass vorgegeben ist.

Beispiele für Dokumentationssysteme:

- Für die **Karteikarte von Weleda** gibt es ein DIN-A4-Einlageblatt für die Schwangerenvorsorge mit Gravidarium und den SFA-Werten nach Westin und Hakansson. In der Karte selbst gibt es viel Platz für die Anamnese. Für die sonstige Betreuung in der Schwangerschaft kann ein weiteres Formularblatt heruntergeladen werden.
- Die **Karteikarte des Staudeverlags** bietet ein übersichtliches Gravidogramm. Reichlich Platz zum Eintragen des Verlaufs gibt es auf einem Einlageblatt für die Schwangerschaft.
- Das Gravidogramm auf der **Karteikarte des DHV** ist ähnlich gestaltet. Zusätzlich ist auf der Karte Platz vorgesehen für die gesamte Betreuung in der Schwangerschaft (► **Abb. 16.2**).
- **Formularblätter** für die Schwangerenbetreuung gibt es von Abrechnungsfirmen wie HebRech®.

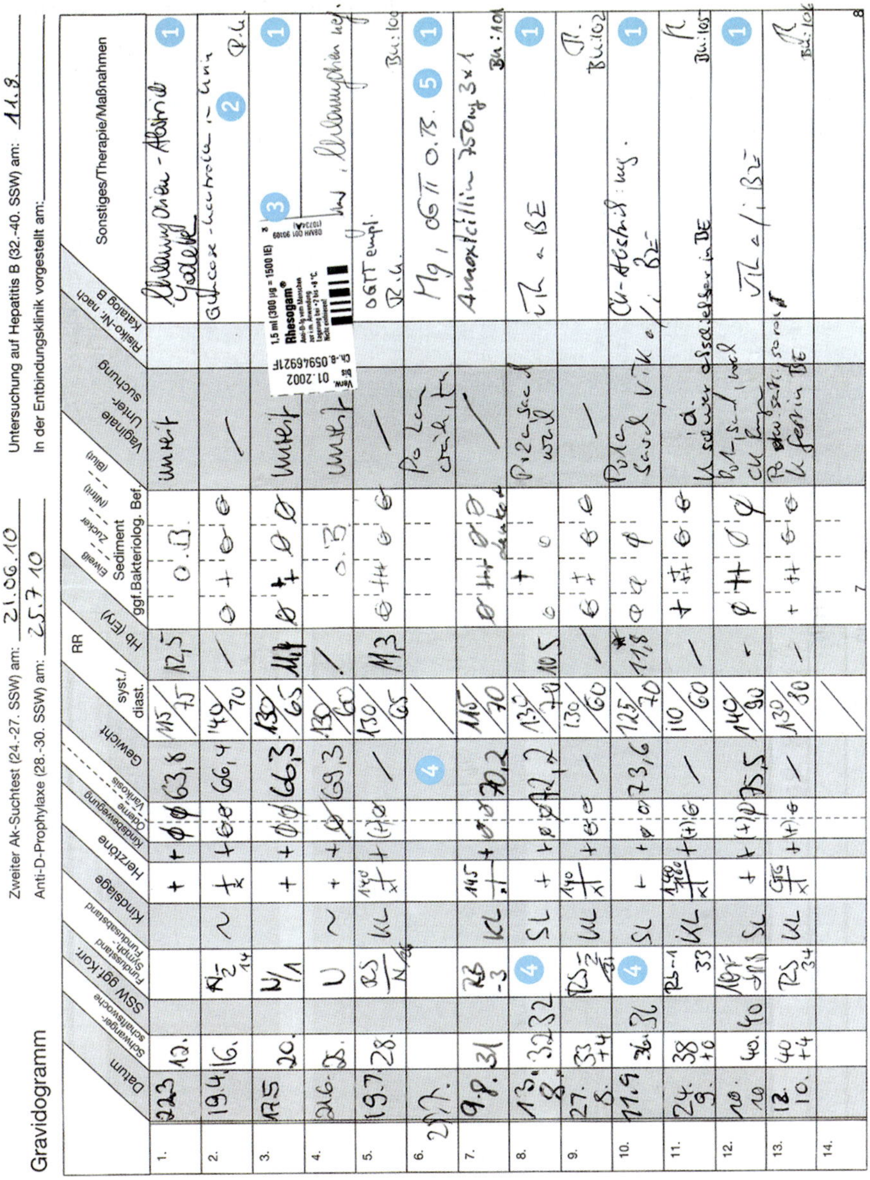

► **Abb. 16.1** Auszug aus dem Mutterpass: Fallbeispiel mit häufigen Fehlerquellen.

1 Bei Vorsorgen im Wechsel kann ein Handzeichen des Untersuchers im Mutterpass sinnvoll sein. Auf jeden Fall muss jedoch der dokumentierte Befund in der Karteikarte der Frau zweifelsfrei der untersuchenden Person zuzuordnen sein, bei einer gemeinsamen Betreuung von mehreren Hebammen oder von Hebamme und Arzt also mit Handzeichen in der Karteikarte.

2 Was ergaben die Kontrollen im Urin?

3 Der Aufkleber des Rhesogams hätte sinnvollerweise in die Zeile des Tages gehört, an dem Anti-D verabreicht wurde.

4 Bei jeder Lücke ist unklar: nicht durchgeführt oder nicht eingetragen? Ein gestrichenes Kästchen sagt: Befund nicht erhoben.

5 Statt o. B. wäre hier die Eintragung der genauen Werte sinnvoll.

Deutscher **Hebammen**Verband e.V.

Vorsorgeuntersuchungen

Datum	Schwangerschaftswoche	Symph.-Fundusabstand/Fundus	Kindslage	Herztöne	Kindsbewegung	Ödeme	Varikosis	Gewicht	RR syst./diast.	Hb (Ery)	Sediment (ggf. bakteriol. Bef.): Eiweiß	Zucker	Nitrit	Blut	Sonstiges/Therapie/Maßnahmen
4.11.13	22+6	21/N	Var.	140	++	Ø	Ø	/	120/70	/	Ø	Ø	–	–	Wohlbef.
2.12.13	27+0	23/N+2	LL	135	++	Ø	Ø	63 zu Hause	110/80	12,8	Ø	Ø	–	–	seit 3 Tg. ziehen Beinrückseite + Po → morgen HB
16.12.13	29+0	27/N+3	[illegible]	140	++	Ø	Ø	/	110/85	/	Ø	Ø	–	–	Wohlbef., kurz ab + zu schmerzt d. Bein
12.1.14	32+5	32/Rb-2	[illegible]	135	++	(+)	Ø	/	100/70	/	Ø	Ø	–	–	
	hat manchmal schwere Beine → Beine hochlegen, schwimmen empf.														

Hilfeleistung

Datum	Uhrzeit	Thema	Maßnahmen
3.12.13	11¹⁰–12⁰	Schmerzen an Rückseite Po + Bein links Befund: ziehender Schmerz in d. li. Pobacke bis zur Kniekehle. Im Stand deutl. Rückwärtsneigung des OK, Knie durchgedrückt, Hauptgew. auf Ferse, ausgeprägtes Hohlkreuz. Seitl. Pkt. d. R. Raute in gleicher Höhe	Haltung korrigiert (Stehen, sitzen, Aufstehen von Bett, Stuhl, Boden, Heben) Nä. Termin am 10.12. → Ischias ü., wenn Ø Besserung → Osteopathie
10.12.13	9⁵⁰–10⁴⁰	Schmerz deutl. besser, bei viel Hausarbeit mehr	nochmal Haltung korrigiert, Ischias ü. und Schema; möchte sich nach Bedarf melden (Weihnachten!)

Vorgespräch

Datum	Uhrzeit	Themen
12.1.14	9⁴⁵–11⁰⁰	möchte ins Josefskr.haus, evtl. amb., Voraussetzungen besprochen nach AA

► **Abb. 16.2** DHV-Karteikarte. Im Alltag passt das, was zu dokumentieren ist, nicht immer in die vorgegebenen Formularstrukturen.

16.6

Dokumentation in der Zusammenarbeit mit dem Arzt oder anderen Hebammen

Arbeitet die Hebamme mit einem Arzt in einer einfachen Kooperation als **Praxisgemeinschaft** zusammen, kann sie nicht einfach in der Karteikarte des Arztes dokumentieren. Die Hebamme hat Schweigepflicht gegenüber dem Arzt oder auch gegenüber einer Kollegin, die sie gelegentlich vertritt.

! In der Praxisgemeinschaft führt jeder seine eigene Dokumentation. Es ist darauf zu achten, dass die Akte der Frau von dem jeweils anderen Partner nicht eingesehen werden kann.

Bei Zusammenarbeit in einer Praxisgemeinschaft ist es empfehlenswert, mit Beginn der Betreuung einen **schriftlichen Behandlungsvertrag** mit der Frau abzuschließen. In diesem kann die Frau unterschreiben, dass sie mit der Weitergabe ihrer Daten und Befunde, soweit sie für die Mitbetreuung oder Vertretung erforderlich ist, einverstanden ist (s. Kap. 17).

Bei der **Gemeinschaftspraxis** als Gesellschaft des bürgerlichen Rechts (GbR) oder Partnerschaftsgesellschaft betreiben mehrere Hebammen oder Arzt und Hebamme eine gemeinsame Praxis. Hier übernimmt die Gemeinschaft die Betreuung der Frau, unabhängig davon, wie viele Personen tatsächlich mit der Frau Kontakt haben. Der Frau gegenüber muss transparent sein, welche Regelung die Hebammen oder Arzt und Hebamme getroffen haben.

! Wird die Frau in einer Gemeinschaftspraxis gemeinsam betreut, kann die Dokumentation in einer Akte erfolgen.

Die Hebammen oder Hebamme und Arzt können sich über die Einzelheiten bei der Betreuung der Frau austauschen, ohne dass eine Verletzung der Schweigepflicht vorliegt. Eine getrennte Dokumentation bietet jedoch den Vorteil, dass jeder seine eigenen Unterlagen führt und dass die Hebamme sie bei einer weiterführenden Betreuung wie Hilfe bei Beschwerden oder im Wochenbett stets bei sich hat.

16.7

Blutuntersuchungen und Injektionen

Die Ergebnisse der Blutuntersuchungen werden in den **Mutterpass** eingetragen. Die meisten Labore drucken Aufkleber mit den Ergebnissen für den Mutterpass aus. Der schriftliche Befund des Labors wird in die **eigenen Unterlagen** eingefügt.

Besonders muss auf den Vermerk der Blutentnahme für die Bestimmung des **Antikörpersuchtestes** in der 24. – 27. SSW und der Untersuchung auf **Hepatitis B** geachtet werden. Sind hier Lücken, führt dies bei einer gemeinsamen Betreuung mit dem Arzt oder einer anderen Hebamme zu unnötigen Rückfragen oder gar Doppeluntersuchungen.

Eine Blutuntersuchung zum Nachweis einer **HIV-Infektion** darf nur nach besonderer Beratung und Zustimmung der Frau erfolgen. Es wird nur die Beratung zu HIV in den Mutterpass eingetragen, nicht jedoch, ob tatsächlich ein HIV-Test erfolgte. Die Frau allein entscheidet, wer von dem Test und seinem Ergebnis erfährt.

Bei der generell durchgeführten **Luessuchreaktion** wird im Mutterpass lediglich vermerkt, ob die Untersuchung durchgeführt wurde, jedoch nicht das Ergebnis.

16.8

Bescheinigungen

! Die Hebamme ist berechtigt, Bescheinigungen über den mutmaßlichen Tag der Entbindung auszustellen.

Dies gilt sowohl für die Bescheinigung über die Schwangerschaft für den Arbeitgeber als auch für den Antrag auf Gewährung von Mutterschaftsgeld bei der Krankenkasse in der 34. SSW.

Das Formular „Zeugnis über den mutmaßlichen Tag der Geburt“ kann für Mitglieder des DHV unter www.hebammenverband.de heruntergeladen oder evtl. auch über ein Abrechnungsprogramm ausgedruckt werden.

Außerdem ist die Hebamme berechtigt, in einem **Antrag der Frau auf Haushaltshilfe** für die Krankenkasse deren Notwendigkeit zu bestätigen bzw. eine Bescheinigung über die Notwendigkeit einer Haushaltshilfe auszustellen.

SGB V

§ 24 h SGB V

„Die Versicherte erhält Haushaltshilfe, soweit ihr wegen Schwangerschaft oder Entbindung die Weiterführung des Haushalts nicht möglich ist und eine andere im Haushalt lebende Person den Haushalt nicht weiterführen kann. § 38 Abs. 4 des SGB V gilt entsprechend."

§ 38 Abs. 4 SGB V

„Kann die Krankenkasse keine Haushaltshilfe stellen oder besteht Grund, davon abzusehen, sind die Kosten für eine selbst beschaffte Haushaltshilfe in angemessener Höhe zu erstatten. Für Verwandte und Verschwägerte bis zum 2. Grad werden keine Kosten erstattet; die Krankenkasse kann jedoch die erforderlichen Fahrtkosten und den Verdienstausfall erstatten, wenn die Erstattung in einem angemessenen Verhältnis zu den sonst für eine Ersatzkraft stehenden Kosten steht."

Voraussetzung für den Anspruch auf Haushaltshilfe ist also, dass die Versicherte den Haushalt aufgrund ihrer Schwangerschaft oder Geburt nicht mehr führen kann und eine andere mit im Haushalt lebende Person den Haushalt nicht weiterführen kann. Nur schwerwiegende Gründe wie eine massive Erschöpfung oder vorzeitige Wehen mit der Gefahr einer Frühgeburt rechtfertigen die Inanspruchnahme einer Haushaltshilfe in der Schwangerschaft. Die Bescheinigung sollte auch den Umfang der notwendigen Hilfe und die Dauer der aktuellen Situation beinhalten.

Unter welchen Bedingungen Haushaltshilfe gewährt wird, ist von den einzelnen Krankenkassen abhängig. Die Frau muss bei ihrer Krankenkasse einen **Antrag** stellen, soweit dies möglich ist im Voraus, spätestens mit Beginn der Tätigkeit der Ersatzkraft. Die Krankenkasse kann eine Ersatzkraft bestimmen, in der Regel wird sie der Schwangeren jedoch keine Ersatzkraft nennen können, so dass sich die Frau selbst um eine Ersatzkraft kümmern muss. Besonders ausgebildete Kräfte sind Familienpflegerinnen der kirchlichen Organisationen wie Diakonie und Caritas. Nimmt der Partner der Frau unbezahlten Urlaub, erstattet die Krankenkasse nur einen Teil des ausgefallenen Lohns.

Erhält die Schwangere Haushaltshilfe nach § 24 i SGB V, ist sie von einer Zuzahlung befreit. Privatversicherte haben in der Regel keinen Anspruch auf Haushaltshilfe.

Ist die Schwangere jedoch krank und benötigt Haushaltshilfe wegen Krankheit, braucht sie ein ärztliches Attest (Regelung in SGB V § 38).

Ist eine **Krankschreibung** notwendig, muss diese vom Arzt ausgestellt werden. Auch für die Bescheinigung eines individuellen Beschäftigungsverbots ist ein ärztliches Zeugnis erforderlich.

16.9 Beratung und Behandlung von Schwangerschaftsbeschwerden

Worüber die Frau beraten wurde, kann in Stichworten festgehalten werden: das Beratungsthema und die Empfehlungen dazu.

Fallbeispiel

Mögliche Dokumentation

Flugreise Italien im 5. Monat → o. k.
Ernährungsplan; vegetarische Ernährung → Infoblatt
Dammmassage nach Arbeitsanleitung

Die Beratung ist Bestandteil der Schwangerenvorsorge. Die **Grenzen zwischen Beratung und Hilfe** bei Schwangerschaftsbeschwerden sind manchmal fließend.

Wenn die Frau eine Erkältung hat und die Hebamme empfiehlt ein bestimmtes Mittel, ist dies eine Beratung. Wenn die Frau über Kreuzschmerzen klagt und die Hebamme zeigt ihr lindernde Übungen, ist dies Hilfe bei Schwangerschaftsbeschwerden. Klagt die Frau über Sodbrennen und die Hebamme empfiehlt ihre „drei üblichen" Mittel, ist dies eher eine Beratung. Nimmt sie sich Zeit, um herauszufinden, wann die Beschwerden auftreten, und erstellt mit der Frau einen individuellen Plan über Ernährung, Nahrungsaufnahme und Körperhaltung, ist dies Hilfe bei Beschwerden.

Im Eintrag in der Akte soll erkennbar sein, um welche Leistung es sich gehandelt hat.

Praxistipps
Hilfreich ist das **Vorgehen** nach folgendem Schema:
- Wie ist die Situation (Befund)?
- Was habe ich geraten bzw. getan (Maßnahmen)?
- Beim nächsten Kontakt: Was wurde daraus? (Verlauf)

Grundsätzlich ist die Hebamme in der Wahl ihrer Mittel frei, die sie zur Behandlung von Schwangerschaftsbeschwerden und vorzeitigen Wehen einsetzt.

Über jede Behandlungsmaßnahme muss aufgeklärt werden. Jede Behandlung erfordert das ausdrückliche Einverständnis der Frau.

Die **Aushändigung eines Merkblatts** über die angebotene Behandlungsmethode mit ihren Möglichkeiten und Nebenwirkungen und der Ausbildung der Hebamme ist eine gute Arbeitshilfe. Bei noch nicht allgemein anerkannten Empfehlungen, wie das Einnehmen von Kochsalz bei einer hypertensiven Erkrankung in der Schwangerschaft, sollten der Frau alle zur Verfügung stehenden Informationen über die Möglichkeiten der Behandlung zugänglich gemacht werden.

16.10 Ausführliche Beschreibungen

Wenn ein Sachverhalt oder Lebensumstände der Frau näher beschrieben werden sollen, ist manchmal ein ausführlicherer Text notwendig. Bei der Beschreibung sollte berücksichtigt werden, dass die Frau ein **Einsichtsrecht in ihre Akte** hat. Die Frau kann verlangen, die Akte durchzusehen oder eine Kopie zu behalten. Sie hat das Recht auf Einsicht in alle sie betreffenden konkreten Informationen, die in ihren Unterlagen festgehalten sind.

Subjektive Bemerkungen und Bewertungen sind deshalb zu vermeiden.

Es gibt immer wieder Situationen, in denen es hilfreich ist, eine bestehende Problematik der Frau ausführlicher festzuhalten. Besonders dann, wenn nach einem ersten Gespräch ein weiteres folgen soll. Es bestärkt das Vertrauensverhältnis, wenn die Hebamme noch genau rekapitulieren kann, was Inhalt des letzten Gesprächs war.

Die Ausführungen oder Bemerkungen sind jedoch so zu formulieren, dass sie keine Bewertung enthalten. In Einzelfällen kann es sinnvoll sein, ergänzende Beschreibungen auf einem Extrablatt zu machen und getrennt von der Akte aufzubewahren.

16.11 Häufig fehlende Angaben

16.11.1 Ergebnisse der Leopold-Handgriffe

Die Leopold'schen Handgriffe sind Routine-Handgriffe. Jede Hebamme weiß, wie sie ausgeführt werden. Wie und wo die Hände auf den Bauch der Schwangeren gelegt werden, wird also nicht dokumentiert. Wohl aber die **Erkenntnisse**, die die Hebamme **durch das Abtasten** gewinnt: Sie ertastet den Höhenstand der Gebärmutter, welche Teile des kindlichen Körpers sich im Fundus befinden, die Lage des Kindes (längs, schräg, quer) und wo sich der Rücken befindet (z. B. rechts, links, dorsoanterior, dorsoposterior). Sie ertastet den vorangehenden Teil (ob der Kopf oder der Steiß der vorangehende Teil ist), sie überprüft das Ballottement bzw. die Beweglichkeit oder Fixierung des vorangehenden Teils, sie ertastet evtl. die Halsfurche. Sie kann Aussagen über den Höhenstand des vorangehenden Teils und ggf. seine Einstellung im Becken treffen. Darüber hinaus nimmt sie die Beschaffenheit der Bauchdecken und der Uterusmuskulatur wahr. Sie kann die Menge des Fruchtwassers einschätzen und vielleicht sogar die Lokalisation der Plazenta [3].

Fallbeispiel
Mögliche Dokumentation
„Bauchmuskulatur gedehnt, weich, Rektusdiastase 2 QF, Uterus dünnwandig, wenig Spannung, FW-Menge im Normbereich
Kind sehr mobil, KB werden manchmal von der Mutter als schmerzhaft empfunden
Rb-2, Rü rechts, SF 34
VT Steiß (!), im Fundus kugeliges Teil zu tasten, typ. Ballottement des Kopfes, VT schmal, keine Halsfurche zu tasten, Mutter fühlt KB seit gestern vor allem nach unten, auf die Blase und zur Seite.“

Bei starken Kindsbewegungen treten manchmal schmerzlose Kontraktionen auf. Die Verwendung eines Assessment-Instruments für die Manualdiagnostik zur Dokumentation kann sinnvoll sein [2].

Die **Bedeutung der äußeren Untersuchung** und ihrer Dokumentation zeigt das folgende Beispiel.

Fallbeispiel

In einem Haftpflichtfall hatte die Hebamme die Vorsorge bei einer Schwangeren ab der 38. SSW übernommen. Die Frau erwartete ihr erstes Kind. Bei den letzten beiden ärztlichen Vorsorgen hatte die Ärztin eine BEL im Ultraschall festgestellt. Die Ärztin hatte die Frau bereits darauf vorbereitet, dass das Kind wohl mit einem Kaiserschnitt geholt werden müsse.

Bei der nächsten Vorsorgeuntersuchung trägt die Hebamme in den Mutterpass und in ihre eigene Dokumentation ein: „SL?". Bei „Herztöne" macht sie ein Kreuz. Sie verabredet, zur Wehenbetreuung bei Geburtsbeginn zu der Frau nach Hause zu kommen.

Bei Wehenbeginn wird die Hebamme gerufen. Zwei Stunden nach Ankunft der Hebamme ist der Muttermund 4 bis 5 cm geöffnet, der vorangehende Teil wird nicht näher beschrieben. Die Frau möchte nun zu Hause bleiben. Das Kind wird nach einer unauffäligen Muttermundseröffnung – für die Hebamme überraschend – aus BEL geboren.

Die Hebamme berichtet, dass sie die Frau bei den Vorsorgen nach der Lokalisation der Kindsbewegungen gefragt und die Herztöne mit dem Dopton deutlich unterhalb des Nabels gehört habe. Sie hatte dies jedoch nicht dokumentiert. Der Vorwurf, der der Hebamme gemacht wurde, sie habe die Lage des Kindes bereits vor der Geburt nicht ausreichend überprüft, konnte sie durch die fehlenden Angaben nicht entkräften.

Allein durch mangelhafte Dokumentation gehen zahlreiche Gerichtsverfahren verloren. Wenn ein grober Behandlungsfehler vermutet wird, muss die Hebamme beweisen, dass sie mit der erforderlichen Sorgfalt gehandelt hat (**Beweislastumkehr**). Dies belegt sie durch ihre Dokumentation.

! Dabei gehen die Gerichte von dem Grundsatz aus: Was nicht dokumentiert wurde, gilt als nicht erbracht.

16.11.2 Kindsbewegungen

Fallbeispiel

In einem anderen Fall dokumentierte die Hebamme bei einer Schwangerenvorsorge einen Tag nach dem errechneten Termin: „Kindsbewegungen Ø". Es wird ein CTG gemacht, das als „normal" beschrieben wird. Aus der Dokumentation geht nicht hervor, welche Schlüsse die Hebamme aus einer so bedeutsamen Feststellung wie „Keine Kindsbewegungen (KB)" gezogen hat. Außerdem ist unklar, ob die Frau angegeben hat, dass sie keine KB gespürt hat, oder ob die Hebamme keine KB getastet hat. Hat die Hebamme mit der Frau darüber gesprochen? Welche Empfehlungen hat sie der Frau gegeben? Wurde aus diesem Grund ein CTG geschrieben?

Die Dokumentation gewinnt in diesen Fällen an Bedeutung, wenn wie hier das Kind am nächsten Tag bei seiner Geburt in einem kritischen Vitalzustand zur Welt kommt.

16.11.3 Beratungskonflikte

Fallbeispiel

Eine Schwangere ist in der 29. SSW. Seit der letzten Vorsorgeuntersuchung vor 4 Wochen ist das Kind kaum gewachsen, Kindsbewegungen und Fruchtwasser sind nach Einschätzung der Hebamme gerade noch im Normbereich. Die Hebamme macht die Frau auf die Problematik aufmerksam und empfiehlt dringend eine Kontrolle durch die Frauenärztin. Die Frau lehnt dies kategorisch ab. Die Hebamme dokumentiert ihren Untersuchungsbefund und ihre Empfehlung. Da die Hebamme besorgt ist, lässt sie sich folgenden Text unterschreiben.

„Ich, Natalie Neumann, bin heute am 23.1.2014 von der Hebamme Anne Meier untersucht worden. Bei der Vorsorgeuntersuchung hat die Hebamme festgestellt, dass mein Kind in den letzten 4 Wochen nicht gewachsen ist. Ich bin darüber aufgeklärt worden, dass die Gefahr besteht, dass mein Kind nicht ausreichend mit Sauerstoff und Nährstoffen versorgt wird und im schlimmsten Fall sterben kann. Hebamme Anne Meier hat mir dringend eine Untersuchung (Ultraschall) bei der Frauenärztin bzw. in der Klinik angeraten. Ich lehne eine ärztliche Untersuchung ab."

Unterschrift der Frau

Eine mögliche Abhilfe gegen Lücken in der Dokumentation ist das **aktive Trainieren des Dokumentierens anhand von Fallbeispielen** innerhalb eines Qualitätszirkels. In einem Team können gemeinsam Standards erstellt, Formulare entwickelt und die Sprache vereinheitlicht werden, wie ein Befund oder eine Situation für andere leicht nachvollziehbar beschrieben werden kann. Auch bei der Bearbeitung inhaltlicher Themen sollte das Dokumentieren fester Bestandteil sein.

16.12 Literatur

[1] Deutscher Hebammenverband: Praxisbuch für Hebammen: Erfolgreich freiberuflich arbeiten. Stuttgart: Hippokrates; 2011

[2] Hähnlein KA. (2007). Dokumentationsbögen für die äußerlich-abdominale und die vaginale Schwangerenuntersuchung. Pre-Post-Studie. Die Hebamme. 20: 101–105

[3] Hähnlein KA. Manualdiagnostik während der Geburt. In: Deutscher Hebammenverband, Hrsg. Geburtsarbeit – Hebammenwissen zur Unterstützung der physiologischen Geburt. 2. Aufl. Stuttgart: Hippokrates; 2013

[4] Kirchner S. Macht und Machtmissbrauch im Hebammenberuf, Hebammenforum 6; 2003

[5] Knobloch R, Selow M. Hrsg. Dokumentation im Hebammenalltag. München: Elsevier; 2010

[6] Deutscher Hebammenverband Hrsg. Schwangerenvorsorge durch Hebammen; 2004. Download unter: www.hebammenverband.de–Service–Empfehlungen

[7] Leitlinie AWMF 024/020 (S 1): Prophylaxe der Neugeborenensepsis durch Streptokokken der Gruppe B, 2008. Gültigkeit bestätigt

[8] Leitlinie AWMF 015/036 (S 1): Anwendung des CTG während Schwangerschaft und Geburt, 2008. Gültigkeit bestätigt

[9] Leitlinie AWMF 015/029 (S 1): Vorgehen beim vorzeitigen Blasensprung, 2008. Gültigkeit bestätigt

[10] Ulsenheimer K. Anmerkungen zum neuen Patientenrechtegesetz. www.econsentpro.de/fileadmin/ThiemeCompliance/Download/Sondernewsletter-Patientenrechtegesetz.pdf

[11] Zeugnis mutmaßlicher Entbindungstermin für Mitglieder des DHV kostenfrei zum herunterladen unter www.hebammenverband.de/mitgliederbereich/ausserklinische-arbeit/arbeitshilfen/

[12] Krüger-Brand H. (2012). Elektronische Signaturen: Notwendig für die rechtssichere Dokumentation. In: Deutsches Ärzteblatt; 109 (9): 6

[13] Information der Ärztekammer Berlin. www.aerztekammer-berlin.de/10arzt/30_Berufsrecht/10_Gesetzesaenderungen/55_Patientenrechtegesetz.htm

17 Abrechnung

Regine Knobloch

Die Abrechnung von Hebammenleistungen ist im Vertrag nach § 134 a SGB V, Anlage 1 **Hebammen-Vergütungsvereinbarung (HebVV)** geregelt. In der Schwangerschaft erbringt die Hebamme neben den Vorsorgeuntersuchungen auch häufig noch andere Leistungen wie Hilfe bei Schwangerschaftsbeschwerden und vorzeitigen Wehen, Entnahme von Körpermaterial oder CTG.

Die erbrachten Leistungen sind, mit Ausnahme der Nummer 010x-Beratung, auch per Kommunikationsmedium, von der Versicherten mit einer **Unterschrift** zu bestätigen. Die im Folgenden aufgeführten Vergütungen haben den Stand vom 01.07.2014. Die HebVV wird von den Hebammenverbänden fortlaufend verhandelt, so dass es möglich sein kann, dass einzelne Ausführungen und Beispiele nicht mehr zutreffend sind, wenn sich der Vertragstext geändert hat.

17.1 Vorsorgeuntersuchung

§ HebVV A Nummer 0300

Vorsorgeuntersuchung der Schwangeren

25,21 €

nach Maßgabe der Richtlinien des Gemeinsamen Bundesausschusses über die ärztliche Betreuung während der Schwangerschaft und nach der Entbindung (Mutterschafts-Richtlinien) in der jeweils geltenden Fassung.

Die Vorsorgeuntersuchung umfasst folgende Leistungen: Gewichtskontrolle, Blutdruckmessung, Urinuntersuchung auf Eiweiß und Zucker, Kontrolle des Standes der Gebärmutter, Feststellung der Lage, Stellung und Haltung des Kindes, Kontrolle der kindlichen Herztöne, allgemeine Beratung der Schwangeren, Dokumentation im Mutterpass des Gemeinsamen Bundesausschusses in der jeweils geltenden Fassung.

Die Gebühr nach Nr. 0300 ist berechnungsfähig

a) bei **normalem** Schwangerschaftsverlauf,
b) bei **pathologischem** Schwangerschaftsverlauf, wenn die Hebamme die Vorsorgeuntersuchung auf ärztliche Anordnung vornimmt oder wenn die Schwangere wegen des pathologischen Schwangerschaftsverlaufs ärztliche Betreuung trotz Empfehlung der Hebamme nicht in Anspruch nehmen möchte.

Die Leistungen nach den Nummern 0300 und 040x sind nur berechnungsfähig, soweit sie nicht bereits durch einen anderen Leistungserbringer durchgeführt wurden.

! Hebammen dürfen Vorsorgeuntersuchungen bei normalen Schwangerschaften immer selbstständig durchführen. Ob ein normaler Schwangerschaftsverlauf vorliegt, bedarf keiner vorherigen Feststellung eines Arztes.

Wenn aber Arzt oder Hebamme einen pathologischen Schwangerschaftsverlauf feststellen, ist eine Vorsorgeuntersuchung nur nach der Ziffer **0300 b)** berechnungsfähig.

Die Durchführung der Schwangerenvorsorge bei **Frauen mit Risikofaktoren** durch Hebammen erfordert keine Anordnung des Arztes und auch keine schriftliche Erklärung der Frau, um die Vorsorgeuntersuchung abrechnen zu können. Bei einem pathologischen Verlauf ist die Hebamme jedoch verpflichtet, die Frau an einen Arzt zu überweisen. Sie darf die Frau aber weiter betreuen, wenn die Frau, trotz Empfehlung, keine ärztliche Betreuung in Anspruch nehmen möchte.

Der **Inhalt der Vorsorgeuntersuchung** ist in der Vergütungsvereinbarung festgelegt: Gewichtskontrolle, Blutdruckmessung, Urinuntersuchung auf Eiweiß und Zucker, Kontrolle des Standes der Gebärmutter, Feststellung der Lage, Stellung und Haltung des Kindes, Kontrolle der kindlichen Herztöne, allgemeine Beratung der Schwangeren, Dokumentation im Mutterpass.

In der Regel erbringt die Hebamme jedoch noch **andere Leistungen**, die ebenfalls mit dieser Gebühr abgegolten sind:

- Feststellen der Schwangerschaft durch körperliche Untersuchung und nach Bedarf die Urinuntersuchung auf ß-hCG zum Nachweis der Schwangerschaft.
- Die Erstuntersuchung mit Erhebung der gesamten Anamnese und körperliche Untersuchung
- Ausstellung der Bescheinigungen über das Bestehen der Schwangerschaft und den voraussichtlichen Entbindungstermin
- Weitergehende Untersuchungen der Schwangeren, wenn der Verdacht einer Regelwidrigkeit vorliegt.

Neben den körperlichen Untersuchungen schließt die Nummer 0300 auch die **allgemeine Beratung der Frau** mit ein.

Nimmt die Frau Kontakt zur Hebamme auf, weil sie glaubt, schwanger zu sein, ist eine Vorsorgeuntersuchung nur dann abrechenbar, wenn die Hebamme auch tatsächlich die Schwangerschaft feststellt.

Fallbeispiel

Eine Frau ruft die Hebamme an, sie habe vor einer Woche einen Schwangerschaftstest gemacht, der positiv gewesen sei. Jetzt blute es. In diesem Fall kann die Hebamme keine Leistung abrechnen, weil sie die Schwangerschaft nicht selbst festgestellt hat.

17.2 Beratung

§ HebVV A Nummer 010x

Beratung der Schwangeren, auch mittels Kommunikationsmedium

6,53 €

Die Gebühr nach Nr. 010x ist während der Schwangerschaft insgesamt höchstens 12 x berechnungsfähig. Die Gebühr nach Nr. 010x ist an demselben Tag neben Leistungen nach den Nrn. 0200, 0300, 040x, 050x, 060x und 0800 nur dann berechnungsfähig, wenn die Leistungserbringung nicht im unmittelbaren zeitlichen Zusammenhang erfolgt und entsprechend begründet ist.

Die Gebühr nach Nr. 010x kann an demselben Tag nur dann mehr als 1-mal berechnet werden, wenn die mehrmalige Erbringung der Leistung an demselben Tag durch die Beschaffenheit des Falles geboten war. Eine mehrmalige Berechnung an demselben Tag ist in der Rechnung unter Angabe der jeweiligen Uhrzeit der Leistungserbringung näher zu begründen.

Die Beratung kann also nicht z. B. neben der Vorsorge abgerechnet werden, wohl aber wenn die Frau Stunden später anruft wegen eines Blasensprungs und Fragen hat. Die Beratung kann telefonisch, per SMS, per E-Mail oder persönlich in der Praxis oder zu Hause bei der Frau stattfinden. Inhalte einer Beratung können vielfältigster Natur sein: Ernährung, Stillvorbereitung, Wahl der Klinik, soziale Leistungen des Gesetzgebers u. a.

Keine Beratung sind bloße Auskünfte über Geburtsvorbereitungskurse. Häufig werden aber bei solchen Gesprächen bereits Beratungen durchgeführt. In diesen Fällen ist es besonders wichtig, sich das Beratungsthema und den erteilten Rat in den eigenen Dokumentationsunterlagen zu notieren, damit später kein Streit über die Berechtigung der Gebühr entstehen kann.

17.3 Entnahme von Körpermaterial

§ HebVV A Nummer 040x

Entnahme von Körpermaterial zur Durchführung notwendiger Laboruntersuchungen im Rahmen der Richtlinien des Gemeinsamen Bundesausschusses über die ärztliche Betreuung während der Schwangerschaft und nach der Entbindung (Mutterschafts-Richtlinien) in der jeweils geltenden Fassung, je Entnahme, einschließlich Veranlassung der Laboruntersuchung(en), Versand- und Portokosten, Dokumentation im Mutterpass nach den Mutterschaftsrichtlinien und Befund-Übermittlung

6,42 €

Die Gebühr nach Nr. 040x ist auch abrechnungsfähig, wenn die Entnahme von Körpermaterial zur Risikoabklärung notwendig ist oder die Schwangere sich nach Nr. 0300 b) in Hebammenbetreuung befindet oder die Entnahme ärztlich angeordnet ist.

Die Leistungen nach den Nummern 0300 und 040x sind nur berechnungsfähig, soweit sie nicht bereits durch einen anderen Leistungserbringer durchgeführt wurden.

Mit Entnahme von Körpermaterial ist die Entnahme von Blut, Urin, Stuhl und Sekret bei allen Arten von Abstrichen gemeint.

Folgende Blutuntersuchungen sind für die Schwangerenvorsorge bei der **Erstuntersuchung** vorgesehen: Blutgruppe, Rh-Faktor, Antikörper, Röteln-HAH, Lues-Suchtest, gegebenenfalls HIV, Hb.

Im weiteren Verlauf werden Hb-Kontrollen durchgeführt, mindestens eine Antikörper-Kontrolle in der 24. – 27. SSW, zwischen der 24. und der 28. SSW der Suchtest auf Gestationsdiabetes und zwischen der 32. und 40. SSW eine Untersuchung auf das Hepatitis B-Antigen.

Andere Blutuntersuchungen sind nur nach Indikation abrechnungsfähig. Infrage kommen Toxoplasmose, Listeriose, Varizellen, Ringelröteln u. a. Dies ist jedoch nur nach einer speziellen Indikation, also bei Infektionsverdacht, mit den Kassen abrechenbar.

! Erfolgt die Untersuchung nur auf Wunsch der Frau, muss sie die Kosten selbst tragen (IGe-Leistung).

Wenn der **Hb-Wert** mit einem eigenen Gerät bestimmt wird und Blut aus der Fingerkuppe oder dem Ohrläppchen entnommen wird, löst dies ebenfalls die Gebühr nach Nr. 040x aus.

Wird bei einer Untersuchung einmal der Hb aus Kapillarblut bestimmt und außerdem venöses Blut für eine andere Blutuntersuchung abgenommen, ist die Ziffer 040x nur einmal berechnungsfähig, weil dies gegen das Gebot der Wirtschaftlichkeit spricht (§ 70 SGB V).

Die **Untersuchung des Urins mit einem Urin-Stix** ist nicht gesondert abrechnungsfähig, weil die Untersuchung des Urins in der Ziffer 0300 eingebunden ist. Eine Untersuchung des **Urin-Sediments** und von Chlamydien im Urin sind ebenfalls nicht gesondert abrechnungsfähig, weil eine Untersuchung des Erst- bzw. Mittelstrahlurins keine Entnahme von Körpermaterial darstellt. Wenn jedoch Urin mittels eines Katheters abgenommen wird, ist dies wiederum eine Entnahme von Körpermaterial.

Die **Abrechnung von Laborleistungen** ist (noch) nicht klar geregelt (Stand Januar 2014). Manche Labore sind der Auffassung, die Hebamme sei nicht befugt, Laborleistungen zu erbringen. In den meisten Berufsordnungen der Länder bzw. den Landeshebammengesetzen ist formuliert, dass die Hebamme eigenverantwortlich die zur Beobachtung des normalen Schwangerschaftsverlaufs notwendigen Untersuchungen durchführen und die für eine Risikoabklärung erforderlichen Untersuchungen veranlassen kann. Damit sind auch **Blut- und Urinuntersuchungen und Abstriche** eingeschlossen. In einigen Berufsordnungen fehlt diese Formulierung. Die Mutterschaftsrichtlinien tragen hier auch nicht zur Klarstellung bei. Da vor Ort nicht nur eine einzelne Hebamme betroffen ist, sollte sie sich an die Kreis- oder Landesvorsitzende ihres Berufsverbands wenden.

Auch führen manche Labore **technische Schwierigkeiten** bei der Veranlassung von Laboruntersuchungen durch Hebammen an. Für diese Fälle hat die Kassenärztliche Bundesvereinigung in einem Schreiben an den GKV-Spitzenverband eine Vorgehensweise vorgeschlagen. Dieses Schreiben kann bei Bedarf einem Labor vorgelegt werden [9]. Es sind zwei Varianten möglich.

Variante 1: Die Einsendung der Proben an das Labor kann formlos erfolgen mit den Angaben der Personaldaten und der Krankenkasse der Versicherten. Für die Abrechnung stellt sich der Laborarzt selbst einen Überweisungsschein aus. Auf diesem ist zusätzlich der Name der die Probe einsendenden Hebamme anzugeben.

Variante 2: Die Kassenärztliche Vereinigung vergibt, in Anlehnung an die lebenslange Arztnummer, eine „Pseudo-LANR“ an die Hebamme. Die Hebamme verwendet dann bei der Beauftragung diese Pseudo-LANR und einen Auftragsschein (Muster 10) [6].

Sollte das Labor die vorgeschlagenen Möglichkeiten der Abrechnung nicht anerkennen, kann folgende Vorgehensweise gewählt werden:

1. Der Laborarzt stellt der Hebamme gegenüber seine Leistungen in Rechnung, da die Hebamme seine Auftraggeberin ist.
2. Die Hebamme stellt die Kosten der Frau in Rechnung, da sie im Auftrag der Frau gehandelt hat.
3. Die Frau leitet die Rechnung an ihre Krankenkasse weiter. Die Krankenkassen sind verpflichtet, diese Kosten zu erstatten (§ 13 Abs. 3, SGB V).

Die für die Abnahme erforderlichen Materialien wie Blutentnahmeröhrchen und Laborauftragsscheine (Muster 10) werden in der Regel vom Labor zur Verfügung gestellt. Andere Materialien wie Alkoholpads und Einmal-Handschuhe sind mit der Materialpauschale für Schwangerenvorsorge abgegolten.

17.4 Hilfe bei Schwangerschaftsbeschwerden oder Wehen

§ HebVV A

Nummer 050x

Hilfe bei Schwangerschaftsbeschwerden oder bei Wehen, für jede angefangenen 30 Minuten. Dauert die Leistung nach Nummer 050x länger als drei Stunden, so ist die Notwendigkeit der über drei Stunden hinausgehenden Hilfe in der Rechnung zu begründen.
16,89 €

Nummer 051x

20,26 €
Nr. 050x mit Zuschlag gemäß § 5 Abs. 1.
Maßgeblich für die Berücksichtigung des Zuschlags ist bei dem in der Übergangszeit liegenden Leistungsanteil der Zeitpunkt der Beendigung dieses Anteils.

Neben der Vorsorgeuntersuchung kann auch die Ziffer 050x/051x abgerechnet werden, wenn die Hebamme Hilfe bei Schwangerschaftsbeschwerden oder vorzeitigen Wehen leistet. Die Vergütung wird **nicht automatisch fällig**, wenn die Hebamme innerhalb der Vorsorge länger beraten hat. Sie braucht definitiv eine Beschwerde, die die Hebamme behandelt hat. Wenn die Frau unter Ängsten leidet und die Hebamme deshalb ein ausführliches Gespräch mit der Frau führt, ist dies mit den Nummern 050x/051x abrechenbar.

Praxistipp

Aus abrechnungstechnischen Gründen empfiehlt es sich, die Vorsorgeuntersuchung klar von der Hilfeleistung zu trennen, weil es sonst schwierig werden kann, eine Zeitangabe für die Abrechnung von Hilfe bei Beschwerden zu machen.

Die Hilfeleistung beginnt, wenn die Vorsorgeuntersuchung beendet ist. Das CTG kann jedoch gleichzeitig mit anderen Tätigkeiten erbracht werden, also während der Vorsorge oder während der Hilfeleistung, z. B. während einer Fußmassage wegen Ödemen oder eines Gesprächs wegen Ängsten.

17.5 Cardiotokographie

§ HebVV A Nummer 060x

Cardiotokographische Überwachung bei Indikationen nach Maßgabe der Anlage 2 zu den Richtlinien des Gemeinsamen Bundesausschusses über die ärztliche Betreuung während der Schwangerschaft und nach der Entbindung (Mutterschafts-Richtlinien) in der jeweils geltenden Fassung, einschließlich Dokumentation im Mutterpass nach den Mutterschafts-Richtlinien in der jeweils geltenden Fassung
7,22 €
Die Gebühr für die Leistung nach Nummer 060x ist je Tag höchstens zweimal berechnungsfähig, es sei denn, dass weitere Überwachungen an einem Tag ärztlich angeordnet werden.

Das CTG ist **nur nach den Indikationen der Mutterschaftsrichtlinien** abrechenbar. Dies gilt für die Hebamme ebenso wie für den Arzt. Bei der ersten und zweiten CTG-Überwachung an einem Tag ist keine ärztliche Anordnung notwendig. Wird am gleichen Tag jedoch eine weitere CTG-Kontrolle durchgeführt, bedarf es einer ärztlichen Anordnung.

Eine **ärztliche Anordnung** hat vor der Durchführung der CTG-Kontrolle zu erfolgen, muss jedoch vor der Durchführung nicht schriftlich vorliegen. Das schriftliche Abfassen der Anordnung kann auch noch nachträglich erfolgen. Sie muss der Rechnung an die Krankenkasse beigelegt werden.

Wie unter Nummer 050x/051x schon erwähnt, kann während einer CTG-Kontrolle auch gleichzeitig Hilfe bei Schwangerschaftsbeschwerden geleistet werden.

Die HebVV Nummer 060x enthält keine Aussage darüber, wie bei einer **Zwillingsschwangerschaft** abgerechnet werden kann. Prof. Dr. Harald Horschitz, der frühere Justiziar des Deutschen

Hebammenverbandes, vertrat die Auffassung, dass dann zweimal die Gebühr abgerechnet werden kann. Bei einem CTG-Gerät, das mit nur einem Herztonabnehmer ausgestattet ist, muss der Herztonabnehmer ein weiteres Mal angesetzt werden und auch bei einem Gerät mit zwei Abnehmern werden zweimal kindliche Herztöne überwacht und bewertet. Deshalb kann hier das CTG auch doppelt abgerechnet werden. Bei höhergradigen Mehrlingen gilt Entsprechendes.

§ HebVV A Nummer 0200

Vorgespräch über Fragen der Schwangerschaft und Geburt, mindestens 30 Minuten, je angefangene 15 Minuten

8,43 €

Die Gebühr nach der Nr. 0200 ist bei jeder Schwangeren einmal im Umfang von bis höchstens 90 Minuten, bei geplanter Geburt zu Hause oder in einer von Hebammen geleiteten Einrichtung ein weiteres Mal im Umfang von bis zu 90 Minuten abrechnungsfähig. Die Absicht der Versicherten, zu Hause bzw. in einer von Hebammen geleiteten Einrichtung zu gebären, ist nach § 4 zu dokumentieren.

Die Gebühr nach Nummer 0200 ist an demselben Tag neben Leistungen nach den Nummern 010x, 0300, 040x, 050x, 060x und 0800 nicht berechnungsfähig.

Das **Vorgespräch** ist nicht neben einer Vorsorge abrechenbar.

Will die Hebamme also auch ein Vorgespräch mit der Schwangeren führen, muss sie mit der Schwangeren einen Termin an einem anderen Tag vereinbaren.

17.6 Abrechnung von Materialien

! Für den Materialbedarf bei der Schwangerenvorsorge kann eine Pauschale abgerechnet werden. Damit sind alle evtl. entstehenden Auslagen abgegolten (z. B. Einmal-Handschuhe, Urin-Teststreifen, pH-Teststreifen).

§ HebVV A

Nummer 3400 Materialpauschale Vorsorgeuntersuchung

2,83 €

Die Pauschale nach Nr. 3400 kann nicht neben der Nr. 3500 abgerechnet werden.

Nummer 3500 Materialpauschale bei Schwangerschaftsbeschwerden oder bei Wehen

2,08 €

Die Pauschale nach Nr. 3500 kann nicht neben den Nummern 3400 und 3600 abgerechnet werden.

Es ist also nicht möglich, die Materialpauschalen für die Vorsorge und Hilfe bei Beschwerden gleichzeitig abzurechnen, auch wenn die Hebamme beide Leistungen unmittelbar nacheinander erbracht hat.

§ HebVV Anlage 1, § 2 Auslagen

(1) Als Auslagen kann die Hebamme neben den für die einzelnen Leistungen vorgesehenen Gebühren nach Maßgabe der Absätze 2 bis 6 die ihr entstandenen Kosten der für die Vorsorgeuntersuchung der Schwangeren, für die Hilfe bei Schwangerschaftsbeschwerden oder Wehen ... notwendigen Materialien und apothekenpflichtigen Arzneimittel berechnen, die mit ihrer Anwendung verbraucht sind oder zur weiteren Verwendung überlassen werden. Dabei ist auf wirtschaftliche Beschaffung zu achten. Lebensmittel sowie Diätetika nach § 1 des Lebensmittel- und Bedarfsgegenständegesetzes sowie Kosmetika und Körperpflegeprodukte können nicht zu Lasten der gesetzlichen Krankenversicherung abgerechnet werden.

(2) Auslagen für mit der Anwendung verbrauchte oder zur weiteren Verwendung überlassene Materialien sind ausschließlich als Pauschalen ohne Einzelnachweis abzurechnen, wenn im zeitlichen Zusammenhang mit der Inanspruchnahme der Hebamme Material verbraucht wurde. Die Pauschalen richten sich:

a für jede einzelne Vorsorgeuntersuchung nach der Nr. 3400

b für die Hilfe bei Schwangerschaftsbeschwerden oder bei Wehen nach den Nummern 050x oder 051x des Leistungsverzeichnisses nach der Nr. 3500 je Inanspruchnahme der Hebamme ...

(3) Zusätzlich zu den Pauschalen für Materialbedarf nach Absatz 2 können die entstandenen Kosten für im Zusammenhang mit den in Absatz 1 genannten Leistungen notwendige Arzneimittel nach Maßgabe

der Absätze 4 bis 6 berechnet werden, sofern diese Arzneimittel verbraucht oder zur weiteren Verwendung überlassen wurden. Für diese Arzneimittel trägt die Krankenkasse die Kosten höchstens bis zur Höhe des Betrages, der sich nach der Arzneimittel-Preisverordnung in der bis zum 31.12.2003 geltenden Fassung ergibt. Die Arzneimittel sind in der Abrechnung einzeln aufzulisten.
(4) Aus den Wirkstoffgruppen der
a) Antidiarrhoika,
b) Antiemetika,
c) Antihypotonika,
d) Dermatika – mit Ausnahme der zur Wundversorgung oder zur Entzündungsbehandlung zugelassenen und bei der Mutter und/oder bei dem Neugeborenen anwendbaren Dermatika
e) Ophthalmika
f) Vitamin D – auch in Kombination mit Fluorsalzen – sowie
g) Vitamin K
darf jeweils nur ein Arzneimittel der kleinsten Packungsgröße berechnet werden.
Aus den Wirkstoffgruppen der
a) Antimykotika,
b) Carminativa und
c) Galle- und Lebertherapeutika

darf jeweils nur ein Arzneimittel der kleinsten Packungsgröße berechnet werden, wenn zuvor allgemeine nicht medikamentöse Maßnahmen wie z. B. diätetischer oder physikalischer Art ohne ausreichenden Erfolg angewandt wurden.
(5) Kosten für Arzneimittel, die
a) nicht der Apothekenpflicht unterliegen,
b) nach der Verordnung über verschreibungspflichtige Arzneimittel nicht an Hebammen abgegeben werden dürfen,
c) nach § 34 Abs. 1 des Fünften Buches Sozialgesetzbuch in der bis zum 31.12.2003 geltenden Fassung ausgeschlossen sind,
d) nach § 34 Abs. 1 Satz 7 und Abs. 3 des Fünften Buches Sozialgesetzbuch ausgeschlossen sind, oder
e) im Rahmen nicht allgemein anerkannter Therapieverfahren eingesetzt werden,
können nicht berechnet werden.
(6) Für Arzneimittel der besonderen Therapierichtungen der Phytotherapie, der Homöopathie sowie der anthroposophischen Medizin gelten die Absätze 3 bis 5 entsprechend. Arzneimittel, die der homöopathischen oder anthroposophischen Therapierichtung zugeordnet werden, können berechnet werden, wenn aus dem jeweiligen Arzneimittelbild Wirkungen und Anwendungen ableitbar sind, die in den Tätigkeitsbereich der Hebammenhilfe fallen.

Apothekenpflichtige Arzneimittel, die in den Anwendungsbereich der Hebamme gehören, können zusätzlich den Krankenkassen in Rechnung gestellt werden. Sie müssen in der Abrechnung einzeln aufgelistet werden.

Anti-D (Rhesogam®, Partobulin®) muss grundsätzlich von einem Arzt verschrieben werden. Selbst wenn die Hebamme „auf Umwegen" das Anti-D über eine Apotheke beziehen kann, gibt es keine rechtliche Handhabe, dass die Krankenkassen der Hebamme die Kosten erstatten.

Ätherische Öle (z. B. als „Tokolytikum" oder zur Wehenanregung) und Tees (z. B. Himbeerblättertee) sind in der Materialpauschale eingerechnet und können den Kassen nicht gesondert in Rechnung gestellt werden.

17.7 Wegegeld

Wegegeld kann anlässlich eines geplanten Termins in der Hebammen- oder Arztpraxis nicht mit den Krankenkassen abgerechnet werden. Die Fahrten können jedoch steuerlich geltend gemacht werden.

17.8 Untersuchung nach der Geburt

Für die in den Mutterschaftsrichtlinien vorgesehene Nachuntersuchung 6–8 Wochen nach der Geburt gibt es **keine spezielle Abrechnungsziffer**. War die Frau ausschließlich in Hebammenbetreuung in der Schwangerschaft oder möchte die Frau trotz Empfehlung für die Nachuntersuchung nicht zu einem Arzt, können die Untersuchungen innerhalb eines Wochenbettbesuchs erbracht werden. Die Wöchnerin ist über die Unterschiede zur ärztlichen Nachuntersuchung aufzuklären. Die erhobenen Befunde werden in den Mutterpass eingetragen.

17.9
Anzahl und Zeitpunkt der Vorsorgeuntersuchungen

Manchmal beanstanden Krankenkassen, dass die in den Mutterschaftsrichtlinien vorgegebenen **Abstände** zwischen den einzelnen Untersuchungen nicht eingehalten werden und dass die Vorsorgeuntersuchungen häufiger stattfinden. In den Mutterschaftsrichtlinien ist formuliert: „Die Untersuchungen sollen im Abstand von 4 Wochen stattfinden; in den letzten zwei Schwangerschaftsmonaten sind je zwei Untersuchungen angezeigt."

Die Formulierung „soll" lässt also auch **Abweichungen in der Anzahl** zu. Wenn ein kürzerer Abstand notwendig erscheint, ist zu berücksichtigen, ob in dem individuellen Fall nicht eine ärztliche Mitbetreuung sinnvoll wäre. Wünscht sich die Frau eine häufigere Kontrolle oder erkennt die Hebamme einen weiteren Betreuungsbedarf, ist zu überlegen, ob es sich hier nicht um Hilfe bei Schwangerschaftsbeschwerden wegen Ängsten handelt, auch wenn zusätzlich ein CTG notwendig erscheint. Auf Wunsch der Frau können die Vorsorgeuntersuchungen auch seltener stattfinden (▶ **Tab. 8.1**).

Ist der **errechnete Geburtstermin erreicht**, gibt es weder in den Mutterschaftsrichtlinien noch in der HebVV eine Angabe über die Häufigkeit der Untersuchungen. In den meisten Regionen hat sich ein Intervall von zwei Tagen als Standard zwischen den Vorsorgeuntersuchungen etabliert. Dies wird auch in der Regel von den Krankenkassen so anerkannt.

17.10
Abrechnung bei der Zusammenarbeit mit einer Arztpraxis

Die Hebamme kann die Vorsorgeuntersuchung nach HebVV A Nr. 0300 abrechnen, wenn sie sie nach den Mutterschaftsrichtlinien erbracht und im Mutterpass dokumentiert hat. Sie haftet dann auch für ihre Leistungen. Der Arzt erhält von der Krankenkasse für die Betreuung in der Schwangerschaft eine quartalsbezogene Pauschale.

Haben Arzt und Hebamme vereinbart, dass die Hebamme nur den Teil der Vorsorge übernimmt, den sonst eine **medizinische Fachangestellte** übernehmen würde (z. B. Messen des Blutdrucks, des Gewichts und Urinuntersuchung) und der Arzt führt die weiteren Untersuchungen aus, kann die Hebamme keine Vorsorge nach Nummer 0300 abrechnen. Auch wenn sie Blut abgenommen und im Mutterpass dokumentiert hat, der Arzt aber für die die Befundübermittlung verantwortlich ist, kann sie die Nummer 040x (Entnahme von Körpermaterial) nicht abrechnen.

Sie kann jedoch häufig eine **Beratung** nach Nummer 010x abrechnen, da bei nahezu jedem Kontakt von der Schwangeren Fragen gestellt werden.

Wird eine **CTG-Kontrolle innerhalb einer gemeinsamen Betreuung** mit dem Gynäkologen durchgeführt, kann entweder der Arzt **oder** die Hebamme die CTG-Überwachung abrechnen. Nur wenn die Hebamme ein CTG geschrieben hat, das einen auffälligen Befund zeigt, und die Frau an den Arzt zur Kontrolle überweist, ist eine doppelte Abrechnung gerechtfertigt.

17.11
Wirtschaftliche Aufklärung

! Bietet die Hebamme eine sogenannte Individuelle Gesundheitsleistung (IGeL) an, hat sie die Frau schriftlich darüber zu informieren, welche Kosten auf sie zukommen (§ 630 c Abs. 3 BGB).

Honorarvereinbarungen sollen vor der Untersuchung bzw. Behandlung schriftlich vereinbart werden. Beispiele sind die Untersuchungen auf Zytomegalie, B-Streptokokken und geburtsvorbereitende Akupunktur. Da die Krankenkassen nicht alle hilfreichen Mittel erstatten, ist die Frau darüber zu informieren, welche sie selbst bezahlen muss. Empfiehlt die Hebamme zur unterstützenden Therapie etwa ein Massageöl bei Krampfadern, muss die Frau dies selbst bezahlen (Aromaöle sind keine apothekenpflichtigen Arzneimittel).

Bei **Privatpatientinnen** empfiehlt es sich, darauf hinzuweisen, dass manche Privatkassen bestimmte Leistungen nicht bezahlen oder nur den einfachen Satz. Außerdem ist manchen Frauen gar nicht bewusst, welche Leistungen der Vertrag mit ihrer Privatkasse beinhaltet. Da bei den Verträgen der Privatkassen Gestaltungsfreiheit herrscht, kann es auch möglich sein, dass Hebammenhilfe ausgeschlossen wurde. Die Frauen haben dann die Möglichkeit, sich bei ihrer Kasse zu erkundigen, bevor die Hebamme tätig wird und so Streitigkeiten vermieden werden.

17.12 Behandlungsvertrag

Grundsätzlich ist es sinnvoll, mit der Frau bei Betreuungsbeginn einen schriftlichen Behandlungsvertrag abzuschließen. Dies empfiehlt sich insbesondere, wenn die Hebamme in der Arztpraxis tätig ist.

So ist für die Frau transparent, dass sie die Leistungen einer Hebamme in Anspruch nimmt und nicht etwa die einer Angestellten des Arztes. In einem solchen **Behandlungsvertrag** sind alle Hebammen-Leistungen aufgeführt und anzukreuzen, die die Frau in Anspruch nehmen will. Neben den Leistungen, die die gesetzlichen Krankenkassen übernehmen, können hier auch die besonderen Leistungen der Hebamme, die sie als IGeL anbieten will, aufgeführt werden. Durch ihre Unterschrift verpflichtet sich die Frau zur Zahlung der in Anspruch genommenen Leistungen.

Der Behandlungsvertrag enthält auch Angaben, wenn **Daten an Dritte** weitergegeben werden sollen, etwa zur Abrechnung unter Wahrung des Datenschutzes oder wenn an einen Arzt oder eine Klinik überwiesen werden soll, dass dann Daten und Befunde zur Verfügung gestellt werden, die für die Mit- oder Weiterbehandlung der Frau erforderlich sind. Sinnvoll ist auch aufzunehmen, wer die Hebamme bei Krankheit oder Urlaub vertritt.

Mit dem Abschluss des Vertrages erklärt sich die Leistungsempfängerin mit der Verwendung ihrer Daten zu diesen Zwecken einverstanden. Eine Kopie oder ein Durchschlag des Behandlungsvertrags sollte der Frau überlassen werden.

Praxistipp
Muster-Behandlungsverträge, die auch individuell angepasst werden können, sind im Mitgliederbereich der Website des DHV erhältlich www.hebammenverband.de

17.13 Abrechnung bei Zusammenarbeit zwischen Hebammen untereinander

17.13.1 Als Einzelunternehmerin und in einer Praxisgemeinschaft

Die **Einzelunternehmerin** ist eine freiberufliche Hebamme, die alleine als Unternehmerin tätig ist. Die Rechtsform der Einzelunternehmerin kann auch in einer Hebammenpraxis vorliegen. Die Hebammen bilden dann eine **Praxisgemeinschaft.** Jede Hebamme führt ihre eigene Praxis. Sie treten nicht gemeinschaftlich nach außen auf. Wollen sie sich gegenseitig vertreten, erfordert dies das ausdrückliche Einverständnis der Frau.

Die Hebammen rechnen ihre Leistungen einzeln ab. Jede Hebamme verwendet für die Abrechnung ihr eigenes IK. Zu verwenden ist die Versichertenbestätigung C.

17.13.2 Gemeinschaftspraxis und Partnerschaftsgesellschaft

Bei der **Gemeinschaftspraxis** betreiben mehrere Hebammen eine gemeinsame Praxis. Die Hebammen treten gemeinsam nach außen auf und bilden dadurch automatisch eine Gesellschaft des bürgerlichen Rechts (GbR) oder sie gründen eine Partnerschaftsgesellschaft, die ins **Partnerschaftsregister** beim Amtsgericht eingetragen wird. Hier übernimmt die Gemeinschaft die Betreuung der Frau, unabhängig davon, wie viele Personen tatsächlich mit der Frau Kontakt haben.

Der Frau gegenüber muss transparent sein, welche Regelung die Hebammen getroffen haben. Die Hebammen können entweder über ihr eigenes IK abrechnen (und Versichertenbestätigung C verwenden) oder über einen sogenannten Pool mit einem IK der Hebammengemeinschaft (mit Versichertenbestätigung B).

17.14
Literatur

[1] Deutscher Hebammenverband: Empfehlungen zur Zusammenarbeit von Hebamme und Arzt, 2001, bestätigt 2008 www.hebammenverband.de/Aktuell/Standpunkte und Stellungnahmen/Empfehlungen für die Hebammenarbeit/Zusammenarbeit von Hebamme und Ärztin/Arzt in der Geburtshilfe /Zugriff 21.07.2014)

[2] Gesellschaft des bürgerlichen Rechts (GbR), unter www.existenzgruender.de, Existenzgründerportal des Bundesministeriums für Wirtschaft und Energie (BMWi)

[3] Horschitz H, Selow M. Hebammengebührenrecht. Mabuse Verlag 2008 (nicht mehr erhältlich)

[4] Leitlinie AWMF 015–030 (S 1): Empfehlungen zur Zusammenarbeit von Arzt und Hebamme in der Geburtshilfe, überarbeitet und bestätigt 2012. www.awmf.org/leitlinien/aktuelle-leitlinien.html

[5] Liste zur Zusammensetzung der Materialpauschalen, unter www.hebammenverband.de/mitgliederbereich/verguetungsvereinbarung/arbeitshilfen/(Zugriff 18.07.2014)

[6] Muster der ärztlichen Formulare. Diese können von Hebammen nicht bestellt werden. Erhältlich über die Labore. Einsehbar unter www.kbv.de/media/sp/02_Mustersammlung.pdf(Zugriff 21.07.2014)

[7] Musterverträge für Hebammen untereinander und zwischen Hebamme und Arzt und Hebammen sind für Mitglieder des DHV über www.hebammenverband.de herunterzuladen.

[8] Partnerschaftsgesellschaft (PartG), unter www.existenzgruender.de, Existenzgründerportal des Bundesministeriums für Wirtschaft und Energie (BMWi)

[9] Schreiben der KBV zur Abrechenbarkeit von durch Hebammen veranlasste Laborleistungen für Mitglieder des DHV über www.hebammenverband.de herunterzuladen.

[10] Vertrag über die Versorgung mit Hebammenhilfe nach § 134 a SGB V, www.gkv-spitzenverband.de/krankenversicherung/ambulante_leistungen/hebammen/hebammenhilfevertrag/hebammenhilfevertrag.jsp (Zugriff 21.07.2014)

18 Qualitätsmanagement in der Schwangerenvorsorge

Denize Krauspenhaar, Daniela Erdmann

Qualität in der Hebammenarbeit ist allen Hebammen als Ziel und Inhalt ihrer Arbeit im Sinne der von ihnen betreuten Schwangeren, Gebärenden und Mütter/Familien vertraut. Seit 2007 ist die Qualität im Rahmenvertrag, der zwischen dem Spitzenverband der Krankenkassen und den Hebammenverbänden geschlossen wurde, geregelt. Seit 2013 sind die Hebammen von der Reichsversicherungsordnung ins **Fünfte Sozialgesetzbuch** (SGB V) überführt worden. Hier heißt es:

§ SGB V

§ 134a Versorgung mit Hebammenhilfe

(1) Der Spitzenverband Bund der Krankenkassen schließt mit den für die Wahrnehmung der wirtschaftlichen Interessen gebildeten maßgeblichen Berufsverbänden der Hebammen und den Verbänden der von Hebammen geleiteten Einrichtungen auf Bundesebene mit bindender Wirkung für die Krankenkassen Verträge über die Versorgung mit Hebammenhilfe, die abrechnungsfähigen Leistungen ... und den Anforderungen an die Qualität der Hebammenhilfe sowie über die Höhe der Vergütung und die Einzelheiten der Vergütungsabrechnung durch die Krankenkassen. Die Vertragspartner haben dabei den Bedarf der Versicherten an Hebammenhilfe und deren Qualität, ... zu berücksichtigen. ...

(1a) Die Vereinbarungen, die nach Absatz 1 Satz 1 zur Qualität der Hebammenhilfe getroffen werden, sollen Mindestanforderungen an die Struktur-, Prozess- und Ergebnisqualität umfassen sowie geeignete verwaltungsunaufwändige Verfahren zum Nachweis der Erfüllung dieser Qualitätsanforderungen festlegen.

Damit muss jede freiberuflich arbeitende Hebamme, unabhängig vom Umfang und von der Art der angebotenen Leistung, ein System einführen, mit dem sie die Qualität ihrer Arbeit sichert und mit dessen Hilfe sie diese auch nachweisen kann.

18.1 Was ist Qualität?

Qualität ist primär etwas Neutrales ohne Wertung. Es kommt von dem Wort „Qualis" und heißt „Beschaffenheit eines Gutes (Produktes)". Unser Gut (Produkt) ist die Betreuung von Mutter und Kind. Bezogen auf unsere Arbeit wäre eine neutrale Aussage, dass die Vorsorgeuntersuchungen im Rahmen der Betreuung regelmäßig stattgefunden haben. Damit hat die Hebamme aber keine Aussage über die Güte ihrer Arbeit oder über den Wert ihrer Leistung für die Schwangere bekommen.

Erst durch die **subjektive Einschätzung** wird die Aussage wertend, z. B. „Die Vorsorge bei der Hebamme war hilfreich und beruhigend". Qualität kann also unterschiedlich bewertet werden, je nach Person und/oder Situation, da jeweils unterschiedliche Maßstäbe gelten.

! Qualität in der Hebammenarbeit bedeutet die Auseinandersetzung und Reflexion der eigenen Arbeit und die Bereitschaft, daraus Konsequenzen zu ziehen, um eine ständige Verbesserung und Sicherung der Arbeit zu erreichen.

Es muss nicht alles schriftlich niedergelegt sein, denn ein Großteil wird für Außenstehende durch die Dokumentation sichtbar.

18.2
Einflüsse auf die Qualität unserer Arbeit

Für die Durchführung der Schwangerenvorsorge ist die Hebamme an bestimmte gesetzliche Vorgaben gebunden. Die **Inhalte der Schwangerenvorsorge** sind im Mutterschutzgesetz geregelt, außerdem im SGB V, § 24d und in den Mutterschaftsrichtlinien.

§ Mutterschutzgesetz

„Frauen, die in der gesetzlichen Krankenversicherung versichert sind, erhalten auch die folgenden Leistungen bei Schwangerschaft und Mutterschaft nach den Vorschriften des SGB V(...):
1. ärztliche Betreuung und Hebammenhilfe,
2. Versorgung mit Arznei-, Verband- und Heilmitteln,
3. stationäre Entbindung,
4. häusliche Pflege,
5. Haushaltshilfe."

§ SGB V, § 24d

„Die Versicherte hat während der Schwangerschaft, bei und nach der Entbindung Anspruch auf ärztliche Betreuung sowie auf Hebammenhilfe einschließlich der Untersuchungen zur Feststellung der Schwangerschaft und zur Schwangerenvorsorge."

Die Qualität unserer Arbeit hängt von verschiedenen Faktoren ab, die sich entscheidend auf die Betreuung von Mutter und Kind auswirken (▶ **Abb. 18.1**).

18.3
Wie wird Qualität organisiert?

Qualität ist in drei verschiedene Prozesse (= Vorgänge) unterteilt, die sich auch im Rahmenvertrag § 134a SGB V wiederfinden: Struktur-, Prozess- und Ergebnisqualität.

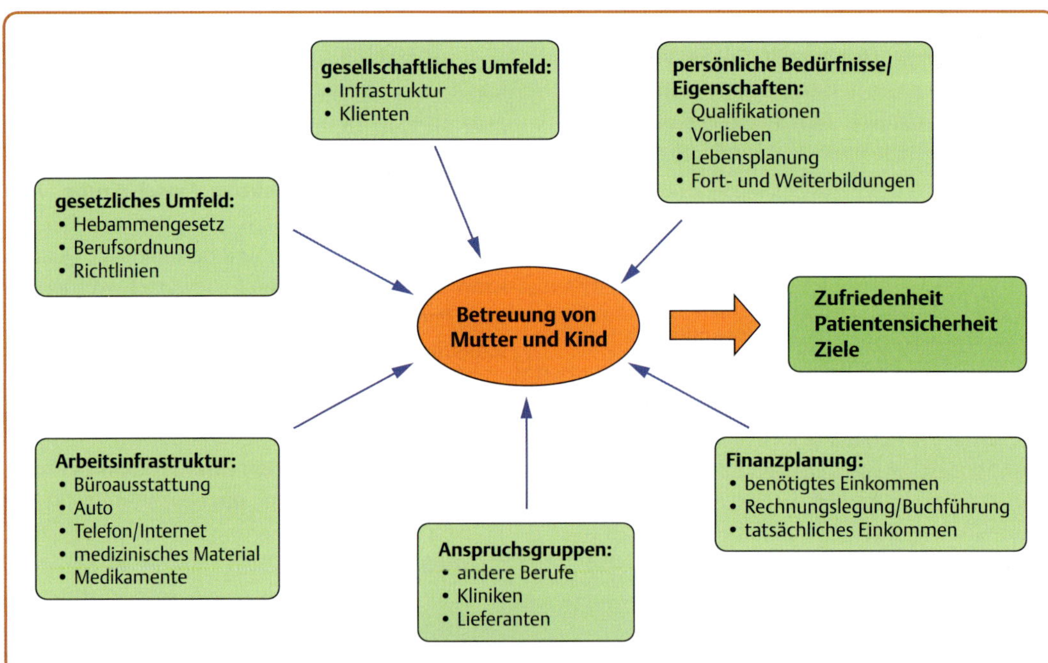

▶ **Abb. 18.1** Faktoren, die die Qualität der Hebammenarbeit beeinflussen.

18.3.1 Strukturqualität

Strukturqualität umfasst

- **die personellen Voraussetzungen:** Damit sind alle die Menschen gemeint, die mithelfen, dass die Arbeit der Hebamme möglich ist. Das kann die Buchhalterin sein, eine Kollegin, mit der die Hebamme zusammenarbeitet, der Hausmeister, der sich um die Praxisräume kümmert, oder der Babysitter für die eigenen Kinder.
- **die technischen Voraussetzungen:** Hier sind alle Geräte gemeint, die die Hebamme für die Vorsorge benötigt (z. B. Doptone, CTG, Waage).
- **die räumlichen Voraussetzungen:** Wo kann die Vorsorge stattfinden? Bei der Schwangeren zu Hause? In der eigenen Praxis? In einer Arztpraxis? Im Krankenhaus?
- **die Ablauforganisation:** Sie umfasst alles Organisatorische wie Terminplanung, Behandlungsverträge, Sprechzeiten, Vertretungsplanung etc.

Die Strukturqualität in der Schwangerenvorsorge wird in Kap. 14 (Modell der Schwangerenvorsorge durch Hebammen), Kap. 15 (Ausstattung, Räumlichkeiten und Hilfsmittel), Kap. 16 (Dokumentation) und Kap. 17 (Abrechnung) beschrieben.

! Um die optimalen Strukturen für sich und die eigene Arbeit zu finden, ist der Plan-Do-Check-Act-Zyklus ein hilfreiches Instrument: das Planen, Handeln, Prüfen und Erfassen der einzelnen Arbeitsmittel und Arbeitsschritte, um die Tätigkeit effizient zu gestalten.

Dadurch werden optimale Voraussetzungen unter Wahrung der Individualität geschaffen. ▶ Abb. 18.2 zeigt ein Beispiel für die Arbeit mit Kooperationspartnern.

Um sich bewusst mit der Qualität der eigenen Leistungen auseinanderzusetzen, muss **in kleinen Schritten** gearbeitet werden. Damit hat die Hebamme die Möglichkeit, die Verbesserungspotenziale und/oder Qualitätslücken zu erkennen. Gerade in der Struktur der Arbeit ist es hilfreich, eine Methode zu entwickeln, die sich gut in den Alltag integrieren lässt. Wichtig ist, dass die täglichen Abläufe erleichtert werden und an dieser Stelle nichts zusätzlich aufgeschrieben werden muss.

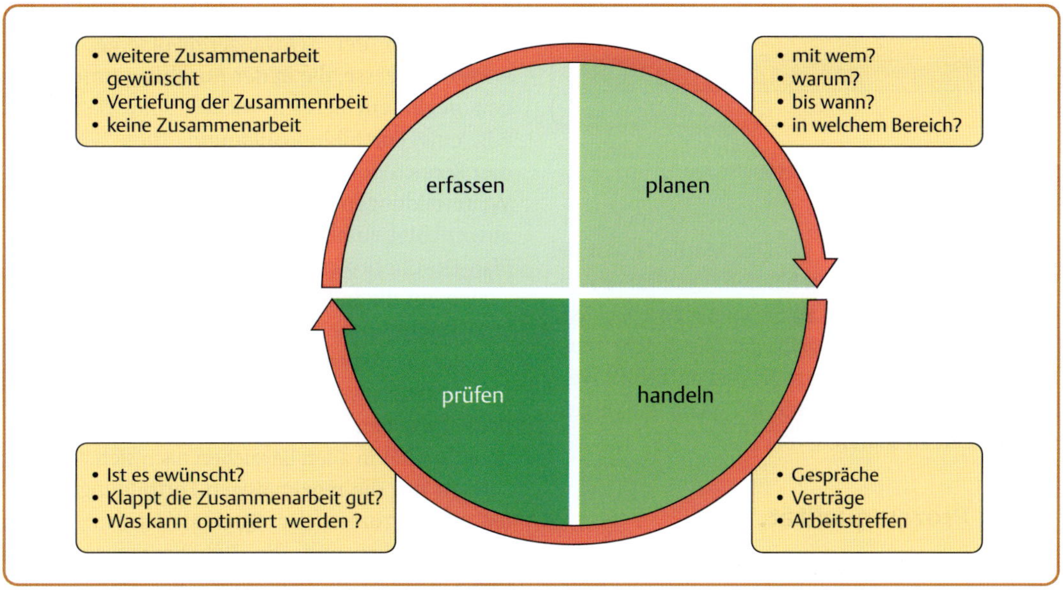

▶ **Abb. 18.2** Plan-Do-Check-Act-Zyklus zur Arbeit mit Kooperationspartnern.

Checkliste Vorsorgetasche	
Dokumentationspapiere	☐
Stift	☐
RR-Gerät	☐
Blutabnahmesystem 5 St.	☐
Blutröhrchen von jedem 3 St.	☐
Röhrchen für Urin 3 St.	☐
Urinsticks 10 St.	☐
Hautdesinfektion	☐
Tupfer 10 St.	☐
Hörrohr/Dopton	☐
Maßband	☐
Stauschlauch	☐
Untersuchungshandschuhe 10 St.	☐
Gravidarum	☐
…	☐
…	☐
	☐
	☐
	☐
	☐
	☐

▶ **Abb. 18.3** Checkliste Vorsorgetasche.

Checklisten sind eine gängige Methode, um bei standardisierten Arbeitsabläufen Qualität zu sichern. ▶ **Abb. 18.3** zeigt als Beispiel eine Checkliste zum Inhalt einer Vorsorgetasche. Die Tasche muss nach jedem Arbeitstag geprüft und aufgefüllt werden. Die Checkliste hilft, hierbei nichts zu vergessen und Zeit zu sparen.

18.3.2 Prozessqualität

Prozessqualität meint die eigentliche originäre Hebammentätigkeit. Hier ist die Versorgung der Schwangeren geregelt und es werden alle diagnostischen und therapeutischen Maßnahmen innerhalb der Schwangerenvorsorge beschrieben.

Bei der **Schwangerenvorsorge** kommen folgende Leistungen bei jeder Frau zum Tragen:

- Aufnahme der Frau zur Schwangerenvorsorge
- Anamnese
- körperliche Untersuchungen und Befunderhebung
- Diagnosestellung
- therapeutische Maßnahmen
- Beratung
- praktische Anleitung
- Dokumentation

Wichtig ist hierbei, dass nicht bei jeder Vorsorge alle Maßnahmen ergriffen werden müssen. So ist z. B. die Blutentnahme Bestandteil der Vorsorgeuntersuchung, ohne dass sie bei jedem Termin durchgeführt werden muss. Durch die Dokumentation werden die einzelnen Schritte nachvollziehbar.

Eine wichtige Strukturierung der Schritte einer Vorsorge erreicht die Hebamme durch die **Erstellung eines Betreuungsplans** (s. Kap. 8). Er soll nicht nur den zeitlichen Ablauf der Vorsorge durch die Hebamme erleichtern, sondern der Frau auch einen Überblick darüber verschaffen, wie diese Vorsorge bei ihr im Einzelnen verläuft.

Außerhalb der Schwangerenvorsorge gibt es weitere Prozesse, die in der Ausübung unserer Arbeit in diesem Bereich wichtig sind. Dazu zählt z. B. eine **Fortbildungsplanung**. Diese gehört in den Bereich der Qualitätssicherung. Die Fort- und Weiterbildungen sind qualitativ und an der Arbeit ausgerichtet zu planen. Auch hier hilft wieder der Plan-Do-Check-Act-Zyklus (▶ **Abb. 18.4**).

Eine auf die individuellen Bedürfnisse der Hebamme angepasste Fortbildungsplanung ist für die Qualität der Arbeit notwendig, damit eine Verbesserung erzielt werden kann. Sicheres Arbeiten, auf dem aktuellen wissenschaftlichen Stand, zieht gute Qualität in allen Bereichen nach sich.

Nicht nur die regelmäßigen Fortbildungen zählen zum Prozess der Qualitätssicherung. Auch **Qualitätszirkel** und die Beteiligung an einem **CIRLS** (Critical Incident Reporting and Learning System) gehören dazu.

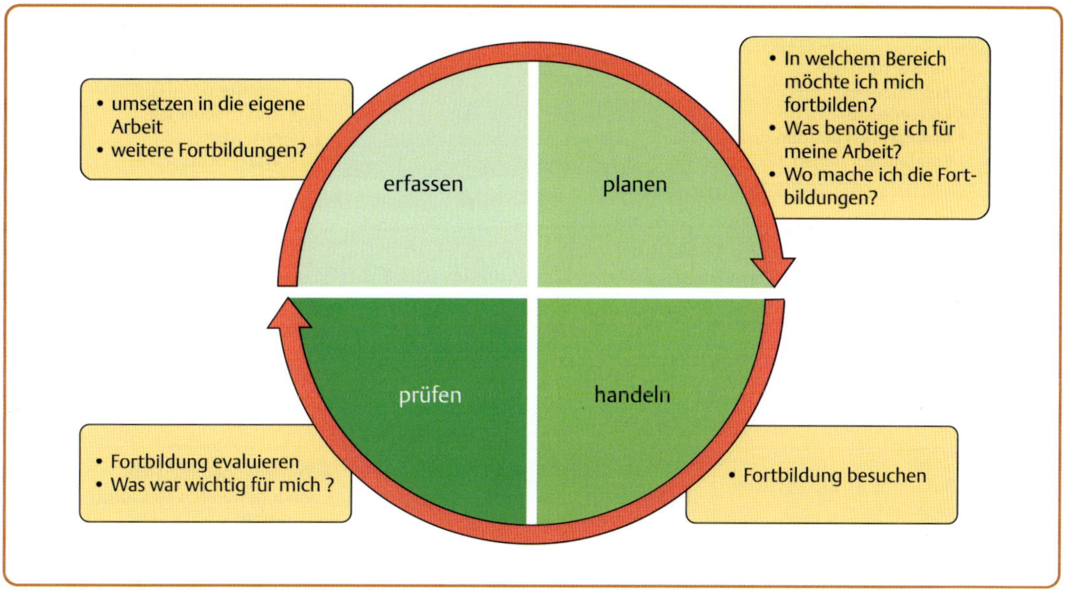

► **Abb. 18.4** Plan-Do-Check-Act-Zyklus zur Planung einer Fortbildung.

18.3.3 Ergebnisqualität in der Vorsorge

Die Ergebnisqualität bezieht sich auf das **formulierte Behandlungsergebnis**. Die Beurteilung der Qualität hängt nicht davon ab, ob es eine Abweichung vom physiologischen Verlauf gibt, sondern davon, welches Ziel sich die Hebamme gesetzt hat. Wenn sie für sich das Ziel setzt, allen Frauen eine **angemessene** Betreuung zu bieten, also auch denen, die eine Pathologie aufweisen, dann ist die Wahrscheinlichkeit, dieses Ziel zu erreichen, sehr hoch.

! Qualität in der Schwangerenvorsorge bedeutet nicht das Verhindern von Pathologie, sondern der angemessene Umgang damit!

Qualität als Ergebnis auszuwerten, ist im Gesundheitswesen sehr schwierig. An welchen Kriterien machen wir Qualität sichtbar? Bei der Schwangerenvorsorge steht die **Zufriedenheit der werdenden Mutter** mit der Leistung der Hebamme im Vordergrund. Diese Einschätzung ist immer subjektiv und bewegt sich in einem Spektrum von uneingeschränkter Zufriedenheit bis hin zu Verunsicherung.

Der Grad der Zufriedenheit der schwangeren Frau kann auf mehreren Wegen ermittelt werden: Durch ein Gespräch, durch eine Selbsteinschätzung oder durch eine Bewertung mithilfe eines gezielten Fragebogens. Die Feststellung der Zufriedenheit der betreuten Frau muss für die Hebamme und die Schwangere stimmig sein. Daher ist es wichtig, einen Weg zu finden, der zu der eigenen Arbeitsweise passt (► **Abb. 18.5**). Die Hebamme muss sich kritisch mit dem Ergebnis auseinandersetzen und sich im Klaren darüber sein, welche Anforderungen sie erfüllen kann und will.

Neben der Zufriedenheit der Schwangeren mit den Leistungen der Hebamme muss auch die **Arbeitszufriedenheit der Hebamme** betrachtet werden. Diese ist ein wichtiger Aspekt, da nur dann gute und sichere Arbeit geleistet werden kann, wenn die Arbeitsbedingungen für die Hebamme zufriedenstellend sind.

! Qualität bedeutet immer Zufriedenheit der Schwangeren und der Hebamme!

Die Auseinandersetzung mit der Qualität der eigenen Arbeit bietet die Chance, individuell und authentisch zu arbeiten und dabei aus Fehlern zu lernen, um sich ständig zu verbessern.

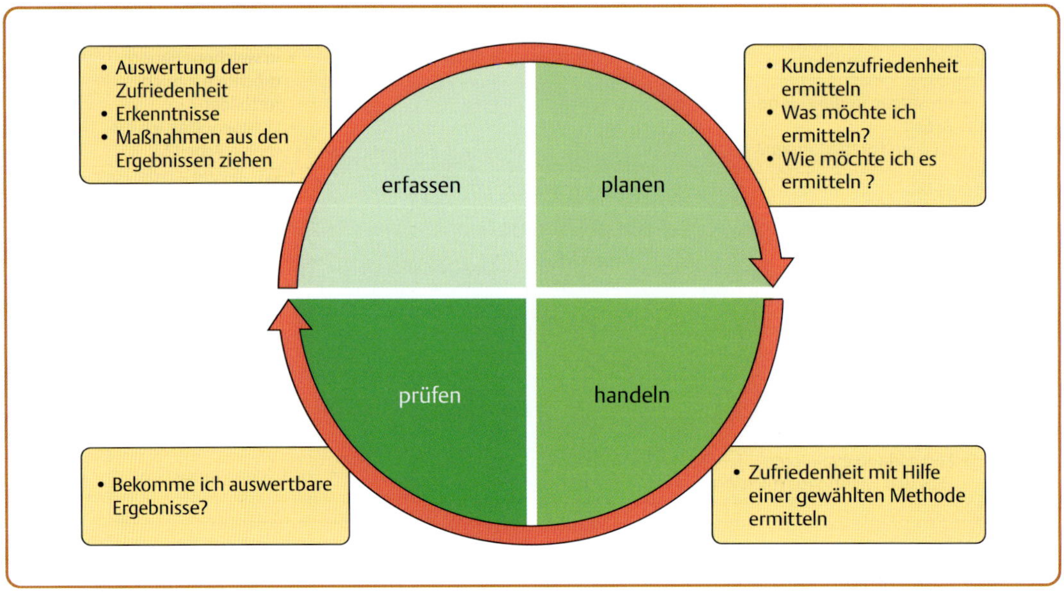

▶ **Abb. 18.5** Plan-Do-Check-Act-Zyklus zur Feststellung der Zufriedenheit der betreuten Frau.

„Wer aufhört, besser zu werden, hat aufgehört, gut zu sein!"
Philip Rosenthal

18.4 Literatur

[1] Deutscher Hebammenverband: Qualität in der freiberuflichen Hebammenarbeit. Karlsruhe; 2009

[2] Offermann C. Selbst- und Qualitätsmanagement für Pflegeberufe. Bern: Hans Huber; 2002

Teil 4
Anhang

19 Gesetzliche Regelungen

Peggy Seehafer

19.1 Schweigepflicht

Die Schweigepflicht ist ein allgemeingültiger Grundsatz medizinischer Tätigkeit, der im Strafgesetzbuch verankert ist.

§ §§ 203, 204 StGb

(1) Wer unbefugt ein fremdes Geheimnis, namentlich ein zum persönlichen Lebensbereich gehörendes Geheimnis oder ein Betriebs- oder Geschäftsgeheimnis, offenbart, das ihm als

1. Arzt, Zahnarzt, Tierarzt, Apotheker oder Angehörigen eines anderen Heilberufs, der für die Berufsausübung oder die Führung der Berufsbezeichnung eine staatlich geregelte Ausbildung erfordert,
2. Berufspsychologen mit staatlich anerkannter wissenschaftlicher Abschlußprüfung,

[...] anvertraut worden oder sonst bekannt geworden ist, wird mit Freiheitsstrafe bis zu einem Jahr oder mit Geldstrafe bestraft.

(2) Ebenso wird bestraft, wer unbefugt ein fremdes Geheimnis, namentlich ein zum persönlichen Lebensbereich gehörendes oder ein Betriebs- oder Geschäftsgeheimnis offenbart [...].

(3) Den im Absatz 1 Genannten stehen ihre berufsmäßig tätigen Gehilfen und die Personen gleich, die bei ihnen zur Vorbereitung auf den Beruf tätig sind. Den in Absatz 1 und den in Satz 1 Genannten steht nach dem Tod des zur Wahrung des Geheimnisses Verpflichteten ferner gleich, wer das Geheimnis von dem Verstorbenen oder aus dessen Nachlaß erlangt hat.

(4) Die Absätze 1 bis 3 sind auch anzuwenden, wenn der Täter das fremde Geheimnis nach dem Tod des Betroffenen unbefugt offenbart.

Als **Voraussetzung für eine vertrauensvolle Beziehung** zwischen der Hebamme und der Schwangeren haben Hebammen Verschwiegenheit über solche Tatsachen zu wahren, die ihnen bei der beruflichen Tätigkeit bekannt oder von den Schwangeren anvertraut werden und an deren Geheimhaltung ein persönliches Interesse der Schwangeren besteht (§ 4 HebBO). Beim zeitweiligen oder gänzlichen Ausscheiden aus dem Beruf erlischt diese Geheimhaltungspflicht nicht. Eine Hebamme hat somit nicht nur persönliche Feststellungen im Zusammenhang mit der Schwangerschaft, sondern auch persönliche Angaben aus der Krankheitsvorgeschichte, dem Verlauf der Schwangerschaft, dem Ehe- und Familienleben der Schwangeren und anderes mehr für sich zu behalten.

! Wer vorsätzlich geheim zu haltende Angelegenheiten der Betreuten offenbart, ohne dazu gesetzlich verpflichtet oder von seiner Verpflichtung zur Schweigepflicht befreit zu sein, kann dafür strafrechtlich belangt werden.

Eine Offenbarung liegt dann vor, wenn eine Hebamme ein Geheimnis jemandem mitteilt, der nicht zum Kreis der Schweigepflichtigen gehört. Diese Mitteilung kann dabei mündlich, schriftlich, durch Zeichen oder durch unerlaubte Einsichtnahme in Krankenakten erfolgen, d. h. dass „Krankenakten" besonders sorgfältig, möglichst für Fremde unerreichbar aufbewahrt werden müssen.

Besondere Vorsicht ist bei **telefonischen Anfragen** geboten. Bei Mitteilungen an die nächsten Angehörigen ist immer nur die geäußerte oder angenommene Haltung der Schwangeren entscheidend, z. B. wenn eine Frau nicht wünscht, dass der Kindsvater Informationen erhält.

! Wenn eine Hebamme in Ausnahmefällen in einem gerichtlichen Verfahren gehört bzw. vernommen werden muss, steht ihr auf Grund ihres Berufes in Bezug auf die Angelegenheit ein besonderes Auskunfts- und Zeugnisverweigerungsrecht (§§ 52, 55 StPO) zu.

Dieses Recht besteht **nicht**, wenn die Hebamme zur Anzeige verpflichtet oder durch die Betreute von der Schweigepflicht entbunden ist (§ 34 StGb). Dabei dürfen zur Aufklärung einer Straftat oder eines Rechtsstreits wesentliche Angaben nicht verschwiegen werden. Eine vorsätzlich unvollständige Aussage kann sonst den Tatbestand der vorsätzlich falschen Aussage erfüllen.

Die grundsätzliche Pflicht des Zeugen zur Aussage wird durch das **Zeugnisverweigerungsrecht** eingeschränkt. Ein solches Recht räumt das Gesetz aus persönlichen Gründen (Ehegatte, Verlobte, direkte Verwandte), aus beruflichen Gründen (Hebammen, Geistliche, Redakteure, Journalisten, Ärzte, Rechtsanwälte, Steuerberater usw.) und aus sachlichen Gründen (Gefahr von Strafverfolgung für den Zeugen) ein.

Offenbarungspflichten sind im Interesse der Verbrechensverhinderung und zum Schutz der Bevölkerung gesetzlich vorgeschrieben. In dem Katalog des § 138 StGB werden die Straftaten aufgeführt, die zur Anzeige gebracht werden müssen, wenn man von dem Vorhaben oder der Ausführung dieser Straftaten Kenntnis erlangt.

Kinderhandel und **unerlaubte Adoption** werden beispielweise strafrechtlich verfolgt (§ 236 StGB), fallen aber unter die Schweigepflicht.

19.2 Meldepflichten

! In bestimmten gesetzlich festgelegten Fällen besteht die Verpflichtung der Hebamme, geheimnisgeschützte Patientendaten an Dritte weiterzugeben.

Neben den **Auskünften zur Sozialversicherung zur Prüfung der Leistungspflicht** und -abrechnung (die Krankenkasse erfährt natürlich von der Schwangerschaft einer Versicherten), müssen **Auskünfte zur Verhinderung von Verbrechen** (§§ 138, 139 StGb) an die entsprechenden ermittelnden Stellen gegeben werden. Sollte die Hebamme bei einer Schwangeren Anzeichen für die Folgen **einer strafbaren Handlung gegen Leben und Gesundheit** finden (z. B. krimineller Abort, Totschlag, Raub), ist sie verpflichtet, gemäß Meldepflicht (§§ 138,139 StGb) die Polizei bzw. die Staatsanwaltschaft zu informieren. Bei einer unterlassenen Anzeige setzt sie sich selbst der Gefahr der Strafverfolgung und der Verurteilung aus.

Weitere Meldepflichten unterliegen dem Infektionsschutzgesetz (IfSG), welches eine Liste von **Verdachts-, Erkrankungs- und Todesfällen für bestimmte Krankheiten**, auch für venerische (sexuell übertragbare) Krankheiten (Lues, Gonnorrhö etc.) enthält. Neben der Erkennung, Bekämpfung und Verhütung der Ausbreitung der Infektionskrankheiten soll dadurch die Infektionsepidemiologie in Deutschland verbessert werden, um die Häufigkeit bestimmter Infektionskrankheiten, ihre Verteilung auf die verschiedenen Bevölkerungs- und Altersgruppen und die Ausbreitungstendenzen mithilfe von belastbaren Daten hinreichend sicher beschreiben zu können.

Namentliche Meldepflicht (§ 6 IfSG)

für (nur für die Hebammenarbeit relevante Erkrankungen)

- Akute Virushepatitis
- Masern
- Mumps
- Röteln
- Windpocken
- Erkrankung und Tod an einer behandlungsbedürftigen Tuberkulose und namentliche Meldung einer Person, die eine Behandlung ihrer behandlungsbedürftigen Lungentuberkulose verweigert oder abbricht.
- Seit 2001 ist der Verdacht einer über das übliche Ausmaß einer Impfreaktion hinausgehenden gesundheitlichen Schädigung meldepflichtig.

Auch das neue Gesetz zur Verhütung und Bekämpfung von Infektionskrankheiten beim Menschen sieht keine namentliche Meldepflicht beim Krankheitsverdacht, bei der Erkrankung oder beim Tod durch eine **HIV-Infektion** vor. Nach § 7 III Nr. 3 dieses Gesetzes ist lediglich eine nichtnamentliche Meldepflicht bei dem direkten bzw. indirekten Erregernachweis vorgesehen. Die Meldung hat dann nach § 10 I Nr. 1 in Verbindung mit II dieses Gesetzes in einer vorgeschriebenen anonymisierten Form zu erfolgen.

Zur Meldung von Krankheiten verpflichtet ist der feststellende Arzt. Daneben bestehen u. a. Meldepflichten für Tierärzte, Angehörige anderer Heil- oder Pflegeberufe und Leiter von Pflegeeinrichtungen (§ 8). Verstöße gegen die Meldepflichten nach §§ 6 und 7 IfSG können mit einer Geldbuße bis zu 25 000 Euro geahndet werden.

Meldungen von Krankheiten sind namentlich an das **Gesundheitsamt** (§ 9 Abs. 1) zu richten, das für den Aufenthaltsort des Betroffenen zuständig ist. Die Meldungen durch die Laboratorien erfolgen überwiegend namentlich an die Gesundheitsämter (§ 9 Abs. 2) und zu einem Teil, darunter HIV, nichtnamentlich direkt an das Robert Koch-Institut (§ 10 Abs. 4). Eine Meldepflicht besteht nur dann nicht, wenn ein Nachweis darüber vorliegt, dass die Meldung bereits erfolgte und andere als die gemeldeten Angaben nicht erhoben wurden.

! Alle namentlichen Meldungen müssen unverzüglich, spätestens innerhalb von 24 Stunden nach erlangter Kenntnis erfolgen. Dabei darf eine Meldung nicht wegen einzelner fehlender Angaben verzögert werden.

Das bedeutet, dass die Meldung im Regelfall fernmündlich oder per Fax erstattet werden soll. Wenn sich ein Verdacht nicht bestätigt, ist dies ebenfalls unverzüglich zu melden.

Weitere für Hebammen relevante Meldepflichten bestehen nach dem neuen Personenstandsgesetz (PStG), wonach die Hebamme die Geburt eines Neugeborenen innerhalb von einer Woche nach der Geburt dem zuständigen Standesamt anzuzeigen (§§ 18–20 Kap. 5, Abs. 1) hat.

§ § 21 PStG
Eintragung in das Geburtenregister

(1) Im Geburtenregister werden beurkundet

1. die Vornamen und der Familienname des Kindes,
2. Ort sowie Tag, Stunde und Minute der Geburt,
3. das Geschlecht des Kindes,
4. die Vornamen und die Familiennamen der Eltern sowie auf Wunsch eines Elternteils seine rechtliche Zugehörigkeit zu einer Religionsgemeinschaft, die Körperschaft des öffentlichen Rechts ist.

(2) Ist ein Kind tot geboren, …

(3) Zum Geburtseintrag wird hingewiesen

1. auf die Staatsangehörigkeit der Eltern, wenn sie nicht Deutsche sind und ihre ausländische Staatsangehörigkeit nachgewiesen ist,
2. bei einem Kind, dessen Eltern miteinander verheiratet sind, auf deren Eheschließung,
3. bei einem Kind, dessen Eltern nicht miteinander verheiratet sind, auf die Beurkundung der Geburt der Mutter und des Vaters,
4. auf den Erwerb der deutschen Staatsangehörigkeit des Kindes nach § 4 Abs. 3 des Staatsangehörigkeitsgesetzes.
5. auf das Sachrecht, dem die Namensführung des Kindes unterliegt.

Seit dem 1. November 2013 muss kein Geschlecht von der Hebamme mehr eingetragen werden, wenn das Neugeborene nicht eindeutig zugeordnet werden kann. Damit werden elementare Wünsche von **intersexuellen Menschen** erstmals berücksichtigt.

§ § 21 PStG
Fehlende Angaben

(3) Kann das Kind weder dem weiblichen noch dem männlichen Geschlecht zugeordnet werden, so ist der Personenstandsfall ohne eine solche Angabe in das Geburtenregister einzutragen.

Ein Problem stellt die Anmeldung von Kindern dar, deren Mütter ihr Kind **anonym gebären**, bei denen die Hebamme also keinen Namen der Eltern angeben kann. Die Ordnungswidrigkeit der Hebamme, die der Meldepflicht in diesem Falle nicht nachkommt, wird bisher in Deutschland nicht weiter verfolgt, bleibt also ohne Konsequenz für die Hebamme.

Das Grundgesetz beinhaltet das **Recht des Kindes auf Kenntnis der eigenen Abstammung** (Artikel 2 Abs. 1 i. V. m. Artikel 1 Abs. 1 GG). Es ist durch ein Urteil des Europäischen Gerichtshofes (2003) zurückgedrängt worden, wonach Mütter einen Anspruch auf anonyme Entbindung haben [9]. Mit dem Gesetz zum Ausbau der Hilfen für Schwangere und zur Regelung der vertraulichen Geburt vom August 2013 ist zumindest für die vertraulichen Geburten eine Regelung gefunden [6].

§ Artikel 3 PStG Änderung des Personenstandsgesetzes

§ 18 Absatz 2 wird angefügt:

Bei einer vertraulichen Geburt nach § 25 Absatz 1 des Schwangerschaftskonfliktgesetzes sind in der Anzeige auch das Pseudonym der Mutter und die für das Kind gewünschten Vornamen anzugeben.

19.3
Mutterschaft und Vaterschaft

Das Bürgerliche Gesetzbuch (BGB) fasst unter den Begriff der Verwandtschaft die (**blutsmäßige**) **Verwandtschaft** (§ 1589 BGB), die Schwägerschaft (§ 1590 BGB) und die durch gerichtlichen Ausspruch (Adoptionsdekret) begründete Verwandtschaft (§ 1741 ff. BGB) zusammen. Verwandtschaft wird sowohl durch **eheliche** als auch durch **nichteheliche** Geburt begründet. Allerdings ist erst seit der Reform des Nichtehelichenrechts im Jahre 1969 das nichteheliche Kind nicht mehr nur mit seiner Mutter, sondern auch mit seinem leiblichen Vater und dessen Verwandten verwandt.

19.3.1 Mutterschaft

Erstmalig hat der Gesetzgeber nunmehr auch den Begriff **„Mutter"** definiert:

§ § 1591 BGB
„Mutter eines Kindes ist die Frau, die es **geboren** hat."

Diese Aussage ist deshalb nicht selbstverständlich, weil es die moderne Fortpflanzungsmedizin möglich gemacht hat, dass eine Frau eine befruchtete Eizelle austrägt, die nicht von ihr, sondern von einer anderen Frau stammt. Damit ist auch der lange Zeit herrschende Streit zwischen **genetischer** und **austragender Mutter** beendet. Das bedeutet gleichzeitig, dass sich die Mutterschaft stets sicher feststellen lässt („mater semper certa est").

Die nicht zulässige **Ei-** bzw. **Embryonenspende** ist damit zumindest zivilrechtlich kein Problem mehr: Die Spenderin hat keine Möglichkeit, gegen das Kind auf Feststellung seines genetischen Ursprungs zu klagen.

19.3.2 Vaterschaft

§ § 1592 BGB Vaterschaft
Vater eines Kindes ist der Mann,

1. der zum Zeitpunkt der Geburt mit der Mutter des Kindes verheiratet ist,
2. der die Vaterschaft anerkannt hat oder dessen Vaterschaft nach § 1600d oder § 182 Abs. 1 des Gesetzes über das Verfahren in Familiensachen und in den Angelegenheiten der freiwilligen Gerichtsbarkeit gerichtlich festgestellt ist.

Die bloße **Lebensgemeinschaft** mit der Mutter kann die Frage nach der Vaterschaft noch nicht beantworten. Die Abgrenzung zwischen ehelicher und nichtehelicher Geburt bleibt unverändert bestehen.

Allein die **Geburt des Kindes in der Ehe** macht den Ehemann zum Vater im Rechtssinne. Diese Verknüpfung von Ehe und Geburt wird allerdings aufgehoben, wenn das Kind erst nach Anhängigkeit eines Scheidungsantrags geboren wird und ein Dritter spätestens bis zum Ablauf eines Jahres nach Rechtskraft des dem Scheidungsantrag stattgebenden Urteils seine Vaterschaft anerkannt hat (§ 1599 II 1 BGB). Diese Regelung hat den Vorteil, dass sie den Beteiligten eine Anfechtungsklage erspart und das Kind zu keinem Zeitpunkt ohne rechtlichen Vater ist.

Anders ist es bei der **Auflösung der Ehe durch Tod**: Wird ein Kind innerhalb von 300 Tagen nach dem Tod des Ehemannes geboren, gilt der verstorbene Ehemann als Vater (§ 1593 BGB). Das ist aber nicht der Fall, wenn die Witwe innerhalb dieses Zeitraumes wieder geheiratet hat. In diesem Fall, in dem das Kind sowohl das Kind des früheren Ehemannes als auch des neuen Ehemannes sein könnte, geht das Gesetz von der Vaterschaft des neuen Ehemannes aus (§ 1593 BGB), solange dies nicht angefochten wird.

§ § 1594 Anerkennung der Vaterschaft
(1) Die Rechtswirkungen der Anerkennung können, soweit sich nicht aus dem Gesetz anderes ergibt, erst von dem Zeitpunkt an geltend gemacht werden, zu dem die Anerkennung wirksam wird.
(2) Eine Anerkennung der Vaterschaft ist nicht wirksam, solange die Vaterschaft eines anderen Mannes besteht.
(3) Eine Anerkennung unter einer Bedingung oder Zeitbestimmung ist unwirksam.
(4) Die Anerkennung ist schon vor der Geburt des Kindes zulässig.

§ 1595 Zustimmungsbedürftigkeit der Anerkennung
(1) Die Anerkennung bedarf der Zustimmung der Mutter.
(2) Die Anerkennung bedarf auch der Zustimmung des Kindes, wenn der Mutter insoweit die elterliche Sorge nicht zusteht.

Die auch schon vor der Geburt des Kindes mögliche **Anerkennung der Vaterschaft** (§ 1594 IV BGB) ist eine einseitige, nicht empfangsbedürftige **(Willens-)Erklärung**, die der strengen Form der **öffentlichen Beurkundung** unterliegt (§ 1597 I BGB). Sie muss daher gegenüber einem Notar bzw. dem Amtsgericht (§ 62 I Nr. 1 BeurkG) oder gegenüber dem Jugendamt (§ 59 I Nr. 1 SGB VIII) bzw. dem Standesbeamten (§ 29 a I PStG) abgegeben werden.

Vater eines Kindes ist schließlich der Mann, dessen **Vaterschaft gerichtlich festgestellt** worden ist (§ 1600 d oder § 640 h Abs. 2 Zivilprozessordnung, BGB). Im Verfahren auf gerichtliche Feststellung wird als Vater vermutet, wer der Mutter während der Empfängniszeit beigewohnt hat (§ 1600 d 2 BGB). Beiwohnung mit der Mutter ist jeder Kontakt, der nach medizinischer Erfahrung geeignet ist, eine Befruchtung herbeizuführen. Die **künstliche Befruchtung** fällt, sofern der Samenspender feststeht, unter den Begriff „Beiwohnung".

Als **Empfängniszeit** gilt nur noch die Zeit vom 300. bis zum 181. Tag vor der Geburt des Kindes, den ersten und den letzten Tag ausdrücklich mit eingerechnet (§ 1600 d III 1 BGB). Steht fest, dass das Kind außerhalb dieser Empfängniszeit empfangen worden ist, verlängert sich die entsprechende Frist (§ 1600 d 3 BGB).

Die Folgen der Vaterschaftsanerkennung und der gerichtlichen Feststellung der nichtehelichen Vaterschaft lassen sich nicht auf einzelne Rechtswirkungen begrenzen. Sie wirken vielmehr umfassend und gegen jedermann. Mit ihnen wird **rückwirkend auf die Geburt** das Verwandtschaftsverhältnis des nichtehelichen Kindes zum nichtehelichen Vater mit allen sich hieraus ergebenden rechtlichen Wirkungen festgestellt.

19.4 Mutterschutzgesetz

§ Gesetz zum Schutze der erwerbstätigen Mutter (MuSchG)

In der Fassung der Bekanntmachung vom 20.6.2002 (BGBl. I S. 2318)
Zuletzt geändert durch Art. 6 Abs. 6 G v. 23.10.2012 (BGBl I S. 2246)

1. Abschnitt: Allgemeine Vorschriften

§ 1 Geltungsbereich

Dieses Gesetz gilt

1. für Frauen, die in einem Arbeitsverhältnis stehen,
2. für weibliche in Heimarbeit Beschäftigte und ihnen Gleichgestellte (§ 1 Abs. 1 und 2 des Heimarbeitsgesetzes vom 14. März 1951 BGBl. I S. 191), soweit sie am Stück mitarbeiten.

§ 2 Gestaltung des Arbeitsplatzes

(1) Wer eine werdende oder stillende Mutter beschäftigt, hat bei der Einrichtung und der Unterhaltung des Arbeitsplatzes einschließlich der Maschinen, Werkzeuge und Geräte und bei der Regelung der Beschäftigung die erforderlichen Vorkehrungen und Maßnahmen zum Schutze von Leben und Gesundheit der werdenden oder stillenden Mutter zu treffen.

(2) Wer eine werdende oder stillende Mutter mit Arbeiten beschäftigt, bei denen sie ständig stehen oder gehen muss, hat für sie eine Sitzgelegenheit zum kurzen Ausruhen bereitzustellen.

(3) Wer eine werdende oder stillende Mutter mit Arbeiten beschäftigt, bei denen sie ständig sitzen muss, hat ihr Gelegenheit zu kurzen Unterbrechungen ihrer Arbeit zu geben.

(4) Die Bundesregierung wird ermächtigt, durch Rechtsverordnung mit Zustimmung des Bundesrates

1. den Arbeitgeber zu verpflichten, zur Vermeidung von Gesundheitsgefährdungen der werdenden oder stillenden Mütter oder ihrer Kinder Liegeräume für diese Frauen einzurichten und sonstige Maßnahmen zur Durchführung des in Absatz 1 enthaltenen Grundsatzes zu treffen,
2. nähere Einzelheiten zu regeln wegen der Verpflichtung des Arbeitgebers zur Beurteilung einer Gefährdung für die werdenden oder stillenden Mütter, zur Durchführung der notwendigen Schutzmaßnahmen und zur Unterrichtung der betroffenen Arbeitnehmerinnen nach Maßgabe der insoweit umzusetzenden Artikel 4 bis 6 der Richtlinie 92/85/EWG des Rates vom 19. Oktober 1992 über die Durchführung von Maßnahmen zur Verbesserung der Sicherheit und des Gesundheitsschutzes von schwangeren Arbeitnehmerinnen, Wöchnerinnen und stillenden Arbeitnehmerinnen am Arbeitsplatz (ABl. EG Nr. L 348 S. 1).

(5) Unabhängig von den auf Grund des Absatzes 4 erlassenen Vorschriften kann die Aufsichtsbehörde in

Einzelfällen anordnen, welche Vorkehrungen und Maßnahmen zur Durchführung des Absatzes 1 zu treffen sind.

§ 2. Abschnitt: Beschäftigungsverbote

§ 3 Beschäftigungsverbote für werdende Mütter

(1) Werdende Mütter dürfen nicht beschäftigt werden, soweit nach ärztlichem Zeugnis Leben oder Gesundheit von Mutter oder Kind bei Fortdauer der Beschäftigung gefährdet ist.
(2) Werdende Mütter dürfen in den letzten sechs Wochen vor der Entbindung nicht beschäftigt werden, es sei denn, dass sie sich zur Arbeitsleistung ausdrücklich bereit erklären; die Erklärung kann jederzeit widerrufen werden.

§ 4 Weitere Beschäftigungsverbote

(1) Werdende Mütter dürfen nicht mit schweren körperlichen Arbeiten und nicht mit Arbeiten beschäftigt werden, bei denen sie schädlichen Einwirkungen von gesundheitsgefährdenden Stoffen oder Strahlen von Staub, Gasen oder Dämpfen, von Hitze, Kälte oder Nässe, von Erschütterungen oder Lärm ausgesetzt sind.
(2) Werdende Mütter dürfen insbesondere nicht beschäftigt werden

1. mit Arbeiten, bei denen regelmäßig Lasten von mehr als fünf kg Gewicht oder gelegentlich Lasten von mehr als zehn kg Gewicht ohne mechanische Hilfsmittel von Hand gehoben, bewegt oder befördert werden. Sollen größere Lasten mit mechanischen Hilfsmitteln von Hand gehoben, bewegt oder befördert werden, so darf die körperliche Beanspruchung der werdenden Mutter nicht größer sein als bei Arbeiten nach Satz 1,
2. nach Ablauf des fünften Monats der Schwangerschaft mit Arbeiten, bei denen sie ständig stehen müssen, soweit diese Beschäftigung täglich vier Stunden überschreitet,
3. mit Arbeiten, bei denen sie sich häufig erheblich strecken oder beugen oder bei denen sie dauernd hocken oder sich gebückt halten müssen,
4. mit der Bedienung von Geräten und Maschinen aller Art mit hoher Fußbeanspruchung, insbesondere von solchen mit Fußantrieb,
5. mit dem Schälen von Holz,
6. mit Arbeiten, bei denen sie infolge ihrer Schwangerschaft in besonderem Maße der Gefahr, an einer Berufskrankheit zu erkranken, ausgesetzt sind oder bei denen durch das Risiko der Entstehung einer Berufskrankheit eine erhöhte Gefährdung für die werdende Mutter oder eine Gefahr für die Leibesfrucht besteht,
7. nach Ablauf des dritten Monats der Schwangerschaft auf Beförderungsmitteln,
8. mit Arbeiten, bei denen sie erhöhten Unfallgefahren, insbesondere der Gefahr auszugleiten, zu fallen oder abzustürzen, ausgesetzt sind.

(3) Die Beschäftigung von werdenden Müttern mit

1. Akkordarbeit und sonstigen Arbeiten, bei denen durch ein gesteigertes Arbeitstempo ein höheres Entgelt erzielt werden kann,
2. Fließarbeit mit vorgeschriebenem Arbeitstempo

ist verboten. Die Aufsichtsbehörde kann Ausnahmen bewilligen, wenn die Art der Arbeit und das Arbeitstempo eine Beeinträchtigung der Gesundheit von Mutter oder Kind nicht befürchten lassen. Die Aufsichtsbehörde kann die Beschäftigung für alle werdenden Mütter eines Betriebes oder einer Betriebsabteilung bewilligen, wenn die Voraussetzungen des Satzes 2 für alle im Betrieb oder in der Betriebsabteilung beschäftigten Frauen gegeben sind.

(4) Die Bundesregierung wird ermächtigt, zur Vermeidung von Gesundheitsgefährdungen der werdenden oder stillenden Mütter und ihrer Kinder durch Rechtsverordnung mit Zustimmung des Bundesrates

1. Arbeiten zu bestimmen, die unter die Beschäftigungsverbote der Absätze 1 und 2 fallen,
2. weitere Beschäftigungsverbote für werdende und stillende Mütter vor und nach der Entbindung zu erlassen.

(5) Die Aufsichtsbehörde kann in Einzelfällen bestimmen, ob eine Arbeit unter die Beschäftigungsverbote der Absätze 1 bis 3 oder einer von der Bundesregierung gemäß Absatz 4 erlassenen Verordnung fällt. Sie kann in Einzelfällen die Beschäftigung mit bestimmten anderen Arbeiten verbieten.

§ 5 Mitteilungspflicht, ärztliches Zeugnis

(1) Werdende Mütter sollen dem Arbeitgeber ihre Schwangerschaft und den mutmaßlichen Tag der Entbindung mitteilen, sobald ihnen ihr Zustand bekannt ist. Auf Verlangen des Arbeitgebers sollen sie das Zeugnis eines Arztes oder einer Hebamme vorlegen. Der Arbeitgeber hat die Aufsichtsbehörde unverzüg-

lich von der Mitteilung der werdenden Mutter zu benachrichtigen. Er darf die Mitteilung der werdenden Mutter Dritten nicht unbefugt bekannt geben.
(2) Für die Berechnung der in § 3 Abs. 2 bezeichneten Zeiträume vor der Entbindung ist das Zeugnis eines Arztes oder einer Hebamme maßgebend; das Zeugnis soll den mutmaßlichen Tag der Entbindung angeben. Irrt sich der Arzt oder die Hebamme über den Zeitpunkt der Entbindung, so verkürzt oder verlängert sich diese Frist entsprechend.
(3) Die Kosten für die Zeugnisse nach den Absätzen 1 und 2 trägt der Arbeitgeber.

§ 6 Beschäftigungsverbote nach der Entbindung

(1) Mütter dürfen bis zum Ablauf von acht Wochen, bei Früh- und Mehrlingsgeburten bis zum Ablauf von zwölf Wochen nach der Entbindung nicht beschäftigt werden. Bei Frühgeburten und sonstigen vorzeitigen Entbindungen verlängern sich die Fristen nach Satz 1 zusätzlich um den Zeitraum der Schutzfrist nach § 3 Abs. 2, der nicht in Anspruch genommen werden konnte. Beim Tod ihres Kindes kann die Mutter auf ihr ausdrückliches Verlangen ausnahmsweise schon vor Ablauf dieser Fristen, aber noch nicht in den ersten zwei Wochen nach der Entbindung, wieder beschäftigt werden, wenn nach ärztlichem Zeugnis nichts dagegen spricht. Sie kann ihre Erklärung jederzeit widerrufen.
(2) Frauen, die in den ersten Monaten nach der Entbindung nach ärztlichem Zeugnis nicht voll leistungsfähig sind, dürfen nicht zu einer ihre Leistungsfähigkeit übersteigenden Arbeit herangezogen werden.
(3) Stillende Mütter dürfen mit den in § 4 Abs. 1, 2 Nr. 1, 3, 4, 5, 6 und 8 sowie Abs. 3 Satz 1 genannten Arbeiten nicht beschäftigt werden. Die Vorschriften des § 4 Abs. 3 Satz 2 und 3 sowie Abs. 5 gelten entsprechend.

§ 7 Stillzeit

(1) Stillenden Müttern ist auf ihr Verlangen die zum Stillen erforderliche Zeit, mindestens aber zweimal täglich eine halbe Stunde oder einmal täglich eine Stunde freizugeben. Bei einer zusammenhängenden Arbeitszeit von mehr als acht Stunden soll auf Verlangen zweimal eine Stillzeit von mindestens 45 Minuten oder, wenn in der Nähe der Arbeitsstätte keine Stillgelegenheit vorhanden ist, einmal eine Stillzeit von mindestens 90 Minuten gewährt werden. Die Arbeitszeit gilt als zusammenhängend, soweit sie nicht durch eine Ruhepause von mindestens zwei Stunden unterbrochen wird.
(2) Durch die Gewährung der Stillzeit darf ein Verdienstausfall nicht eintreten. Die Stillzeit darf von stillenden Müttern nicht vor- oder nachgearbeitet und nicht auf die in dem Arbeitszeitgesetz oder in anderen Vorschriften festgesetzten Ruhepausen angerechnet werden.
(3) Die Aufsichtsbehörde kann in Einzelfällen nähere Bestimmungen über Zahl, Lage und Dauer der Stillzeiten treffen; sie kann die Einrichtung von Stillräumen vorschreiben.
(4) Der Auftraggeber oder Zwischenmeister hat den in Heimarbeit Beschäftigten und den ihnen Gleichgestellten für die Stillzeit ein Entgelt von 75 vom Hundert eines durchschnittlichen Stundenverdienstes, mindestens aber 0,38 Euro für jeden Werktag zu zahlen. Ist die Frau für mehrere Auftraggeber oder Zwischenmeister tätig, so haben diese das Entgelt für die Stillzeit zu gleichen Teilen zu gewähren. Auf das Entgelt finden die Vorschriften der §§ 23 bis 25 des Heimarbeitsgesetzes vom 14. März 1951 (BGBl. I S. 191) über den Entgeltschutz Anwendung.

§ 8 Mehrarbeit, Nacht- und Sonntagsarbeit

(1) Werdende und stillende Mütter dürfen nicht mit Mehrarbeit, nicht in der Nacht zwischen 20 und 6 Uhr und nicht an Sonn- und Feiertagen beschäftigt werden.
(2) Mehrarbeit im Sinne des Absatzes 1 ist jede Arbeit, die

1. von Frauen unter 18 Jahren über 8 Stunden täglich oder 80 Stunden in der Doppelwoche,
2. von sonstigen Frauen über 8 ½ Stunden täglich oder 90 Stunden in der Doppelwoche hinaus geleistet wird. In die Doppelwoche werden die Sonntage eingerechnet.

(3) Abweichend vom Nachtarbeitsverbot des Absatzes 1 dürfen werdende Mütter in den ersten vier Monaten der Schwangerschaft und stillende Mütter beschäftigt werden

1. in Gast- und Schankwirtschaften und im übrigen Beherbergungswesen bis 22 Uhr,
2. in der Landwirtschaft mit dem Melken von Vieh ab 5 Uhr,
3. als Künstlerinnen bei Musikaufführungen, Theatervorstellungen und ähnlichen Aufführungen bis 23 Uhr.

(4) Im Verkehrswesen, in Gast- und Schankwirtschaften und im übrigen Beherbergungswesen, im Familienhaushalt, in Krankenpflege- und in Badeanstalten, bei Musikaufführungen, Theatervorstellungen, anderen Schaustellungen, Darbietungen oder Lustbarkeiten dürfen werdende oder stillende Mütter, abweichend von Absatz 1, an Sonn- und Feiertagen beschäftigt werden, wenn ihnen in jeder Woche einmal eine ununterbrochene Ruhezeit von mindestens 24 Stunden im Anschluss an eine Nachtruhe gewährt wird.

(5) An in Heimarbeit Beschäftigte und ihnen Gleichgestellte, die werdende oder stillende Mütter sind, darf Heimarbeit nur in solchem Umfang und mit solchen Fertigungsfristen ausgegeben werden, dass sie von der werdenden Mutter voraussichtlich während einer 8-stündigen Tagesarbeitszeit, von der stillenden Mutter voraussichtlich während einer 7 ¼-stündigen Tagesarbeitszeit an Werktagen ausgeführt werden kann. Die Aufsichtsbehörde kann in Einzelfällen nähere Bestimmungen über die Arbeitsmenge treffen; falls ein Heimarbeitsausschuss besteht, hat sie diesen vorher zu hören.

(6) Die Aufsichtsbehörde kann in begründeten Einzelfällen Ausnahmen von den vorstehenden Vorschriften zulassen.

§ 3. Abschnitt: Kündigung

§ 9 Kündigungsverbot

(1) Die Kündigung gegenüber einer Frau während der Schwangerschaft und bis zum Ablauf von vier Monaten nach der Entbindung ist unzulässig, wenn dem Arbeitgeber zur Zeit der Kündigung die Schwangerschaft oder Entbindung bekannt war oder innerhalb zweier Wochen nach Zugang der Kündigung mitgeteilt wird; das Überschreiten dieser Frist ist unschädlich, wenn es auf einem von der Frau nicht zu vertretenden Grund beruht und die Mitteilung unverzüglich nachgeholt wird. Die Vorschrift des Satzes 1 gilt für Frauen, die den in Heimarbeit Beschäftigten gleichgestellt sind, nur, wenn sich die Gleichstellung auch auf den Neunten Abschnitt – Kündigung – des Heimarbeitsgesetzes vom 14. März 1951 (BGBl. I S. 191) erstreckt.

(2) Kündigt eine schwangere Frau, gilt § 5 Abs. 1 Satz 3 entsprechend.

(3) Die für den Arbeitsschutz zuständige oberste Landesbehörde oder die von ihr bestimmte Stelle kann in besonderen Fällen, die nicht mit dem Zustand einer Frau während der Schwangerschaft oder ihrer Lage bis zum Ablauf von vier Monaten nach der Entbindung in Zusammenhang stehen, ausnahmsweise die Kündigung für zulässig erklären. Die Kündigung bedarf der schriftlichen Form und sie muss den zulässigen Kündigungsgrund angeben.

(4) In Heimarbeit Beschäftigte und ihnen Gleichgestellte dürfen während der Schwangerschaft und bis zum Ablauf von vier Monaten nach der Entbindung nicht gegen ihren Willen bei der Ausgabe von Heimarbeit ausgeschlossen werden; die Vorschriften der §§ 3, 4, 6 und 8 Abs. 5 bleiben unberührt.

§ 10 Erhaltung von Rechten

(1) Eine Frau kann während der Schwangerschaft und während der Schutzfrist nach der Entbindung (§ 6 Abs. 1) das Arbeitsverhältnis ohne Einhaltung einer Frist zum Ende der Schutzfrist nach der Entbindung kündigen.

(2) Wird das Arbeitsverhältnis nach Absatz 1 aufgelöst und wird die Frau innerhalb eines Jahres nach der Entbindung in ihrem bisherigen Betrieb wieder eingestellt, so gilt, soweit Rechte aus dem Arbeitsverhältnis von der Dauer der Betriebs- oder Berufszugehörigkeit oder von der Dauer der Beschäftigungs- oder Dienstzeit abhängen, das Arbeitsverhältnis als nicht unterbrochen. Dies gilt nicht, wenn die Frau in der Zeit von der Auflösung des Arbeitsverhältnisses bis zur Wiedereinstellung bei einem anderen Arbeitgeber beschäftigt war.

§ 4. Abschnitt: Leistungen

§ 11 Arbeitsentgelt bei Beschäftigungsverboten

(1) Den unter den Geltungsbereich des § 1 fallenden Frauen ist, soweit sie nicht Mutterschaftsgeld nach den Vorschriften der Reichsversicherungsordnung beziehen können, vom Arbeitgeber mindestens der Durchschnittsverdienst der letzten 13 Wochen oder der letzten drei Monate vor Beginn des Monats, in dem die Schwangerschaft eingetreten ist, weiter zu gewähren, wenn sie wegen eines Beschäftigungsverbots nach § 3 Abs. 1, §§ 4, 6 Abs. 2 oder 3 oder wegen des Mehr-, Nacht- oder Sonntagsarbeitsverbots nach § 8 Abs. 1, 3 oder 5 teilweise oder völlig mit der Arbeit aussetzen. Dies gilt auch, wenn wegen dieser Verbote die Beschäftigung oder die Entlohnungsart wechselt. Wird das Arbeitsverhältnis erst nach Eintritt

der Schwangerschaft begonnen, so ist der Durchschnittsverdienst aus dem Arbeitsentgelt der ersten 13 Wochen oder drei Monate der Beschäftigung zu berechnen. Hat das Arbeitsverhältnis nach Satz 1 oder 3 kürzer gedauert, so ist der kürzere Zeitraum der Berechnung zugrunde zu legen. Zeiten, in denen kein Arbeitsentgelt erzielt wurde, bleiben außer Betracht.
(2) Bei Verdiensterhöhungen nicht nur vorübergehender Natur, die während oder nach Ablauf des Berechnungszeitraums eintreten, ist von dem erhöhten Verdienst auszugehen. Verdienstkürzungen, die im Berechnungszeitraum infolge von Kurzarbeit, Arbeitsausfällen oder unverschuldeter Arbeitsversäumnis eintreten, bleiben für die Berechnung des Durchschnittsverdienstes außer Betracht. Zu berücksichtigen sind dauerhafte Verdienstkürzungen, die während oder nach Ablauf des Berechnungszeitraums eintreten und nicht auf einem mutterschutzrechtlichen Beschäftigungsverbot beruhen.
(3) Die Bundesregierung wird ermächtigt, durch Rechtsverordnung mit Zustimmung des Bundesrates Vorschriften über die Berechnung des Durchschnittsverdienstes im Sinne der Absätze 1 und 2 zu erlassen.

§ 12 (weggefallen)

§ 13 Mutterschaftsgeld

(1) Frauen, die Mitglied einer gesetzlichen Krankenkasse sind, erhalten für die Zeit der Schutzfristen des § 3 Abs. 2 und des § 6 Abs. 1 sowie für den Entbindungstag Mutterschaftsgeld nach den Vorschriften des Fünften Buches Sozialgesetzbuch oder des Zweiten Gesetzes über die Krankenversicherung der Landwirte über das Mutterschaftsgeld.
(2) Frauen, die nicht Mitglied einer gesetzlichen Krankenkasse sind, erhalten, wenn sie bei Beginn der Schutzfrist nach § 3 Abs. 2 in einem Arbeitsverhältnis stehen oder in Heimarbeit beschäftigt sind, für die Zeit der Schutzfristen des § 3 Abs. 2 und des § 6 Abs. 1 sowie für den Entbindungstag Mutterschaftsgeld zu Lasten des Bundes in entsprechender Anwendung der Vorschriften des Fünften Buches Sozialgesetzbuch über das Mutterschaftsgeld, höchstens jedoch insgesamt 210 Euro. Das Mutterschaftsgeld wird diesen Frauen auf Antrag vom Bundesversicherungsamt gezahlt. Die Sätze 1 und 2 gelten für Frauen entsprechend, deren Arbeitsverhältnis während ihrer Schwangerschaft oder der Schutzfrist des § 6 Abs. 1 nach Maßgabe von § 9 Abs. 3 aufgelöst worden ist.
(3) Frauen, die während der Schutzfristen des § 3 Abs. 2 oder des § 6 Abs. 1 von einem Beamten- in ein Arbeitsverhältnis wechseln, erhalten von diesem Zeitpunkt an Mutterschaftsgeld entsprechend den Absätzen 1 und 2.

§ 14 Zuschuss zum Mutterschaftsgeld

(1) Frauen, die Anspruch auf Mutterschaftsgeld nach § 24i Absatz 1, 2 Satz 1 bis 4 und Absatz 3 des Fünften Buches Sozialgesetzbuch oder § 13 Abs. 2, 3 haben, erhalten während ihres bestehenden Arbeitsverhältnisses für die Zeit der Schutzfristen des § 3 Abs. 2 und § 6 Abs. 1 sowie für den Entbindungstag von ihrem Arbeitgeber einen Zuschuss in Höhe des Unterschiedsbetrages zwischen 13 Euro und dem um die gesetzlichen Abzüge verminderten durchschnittlichen kalendertäglichen Arbeitsentgelt. Das durchschnittliche kalendertägliche Arbeitsentgelt ist aus den letzten drei abgerechneten Kalendermonaten, bei wöchentlicher Abrechnung aus den letzten 13 abgerechneten Wochen vor Beginn der Schutzfrist nach § 3 Abs. 2 zu berechnen. Nicht nur vorübergehende Erhöhungen des Arbeitsentgeltes, die während der Schutzfristen des § 3 Abs. 2 und § 6 Abs. 1 wirksam werden, sind ab diesem Zeitpunkt in die Berechnung einzubeziehen. Einmalig gezahltes Arbeitsentgelt (§ 23a des Vierten Buches Sozialgesetzbuch) sowie Tage, an denen infolge von Kurzarbeit, Arbeitsausfällen oder unverschuldeter Arbeitsversäumnis kein oder ein vermindertes Arbeitsentgelt erzielt wurde, bleiben außer Betracht. Zu berücksichtigen sind dauerhafte Verdienstkürzungen, die während oder nach Ablauf des Berechnungszeitraums eintreten und nicht auf einem mutterschutzrechtlichen Beschäftigungsverbot beruhen. Ist danach eine Berechnung nicht möglich, so ist das durchschnittliche kalendertägliche Arbeitsentgelt einer gleichartig Beschäftigten zugrunde zu legen.
(2) Frauen, deren Arbeitsverhältnis während ihrer Schwangerschaft oder während der Schutzfrist des § 6 Abs. 1 nach Maßgabe von § 9 Abs. 3 aufgelöst worden ist, erhalten bis zum Ende dieser Schutzfrist den Zuschuss nach Absatz 1 zu Lasten des Bundes von der für die Zahlung des Mutterschaftsgeldes zuständigen Stelle.
(3) Absatz 2 gilt für den Zuschuss des Bundes entsprechend, wenn der Arbeitgeber wegen eines Insolvenzereignisses im Sinne des § 183 Abs. 1 Satz 1 des

Dritten Buches Sozialgesetzbuch seinen Zuschuss nach Absatz 1 nicht zahlen kann.

(4) Der Zuschuss nach den Absätzen 1 bis 3 entfällt für die Zeit, in der Frauen die Elternzeit nach dem Bundeselterngeld- und Elternzeitgesetz in Anspruch nehmen oder in Anspruch genommen hätten, wenn deren Arbeitsverhältnis nicht während ihrer Schwangerschaft oder während der Schutzfrist des § 6 Abs. 1 vom Arbeitgeber zulässig aufgelöst worden wäre. Dies gilt nicht, soweit sie eine zulässige Teilzeitarbeit leisten.

Fußnote

§ 14 Abs. 1 Satz 1: Nach Maßgabe der Entscheidungsformel mit GG unvereinbar gem. BVerfGE v. 18.11.2003; 2004 I 69 – 1 BvR 302/96 –

§ 15 Sonstige Leistungen bei Schwangerschaft und Mutterschaft

Frauen, die in der gesetzlichen Krankenversicherung versichert sind, erhalten auch die folgenden Leistungen bei Schwangerschaft und Mutterschaft nach den Vorschriften des Fünften Buches Sozialgesetzbuch oder des Zweiten Gesetzes über die Krankenversicherung der Landwirte:

1. ärztliche Betreuung und Hebammenhilfe,
2. Versorgung mit Arznei-, Verband- und Heilmitteln,
3. stationäre Entbindung,
4. häusliche Pflege,
5. Haushaltshilfe.

§ 16 Freistellung für Untersuchungen

Der Arbeitgeber hat die Frau für die Zeit freizustellen, die zur Durchführung der Untersuchungen im Rahmen der Leistungen der gesetzlichen Krankenversicherung bei Schwangerschaft und Mutterschaft erforderlich ist. Entsprechendes gilt zugunsten der Frau, die nicht in der gesetzlichen Krankenversicherung versichert ist. Ein Entgeltausfall darf hierdurch nicht eintreten.

§ 17 Erholungsurlaub

Für den Anspruch auf bezahlten Erholungsurlaub und dessen Dauer gelten die Ausfallzeiten wegen mutterschutzrechtlicher Beschäftigungsverbote als Beschäftigungszeiten. Hat die Frau ihren Urlaub vor Beginn der Beschäftigungsverbote nicht oder nicht vollständig erhalten, so kann sie nach Ablauf der Fristen den Resturlaub im laufenden oder im nächsten Urlaubsjahr beanspruchen.

§ 5. Abschnitt: Durchführung des Gesetzes

§ 18 Auslage des Gesetzes

(1) In Betrieben und Verwaltungen, in denen regelmäßig mehr als drei Frauen beschäftigt werden, ist ein Abdruck dieses Gesetzes an geeigneter Stelle zur Einsicht auszulegen oder auszuhängen.

(2) Wer Heimarbeit ausgibt oder abnimmt, hat in den Räumen der Ausgabe und Abnahme einen Abdruck dieses Gesetzes an geeigneter Stelle zur Einsicht auszulegen oder auszuhängen.

§ 19 Auskunft

(1) Der Arbeitgeber ist verpflichtet, der Aufsichtsbehörde auf Verlangen

1. die zur Erfüllung der Aufgaben dieser Behörde erforderlichen Angaben wahrheitsgemäß und vollständig zu machen,
2. die Unterlagen, aus denen Namen, Beschäftigungsart und -zeiten der werdenden und stillenden Mütter sowie Lohn- und Gehaltszahlungen ersichtlich sind, und alle sonstigen Unterlagen, die sich auf die zu Nummer 1 zu machenden Angaben beziehen, zur Einsicht vorzulegen oder einzusenden.

(2) Die Unterlagen sind mindestens bis zum Ablauf von zwei Jahren nach der letzten Eintragung aufzubewahren.

§ 20 Aufsichtsbehörden

(1) Die Aufsicht über die Ausführung der Vorschriften dieses Gesetzes und der auf Grund dieses Gesetzes erlassenen Vorschriften obliegt den nach Landesrecht zuständigen Behörden (Aufsichtsbehörden).

(2) Die Aufsichtsbehörden haben dieselben Befugnisse und Obliegenheiten wie nach § 139b der Gewerbeordnung die dort genannten besonderen Beamten. Das Grundrecht der Unverletzlichkeit der Wohnung (Artikel 13 des Grundgesetzes) wird insoweit eingeschränkt.

§ 6. Abschnitt: Straftaten und Ordnungswidrigkeiten

§ 21 Straftaten und Ordnungswidrigkeiten

(1) Ordnungswidrig handelt der Arbeitgeber, der vorsätzlich oder fahrlässig

1. den Vorschriften der §§ 3, 4 Abs. 1 bis 3 Satz 1 oder § 6 Abs. 1 bis 3 Satz 1 über die Beschäftigungsverbote vor und nach der Entbindung,

2. den Vorschriften des § 7 Abs. 1 Satz 1 oder Abs. 2 Satz 2 über die Stillzeit,
3. den Vorschriften des § 8 Abs. 1 oder 3 bis 5 Satz 1 über Mehr-, Nacht- oder Sonntagsarbeit,
4. den auf Grund des § 4 Abs. 4 erlassenen Vorschriften, soweit sie für einen bestimmten Tatbestand auf diese Bußgeldvorschrift verweisen,
5. einer vollziehbaren Verfügung der Aufsichtsbehörde nach § 2 Abs. 5, § 4 Abs. 5, § 6 Abs. 3 Satz 2, § 7 Abs. 3 oder § 8 Abs. 5 Satz 2 Halbsatz 1,
6. den Vorschriften des § 5 Abs. 1 Satz 3 über die Benachrichtigung,
7. der Vorschrift des § 16 Satz 1, auch in Verbindung mit Satz 2, über die Freistellung für Untersuchungen oder
8. den Vorschriften des § 18 über die Auslage des Gesetzes oder des § 19 über die Einsicht, Aufbewahrung und Vorlage der Unterlagen und über die Auskunft zuwiderhandelt.

(2) Die Ordnungswidrigkeit nach Absatz 1 Nr. 1 bis 5 kann mit einer Geldbuße bis zu fünfzehntausend Euro, die Ordnungswidrigkeit nach Absatz 1 Nr. 6 bis 8 mit einer Geldbuße bis zu zweitausendfünfhundert Euro geahndet werden.
(3) Wer vorsätzlich eine der in Absatz 1 Nr. 1 bis 5 bezeichneten Handlungen begeht und dadurch die Frau in ihrer Arbeitskraft oder Gesundheit gefährdet, wird mit Freiheitsstrafe bis zu einem Jahr oder mit Geldstrafe bestraft.
(4) Wer in den Fällen des Absatzes 3 die Gefahr fahrlässig verursacht, wird mit Freiheitsstrafe bis zu sechs Monaten oder mit Geldstrafe bis zu einhundertachtzig Tagessätzen bestraft.

§ 7. Abschnitt: Schlussvorschriften

§ 24 In Heimarbeit Beschäftigte

Für die in Heimarbeit Beschäftigten und die ihnen Gleichgestellten gelten

1. die §§ 3, 4 und 6 mit der Maßgabe, dass an die Stelle der Beschäftigungsverbote das Verbot der Ausgabe von Heimarbeit tritt,
2. § 2 Abs. 4, § 5 Abs. 1 und 3, § 9 Abs. 1, § 11 Abs. 1, § 13 Abs. 2, die §§ 14, 16, 19 Abs. 1 und § 21 Abs. 1 mit der Maßgabe, dass an die Stelle des Arbeitgebers der Auftraggeber oder Zwischenmeister tritt.

Mehr als ein Viertel aller Schwangeren (26,3 %) arbeiten als mittlere bis leitende Beamtinnen (z. B. Polizistinnen) und Angestellte (z. B. Politikerinnen), Selbstständige (z. B. Dienstleisterinnen) und Freiberuflerinnen, die mit diesem Gesetz nicht geschützt werden, sondern für sich selbst verantwortlich sind, obwohl sie in einer Art Arbeitsverhältnis stehen, welches aber besonderen Regelungen unterliegt (§ 1 Abs. 1) [19]. Durch die Auflagen zur Gestaltung des Arbeitsplatzes und die Beschäftigungsbeschränkungen soll eine Gesundheitsgefährdung verhindert werden, die sich aus der Tätigkeit einer Schwangeren sowohl für die werdende Mutter als auch für das Kind ergibt. Daher sollte der Gesetzesinhalt (Arbeitszeitbeschränkungen, schwere körperliche Arbeit, stehende Tätigkeit usw.) auch für **selbständige Unternehmerinnen und Freiberuflerinnen** Anwendung finden. Welche Maßnahmen dafür erforderlich sind, kann nicht immer generell, sondern nur anhand des Einzelfalls unter Berücksichtigung des jeweiligen Betriebes, der Konstitution der Schwangeren sowie des Standes der Medizin und Technik bestimmt werden.

Für die **Kontrolle** der Einhaltung der Bestimmungen ist das **örtliche Gewerbeaufsichtsamt** zuständig. Es ist auch für die Auskünfte bei unklaren Einzelfällen zuständig und kann auch von jeder Hebamme in Anspruch genommen werden. Diese Aufsichtsbehörde kann besondere Anordnungen verfügen (§ 2 Abs. 5).

19.5 Leistungen bei Schwangerschaft und Mutterschaft (SGB V)

Seit dem 01.01.2009 besteht für alle eine allgemeine Krankenversicherungspflicht in Deutschland und dies unabhängig von der Berufs- bzw. Personengruppe (§ 193).

Mit der schrittweisen Ablösung der Reichsversicherungsordnung (RVO) durch das **Sozialgesetzbuch** sind die Leistungen für gesetzlich versicherte Schwangere und Mütter jetzt neu im fünften Buch des Sozialgesetzbuches geregelt. Der Abschnitt III umfasst u. a. die Leistungen bei Schwangerschaft und Mutterschaft. Darin sind der Umfang und die

Höhe der Leistungen fixiert, auf die eine Frau in der Schwangerschaft und Mutterschaft Anspruch hat. Neben den Sicherheiten für die Frau enthalten sie implizit den gesicherten Anspruch auf die Vergütung der erbrachten Leistungen durch die Hebamme.

§ Das fünfte Buch Sozialgesetzbuch – Gesetzliche Krankenversicherung

Zuletzt geändert durch Art. 1 G v. 22.12.2013 BGBl. I S. 4382

3. Kapitel Leistungen der Krankenversicherung

§ 11 Leistungsarten

(1) Versicherte haben nach den folgenden Vorschriften Anspruch auf Leistungen

1. bei Schwangerschaft und Mutterschaft (§§ 24c bis 24i),
2. zur Verhütung von Krankheiten und von deren Verschlimmerung sowie zur Empfängnisverhütung, bei Sterilisation und bei Schwangerschaftsabbruch (§§ 20 bis 24b),

...

§ 24c Leistungsumfang bei Schwangerschaft und Mutterschaft

(1) Die Leistungen bei Schwangerschaft und Mutterschaft umfassen

1. ärztliche Betreuung und Hebammenhilfe,
2. Versorgung mit Arznei-, Verband- und Heilmitteln,
3. stationäre Entbindung,
4. häusliche Pflege,
5. Haushaltshilfe,
6. Mutterschaftsgeld

§ 24d Ärztliche Betreuung und Hebammenhilfe

Die Versicherte hat während der Schwangerschaft, bei und nach der Entbindung Anspruch auf ärztliche Betreuung sowie auf Hebammenhilfe einschließlich der Untersuchungen zur Feststellung der Schwangerschaft und zur Schwangerenvorsorge. Sofern das Kind nach der Entbindung nicht von der Versicherten versorgt werden kann, hat das versicherte Kind Anspruch auf die Leistungen der Hebammenhilfe, die sich auf dieses beziehen. Die ärztliche Betreuung umfasst auch die Beratung der Schwangeren zur Bedeutung der Mundgesundheit für Mutter und Kind einschließlich des Zusammenhangs zwischen Ernährung und Krankheitsrisiko sowie die Einschätzung oder Bestimmung des Übertragungsrisikos von Karies.

§ 24e Versorgung mit Arznei-, Verband-, Heil- und Hilfsmitteln

Die Versicherte hat während der Schwangerschaft und im Zusammenhang mit der Entbindung Anspruch auf Versorgung mit Arznei-, Verband-, Heil- und Hilfsmitteln. Die für die Leistungen nach den §§ 31 bis 33 geltenden Vorschriften gelten entsprechend; bei Schwangerschaftsbeschwerden und im Zusammenhang mit der Entbindung finden § 31 Absatz 3, § 32 Absatz 2, § 33 Absatz 8 und § 127 Absatz 4 keine Anwendung.

§ 24f Entbindung

Die Versicherte hat Anspruch auf ambulante oder stationäre Entbindung. Die Versicherte kann ambulant in einem Krankenhaus, in einer von einer Hebamme oder einem Entbindungspfleger geleiteten Einrichtung, in einer ärztlich geleiteten Einrichtung, in einer Hebammenpraxis oder im Rahmen einer Hausgeburt entbinden. Wird die Versicherte zur stationären Entbindung in einem Krankenhaus oder in einer anderen stationären Einrichtung aufgenommen, hat sie für sich und das Neugeborene Anspruch auf Unterkunft, Pflege und Verpflegung. Für diese Zeit besteht kein Anspruch auf Krankenhausbehandlung. § 39 Absatz 2 gilt entsprechend.

§ 24 g Häusliche Pflege

Die Versicherte hat Anspruch auf häusliche Pflege, soweit diese wegen Schwangerschaft oder Entbindung erforderlich ist. § 37 Absatz 3 und 4 gilt entsprechend.

§ 24h Haushaltshilfe

Die Versicherte erhält Haushaltshilfe, soweit ihr wegen Schwangerschaft oder Entbindung die Weiterführung des Haushalts nicht möglich und eine andere im Haushalt lebende Person den Haushalt nicht weiterführen kann. § 38 Absatz 4 gilt entsprechend.

§ 24i Mutterschaftsgeld

(1) Weibliche Mitglieder, die bei Arbeitsunfähigkeit Anspruch auf Krankengeld haben oder denen wegen der Schutzfristen nach § 3 Absatz 2 und § 6 Absatz 1 des Mutterschutzgesetzes kein Arbeitsentgelt gezahlt wird, erhalten Mutterschaftsgeld.

(2) Für Mitglieder, die bei Beginn der Schutzfrist nach § 3 Absatz 2 des Mutterschutzgesetzes in einem Arbeitsverhältnis stehen oder in Heimarbeit beschäftigt sind oder deren Arbeitsverhältnis während ihrer Schwangerschaft oder der Schutzfrist nach § 6 Ab-

satz 1 des Mutterschutzgesetzes nach Maßgabe von § 9 Absatz 3 des Mutterschutzgesetzes aufgelöst worden ist, wird als Mutterschaftsgeld das um die gesetzlichen Abzüge verminderte durchschnittliche kalendertägliche Arbeitsentgelt der letzten drei abgerechneten Kalendermonate vor Beginn der Schutzfrist nach § 3 Absatz 2 des Mutterschutzgesetzes gezahlt. Es beträgt höchstens 13 Euro für den Kalendertag. Einmalig gezahltes Arbeitsentgelt (§ 23a des Vierten Buches) sowie Tage, an denen infolge von Kurzarbeit, Arbeitsausfällen oder unverschuldeten Arbeitsversäumnissen kein oder ein vermindertes Arbeitsentgelt erzielt wurde, bleiben außer Betracht. Ist danach eine Berechnung nicht möglich, ist das durchschnittliche kalendertägliche Arbeitsentgelt einer gleichartig Beschäftigten zugrunde zu legen. Für Mitglieder, deren Arbeitsverhältnis während der Mutterschutzfristen vor oder nach der Geburt beginnt, wird das Mutterschaftsgeld von Beginn des Arbeitsverhältnisses an gezahlt. Übersteigt das Arbeitsentgelt 13 Euro kalendertäglich, wird der übersteigende Betrag vom Arbeitgeber oder von der für die Zahlung des Mutterschaftsgeldes zuständigen Stelle nach den Vorschriften des Mutterschutzgesetzes gezahlt. Für andere Mitglieder wird das Mutterschaftsgeld in Höhe des Krankengeldes gezahlt.
(3) Das Mutterschaftsgeld wird für die letzten sechs Wochen vor dem mutmaßlichen Tag der Entbindung, den Entbindungstag und für die ersten acht Wochen, bei Mehrlings- und Frühgeburten für die ersten zwölf Wochen nach der Entbindung gezahlt. Wird bei Frühgeburten und sonstigen vorzeitigen Entbindungen der Zeitraum von sechs Wochen vor dem mutmaßlichen Tag der Entbindung verkürzt, so verlängert sich die Bezugsdauer um den Zeitraum, der vor der Entbindung nicht in Anspruch genommen werden konnte. Für die Zahlung des Mutterschaftsgeldes vor der Entbindung ist das Zeugnis eines Arztes oder einer Hebamme maßgebend, in dem der mutmaßliche Tag der Entbindung angegeben ist. Bei Geburten nach dem mutmaßlichen Tag der Entbindung verlängert sich die Bezugsdauer bis zum Tag der Entbindung entsprechend.
(4) Der Anspruch auf Mutterschaftsgeld ruht, soweit und solange das Mitglied beitragspflichtiges Arbeitsentgelt oder Arbeitseinkommen erhält. Dies gilt nicht für einmalig gezahltes Arbeitsentgelt.

Bis 2004 regelte das Bundessozialhilfegesetz (BSHG) den Umfang und die Hilfen für Bedürftige in Deutschland. Es wurde vom **Zwölften Buch Sozialgesetzbuch (SGB XII)** abgelöst.

Seit 2005 besteht die Möglichkeit, dass **Asylbewerber und Sozialhilfeempfänger** Krankenversicherungskarten zu Abrechnungszwecken von einer gewählten Krankenkasse erhalten. Die Leistungen, u. a. für Hebammenbetreuung, werden aus Steuer- und nicht aus Versicherungsmitteln bezahlt (siehe auch § 264 SGB V, 8. Kapitel Finanzierung).

§ § 264 Übernahme der Krankenbehandlung für nicht Versicherungspflichtige gegen Kostenerstattung

(1) Die Krankenkasse kann für Arbeits- und Erwerbslose, die nicht gesetzlich gegen Krankheit versichert sind, für andere Hilfeempfänger sowie für die vom Bundesministerium für Gesundheit bezeichneten Personenkreise die Krankenbehandlung übernehmen, sofern der Krankenkasse Ersatz der vollen Aufwendungen für den Einzelfall sowie eines angemessenen Teils ihrer Verwaltungskosten gewährleistet wird.
(2) Die Krankenbehandlung von Empfängern von Leistungen nach dem Dritten bis Neunten Kapitel des Zwölften Buches, von Empfängern laufender Leistungen nach § 2 des Asylbewerberleistungsgesetzes und von Empfängern von Krankenhilfeleistungen nach dem Achten Buch, die nicht versichert sind, wird von der Krankenkasse übernommen. Satz 1 gilt nicht für Empfänger, die voraussichtlich nicht mindestens einen Monat ununterbrochen Hilfe zum Lebensunterhalt beziehen, für Personen, die ausschließlich Leistungen nach § 11 Abs. 5 Satz 3 und § 33 des Zwölften Buches beziehen sowie für die in § 24 des Zwölften Buches genannten Personen.
(3) Die in Absatz 2 Satz 1 genannten Empfänger haben unverzüglich eine Krankenkasse im Bereich des für die Hilfe zuständigen Trägers der Sozialhilfe oder der öffentlichen Jugendhilfe zu wählen, die ihre Krankenbehandlung übernimmt.
(4) Für die in Absatz 2 Satz 1 genannten Empfänger gelten § 11 Abs. 1 sowie die §§ 61 und 62 entsprechend. Sie erhalten eine Krankenversichertenkarte nach § 291. ...

19.6
Asylbewerberleistungsgesetz

§ Asylbewerberleistungsgesetz (AsylbLG)
Zuletzt geändert durch Art. 3 G v. 22.11.2011 I 2258
(1) Leistungsberechtigt nach diesem Gesetz sind Ausländer, die sich tatsächlich im Bundesgebiet aufhalten und die
1. eine Aufenthaltsgestattung nach dem Asylverfahrensgesetz besitzen,
2. über einen Flughafen einreisen wollen und denen die Einreise nicht oder noch nicht gestattet ist,
3. wegen des Krieges in ihrem Heimatland eine Aufenthaltserlaubnis nach § 23 Abs. 1 oder § 24 des Aufenthaltsgesetzes oder die eine Aufenthaltserlaubnis nach § 25 Abs. 4 Satz 1, Abs. 4a, 4b oder Abs. 5 des Aufenthaltsgesetzes besitzen,
4. eine Duldung nach § 60a des Aufenthaltsgesetzes besitzen,
5. vollziehbar ausreisepflichtig sind, auch wenn eine Abschiebungsandrohung noch nicht oder nicht mehr vollziehbar ist,
6. Ehegatten, Lebenspartner oder minderjährige Kinder der in den Nummern 1 bis 5 genannten Personen sind, ohne dass sie selbst die dort genannten Voraussetzungen erfüllen, oder
7. einen Folgeantrag nach § 71 des Asylverfahrensgesetzes oder einen Zweitantrag nach § 71a des Asylverfahrensgesetzes stellen.
(2) Die in Absatz 1 bezeichneten Ausländer sind für die Zeit, für die ihnen ein anderer Aufenthaltstitel als die in Absatz 1 Nr. 3 bezeichnete Aufenthaltserlaubnis mit einer Gesamtgeltungsdauer von mehr als sechs Monaten erteilt worden ist, nicht nach diesem Gesetz leistungsberechtigt.
(3) Die Leistungsberechtigung endet mit der Ausreise oder mit Ablauf des Monats, in dem
1. die Leistungsvoraussetzung entfällt oder
2. das Bundesamt für Migration und Flüchtlinge den Ausländer als Asylberechtigten anerkannt oder ein Gericht das Bundesamt zur Anerkennung verpflichtet hat, auch wenn die Entscheidung noch nicht unanfechtbar ist.

§ 1a Anspruchseinschränkung
Leistungsberechtigte nach § 1 Abs. 1 Nr. 4 und 5 und ihre Familienangehörigen nach § 1 Abs. 1 Nr. 6,
1. die sich in den Geltungsbereich dieses Gesetzes begeben haben, um Leistungen nach diesem Gesetz zu erlangen, oder
2. bei denen aus von ihnen zu vertretenden Gründen aufenthaltsbeendende Maßnahmen nicht vollzogen werden können,
erhalten Leistungen nach diesem Gesetz nur, soweit dies im Einzelfall nach den Umständen unabweisbar geboten ist.
...

§ 4 Leistungen bei Krankheit, Schwangerschaft und Geburt
(1) ...
(2) Werdenden Müttern und Wöchnerinnen sind ärztliche und pflegerische Hilfe und Betreuung, Hebammenhilfe, Arznei-, Verband- und Heilmittel zu gewähren.
(3) Die zuständige Behörde stellt die ärztliche und zahnärztliche Versorgung einschließlich der amtlich empfohlenen Schutzimpfungen und medizinisch gebotenen Vorsorgeuntersuchungen sicher. ...

19.7
Zwölftes Buch Sozialgesetzbuch (SGB XII)

Im SGB XII werden zusätzliche Bedarfe für Schwangerschaft und Mutterschaft erfasst.

§ SGB XII
§ 30 Mehrbedarf
(1) ...
(2) Für werdende Mütter nach der 12. Schwangerschaftswoche wird ein Mehrbedarf von 17 vom Hundert der maßgebenden Regelbedarfsstufe anerkannt, soweit nicht im Einzelfall ein abweichender Bedarf besteht.

§ 31 Einmalige Bedarfe
(1) Leistungen für
1. Erstausstattungen für die Wohnung einschließlich Haushaltsgeräten,
2. Erstausstattungen für Bekleidung und Erstausstattungen bei Schwangerschaft und Geburt sowie

3....
werden gesondert erbracht.
(2) Einer Person, die Sozialhilfe beansprucht (nachfragende Person), werden, auch wenn keine Regelsätze zu gewähren sind, für einmalige Bedarfe nach Absatz 1 Leistungen erbracht, wenn sie diese nicht aus eigenen Kräften und Mitteln vollständig decken kann.
...
(3) Die Leistungen nach Absatz 1 Nr. 1 und 2 **können als Pauschalbeträge erbracht werden.** Bei der Bemessung der Pauschalbeträge sind geeignete Angaben über die erforderlichen Aufwendungen und nachvollziehbare Erfahrungswerte zu berücksichtigen.

§ 49 Hilfe zur Familienplanung
Zur Familienplanung werden die ärztliche Beratung, die erforderliche Untersuchung und die Verordnung der empfängnisregelnden Mittel geleistet. Die Kosten für empfängnisverhütende Mittel werden übernommen, wenn diese ärztlich verordnet worden sind.

§ 50 Hilfe bei Schwangerschaft und Mutterschaft
Bei Schwangerschaft und Mutterschaft werden
1. ärztliche Behandlung und Betreuung sowie Hebammenhilfe,
2. Versorgung mit Arznei-, Verband- und Heilmitteln,
3. Pflege in einer stationären Einrichtung und
4. häusliche Pflegeleistungen nach § 65 Abs. 1

geleistet.

Ganz anders ist die Situation bei **Frauen, die keinen Anspruch auf die Versicherungsleistung** haben. Für sie gilt: Leistungen rund um Schwangerschaft und Geburt sind laut BGB § 1615 grundsätzlich vom Kindesvater zu tragen.

§ § 1615e BGB
Der Vater hat der Mutter für die Dauer von 6 Wochen vor und acht Wochen nach der Geburt des Kindes Unterhalt zu gewähren. Dies gilt auch hinsichtlich der Kosten, die infolge der Schwangerschaft oder der Entbindung außerhalb dieses Zeitraums entstehen.

Das bedeutet, die Rechnungen der Schwangerenvorsorge, -nachsorge und Geburt sind an die Frau zu schicken, die diese dann vom Kindesvater begleichen lässt.

19.8 Ausgeschlossene Heil- und Hilfsmittel

§ Das Fünfte Buch Sozialgesetzbuch – Gesetzliche Krankenversicherung
Gesetz von 1988, zuletzt geändert durch Art. 1 G v. 22.12.2013 BGBl. S. 4382.
Alle Versicherten haben Anspruch auf die Versorgung mit Arznei-, Verband-, Heil- und Hilfsmitteln, soweit sie nicht durch § 34 des Sozialgesetzbuches ausgeschlossen sind.

§ 34 Ausgeschlossene Arznei-, Heil- und Hilfsmittel
(1) Nicht verschreibungspflichtige Arzneimittel sind von der Versorgung nach § 31 ausgeschlossen. Der Gemeinsame Bundesausschuss legt in den Richtlinien nach § 92 Abs. 1 Satz 2 Nr. 6 fest, welche nicht verschreibungspflichtigen Arzneimittel, die bei der Behandlung schwerwiegender Erkrankungen als Therapiestandard gelten, zur Anwendung bei diesen Erkrankungen mit Begründung vom Vertragsarzt ausnahmsweise verordnet werden können. Dabei ist der therapeutischen Vielfalt Rechnung zu tragen. Der Gemeinsame Bundesausschuss hat auf der Grundlage der Richtlinie nach Satz 2 dafür Sorge zu tragen, dass eine Zusammenstellung der verordnungsfähigen Fertigarzneimittel erstellt, regelmäßig aktualisiert wird und im Internet abruffähig sowie in elektronisch weiterverarbeitbarer Form zur Verfügung steht. Satz 1 gilt nicht für:
1. versicherte Kinder bis zum vollendeten 12. Lebensjahr,
2. versicherte Jugendliche bis zum vollendeten 18. Lebensjahr mit Entwicklungsstörungen.

Für Versicherte, die das achtzehnte Lebensjahr vollendet haben, sind von der Versorgung nach § 31 folgende verschreibungspflichtige Arzneimittel bei Verordnung in den genannten Anwendungsgebieten ausgeschlossen:
1. Arzneimittel zur Anwendung bei Erkältungskrankheiten und grippalen Infekten einschließlich der bei diesen Krankheiten anzuwendenden Schnupfenmittel, Schmerzmittel, hustendämpfenden und hustenlösenden Mittel,
2. Mund- und Rachentherapeutika, ausgenommen bei Pilzinfektionen,
3. Abführmittel,

4. Arzneimittel gegen Reisekrankheit.

Von der Versorgung sind außerdem Arzneimittel ausgeschlossen, bei deren Anwendung eine Erhöhung der Lebensqualität im Vordergrund steht. Ausgeschlossen sind insbesondere Arzneimittel, die überwiegend zur Behandlung der erektilen Dysfunktion, der Anreizung sowie Steigerung der sexuellen Potenz, zur Raucherentwöhnung, zur Abmagerung oder zur Zügelung des Appetits, zur Regulierung des Körpergewichts oder zur Verbesserung des Haarwuchses dienen. Das Nähere regeln die Richtlinien nach § 92 Abs. 1 Satz 2 Nr. 6.

(2) (weggefallen)

(3) Der Ausschluss der Arzneimittel, die in Anlage 2 Nummer 2 bis 6 der Verordnung über unwirtschaftliche Arzneimittel in der gesetzlichen Krankenversicherung vom 21. Februar 1990 (BGBl. I S. 301), die zuletzt durch die Verordnung vom 9. Dezember 2002 (BGBl. I S. 4554) geändert worden ist, aufgeführt sind, gilt als Verordnungsausschluss des Gemeinsamen Bundesausschusses und ist Teil der Richtlinien nach § 92 Absatz 1 Satz 2 Nummer 6. Bei der Beurteilung von Arzneimitteln der besonderen Therapierichtungen wie homöopathischen, phytotherapeutischen und anthroposophischen Arzneimitteln ist der besonderen Wirkungsweise dieser Arzneimittel Rechnung zu tragen.

(4) Das Bundesministerium für Gesundheit kann durch Rechtsverordnung mit Zustimmung des Bundesrates Hilfsmittel von geringem oder umstrittenem therapeutischen Nutzen oder geringem Abgabepreis bestimmen, deren Kosten die Krankenkasse nicht übernimmt. Die Rechtsverordnung kann auch bestimmen, inwieweit geringfügige Kosten der notwendigen Änderung, Instandsetzung und Ersatzbeschaffung sowie der Ausbildung im Gebrauch der Hilfsmittel von der Krankenkasse nicht übernommen werden. Die Sätze 1 und 2 gelten nicht für die Instandsetzung von Hörgeräten und ihre Versorgung mit Batterien bei Versicherten, die das achtzehnte Lebensjahr noch nicht vollendet haben. Für nicht durch Rechtsverordnung nach Satz 1 ausgeschlossene Hilfsmittel bleibt § 92 unberührt.

(5) (weggefallen)

(6) Pharmazeutische Unternehmer können beim Gemeinsamen Bundesausschuss Anträge zur Aufnahme von Arzneimitteln in die Zusammenstellung nach Absatz 1 Satz 2 und 4 stellen. Die Anträge sind ausreichend zu begründen; die erforderlichen Nachweise sind dem Antrag beizufügen. Sind die Angaben zur Begründung des Antrags unzureichend, teilt der Gemeinsame Bundesausschuss dem Antragsteller unverzüglich mit, welche zusätzlichen Einzelangaben erforderlich sind. Der Gemeinsame Bundesausschuss hat über ausreichend begründete Anträge nach Satz 1 innerhalb von 90 Tagen zu bescheiden und den Antragsteller über Rechtsmittel und Rechtsmittelfristen zu belehren. Eine ablehnende Entscheidung muss eine auf objektiven und überprüfbaren Kriterien beruhende Begründung enthalten. Für das Antragsverfahren sind Gebühren zu erheben. Das Nähere insbesondere zur ausreichenden Begründung und zu den erforderlichen Nachweisen regelt der Gemeinsame Bundesausschuss.

19.9 Mutterschaftsrichtlinien

Die aktuelle, vollständige Fassung mit allen Anhängen kann unter www.g-ba.de/informationen/richtlinien/19 heruntergeladen werden.

§ Richtlinien

Mutterschaftsrichtlinien des Bundesausschusses der Ärzte und Krankenkassen über die ärztliche Betreuung während der Schwangerschaft und nach der Entbindung („Mutterschafts-Richtlinien") in der Fassung vom 10. Dezember 1985, zuletzt geändert am 18. Juli 2013

Die vom Gemeinsamen Bundesausschuss (G-BA) gemäß § 92 Abs. 1 Satz 2 Nr. 4 des Fünften Buches Sozialgesetzbuch (SGB V) i. V. mit § 24 und § 24e SGB V bzw. § 8 Absatz 1 des Gesetzes über die Krankenversicherung der Landwirte (KVLG 1989) beschlossenen Richtlinien dienen der Sicherung einer nach den Regeln der ärztlichen Kunst und unter Berücksichtigung des allgemein anerkannten Standes der medizinischen Erkenntnisse ausreichenden, zweckmäßigen und wirtschaftlichen ärztlichen Betreuung der Versicherten während der Schwangerschaft und nach der Entbindung (§§ 2 Abs. 1, 12 Abs. 1, 28 Abs. 1, 70 Abs. 1 und 73 Abs. 2 SGB V).

Allgemeines

1. Durch die ärztliche Betreuung während der Schwangerschaft und nach der Entbindung sollen mögliche Gefahren für Leben und Gesundheit von

Mutter oder Kind abgewendet sowie Gesundheitsstörungen rechtzeitig erkannt und der Behandlung zugeführt werden.
Vorrangiges Ziel der ärztlichen Schwangerenvorsorge ist die frühzeitige Erkennung von Risikoschwangerschaften und Risikogeburten.
2. Zur notwendigen Aufklärung über den Wert dieser den Erkenntnissen der medizinischen Wissenschaft entsprechenden ärztlichen Betreuung während der Schwangerschaft und nach der Entbindung sollen Ärzte, Krankenkassen und Hebammen zusammenwirken.
3. Die an der kassenärztlichen Versorgung teilnehmenden Ärzte treffen ihre Maßnahmen der ärztlichen Betreuung während der Schwangerschaft und nach der Entbindung nach pflichtgemäßem Ermessen innerhalb des durch Gesetz bestimmten Rahmens. Die Ärzte sollten diese Richtlinien beachten, um den Versicherten und ihren Angehörigen eine nach den Regeln der ärztlichen Kunst zweckmäßige und ausreichende ärztliche Betreuung während der Schwangerschaft und nach der Entbindung unter Vermeidung entbehrlicher Kosten zukommen zu lassen.
4. Die Maßnahmen nach diesen Richtlinien dürfen nur diejenigen Ärzte ausführen, welche die vorgesehenen Leistungen aufgrund ihrer Kenntnisse und Erfahrungen erbringen können, nach der ärztlichen Berufsordnung dazu berechtigt sind und über die erforderlichen Einrichtungen verfügen. Sofern ein Arzt Maßnahmen nach Abschnitt A. 6. sowie Einzelmaßnahmen nach Abschnitt B., C. und D. nicht selbst ausführen kann, sollen diese von solchen Ärzten ausgeführt werden, die über die entsprechenden Kenntnisse und Einrichtungen verfügen.
5. Die an der kassenärztlichen Versorgung teilnehmenden Ärzte haben darauf hinzuwirken, dass für sie tätig werdende Vertreter diese Richtlinien kennen und beachten.
6. Es sollen nur Maßnahmen angewendet werden, deren diagnostischer und vorbeugender Wert ausreichend gesichert ist; eine Erprobung auf Kosten der Versichertengemeinschaft ist unzulässig.
7. Ärztliche Betreuung im Sinne des § 24d SGB V sind solche Maßnahmen, welche der Überwachung des Gesundheitszustandes der Schwangeren bzw. Wöchnerinnen dienen, soweit sie nicht ärztliche Behandlung im Sinne des § 28 Abs. 1 SGB V darstellen. Im Einzelnen gehören zu der Betreuung:

a) Untersuchungen und Beratungen während der Schwangerschaft*) (siehe Abschnitt A.)
b) Frühzeitige Erkennung und besondere Überwachung von Risikoschwangerschaften – amnioskopische und kardiotokographische Untersuchungen, Ultraschalldiagnostik, Fruchtwasseruntersuchungen usw. – (siehe Abschnitt B.)
c) Serologische Untersuchungen auf Infektionen – z. B. Röteln bei Schwangeren ohne dokumentierte zweimalige Impfung, Lues, Hepatitis B, – bei begründetem Verdacht auf Toxoplasmose und andere Infektionen – zum Ausschluss einer HIV-Infektion; auf freiwilliger Basis nach vorheriger ärztlicher Beratung der Schwangeren sowie – blutgruppenserologische Untersuchungen während der Schwangerschaft (siehe Abschnitt C.)
d) Blutgruppenserologische Untersuchungen nach Geburt oder Fehlgeburt und Anti-D-Immunglobulin-Prophylaxe (siehe Abschnitt D.)
e) Untersuchungen und Beratungen der Wöchnerin (siehe Abschnitt F.)
f) Medikamentöse Maßnahmen und Verordnungen von Verband- und Heilmitteln (siehe Abschnitt G.)
g) Aufzeichnungen und Bescheinigungen (siehe Abschnitt H.).

§ A. Untersuchungen und Beratungen sowie sonstige Maßnahmen während der Schwangerschaft

1. Die Schwangere soll in ausreichendem Maße ärztlich untersucht und beraten werden. Die Beratung soll sich auch auf die Risiken einer HIV-Infektion bzw. AIDS-Erkrankung erstrecken. Jeder Schwangeren soll ein HIV-Antikörpertest empfohlen werden, da die Wahrscheinlichkeit einer HIV-Übertragung auf das Kind durch wirksame therapeutische Maßnahmen erheblich gesenkt werden kann. Die Testdurchführung erfordert eine Information zum Test und die Einwilligung der Schwangeren. Als Hilfestellung für die Information der Frau zu dieser Untersuchung ist das Merkblatt mit dem Titel „Ich bin schwanger. Warum wird allen Schwangeren ein HIV-Test angeboten?" (Muster siehe Anlage 3) zur Verfügung zu stellen. Zudem soll die Schwangere über die Impfung gegen saisonale Influenza beraten werden. Gesunden Schwangeren soll diese Impfung ab dem zweiten Trimenon empfohlen werden, Schwangeren mit erhöh-

ter gesundheitlicher Gefährdung infolge eines Grundleidens bereits im ersten Trimenon.
Darüber hinaus soll der Arzt im letzten Drittel der Schwangerschaft bedarfsgerecht über die Bedeutung der Mundgesundheit für Mutter und Kind aufklären.
In die ärztliche Beratung sind auch ernährungsmedizinische Empfehlungen als Maßnahme der Gesundheitsförderung einzubeziehen. Dabei ist insbesondere auf eine ausreichende Jodzufuhr (in der Regel ist eine zusätzliche Zufuhr von 100 bis 200 µg Jodid pro Tag notwendig**) und den Zusammenhang zwischen Ernährung und Kariesrisiko hinzuweisen.
Die Schwangere soll über ihren Rechtsanspruch auf Beratung zu allgemeinen Fragen der Schwangerschaft nach § 2 des Schwangerschaftskonfliktgesetzes (SchKG) unterrichtet werden.

2. Die erste Untersuchung nach Feststellung der Schwangerschaft sollte möglichst frühzeitig erfolgen. Sie umfasst:
a) Die Familienanamnese, die Eigenanamnese, die Schwangerschaftsanamnese, die Arbeits- und Sozialanamnese;
b) Die Allgemeinuntersuchung, die gynäkologische Untersuchung einschließlich einer Untersuchung auf genitale Chlamydia trachomatis-Infektion. Die Untersuchung wird an einer Urinprobe mittels eines Nukleinsäure-amplifizierenden Tests (NAT) durchgeführt. Zur Wahrung des Wirtschaftlichkeitsgebotes kann der Test in einem Poolingverfahren durchgeführt werden, bei dem Proben von bis zu fünf Patientinnen gemeinsam getestet werden. Dabei dürfen nur Testkits verwendet werden, die für die Anwendung im Poolingverfahren geeignet sind. Die Zuverlässigkeit der Tests im Poolingverfahren ist in den Laboren durch geeignete Qualitätssicherungsmaßnahmen sicherzustellen.
Schnelltests (sogenannte „bed-side-Tests“, Tests auf vorgefertigtem Reagenzträger) sind für diese Untersuchung nicht geeignet. Umfasst sind zudem weitere diagnostische Maßnahmen.
Zu diesen gehören:
Blutdruckmessung, Feststellung des Körpergewichts, Untersuchung des Mittelstrahlurins auf Eiweiß, Zucker und Sediment, gegebenenfalls bakteriologische Untersuchungen (z. B. bei auffälliger Anamnese, Blutdruckerhöhung, Sedimentbefund), Hämoglobinbestimmung und – je nach dem Ergebnis dieser Bestimmung (bei weniger als 11,2 g pro 100 ml = 70 % Hb) – Zählung der Erythrozyten.

3. Ergeben sich im Rahmen der Mutterschaftsvorsorge Anhaltspunkte für ein genetisch bedingtes Risiko, so ist der Arzt gehalten, die Schwangere über die Möglichkeiten einer humangenetischen Beratung und/oder humangenetischen Untersuchung aufzuklären.

4. Die nachfolgenden Untersuchungen sollen – unabhängig von der Behandlung von Beschwerden und Krankheitserscheinungen – im Allgemeinen im Abstand von vier Wochen stattfinden und umfassen:
Gewichtskontrolle, Blutdruckmessung,
Untersuchung des Mittelstrahlurins auf Eiweiß, Zucker und Sediment, gegebenenfalls bakteriologische Untersuchungen (z. B. bei auffälliger Anamnese, Blutdruckerhöhung, Sedimentbefund),
Hämoglobinbestimmung – im Regelfall ab 6. Monat, falls bei Erstuntersuchung normal –; je nach dem Ergebnis dieser Bestimmung (bei weniger als 11,2 g je 100 ml = 70 % Hb) Zählung der Erythrozyten,
Kontrolle des Standes der Gebärmutter, Kontrolle der kindlichen Herzaktionen, Feststellung der Lage des Kindes.
In den letzten zwei Schwangerschaftsmonaten sind im Allgemeinen je zwei Untersuchungen angezeigt.

5. Im Verlauf der Schwangerschaft soll ein Ultraschallscreening mittels B-Mode-Verfahren angeboten werden. Die Untersuchungen erfolgen in den Schwangerschaftswochen (SSW):

- 8 + 0 bis 11 + 6 SSW (1. Screening)
- 18 + 0 bis 21 + 6 SSW (2. Screening)
- 28 + 0 bis 31 + 6 SSW (3. Screening).

Dieses Ultraschallscreening dient der Überwachung einer normal verlaufenden Schwangerschaft insbesondere mit dem Ziel der genauen Bestimmung des Gestationsalters, der Kontrolle der somatischen Entwicklung des Feten, der Suche nach auffälligen fetalen Merkmalen sowie dem frühzeitigen Erkennen von Mehrlingsschwangerschaften.
Der Inhalt des Screenings ist für die jeweiligen Untersuchungszeiträume **in Anlage 1 a** festgelegt.
Vor Durchführung des 1. Ultraschallscreenings ist die Schwangere über Ziele, Inhalte und Grenzen sowie mögliche Folgen der Untersuchung aufzuklären.
Im Anschluss an dieses Gespräch stehen der Schwangeren folgende Optionen für die Durchführung der Ultraschalluntersuchungen im zweiten Trimenon offen:

a) Sonografie mit Biometrie ohne systematische Untersuchung der fetalen Morphologie
b) Sonografie mit Biometrie und systematische Untersuchung der fetalen Morphologie durch einen besonders qualifizierten Untersucher.
Die ärztliche Aufklärung wird unterstützt durch das Merkblatt gemäß Anlage 5.
Ergeben sich aus dem Screening auffällige Befunde, die der Kontrolle durch Ultraschalluntersuchungen mit B-Mode oder gegebenenfalls anderen sonographischen Verfahren bedürfen, sind diese Kontrolluntersuchungen auch außerhalb der vorgegebenen Untersuchungszeiträume Bestandteil des Screenings. Dies gilt insbesondere für Untersuchungen bei den in **Anlage 1 b** aufgeführten Indikationen.

6. Ergibt sich aus den Screening-Untersuchungen – gegebenenfalls einschließlich der Kontrolluntersuchungen – die Notwendigkeit zu einer weiterführenden sonographischen Diagnostik, auch mit anderen sonographischen Verfahren, sind diese Untersuchungen ebenfalls Bestandteil der Mutterschaftsvorsorge, aber nicht mehr des Screenings. Dies gilt auch für alle weiterführenden sonographischen Untersuchungen, die notwendig werden, den Schwangerschaftsverlauf und die Entwicklung des Feten zu kontrollieren, um gegebenenfalls therapeutische Maßnahmen ergreifen oder geburtshilfliche Konsequenzen ziehen zu können. Die Indikationen hierfür sind in den **Anlagen 1 c** und **1 d** angeführt.
Die Anwendung dopplersonographischer Untersuchungen zur weiterführenden Diagnostik ist ebenfalls Bestandteil der Mutterschaftsvorsorge. Diese Untersuchungen können nur nach Maßgabe der in **Anlage 1 d** aufgeführten Indikationen durchgeführt werden.
Ergibt sich aus sonographischen Untersuchungen die Notwendigkeit zu weiterführender sonographischer Diagnostik durch einen anderen Arzt, sind die relevanten Bilddokumentationen, welche die Indikation zu dieser weiterführenden Diagnostik begründen, diesem Arzt vor der Untersuchung zur Verfügung zu stellen.

7. Untersuchungen nach Nr. 4 können auch von einer Hebamme im Umfang ihrer beruflichen Befugnisse (Gewichtskontrolle, Blutdruckmessung, Urinuntersuchung auf Eiweiß und Zucker, Kontrolle des Standes der Gebärmutter, Feststellung der Lage, Stellung und Haltung des Kindes, Kontrolle der kindlichen Herztöne sowie allgemeine Beratung der Schwangeren) durchgeführt und im Mutterpass dokumentiert werden, wenn der Arzt dies im Einzelfall angeordnet hat oder wenn der Arzt einen normalen Schwangerschaftsverlauf festgestellt hat und daher seinerseits keine Bedenken gegenüber weiteren Vorsorgeuntersuchungen durch die Hebamme bestehen. Die Delegierung der Untersuchungen an die Hebamme entbindet den Arzt nicht von der Verpflichtung zur Durchführung der von ihm vorzunehmenden Untersuchungen (Untersuchung des Urinsediments, gegebenenfalls bakteriologische Untersuchung, Hämoglobinbestimmung, Ultraschalluntersuchung sowie die Untersuchungen bei Risikoschwangerschaft).

8. Jeder Schwangeren, die nicht bereits einen manifesten Diabetes hat, soll ein Screening auf Schwangerschaftsdiabetes mit nachfolgend beschriebenem Ablauf angeboten werden. Als Hilfestellung für die Information der Frau zu diesem Screening ist das Merkblatt mit dem Titel „Ich bin schwanger. Warum wird allen Schwangeren ein Test auf Schwangerschaftsdiabetes angeboten?" zur Verfügung zu stellen. Dieses wird der Schwangeren frühzeitig ausgehändigt, um eine informierte Entscheidung auch angesichts möglicher Therapieoptionen treffen zu können.
Screeningablauf: Im Zeitraum zwischen 24 + 0 und 27 + 6 Schwangerschaftswochen Bestimmung der Plasmaglukosekonzentration eine Stunde nach oraler Gabe von 50 g Glukoselösung (unabhängig vom Zeitpunkt der letzten Mahlzeit, nicht nüchtern). Schwangere mit Blutzuckerwerten ≥ 7,5 mmol/l (≥ 135 mg/dl) und ≤ 11,1 mmol/l (≤ 200 mg/dl) erhalten zeitnah einen oralen Glukosetoleranztest (oGTT) mit 75 g Glukoselösung nach Einhaltung von mindestens 8 Stunden Nahrungskarenz. Bei Erreichen bzw. Überschreiten eines oder mehrerer der nachfolgend genannten Werte soll die weitere Betreuung der Schwangeren in enger Zusammenarbeit mit einer diabetologisch qualifizierten Ärztin bzw. einem diabetologisch qualifizierten Arzt erfolgen. In die Entscheidung über eine nachfolgende Behandlung sind Möglichkeiten zur Risikosenkung durch vermehrte körperliche Betätigung und einer Anpassung der Ernährung einzubeziehen.
Grenzwerte:

- Nüchtern: ≥ 5,1 mmol/l (92 mg/dl)
- nach 1 Stunde: ≥ 10,0 mmol/l (180 mg/dl)
- nach 2 Stunden: ≥ 8,5 mmol/l (153 mg/dl)

Empfehlungen zur Qualitätssicherung gemäß § 135 Absatz 1 Satz 1 Nummer 2 SGB V

Die Blutzucker-Bestimmung erfolgt im Venenblut mittels standardgerechter und qualitätsgesicherter Glukosemessmethodik. Das Messergebnis wird als Glukosekonzentration im venösen Plasma angegeben. Dabei sind geeignete Maßnahmen zur Vermeidung von Verfälschungen der Messwerte durch Glykolyse vorzusehen.

Werden zum Screening und zur Erstdiagnostik des Gestationsdiabetes Unit-use-Reagenzien und die entsprechenden Messsysteme in der patientennahen Sofortdiagnostik angewendet, müssen diese nach Herstellerempfehlungen für die ärztliche Anwendung in Diagnose und Screening vorgesehen sein.

Geräte, die lediglich zur Eigenanwendung durch den Patienten bestimmt sind, sind damit ausgeschlossen. Neben diesen Regelungen zur Qualitätssicherung gelten unverändert die Regelungen der Richtlinie der Bundesärztekammer zur Qualitätssicherung laboratoriumsmedizinischer Untersuchungen. Dabei ist insbesondere auf die Vorgaben zur regelmäßigen Qualitätskontrolle der Messsysteme Teil B1, Abschnitte 2.1.5 und 2.1.6 der genannten Richtlinie der Bundesärztekammer hinzuweisen.

9. Der betreuende Arzt soll die Schwangere in der von ihr gewählten Entbindungsklinik rechtzeitig vor der zu erwartenden Geburt vorstellen. Dabei soll die Planung der Geburtsleitung durch den betreuenden Arzt der Entbindungsklinik erfolgen. Dies schließt eine geburtshilfliche Untersuchung, eine Besprechung mit der Schwangeren sowie gegebenenfalls eine sonographische Untersuchung ein.

§ B. Erkennung und besondere Überwachung der Risikoschwangerschaften und Risikogeburten

1. Risikoschwangerschaften sind Schwangerschaften, bei denen aufgrund der Vorgeschichte oder erhobener Befunde mit einem erhöhten Risiko für Leben und Gesundheit von Mutter oder Kind zu rechnen ist. Dazu zählen insbesondere:

I. Nach Anamnese

a) Schwere Allgemeinerkrankungen der Mutter (z. B. an Niere und Leber oder erhebliche Adipositas)

b) Zustand nach Sterilitätsbehandlung, wiederholten Aborten oder Frühgeburten

c) Totgeborenes oder geschädigtes Kind

d) Vorausgegangene Entbindungen von Kindern über 4.000 g Gewicht, hypotrophen Kindern (small for date babies), Mehrlingen

e) Zustand nach Uterusoperationen (z. B. Sectio, Myom, Fehlbildung)

f) Komplikationen bei vorangegangenen Entbindungen (z. B. Placenta praevia, vorzeitige Lösung der Placenta, Rissverletzungen, Atonie oder sonstige Nachgeburtsblutungen, Gerinnungsstörungen, Krämpfe, Thromboembolie)

g) Erstgebärende unter 18 Jahren oder über 35 Jahre

h) Mehrgebärende über 40 Jahre, Vielgebärende mit mehr als vier Kindern (Gefahren: Genetische Defekte, sog. Placentainsuffizienz, geburtsmechanische Komplikationen).

II. Nach Befund (jetzige Schwangerschaft)

a) Hypertensive Schwangerschaftserkrankungen (in allen ihren Ausprägungen)

b) Anämie unter 10 g/100 ml (g %)

c) Diabetes mellitus

d) Uterine Blutung

e) Blutgruppen-Inkompatibilität (Früherkennung und Prophylaxe des Morbus haemolyticus fetalis bzw. neonatorum)

f) Diskrepanz zwischen Uterus- bzw. Kindsgröße und Schwangerschaftsdauer (z. B. fraglicher Geburtstermin, retardiertes Wachstum, Riesenkind, Gemini, Molenbildung, Hydramnion, Myom)

g) Drohende Frühgeburt (vorzeitige Wehen, Zervixinsuffizienz)

h) Mehrlinge; pathologische Kindslagen

i) Überschreitung des Geburtstermins bzw. Unklarheit über den Termin.

j) Pyelonephritis

2. Aus Risikoschwangerschaften können sich Risikogeburten entwickeln. Bei folgenden Befunden ist mit einem erhöhten Risiko unter der Geburt zu rechnen:

a) b) c) Frühgeburt Placenta praevia, vorzeitige Placentalösung. Jede Art von Missverhältnis Kind/Geburtswege.

3. Bei Risikoschwangerschaften können häufigere als vierwöchentliche Untersuchungen (bis zur 32. Woche) bzw. häufigere als zweiwöchentliche Untersuchungen (in den letzten 8 Schwangerschaftswochen) angezeigt sein.

4. Bei Risikoschwangerschaften können neben den üblichen Untersuchungen noch folgende in Frage kommen:

a) Ultraschall-Untersuchungen (Sonographie) (Die Voraussetzungen für die Durchführung von zusätzlichen Ultraschall-Untersuchungen bei Risikoschwangerschaften, die über das sonographische Screening hinausgehen, werden im Abschnitt A. Nr. 6 abgehandelt und sind in den Anlagen 1 c und 1 d zu diesen Richtlinien spezifiziert.)
b) Tokographische Untersuchungen vor der 28. Schwangerschaftswoche bei Verdacht auf vorzeitige Wehentätigkeit oder bei medikamentöser Wehenhemmung
c) Kardiotokographische Untersuchungen (CTG) (Kardiotokographische Untersuchungen können in der Schwangerenvorsorge nicht routinemäßig durchgeführt werden. Sie sind nur nach Maßgabe des Indikationskataloges nach Anlage 2 der Richtlinien angezeigt.)
d) Amnioskopien
e) Fruchtwasseruntersuchungen nach Gewinnung des Fruchtwassers durch Amniozentese
f) Transzervikale Gewinnung von Chorionzottengewebe oder transabdominale Gewinnung von Plazentagewebe

5. Von der Erkennung eines Risikomerkmals ab soll ein Arzt die Betreuung einer Schwangeren nur dann weiterführen, wenn er die Untersuchungen nach Nr. 4. a) bis f) erbringen oder veranlassen und die sich daraus ergebenen Maßnahmen durchführen kann. Anderenfalls soll er die Schwangere einem Arzt überweisen, der über solche Möglichkeiten verfügt.

6. Der betreuende Arzt soll die Schwangere bei der Wahl der Entbindungsklinik unter dem Gesichtspunkt beraten, dass die Klinik über die nötigen personellen und apparativen Möglichkeiten zur Betreuung von Risikogeburten und/oder Risikokindern verfügt.

§ C. Serologische Untersuchungen und Maßnahmen während der Schwangerschaft

1. Bei jeder Schwangeren sollte zu einem möglichst frühen Zeitpunkt aus einer Blutprobe
a) der TPHA (Treponema-pallidum-Hämagglutinationstest) oder ELISA (Enzyme-linked-immunosorbent-assay) oder TPPA (Treponema pallidum Partikelagglutinationstest) als Lues- Suchreaktion (LSR),
b) gegebenenfalls ein HIV-Test,
c) die Bestimmung der Blutgruppe und des Rh-Faktors D,
d) ein Antikörper-Suchtest (AK)
durchgeführt werden.

Ein Test auf Rötelnantikörper ist bei Schwangeren ohne Rötelnimmunität erforderlich. Immunität, und damit Schutz vor Röteln-Embryopathie für die bestehende Schwangerschaft ist anzunehmen, wenn der Nachweis über zwei erfolgte Rötelnimpfungen vorliegt oder wenn spezifische Antikörper rechtzeitig vor Eintritt dieser Schwangerschaft nachgewiesen worden sind und dieser Befund ordnungsgemäß dokumentiert worden ist. Der Arzt soll sich solche Befunde vorlegen lassen und sie in den Mutterpass übertragen. Liegen Befunde aus der Vorschwangerschaftszeit vor, die auf Immunität schließen lassen (siehe Abs. 2), so kann von einem Schutz vor einer Röteln-Embryopathie ausgegangen werden.

Liegen entsprechende Befunde nicht vor, so ist der Immunstatus der Schwangeren zu bestimmen. Im serologischen Befund ist wörtlich auszudrücken, ob Immunität angenommen werden kann oder nicht.

Wird Immunität erstmals während der laufenden Schwangerschaft serologisch festgestellt, kann Schutz vor Röteln-Embryopathie nur dann angenommen werden, wenn sich aus der gezielt erhobenen Anamnese keine für die Schwangerschaft relevanten Anhaltspunkte für Röteln-Kontakt oder eine frische Röteln-Infektion ergeben. Der Arzt, der die Schwangere betreut, ist deshalb gehalten, die Anamnese sorgfältig zu erheben und zu dokumentieren. Bei auffälliger Anamnese sind weitere serologische Untersuchungen, ggf. in Absprache mit dem Labor erforderlich (Nachweis rötelnspezifischer IgM-Antikörper und/oder Kontrolle des Titerverlaufs).

Schwangere, bei denen ein Befund vorliegt, der nicht auf Immunität schließen läßt, sollen aufgefordert werden, sich unverzüglich zur ärztlichen Beratung zu begeben, falls sie innerhalb der ersten vier Schwangerschaftsmonate Röteln-Kontakt haben oder an rötelnverdächtigen Symptomen erkranken. Auch ohne derartige Verdachtsmomente soll bei diesen Schwangeren in der 16. – 17. Schwangerschaftswoche eine erneute Antikörper-Untersuchung gemäß Abs. 2 durchgeführt werden.

Eine aktive Rötelnschutzimpfung soll während der Schwangerschaft nicht vorgenommen werden.

Zu a): Ist die Lues-Suchreaktion positiv, so sollen aus derselben Blutprobe die üblichen serologischen Untersuchungen auf Lues durchgeführt werden.

Bei der Lues-Suchreaktion ist lediglich die Durchführung und nicht das Ergebnis der Untersuchung im Mutterpaß zu dokumentieren.

Zu b): Aus dem Blut der Schwangeren ist ein immunochemischer Antikörpertest vorzunehmen, für welchen die benötigten Reagenzien staatlich zugelassen*) sind. Ist diese Untersuchung positiv, so muß das Ergebnis mittels Immuno-Blot aus derselben Blutprobe gesichert werden. Alle notwendigen weiterführenden Untersuchungen sind Bestandteil der kurativen Versorgung.

Die Durchführung der Beratung zum HIV-Antikörpertest ist im Mutterpass zu dokumentieren. Die Durchführung und das Ergebnis der Untersuchung werden im Mutterpass nicht dokumentiert.

Zu c): Die Untersuchung des Rh-Merkmals D erfolgt mit mindestens zwei verschiedenen Testreagenzien. Für die Untersuchung wird die Anwendung zweier monoklonaler Antikörper (IgM-Typ), die die Kategorie DVI nicht erfassen, empfohlen. Bei negativem Ergebnis beider Testansätze gilt die Schwangere als Rh-negativ (D negativ). Bei übereinstimmend positivem Ergebnis der beiden Testansätze ist die Schwangere Rh-positiv. Bei Diskrepanzen oder schwach positiven Ergebnissen der Testansätze ist eine Klärung z. B. im indirekten Antiglobulintest mit geeigneten Testreagenzien notwendig. Fällt dieser Test positiv aus, so ist die Schwangere Rh positiv (Dweak positiv).

Die Bestimmung der Blutgruppe und des Rh-Faktors entfällt, wenn entsprechende Untersuchungsergebnisse bereits vorliegen und von einem Arzt bescheinigt wurden.

Zu d): Der Antikörpersuchtest wird mittels des indirekten Antiglobulintests gegen zwei Test-Blutmuster mit den Antigenen D, C, c, E, e, Kell, Fy und S durchgeführt. Bei Nachweis von Antikörpern sollen möglichst aus derselben Blutprobe deren Spezifität und Titerhöhe bestimmt werden.

Gegebenenfalls müssen in solchen Fällen auch das Blut des Kindesvaters und die Bestimmung weiterer Blutgruppen-Antigene der Mutter in die Untersuchung einbezogen werden.

Eine schriftliche Erläuterung der Befunde an den überweisenden Arzt kann sich dabei als notwendig erweisen.

Auch nicht zum Morbus haemolyticus neonatorum führende Antikörper (IgM und/oder Kälte-Antikörper) sind in den Mutterpaß einzutragen, da sie gegebenenfalls bei einer Bluttransfusion für die Schwangere wichtig sein können.

2. Ein weiterer Antikörper-Suchtest ist bei allen Schwangeren (Rh-positiven und Rh-negativen) in der 24. – 27. Schwangerschaftswoche durchzuführen. Sind bei Rh-negativen Schwangeren keine Anti-D-Antikörper nachweisbar, so soll in der 28. – 30. Schwangerschaftswoche eine Standarddosis (um 300 µg) Anti-D-Immunglobulin injiziert werden, um möglichst bis zur Geburt eine Sensibilisierung der Schwangeren zu verhindern. Das Datum der präpartalen Anti-D-Prophylaxe ist im Mutterpaß zu vermerken.

3. Bei allen Schwangeren ist nach der 32. Schwangerschaftswoche, möglichst nahe am Geburtstermin, das Blut auf HBsAg*) zu untersuchen. Ist das Ergebnis positiv, soll das Neugeborene unmittelbar post partum gegen Hepatitis B aktiv/passiv immunisiert werden.

Die Untersuchung auf HBsAg entfällt, wenn Immunität (z. B. nach Schutzimpfung) nachgewiesen ist.

*) Zulassung der Reagenzien durch das Bundesamt für Sera und Impfstoffe (Paul-Ehrlich-Institut), Frankfurt

§ D. Blutgruppenserologische Untersuchungen nach Geburt oder Fehlgeburt und Anti-D-Immunglobulin-Prophylaxe

1. Bei jedem Kind einer Rh-negativen Mutter ist unmittelbar nach der Geburt der Rh-Faktor D unter Beachtung der Ergebnisse des direkten Coombstests zu bestimmen. Ist dieser Rh-Faktor positiv (D +) oder liegt D-weak vor, so ist aus derselben Blutprobe auch die Blutgruppe des Kindes zu bestimmen. Bei Rh-positivem Kind ist bei der Rh-negativen Mutter eine weitere Standarddosis Anti-D-Immunglobulin (um 300 µg) innerhalb von 72 Stunden post partum zu applizieren, selbst wenn nach der Geburt schwach reagierende Rh-Antikörper bei der Mutter gefunden worden sind und/oder der direkte Coombstest beim Kind schwach positiv ist. Hierdurch soll ein schneller Abbau der insbesondere während der Geburt in den mütterlichen Kreislauf übergetretenen Rh-positiven Erythrozyten bewirkt werden, um die Bildung von Rh-Antikörpern bei der Mutter zu verhindern.

2. Rh-negativen Frauen mit Fehlgeburt bzw. Schwangerschaftsabbruch sollte so bald wie möglich, jedoch innerhalb 72 Stunden post abortum bzw. nach Schwangerschaftsabbruch, Anti-D-Immunglobulin injiziert werden. Entsprechende blutgruppenserologische Untersuchungen sind erforderlichenfalls durchzuführen.

*) HBsAg = Hepatitis B surface antigen

§ E. Voraussetzungen für die Durchführung serologischer Untersuchungen

Die serologischen Untersuchungen nach den Abschnitten C. und D. sollen nur von solchen Ärzten durchgeführt werden, die über die entsprechenden Kenntnisse und Einrichtungen verfügen. Dieselben Voraussetzungen gelten für Untersuchungen in Instituten.

§ F. Untersuchungen und Beratungen der Wöchnerin

1. Eine Untersuchung soll innerhalb der ersten Woche nach der Entbindung vorgenommen werden. Dabei soll das Hämoglobin bestimmt werden.

2. Eine weitere Untersuchung soll etwa sechs Wochen, spätestens jedoch acht Wochen nach der Entbindung durchgeführt werden. Die Untersuchung umfaßt: Allgemeinuntersuchung (falls erforderlich einschließlich Hb-Bestimmung),
Feststellung des gynäkologischen Befundes, Blutdruckmessung, Untersuchung des Mittelstrahlurins auf Eiweiß, Zucker und Sediment, gegebenenfalls bakteriologische Untersuchungen (z. B. bei auffälliger Anamnese, Blutdruckerhöhung, Sedimentbefund) sowie Beratung der Mutter.

§ G. Medikamentöse Maßnahmen und Verordnung von Verband- und Heilmitteln

Medikamentöse Maßnahmen sowie die Verordnung von Verband- und Heilmitteln sind im Rahmen der Mutterschaftsvorsorge nur zulässig zur Behandlung von Beschwerden, die schwangerschaftsbedingt sind, aber noch keinen Krankheitswert haben. Bei Verordnungen wegen Schwangerschaftsbeschwerden und im Zusammenhang mit der Entbindung ist die Versicherte von der Entrichtung der Verordnungsblattgebühr befreit.

§ H. Aufzeichnungen und Bescheinigungen

1. Nach Feststellung der Schwangerschaft stellt der Arzt der Schwangeren einen Mutterpaß (Anlage 3)*) aus, sofern sie nicht bereits einen Paß dieses Musters besitzt.

2. Nach diesem Mutterpaß richten sich auch die vom Arzt vorzunehmenden Eintragungen der Ergebnisse der Untersuchungen im Rahmen der ärztlichen Betreuung während der Schwangerschaft und nach der Entbindung. Darüber hinausgehende für die Schwangerschaft relevante Untersuchungsergebnisse sollen in den Mutterpass eingetragen werden, soweit die Eintragung durch die Richtlinien nicht ausgeschlossen ist (Lues-Suchreaktion sowie HIV-Untersuchung).

3. Die Befunde der ärztlichen Betreuung und der blutgruppenserologischen Untersuchungen hält der Arzt für seine Patientenkartei fest und stellt sie bei eventuellem Arztwechsel dem anderen Arzt auf dessen Anforderung zur Verfügung, sofern die Schwangere zustimmt.

4. Beim Anlegen eines weiteren Mutterpasses sind die Blutgruppenbefunde zu übertragen. Die Richtigkeit der Übertragung ist ärztlich zu bescheinigen.

5. Der zuständige Unterausschuss des Gemeinsamen Bundesausschusses ist berechtigt, Änderungen am Mutterpaß vorzunehmen, deren Notwendigkeit sich aus der praktischen Anwendung ergibt, soweit dadurch der Mutterpaß nicht in seinem Aufbau und in seinem wesentlichen Inhalt verändert wird.

Die Mutterschaftsrichtlinien für Ärzte nehmen entgegen dem Hebammengesetz (GVBl. I S. 724) die alleinige Betreuung der Schwangeren, mit einer möglichen Delegation von Aufgaben an die Hebamme (A. 7.), in Anspruch. Dieser Absatz steht **im Widerspruch zum § 1 Abs. 2 der Hebammenberufsordnung** (HebBO), nach welcher Hebammen eigenverantwortlich die Betreuung des physiologischen Schwangerschaftsverlaufes übernehmen und die Durchführung von Untersuchungen, die für eine möglichst frühzeitige Feststellung einer Risikoschwangerschaft notwendig sind, anordnen können.

19.10
Embryonenschutzgesetz

Durch die unmittelbare und naturgemäße Nähe zur Geburtsmedizin werden Hebammen auch mit gesetzlichen Regelungen konfrontiert, die nicht direkt in ihren Arbeitsbereich fallen. Dennoch müssen sie im Rahmen ihrer Beratung auf Fragen kompetent antworten, besonders wenn diese Maßnahmen in der Öffentlichkeit kontrovers diskutiert werden. Ein Beispiel ist die **artifizielle Schwangerschaftsentstehung**.

19.10.1 Definitionen

Als **assistierte Reproduktion** wird die ärztliche Hilfe zur Erfüllung des Kinderwunsches eines Paares durch medizinische Hilfen und Techniken bezeichnet, wenn nicht zu erwarten ist, dass dieser Kinderwunsch auf natürlichem Weg erfüllt werden kann. Zu dieser assistierten Reproduktion gehören der intratubare Gametentransfer (GIFT), der intratubare Zygotentransfer (ZIFT) und intratubare Embryotransfer (EIFT), die In-vitro-Fertilisation mit Embryotransfer (IVF und ET) und die intrazytoplasmatische Spermatozoeninjektion (ICSI) sowie verwandte Methoden.

- Unter **GIFT** (Gamete-Intrafallopian-Transfer = intratubarer Gametentransfer) versteht man den Transfer der männlichen und weiblichen Gameten in den Eileiter.
- Mit **EIFT** (Embryo-Intrafallopian-Transfer = intratubarer Embryotransfer) wird die Einführung des Embryos in den Eileiter bezeichnet.
- Unter **In-vitro-Fertilisation** (IVF), auch als „extrakorporale Befruchtung" bezeichnet, versteht man die Vereinigung einer Eizelle mit einer Samenzelle außerhalb des Körpers.
- Die Einführung des Embryos in die Gebärmutter wird als **Embryotransfer** (ET) bezeichnet.
- Mit **ZIFT** (Zygote-Intrafallopian-Transfer = intratubarer Zygotentransfer) bezeichnet man die Einführung der Zygote in den Eileiter.

Die **intrazytoplasmatische Spermieninjektion** (ICSI) ist ein Verfahren, bei dem eine menschliche Samenzelle in eine menschliche Eizelle injiziert wird, mit dem Ziel, eine Schwangerschaft bei der Frau herbeizuführen, von der die Eizelle stammt. Die dazu verwendeten männlichen Keimzellen können aus dem Ejakulat, aus dem Nebenhoden oder aus dem Hoden gewonnen werden.

Bei der **Präimplantationsdiagnostik** (PID) werden Embryonen im Reagenzglas erzeugt und dann genetisch untersucht – und zwar bevor sie einer Frau in die Gebärmutter übertragen werden. Die PID ist in Deutschland seit 2011 ausschließlich zur Vermeidung von schweren Erbkrankheiten, Tot- oder Fehlgeburten zulässig. Weltweit wird die PID zunehmend auch ausschließlich mit dem Ziel des „social sexing" oder „family balancing" durchgeführt, was bedeutet, dass das Geschlecht des Embryos bestimmt wird. Während es in den USA und Europa darum geht, Familien ein ausgewogenes Verhältnis zwischen Mädchen und Jungen zu ermöglichen, ohne dass eine generelle Präferenz für eines der Geschlechter beobachtet werden kann, stellt in anderen Ländern der Wunsch nach männlichen Nachkommen die wesentliche Motivation für die Geschlechtsselektion dar [13] [16].

§ Gesetz zum Schutz von Embryonen (Embryonenschutzgesetz – EschG)

Vom 13. Dezember 1990, zuletzt geändert durch Artikel 1 des Gesetzes vom 21. November 2011 (BGBl. I S. 2228)

§ 1 Mißbräuchliche Anwendung von Fortpflanzungstechniken

(1) Mit Freiheitsstrafe bis zu drei Jahren oder mit Geldstrafe wird bestraft, wer

1. auf eine Frau eine fremde unbefruchtete Eizelle überträgt,
2. es unternimmt, eine Eizelle zu einem anderen Zweck künstlich zu befruchten, als eine Schwangerschaft der Frau herbeizuführen, von der die Eizelle stammt,
3. es unternimmt, innerhalb eines Zyklus mehr als drei Embryonen auf eine Frau zu übertragen,
4. es unternimmt, durch intratubaren Gametentransfer innerhalb eines Zyklus mehr als drei Eizellen zu befruchten,
5. es unternimmt, mehr Eizellen einer Frau zu befruchten, als ihr innerhalb eines Zyklus übertragen werden sollen,
6. einer Frau einen Embryo vor Abschluß seiner Einnistung in der Gebärmutter entnimmt, um diesen auf eine andere Frau zu übertragen oder ihn für

einen nicht seiner Erhaltung dienenden Zweck zu verwenden, oder

7. es unternimmt, bei einer Frau, welche bereit ist, ihr Kind nach der Geburt Dritten auf Dauer zu überlassen (Ersatzmutter), eine künstliche Befruchtung durchzuführen oder auf sie einen menschlichen Embryo zu übertragen.

(2) Ebenso wird bestraft, wer
1. künstlich bewirkt, daß eine menschliche Samenzelle in eine menschliche Eizelle eindringt, oder
2. eine menschliche Samenzelle in eine menschliche Eizelle künstlich verbringt, ohne eine Schwangerschaft der Frau herbeiführen zu wollen, von der die Eizelle stammt.

(3) Nicht bestraft werden
1. in den Fällen des Absatzes 1 Nr. 1, 2 und 6 die Frau, von der die Eizelle oder der Embryo stammt, sowie die Frau, auf die die Eizelle übertragen wird oder der Embryo übertragen werden soll, und
2. in den Fällen des Absatzes 1 Nr. 7 die Ersatzmutter sowie die Person, die das Kind auf Dauer bei sich aufnehmen will

(4) in den Fällen des Absatzes 1 Nr. 6 und des Absatzes 2 ist der Versuch strafbar.

§ 2 Mißbräuchliche Verwendung menschlicher Embryonen

(1) Wer einen extrakorporal erzeugten oder einer Frau vor Abschluß seiner Einnistung in der Gebärmutter entnommenen menschlichen Embryo veräußert oder zu einem nicht seiner Erhaltung dienenden Zweck abgibt, erwirbt oder verwendet, wird mit Freiheitsstrafe bis zu drei Jahren oder mit Geldstrafe bestraft.
(2) Ebenso wird bestraft, wer zu einem anderen Zweck als der Herbeiführung einer Schwangerschaft bewirkt, daß sich ein menschlicher Embryo extrakorporal weiterentwickelt.
(3) Der Versuch ist strafbar.

§ 3 Verbotene Geschlechtswahl

Wer es unternimmt, eine menschliche Eizelle mit einer Samenzelle künstlich zu befruchten, die nach dem in ihr enthaltenen Geschlechtschromosom ausgewählt worden ist, wird mit Freiheitsstrafe bis zu einem Jahr oder mit Geldstrafe bestraft. Dies gilt nicht, wenn die Auswahl der Samenzelle durch einen Arzt dazu dient, das Kind vor der Erkrankung an einer Muskeldystrophie vom Typ Duchenne oder einer ähnlich schwerwiegenden geschlechtsgebundenen Erbkrankheit zu bewahren, und die dem Kind drohende Erkrankung von der nach Landesrecht zuständigen Stelle als entsprechend schwerwiegend anerkannt worden ist.

§ 3a Präimplantationsdiagnostik, Verordnungsermächtigung

(1) Wer Zellen eines Embryos in vitro vor seinem intrauterinen Transfer genetisch untersucht (Präimplantationsdiagnostik), wird mit Freiheitsstrafe bis zu einem Jahr oder mit Geldstrafe bestraft.
(2) Besteht auf Grund der genetischen Disposition der Frau, von der die Eizelle stammt, oder des Mannes, von dem die Samenzelle stammt, oder von beiden für deren Nachkommen das hohe Risiko einer schwerwiegenden Erbkrankheit, handelt nicht rechtswidrig, wer zur Herbeiführung einer Schwangerschaft mit schriftlicher Einwilligung der Frau, von der die Eizelle stammt, nach dem allgemein anerkannten Stand der medizinischen Wissenschaft und Technik Zellen des Embryos in vitro vor dem intrauterinen Transfer auf die Gefahr dieser Krankheit genetisch untersucht. Nicht rechtswidrig handelt auch, wer eine Präimplantationsdiagnostik mit schriftlicher Einwilligung der Frau, von der die Eizelle stammt, zur Feststellung einer schwerwiegenden Schädigung des Embryos vornimmt, die mit hoher Wahrscheinlichkeit zu einer Tot- oder Fehlgeburt führen wird.
(3) Eine Präimplantationsdiagnostik nach Absatz 2 darf nur
1. nach Aufklärung und Beratung zu den medizinischen, psychischen und sozialen Folgen der von der Frau gewünschten genetischen Untersuchung von Zellen der Embryonen, wobei die Aufklärung vor der Einholung der Einwilligung zu erfolgen hat,
2. nachdem eine interdisziplinär zusammengesetzte Ethikkommission an den zugelassenen Zentren für Präimplantationsdiagnostik die Einhaltung der Voraussetzungen des Absatzes 2 geprüft und eine zustimmende Bewertung abgegeben hat und
3. durch einen hierfür qualifizierten Arzt in für die Präimplantationsdiagnostik zugelassenen Zentren, die über die für die Durchführung der Maßnahmen der Präimplantationsdiagnostik notwendigen diagnostischen, medizinischen und technischen Möglichkeiten verfügen, vorgenommen werden. Die im Rahmen der Präimplantationsdiagnostik durchgeführten Maßnahmen, einschließlich der von den Ethikkommissionen

abgelehnten Fälle, werden von den zugelassenen Zentren an eine Zentralstelle in anonymisierter Form gemeldet und dort dokumentiert. Die Bundesregierung bestimmt durch Rechtsverordnung mit Zustimmung des Bundesrates das Nähere

1. zu der Anzahl und den Voraussetzungen für die Zulassung von Zentren, in denen die Präimplantationsdiagnostik durchgeführt werden darf, einschließlich der Qualifikation der dort tätigen Ärzte und der Dauer der Zulassung,
2. zur Einrichtung, Zusammensetzung, Verfahrensweise und Finanzierung der Ethikkommissionen für Präimplantationsdiagnostik,
3. zur Einrichtung und Ausgestaltung der Zentralstelle, der die Dokumentation von im Rahmen der Präimplantationsdiagnostik durchgeführten Maßnahmen obliegt,
4. zu den Anforderungen an die Meldung von im Rahmen der Präimplantationsdiagnostik durchgeführten Maßnahmen an die Zentralstelle und den Anforderungen an die Dokumentation.

(4) Ordnungswidrig handelt, wer entgegen Absatz 3 Satz 1 eine Präimplantationsdiagnostik vornimmt. Die Ordnungswidrigkeit kann mit einer Geldbuße bis zu fünfzigtausend Euro geahndet werden.

(5) Kein Arzt ist verpflichtet, eine Maßnahme nach Absatz 2 durchzuführen oder an ihr mitzuwirken. Aus der Nichtmitwirkung darf kein Nachteil für den Betreffenden erwachsen.

(6) Die Bundesregierung erstellt alle vier Jahre einen Bericht über die Erfahrungen mit der Präimplantationsdiagnostik. Der Bericht enthält auf der Grundlage der zentralen Dokumentation und anonymisierter Daten die Zahl der jährlich durchgeführten Maßnahmen sowie eine wissenschaftliche Auswertung.

§ 4 Eigenmächtige Befruchtung, eigenmächtige Embryoübertragung und künstliche Befruchtung nach dem Tode

(1) Mit Freiheitsstrafe bis zu drei Jahren oder mit Geldstrafe wird bestraft, wer

1. es unternimmt, eine Eizelle künstlich zu befruchten, ohne daß die Frau, deren Eizelle befruchtet wird, und der Mann, dessen Samenzelle für die Befruchtung verwendet wird, eingewilligt haben,
2. es unternimmt, auf eine Frau ohne deren Einwilligung einen Embryo zu übertragen, oder
3. wissentlich eine Eizelle mit dem Samen eines Mannes nach dessen Tode künstlich befruchtet.

(2) Nicht bestraft wird im Fall des Absatzes 1 Nr. 3 die Frau, bei der die künstliche Befruchtung vorgenommen wird.

§ 5 Künstliche Veränderung menschlicher Keimbahnzellen

(1) Wer die Erbinformation einer menschlichen Keimbahnzelle künstlich verändert, wird mit Freiheitsstrafe bis zu fünf Jahren oder mit Geldstrafe bestraft.

(2) Ebenso wird bestraft, wer eine menschliche Keimzelle mit künstlich veränderter Erbinformation zur Befruchtung verwendet.

(3) Der Versuch ist strafbar.

(4) Absatz 1 findet keine Anwendung auf

1. eine künstliche Veränderung der Erbinformation einer außerhalb des Körpers befindlichen Keimzelle, wenn ausgeschlossen ist, daß diese zur Befruchtung verwendet wird,
2. eine künstliche Veränderung der Erbinformation einer sonstigen körpereigenen Keimbahnzelle, die einer toten Leibesfrucht, einem Menschen oder einem Verstorbenen entnommen worden ist, wenn ausgeschlossen ist, daß
   a) diese auf einen Embryo, Fötus oder Menschen übertragen wird oder
   b) aus ihr eine Keimzelle entsteht,

sowie

1. Impfungen, strahlen-, chemotherapeutische oder andere Behandlungen, mit denen eine Veränderung der Erbinformation von Keimbahnzellen nicht beabsichtigt ist.

§ 6 Klonen

(1) Wer künstlich bewirkt, daß ein menschlicher Embryo mit der gleichen Erbinformation wie ein anderer Embryo, ein Fötus, ein Mensch oder ein Verstorbener entsteht, wird mit Freiheitsstrafe bis zu fünf Jahren oder mit Geldstrafe bestraft.

(2) Ebenso wird bestraft, wer einen in Absatz 1 bezeichneten Embryo auf eine Frau überträgt.

(3) Der Versuch ist strafbar.

§ 7 Chimären- und Hybridbildung

(1) Wer es unternimmt,

1. Embryonen mit unterschiedlichen Erbinformationen unter Verwendung mindestens eines menschlichen Embryos zu einem Zellverband zu vereinigen,
2. mit einem menschlichen Embryo eine Zelle zu verbinden, die eine andere Erbinformation als die

Zellen des Embryos enthält und sich mit diesem weiter zu differenzieren vermag, oder
3. durch Befruchtung einer menschlichen Eizelle mit dem Samen eines Tieres oder durch Befruchtung einer tierischen Eizelle mit dem Samen eines Menschen einen differenzierungsfähigen Embryo zu erzeugen, wird mit Freiheitsstrafe bis zu fünf Jahren oder mit Geldstrafe bestraft.

(2) Ebenso wird bestraft, wer es unternimmt,
1. einen durch eine Handlung nach Absatz 1 entstandenen Embryo auf
a) eine Frau oder
b) ein Tier

zu übertragen oder
1. einen menschlichen Embryo auf ein Tier zu übertragen.

§ 8 Begriffsbestimmung
(1) Als Embryo im Sinne dieses Gesetzes gilt bereits die befruchtete, entwicklungsfähige menschliche Eizelle vom Zeitpunkt der Kernverschmelzung an, ferner jede einem Embryo entnommene totipotente Zelle, die sich bei Vorliegen der dafür erforderlichen weiteren Voraussetzungen zu teilen und zu einem Individuum zu entwickeln vermag.
(2) In den ersten vierundzwanzig Stunden nach der Kernverschmelzung gilt die befruchtete menschliche Eizelle als entwicklungsfähig, es sei denn, daß schon vor Ablauf dieses Zeitraums festgestellt wird, daß sich diese nicht über das Einzellstadium hinaus zu entwickeln vermag.
(3) Keimbahnzellen im Sinne dieses Gesetzes sind alle Zellen, die in einer Zell-Linie von der befruchteten Eizelle bis zu den Ei- und Samenzellen des aus ihr hervorgegangenen Menschen führen, ferner die Eizelle vom Einbringen oder Eindringen der Samenzelle an bis zu der mit der Kernverschmelzung abgeschlossenen Befruchtung.

§ 9 Arztvorbehalt
Nur ein Arzt darf vornehmen:
1. die künstliche Befruchtung,
2. die Präimplantationsdiagnostik,
3. die Übertragung eines menschlichen Embryos auf eine Frau,
4. die Konservierung eines menschlichen Embryos sowie einer menschlichen Eizelle, in die bereits eine menschliche Samenzelle eingedrungen oder künstlich eingebracht worden ist.

§ 10 Freiwillige Mitwirkung
Niemand ist verpflichtet, Maßnahmen der in § 9 bezeichneten Art vorzunehmen oder an ihnen mitzuwirken.

§ 11 Verstoß gegen den Arztvorbehalt
(1) Wer, ohne Arzt zu sein,
1. entgegen § 9 Nr. 1 eine künstliche Befruchtung,
2. entgegen § 9 Nr.2 eine Präimplantationsdiagnostik vornimmt
3. oder entgegen § 9 Nr. 2 einen menschlichen Embryo auf eine Frau überträgt, wird mit Freiheitsstrafe bis zu einem Jahr oder mit Geldstrafe bestraft.

(2) Nicht bestraft werden im Fall des § 9 Nr. 1 die Frau, die eine künstliche Insemination bei sich vornimmt, und der Mann, dessen Samen zu einer künstlichen Insemination verwendet wird.

§ 12 Bußgeldvorschriften
(1) Ordnungswidrig handelt, wer, ohne Arzt zu sein, entgegen § 9 Nr. 3 einen menschlichen Embryo oder eine dort bezeichnete menschliche Eizelle konserviert.
(2) Die Ordnungswidrigkeit kann mit einer Geldbuße bis zu zweitausendfünfhundert Euro geahndet werden.

§ 13 Inkrafttreten
Dieses Gesetz tritt am 1. Januar 1991 in Kraft.

19.11 Schwangerschaftsabbruch nach Pränataldiagnostik

Eine weitere ausschließlich ärztliche Tätigkeit, mit der Hebammen direkt konfrontiert werden, ist der Schwangerschaftsabbruch nach Pränataldiagnostik. Die frühere sogenannte **embryopathische Indikation** des § 218a StGB alter Fassung ist im Rahmen des Schwangeren- und Familienhilfeänderungsgesetzes (SFHÄndG) vom 21.8.1995 als solche weggefallen und de facto in die sogenannte **medizinische Indikation** integriert worden. Hierbei muss klar sein, dass bei der traditionellen mütterlich-medizinischen Indikation die Tötung des Kindes nicht das Ziel, immer aber die unvermeidliche Konsequenz war, während bei der jetzt integrierten „embryopathischen" Indikation wegen der Unzumutbarkeit für die Schwangere durchaus die Tötung des Kindes gemeint ist.

§ §218a Abs. 2 StGB

Der mit Einwilligung der Schwangeren von einem Arzt vorgenommene Schwangerschaftsabbruch ist nicht rechtswidrig, wenn der Abbruch der Schwangerschaft unter Berücksichtigung der gegenwärtigen und zukünftigen Lebensverhältnisse der Schwangeren nach ärztlicher Erkenntnis angezeigt ist, um eine Gefahr für das Leben oder die Gefahr einer schwerwiegenden Beeinträchtigung des körperlichen oder seelischen Gesundheitszustandes der Schwangeren abzuwenden, und die Gefahr nicht auf eine andere für sie zumutbare Weise abgewendet werden kann.

Sollte die **Indikation für einen so späten Schwangerschaftsabbruch** gestellt werden, kann gemeinsam mit der Schwangeren bzw. den Eltern des Kindes erwogen werden, ob ein **Fetozid** vor der Einleitung des Schwangerschaftsabbruchs vorgenommen wird. Der Fetozid erfolgt dann nur, um dem Kind das Leiden, das durch das Verfahren des Schwangerschaftsabbruchs verursacht werden kann – nicht etwa das krankheits- oder behinderungsbedingte Leiden – zu ersparen.

Gemäß **§12 Schwangerschaftskonfliktgesetz** (SchKG) ist niemand verpflichtet, an einem Schwangerschaftsabbruch mitzuwirken, es sei denn, dass „die Mitwirkung notwendig ist, um von der Frau eine anders nicht abwendbare Gefahr des Todes oder einer schweren Gesundheitsschädigung abzuwenden". Es besteht für den einzelnen Arzt grundsätzlich das Recht, einen Schwangerschaftsabbruch nach Pränataldiagnostik im Sinne der Freistellungsklausel zu verweigern.

Für **Hebammen** greift in diesem Fall aber das HebG §4 Abs. 2, wonach die Betreuung von Beginn der Wehen an durch eine Hebamme zu gewährleisten ist, womit sie sich nur schlecht dieser Tätigkeit entziehen kann. Trotz der ausschließlich ärztlichen Tätigkeit der oben genannten Maßnahmen haben die betroffenen Frauen nach dem Gesetz (SGB V) **Anspruch auf Hebammenhilfe**. Das bedeutet für die einzelne Hebamme, dass sie sich sehr genau mit diesen Themen auseinandersetzen muss, um ihrer Aufgabe zur Hilfeleistung angemessen nachkommen zu können [6].

19.12 Schwangerschaftskonflikte

Nicht alle entstehenden Schwangerschaften sind von den betroffenen Frauen gewünscht und es ist durchaus denkbar, dass sich Frauen mit einem Hilfebedürfnis an ihre Hebamme wenden. Der Gesetzgeber regelt, dass zur Vermeidung und Bewältigung von Schwangerschaftskonflikten der Anspruch auf eine **umfassende Beratung** oder eine spezielle Schwangerschaftskonfliktberatung gewährleistet sein muss. Das Gesetz zur Vermeidung und Bewältigung von Schwangerschaftskonflikten (**Schwangerschaftskonfliktgesetz – SchKG**) wurde 1992 beschlossen und im August 2013 zuletzt geändert (BGBl. I S. 3458).

§ §2 Beratung SchKG

(1) Jede Frau und jeder Mann hat das Recht, sich zu den in §1 Abs. 1 genannten Zwecken in Fragen der Sexualaufklärung, Verhütung und Familienplanung sowie in allen eine Schwangerschaft unmittelbar oder mittelbar berührenden Fragen von einer hierfür vorgesehenen Beratungsstelle auf Wunsch anonym informieren und beraten zu lassen.

Wesentliche **Kernpunkte des Schwangerschaftskonfliktgesetzes** sind:

- die **Beratung** für jede Frau und jeden Mann in Fragen der Sexualaufklärung, Verhütung und Familienplanung sowie in allen eine Schwangerschaft unmittelbar oder mittelbar berührenden Fragen. Mit dem Bundeskinderschutzgesetz wurde im Januar 2012 zudem der Anspruch auf **unbedingte anonyme Beratung** im Schwangerschaftskonfliktgesetz gesetzlich verankert, der für alle anerkannten Schwangerschaftsberatungsstellen in Deutschland gilt.
- **umfassende Aufklärung, Betreuung und Begleitung** der Schwangeren im Vorfeld einer möglichen medizinischen Indikation, insbesondere nach der Eröffnung eines auffälligen pränataldiagnostischen Befunds.
- Regelungen über **Inhalt und Aufgabe der Schwangerschaftskonfliktberatung**. Die Teilnahme an einer Schwangerschaftskonfliktberatung ist – neben weiteren Voraussetzungen – für die Straflosigkeit eines Schwangerschaftsabbruchs erforderlich.

- Regelung des Anspruchs von Frauen auf **Übernahme der Kosten** für einen straflosen Schwangerschaftsabbruch, wenn ihnen die Aufbringung der Mittel aus wirtschaftlichen Gründen nicht zuzumuten ist. (Zitat: BMFSFJ)

Laut Gesetz sind Hebammen von der Schwangerschaftskonfliktberatung nicht explizit ausgeschlossen, allerdings müssen für diese Beratungstätigkeit gemäß Abschnitt 2 SchKG (§§5–11) bestimmte Voraussetzungen erfüllt sein.

Der Inhalt der Schwangerenberatung in einer Konfliktsituation wird im §219 Strafgesetzbuch (StGB 16. Abschnitt – Straftaten gegen das Leben) geregelt.

§ §219 Beratung der Schwangeren in einer Not- und Konfliktlage StGB

(1) Die Beratung dient dem Schutz des ungeborenen Lebens. Sie hat sich von dem Bemühen leiten zu lassen, die Frau zur Fortsetzung der Schwangerschaft zu ermutigen und ihr Perspektiven für ein Leben mit dem Kind zu eröffnen; sie soll ihr helfen, eine verantwortliche und gewissenhafte Entscheidung zu treffen. Dabei muß der Frau bewußt sein, daß das Ungeborene in jedem Stadium der Schwangerschaft auch ihr gegenüber ein eigenes Recht auf Leben hat und daß deshalb nach der Rechtsordnung ein Schwangerschaftsabbruch nur in Ausnahmesituationen in Betracht kommen kann, wenn der Frau durch das Austragen des Kindes eine Belastung erwächst, die so schwer und außergewöhnlich ist, daß sie die zumutbare Opfergrenze übersteigt. Die Beratung soll durch Rat und Hilfe dazu beitragen, die in Zusammenhang mit der Schwangerschaft bestehende Konfliktlage zu bewältigen und einer Notlage abzuhelfen. Das Nähere regelt das Schwangerschaftskonfliktgesetz.

...

§ §5 Inhalt der Schwangerschaftskonfliktberatung SchKG

(1) Die nach §219 des Strafgesetzbuches notwendige Beratung ist ergebnisoffen zu führen. Sie geht von der Verantwortung der Frau aus. Die Beratung soll ermutigen und Verständnis wecken, nicht belehren oder bevormunden. Die Schwangerschaftskonfliktberatung dient dem Schutz des ungeborenen Lebens.

(2) Die Beratung umfaßt:

1. das Eintreten in eine Konfliktberatung; dazu wird erwartet, daß die schwangere Frau der sie beratenden Person die Gründe mitteilt, derentwegen sie einen Abbruch der Schwangerschaft erwägt; der Beratungscharakter schließt aus, daß die Gesprächs- und Mitwirkungsbereitschaft der schwangeren Frau erzwungen wird;
2. jede nach Sachlage erforderliche medizinische, soziale und juristische Information, die Darlegung der Rechtsansprüche von Mutter und Kind und der möglichen praktischen Hilfen, insbesondere solcher, die die Fortsetzung der Schwangerschaft und die Lage von Mutter und Kind erleichtern;
3. das Angebot, die schwangere Frau bei der Geltendmachung von Ansprüchen, bei der Wohnungssuche, bei der Suche nach einer Betreuungsmöglichkeit für das Kind und bei der Fortsetzung ihrer Ausbildung zu unterstützen, sowie das Angebot einer Nachbetreuung.

Die Beratung unterrichtet auf Wunsch der Schwangeren auch über Möglichkeiten, ungewollte Schwangerschaften zu vermeiden.

§6 Durchführung der Schwangerschaftskonfliktberatung

(1) Eine ratsuchende Schwangere ist unverzüglich zu beraten.

(2) Die Schwangere kann auf ihren Wunsch gegenüber der sie beratenden Person anonym bleiben.

(3) Soweit erforderlich, sind zur Beratung im Einvernehmen mit der Schwangeren

1. andere, insbesondere ärztlich, fachärztlich, psychologisch, sozialpädagogisch, sozialarbeiterisch oder juristisch ausgebildete Fachkräfte,
2. Fachkräfte mit besonderer Erfahrung in der Frühförderung behinderter Kinder und
3. andere Personen, insbesondere der Erzeuger sowie nahe Angehörige,

hinzuzuziehen.

(4) Die Beratung ist für die Schwangere und die nach Absatz 3 Nr. 3 hinzugezogenen Personen unentgeltlich.

§7 Beratungsbescheinigung

(1) Die Beratungsstelle hat nach Abschluß der Beratung der Schwangeren eine mit Namen und Datum versehene Bescheinigung darüber auszustellen, daß eine Beratung nach den §§5 und 6 stattgefunden hat.

(2) Hält die beratende Person nach dem Beratungsgespräch eine Fortsetzung dieses Gesprächs für notwendig, soll diese unverzüglich erfolgen.
(3) Die Ausstellung einer Beratungsbescheinigung darf nicht verweigert werden, wenn durch eine Fortsetzung des Beratungsgesprächs die Beachtung der in § 218a Abs. 1 des Strafgesetzbuches vorgesehenen Fristen unmöglich werden könnte.

§ 8 Schwangerschaftskonfliktberatungsstellen

Für die Beratung nach den §§ 5 und 6 haben die Länder ein ausreichendes plurales Angebot wohnortnaher Beratungsstellen sicherzustellen. Diese Beratungsstellen bedürfen besonderer staatlicher Anerkennung nach § 9. Als Beratungsstellen können auch Einrichtungen freier Träger sowie Ärztinnen und Ärzte anerkannt werden.

§ 9 Anerkennung von Schwangerschaftskonfliktberatungsstellen

Eine Beratungsstelle darf nur anerkannt werden, wenn sie die Gewähr für eine fachgerechte Schwangerschaftskonfliktberatung nach § 5 bietet und zur Durchführung der Schwangerschaftskonfliktberatung nach § 6 in der Lage ist, insbesondere
1. über hinreichend persönlich und fachlich qualifiziertes und der Zahl nach ausreichendes Personal verfügt,
2. sicherstellt, daß zur Durchführung der Beratung erforderlichenfalls kurzfristig eine ärztlich, fachärztlich, psychologisch, sozialpädagogisch, sozialarbeiterisch oder juristisch ausgebildete Fachkraft hinzugezogen werden kann,
3. mit allen Stellen zusammenarbeitet, die öffentliche und private Hilfen für Mutter und Kind gewähren, und
4. mit keiner Einrichtung, in der Schwangerschaftsabbrüche vorgenommen werden, derart organisatorisch oder durch wirtschaftliche Interessen verbunden ist, daß hiernach ein materielles Interesse der Beratungseinrichtung an der Durchführung von Schwangerschaftsabbrüchen nicht auszuschließen ist.

§ 10 Berichtspflicht und Überprüfung der Schwangerschaftskonfliktberatungsstellen

(1) Die Beratungsstellen sind verpflichtet, die ihrer Beratungstätigkeit zugrundeliegenden Maßstäbe und die dabei gesammelten Erfahrungen jährlich in einem schriftlichen Bericht niederzulegen.
(2) Als Grundlage für den schriftlichen Bericht nach Absatz 1 hat die beratende Person über jedes Beratungsgespräch eine Aufzeichnung zu fertigen. Diese darf keine Rückschlüsse auf die Identität der Schwangeren und der zum Beratungsgespräch hinzugezogenen weiteren Personen ermöglichen. Sie hält den wesentlichen Inhalt der Beratung und angebotene Hilfsmaßnahmen fest.
(3) Die zuständige Behörde hat mindestens im Abstand von drei Jahren zu überprüfen, ob die Voraussetzungen für die Anerkennung nach § 9 noch vorliegen. Sie kann sich zu diesem Zweck die Berichte nach Absatz 1 vorlegen lassen und Einsicht in die nach Absatz 2 anzufertigenden Aufzeichnungen nehmen. Liegt eine der Voraussetzungen des § 9 nicht mehr vor, ist die Anerkennung zu widerrufen.

§ 11 Übergangsregelung

Die Anerkennung einer Beratungsstelle auf Grund II.4 der Entscheidungsformel des Urteils des Bundesverfassungsgerichts vom 28. Mai 1993 (BGBl. I S. 820) steht einer Anerkennung auf Grund der §§ 8 und 9 dieses Gesetzes gleich.

Am 1. Mai 2014 trat das **Gesetz zum Ausbau der Hilfen für Schwangere** und zur **Regelung der vertraulichen Geburt** (BGBl. I S. 3458) in Kraft. Damit einhergehend wird ein zentraler, rund um die Uhr erreichbarer Notruf für Schwangere in Notlagen und ein rechtssicheres und legales Angebot der vertraulichen Geburt geschaffen. Dieses Gesetz soll Frauen schützen, die ihre Schwangerschaft verdrängen oder verheimlichen und vom regulären Hilfesystem bisher nicht erreicht werden können. Das Ziel ist, „heimliche Geburten außerhalb von medizinischen Einrichtungen so unnötig wie möglich zu machen und Fälle zu verhindern, in denen Neugeborene ausgesetzt oder getötet werden" (Zitat BMFSFJ).

Im Zuge der Gesetzesneugestaltung werden auch weitere Gesetze neu geordnet:

- das **Staatsangehörigkeitsgesetz**: das Kind aus einer vertraulichen Geburt erhält die deutsche Staatsangehörigkeit.
- das **Personenstandsgesetz** und die **Personenstandsverordnung**, damit das Kind ordnungsgemäß registriert werden kann.
- das **Bürgerliche Gesetzbuch** zur Regelung der elterlichen Sorge und der Adoption des Kindes

(Verfahren in Familiensachen und Angelegenheiten der freiwilligen Gerichtsbarkeit).

Die **Identität der Mutter** wird verschlüsselt hinterlegt. Dazu werden die Daten der Mutter von der Beratungsstelle aufgenommen und verschlossen in einem Umschlag an das Bundesamt für Familie und zivilgesellschaftliche Aufgaben (BAFzA) zur Aufbewahrung weitergegeben. Nach 16 Jahren können die Kinder die Identität ihrer leiblichen Mutter erfahren, wenn diese der Datenweitergabe nicht widersprochen hat. In solchen Fällen würde ein Familiengericht darüber entscheiden, ob das Kind die Akten einsehen kann oder die Mutter anonym bleibt. Die Kosten für eine anonyme Geburt werden vom Bund erstattet.

Mit der **Legalisierung der vertraulichen Geburt** wird dem Schutzbedürfnis von Frauen entsprochen, die ihre Schwanger- und Mutterschaft geheim halten wollen, und gleichzeitig sichergestellt, dass ihre Kinder später ihre Herkunft erfahren können. Das Wissen um die Herkunft wird vom Bundesverfassungsgericht als Grundrecht anerkannt und sei für jeden Menschen zur Identitätsfindung von zentraler Bedeutung (BMFSFJ). Um den Erfolg des Gesetzes zu messen, wird die Bundesregierung drei Jahre nach seinem Inkrafttreten einen Bericht über die Auswirkungen der vertraulichen Geburt vorlegen.

§ Hilfen für die Mutter

- Die vertrauliche Geburt bietet durch umfassende Beratung und Begleitung der Schwangeren mit Zusicherung von Vertraulichkeit ein attraktives und medizinisch sicheres Angebot an Frauen, die sich trotz guter Hilfsangebote nicht offenbaren können.
- Die Beratung zur vertraulichen Geburt und die Begleitung der Frau erfolgt durch Beratungsstellen nach §§ 3, 8 SchKG. Diese Stellen genießen großes Vertrauen bei Schwangeren in Notlagen und Konfliktsituationen und sind deshalb besonders geeignet, das neue Angebot erfolgreich zu vermitteln. Wenn die Schwangere damit einverstanden ist, soll die Beratung in Kooperation mit der Adoptionsvermittlungsstelle erfolgen.
- Der Schwangeren wird für mindestens 16 Jahre Anonymität zugesichert, um eine echte Alternative zur Babyklappe zu schaffen. Die Frau muss ihre Daten nur der Beraterin offenbaren, die zur Geheimhaltung verpflichtet ist. Die Daten werden sofort versiegelt und danach sicher verwahrt.
- Die persönlichen Daten der Mutter dürfen nach frühestens 16 Jahren und nur vom Kind eingesehen werden.
- Die Mutter kann nach 15 Jahren wichtige schutzwürdige Belange gegen die Offenlegung ihrer Identität geltend machen. Das Kind kann dann einen Antrag auf gerichtliche Entscheidung stellen, ob die Belange der Mutter sein Recht auf Kenntnis der Herkunft überwiegen. In dem Gerichtsverfahren kann die Mutter anonym bleiben; ihre Interessen werden von einem von ihr benannten Verfahrensstandschafter wahrgenommen.
- Die Möglichkeit der vertraulichen Geburt besteht auch kurz vor und nach der Geburt, wenn die Schwangere sich direkt zur Entbindung in die Klinik begeben hat. Dann wird von dort aus eine Beratungsstelle informiert, die der Frau Beratung anbietet, aber nicht aufdrängt.

§ Schutz des Kindes

- Das Kind kommt medizinisch betreut zur Welt und wird vom Jugendamt in Obhut genommen.
- Es wird unter einem behördlich festgelegten Namen ins Geburtsregister aufgenommen.
- Es erhält einen Vormund. Die elterliche Sorge der leiblichen Mutter ruht.
- Die Mutter kann das Kind grundsätzlich zu sich zurücknehmen, wenn sie ihre Anonymität aufgibt, ihre Mutterschaft feststeht und das Kindeswohl durch die Rücknahme nicht beeinträchtigt wird. Allerdings ist dies nur bis zum Gerichtsbeschluss über die Annahme des Kindes durch Adoptiveltern möglich. Dieser erfolgt erfahrungsgemäß nach mehr als einem Jahr.
- Wenn sich die Mutter nicht mehr um ihr Kind bemüht, kann dieses in gleicher Weise wie ein Findelkind adoptiert werden. Eine Einwilligung der Mutter ist dazu nicht erforderlich.
- Die Adoptiveltern können die Umstände der Herkunft des Kindes jederzeit erfahren und das Kind entsprechend aufklären. Nach 16 Jahren kann das Kind seine Herkunft regelmäßig selbst erfahren. Ausnahmsweise ist eine gerichtliche Klärung erforderlich, ob das Kind trotz von der Mutter geltend gemachter Belange seine Herkunft erfahren kann.

19.13 Literatur

[1] Asylbewerberleistungsgesetz: www.gesetze-im-internet.de/asylblg/__1.html

[2] Benda E (2002). „Entwicklungen und Folgen in der Humangenetik“; Zeitschrift für Biopolitik 1, 5

[3] Bindzus D, Musset KH. Das Kindschaftsverhältnis, Grundzüge des Jugendrechts, Lernbücher für Wirtschaft und Recht. Vahlen; 1999: 43–101

[4] Bundesärztekammer (1998): Richtlinien zur Durchführung der assistierten Reproduktion. Deutsches Ärzteblatt 95; 49: 3166–3171

[5] Bundesärztekammer (1998): Richtlinien zur pränatalen Diagnostik von Krankheiten und Krankheitsdispositionen. Deutsches Ärzteblatt 95; 50: 3236–3242

[6] Bundesärztekammer (1998): Erklärung zum Schwangerschaftsabbruch nach Pränataldiagnostik. Deutsches Ärzteblatt 95; 47: 3013–3016

[7] Bundesgesetzblatt: Jahrgang 2013 Teil I. Nr. 53, ausgegeben 3.9.2013. www.bgbl.de/

[8] Bundesministerium für Bildung und Forschung (2003): „Bundesministerinnen zu Votum des Nationalen Ethikrates“; Pressemitteilung des BMBF Nr. 6/03

[9] Bundesministerium der Justiz: Personenstandsgesetz: Gesetze im Internet, www.gesetze-im-internet.de/pstg/BJNR012 210 007.html Krankenversicherung, www.gesetze-im-internet.de/vvg_2008/BJNR263 110 007.html Infektionsschutzgesetz: www.gesetze-im-internet.de/bundesrecht/ifsg/gesamt.pdf, Embryonenschutzgesetz: www.gesetze-im-internet.de/bundesrecht/eschg/gesamt.pdf

[10] Dworkin R. Die Grenzen des Lebens: Abtreibung, Euthanasie und persönliche Freiheit. Hamburg: Rowohlt; 1994

[11] Europäische Menschenrechtskonvention (EMRK): (2003) Artikel 8. EU-Recht: www.europa.eu.int/

[12] Hebammen-Lehrbuch. Herausgegeben im Auftrag des preußischen Ministers für Volkswohlfahrt. Berlin: Springer; 1920

[13] Jain T, Missmer AS, Gupta RS et al. (2005). Preimplantation sex selection demand and preferences in an infertility population. Fertility and Sterility; 83 (3): 649–658

[14] Lotze R, Behr H. (1997). Ein Jahrhundert für Menschen mit Behinderungen – Die Geschichte des Verbandes. Evangelische Einrichtung für die Rehabilitation Behinderter e. V. 1901–1997

[15] Mändle C, Opitz-Kreuter S, Wehling A. Das Hebammenbuch. Stuttgart, New York: Schattauer; 1997

[16] Malpani A et al. (2002). Preimplantation sex selection for family balancing in India. In: Human Reproduction; 17: 517–523

[17] Nationaler Ethikrat (2003): „Stellungnahme: Genetische Diagnostik vor und während der Schwangerschaft“

[18] Schwangerschaftskonfliktgesetz, www.bmfsfj.de/BMFSFJ/gesetze,did = 70 182.html

[19] Aqua (2013): Bundesauswertung zum Erfassungsjahr 2012, 16/1 Geburtshilfe, www.aqua-institut.de

20 Abbildungsnachweise

Abb. 5.1, Abb. 6.2, Abb. 9.3, Abb. 10.1
BITmap, Mannheim

Abb. 5.2
Aus Fueßl/Middeke: Anamnese und klinische Untersuchung, Duale Reihe, Thieme Verlag 2002

Abb. 5.3
Aus Stauber/Weyerstahl: Gynäkologie und Geburtshilfe, Duale Reihe, Thieme Verlag 2001

Abb. 5.4, Abb. 5.6
Foto: Ute Lange

Abb. 5.5, Abb. 5.7
Aus Stiefel/Geist/Harder: Hebammenkunde, Hippokrates Verlag, 5. Aufl. 2013

Abb. 5.8
Aus Hauner/Hauner: Wirksame Hilfe bei Adipositas, TRIAS Verlag 2001

Abb. 5.10
Aus: Petersen: Infektionen in Gynäkologie und Geburtshilfe, Thieme Verlag, 5. Aufl. 2011

Abb. 6.1
BITmap, Mannheim, nach Pschyrembel/Dudenhausen: Praktische Geburtshilfe, de Gruyter Verlag

Abb. 6.3
Aus Martius: Hebammenlehrbuch, Hippokrates Verlag, 7. Aufl. 1999

Abb. 6.4 bis 6.7
Aus DHV: Geburtsarbeit, Hippokrates Verlag, 2. Aufl. 2013

Abb. 7.1
Christiane Schwarz

Abb. 9.1, Abb. 9.2, Abb. 10.2, Abb. 10.3, Abb. 18.1, Abb. 18.2, Abb. 18.4, Abb. 18.5
Heike Hübner, Berlin

Abb. 12.1
Aus DHV, Geburtsvorbereitung, Hippokrates Verlag, 2. Aufl. 2012

Abb. 12.2 bis Abb. 12.5
Fotos: Susanne Teuerle

Abb. 13.1 bis 13.8
Fotos: Hebammenpraxis Sabine Friese-Berg, Konstanz

Abb. 15.1
Hebammenpraxis Witten

Abb. 15.2
Hebammenpraxis „Der Nabel", Waldbronn

Abb. 16.1
Heinz Neubehler, Karlsruhe

Abb. 16.2
DHV-Karteikarte zur Schwangerenvorsorge

Farbliche Bearbeitung aller Grafiken: Heike Hübner, Berlin

Sachverzeichnis

N

O

P

Q

R

S

T

U

V

W

Z